Play Therapy

A Comprehensive Guide to Theory and Practice

游 戏 治 疗

理论与实践的综合指南

〔美〕David A. Crenshaw, Anne L. Stewart 主编

王晓波 译

中国轻工业出版社

图书在版编目（CIP）数据

游戏治疗：理论与实践的综合指南／（美）戴维·A. 克伦肖（David A. Crenshaw），（美）安妮·L.斯图尔特（Anne L. Stewart）主编；王晓波译. —北京：中国轻工业出版社，2021.1（2022.10重印）

ISBN 978-7-5184-3153-3

Ⅰ.①游…　Ⅱ.①戴…　②安…　③王…　Ⅲ.①游戏−精神疗法　Ⅳ.①R749.055

中国版本图书馆CIP数据核字（2020）第161431号

版权声明

总　策　划：石　铁

策划编辑：戴　婕　　　　　　　　责任终审：滕炎福

责任编辑：戴　婕　林思语　　　　责任监印：刘志颖

出版发行：中国轻工业出版社（北京东长安街6号，邮编：100740）

印　　刷：三河市鑫金马印装有限公司

经　　销：各地新华书店

版　　次：2022年10月第1版第2次印刷

开　　本：850×1092　1/16　印张：33.50

字　　数：533千字

书　　号：ISBN 978-7-5184-3153-3　定价：128.00元

读者热线：010-65181109，65262933

发行电话：010-85119832　传真：010-85113293

网　　址：http://www.chlip.com.cn　http://www.wqedu.com

电子信箱：1012305542@qq.com

如发现图书残缺请与我社联系调换

200880Y2X101ZYW

编辑简介

戴维·A. 克伦肖（David A. Crenshaw）

哲学博士（Doctor of Philosophy，PhD）、美国专业心理学委员会（American Board of Professional Psychology，ABPP）认证临床心理学家、注册游戏治疗师督导（Registered Play Therapist Supervisor，RPT-S）。他担任纽约"波基浦西儿童之家"临床主任和哥伦比亚大学师范学院客座助理教授。他是美国专业心理学委员会认证的临床心理学家、美国心理协会及其所属儿童和青少年心理学分部的研究员、美国游戏治疗协会注册游戏治疗师督导。Crenshaw 博士是哈德逊谷心理协会的前任主席，该协会曾授予他终身成就奖；他还担任过纽约游戏治疗协会的主席。他也曾在《国际游戏治疗杂志》（*International Journal of Play Therapy*）编辑部就职；在约翰霍普金斯大学教授研究生游戏治疗课程；并且独立或与他人合作撰写和出版了许多关于儿童治疗、儿童虐待和创伤以及儿童复原力的期刊文章和书籍。Crenshaw 博士经常在美国的州和全美的游戏治疗会议上发表演讲。

安妮·L. 斯图尔特（Anne L. Stewart）

哲学博士、注册游戏治疗师督导。她是詹姆斯麦迪逊大学研究生院心理学教授，每周她都会在那里授课、做督导和游戏治疗。她曾在国际上针对危机干预、依恋、督导、军人家庭、即兴创作和复原力等问题撰文或发表演讲。她是弗吉尼亚游戏治疗协会的创始人和主席、美国国家游戏治疗基金会主席和《国际游戏治疗杂志》编辑委员会成员。Stewart 博士是美国游戏治疗协会"杰出服务奖"和弗吉尼亚州高等教育委员会"杰出教师奖"的获得者。

本书撰稿作者

杰弗里·S. 阿什比（Jeffrey S. Ashby）：哲学博士、美国专业心理学委员会认证临床心理学家，就职于美国佐治亚州立大学教育学院。

邦妮·巴德诺赫（Bonnie Badenoch）：哲学博士、家庭与婚姻治疗师，就职于美国华盛顿州温哥华滋养心灵工作坊。

史蒂文·巴伦（Steven Baron）：心理学博士，就职于美国纽约州贝尔莫尔私人诊所。

海伦·E. 本尼狄克（Helen E. Benedict）：哲学博士、注册游戏治疗师督导，就职于美国得克萨斯州瓦科贝勒大学心理学和神经科学系。

菲莉丝·B. 布思（Phyllis B. Booth）：文学硕士、注册专业咨询师、家庭与婚姻治疗师、注册游戏治疗师督导，就职于美国伊利诺伊州芝加哥游戏治疗研究所。

休·C. 布拉顿（Sue C. Bratton）：哲学博士、注册专业咨询师、注册游戏治疗师督导，就职于美国得克萨斯州丹顿北得克萨斯大学游戏治疗中心。

斯图尔特·布朗（Stuart Brown）：医学博士，就职于美国加利福尼亚州卡梅尔谷美国游戏研究所。

希瑟·麦克塔格特·布赖恩（Heather McTaggart Bryan）：注册专业咨询师、注册游戏治疗师，就职于美国弗吉尼亚州费尔法克斯吉尔创伤恢复与教育研究所。

安杰拉·M. 卡韦特（Angela M. Cavett）：哲学博士、注册专业咨询师、注册游戏治疗师督导，就职于美国北达科他州西法戈灯塔行为健康服务和培训中心。

佩姬·L. 塞瓦略斯（Peggy L. Ceballos）：哲学博士、注册专业咨询师、注册游戏治疗师督导，就职于美国北卡罗来纳州夏洛特北卡罗来纳大学心理咨询系。

凯瑟琳·麦金尼·克拉克（Kathleen McKinney Clark）：文学硕士、注册专业咨询师，就职于美国佐治亚州阿尔法雷塔私人诊所。

戴维·A. 克伦肖（David A. Crenshaw）：哲学博士、美国专业心理学委员会认证临床心理学家、注册游戏治疗师督导，就职于美国纽约州波基浦西儿童之家。

格雷格·捷斯桑（Greg Czyszczon）：教育专家学位、注册专业咨询师，就职于美国弗吉尼亚州哈里森堡关系健康中心。

埃里克·达福（Eric Dafoe）：文学硕士，就职于美国得克萨斯州丹顿北得克萨斯大学游戏治疗中心。

勒尼斯·G. 厄屈特琳（Lennis G. Echterling）：哲学博士，就职于美国弗吉尼亚州哈里森堡詹姆斯麦迪逊大学研究生心理学系。

特蕾西·法–汤普森（Tracie Faa-Thompson）：社会工作硕士，就职于英国诺森伯兰转身珀加索斯（Turn About Pegasus）。

黛安娜·弗雷（Diane Frey）：哲学博士、注册游戏治疗师督导，就职于美国俄亥俄州代顿莱特州立大学咨询系和私人诊所。

布瑞金·约翰逊·加德纳（Brijin Johnson Gardner）：社会工作硕士、注册临床社会工作者督导、注册游戏治疗师督导，就职于美国密苏里州帕克维尔突破行动计划组。

埃利安娜·吉尔（Eliana Gil）：哲学博士、家庭与婚姻治疗师、注册游戏治疗师督导、注册艺术治疗师，就职于美国弗吉尼亚州费尔法克斯吉尔创伤恢复与教育研究所。

米丽娅姆·戈尔丁（Myriam Goldin）：注册临床社会工作者、注册游戏治疗师督导，就职于美国弗吉尼亚州费尔法克斯吉尔创伤恢复与教育研究所。

路易丝·F. 格恩西（Louise F. Guerney）：哲学博士、注册游戏治疗师督导，就职于美国马里兰州贝塞斯达美国国家关系促进研究所。

克里斯托弗·希尔（Christopher Hill）：理学硕士、文学硕士，就职于美国弗吉尼亚州哈里森堡詹姆斯麦迪逊大学临床和学校心理学博士项目。

凯文·B. 赫尔（Kevin B. Hull）：哲学博士、注册专业咨询师，就职于美国佛罗里达州莱克兰赫尔和联合公司。

海迪·杰勒德·卡杜森（Heidi Gerard Kaduson）：哲学博士、注册游戏治疗师督导，就职于美国新泽西门罗镇游戏治疗培训学院。

苏安·肯尼–诺齐斯卡（Sueann Kenney-Noziska）：社会工作硕士、注册独立社会工作者、注册临床社会工作者、注册游戏治疗师督导，就职于美国新墨西哥州拉斯克鲁斯游戏治疗角。

特雷莎·凯斯特利（Theresa Kestly）：哲学博士、美国游戏治疗协会注册游戏治疗师督导，就职于新墨西哥沙盘训练学院，科拉莱斯，新墨西哥州。

伊丽莎白·康奈斯（Elizabeth Konrath）：注册专业咨询师、注册游戏治疗师，就职于美国弗吉尼亚州费尔法克斯吉尔创伤恢复与教育研究所。

特丽·科特曼（Terry Kottman）：哲学博士、家庭与婚姻治疗师、注册游戏治疗师督导，就职于美国艾奥瓦州锡达福尔斯鼓励区。

加利·L.兰德雷斯（Garry L. Landreth）：教育学博士、注册专业咨询师、注册游戏治疗师督导，就职于美国得克萨斯州丹顿北得克萨斯大学游戏治疗中心。

J.P.莉莉（J. P. Lilly）：理学硕士、注册临床社会工作者、注册游戏治疗师督导，就职于美国犹他州普罗沃私人诊所。

利安娜·洛温斯坦（Liana Lowenstein）：社会工作硕士、注册社会工作者、认知行为治疗师督导，就职于加拿大安大略省多伦多市私人诊所。

黛安娜·孔茨·洛曼（Dianne Koontz Lowman）：教育学博士，就职于美国弗吉尼亚州哈里森堡哈里森堡关系健康中心。

劳伦·E.莫尔特比（Lauren E. Maltby）：哲学博士，就职于美国加利福尼亚大学洛杉矶分校医学中心精神科。

乔伊丝·C.米尔斯（Joyce C. Mills）：哲学博士、注册游戏治疗师督导，就职于亚利桑那州斯科茨代尔故事游戏中心。

克劳迪奥·麻吉（Claudio Mochi）：注册医师、注册游戏治疗师督导，就职于意大利游戏治疗协会。

约翰·B.默多克（John B. Mordock）：哲学博士、美国专业心理学委员会认证临床心理学家，就职于美国纽约州波基浦西私人诊所。

克里斯蒂·欧比奥拉（Kristie Opiola）：文学硕士，就职于美国得克萨斯州丹顿北得克萨斯大学游戏治疗中心。

萨拉·C.巴顿（Sarah C. Patton）：心理学博士，就职于美国佛罗里达州盖恩斯维尔北佛罗里达州/南乔治亚州退伍军人健康系统中的心理服务部门。

玛丽·安妮·皮博迪（Mary Anne Peabody）：教育学博士、注册临床社会工作者、注册游戏治疗师督导，就职于美国缅因州布伦瑞克南缅因大学路易斯顿 – 奥本学院社会和行为科学项目。

菲莉丝·波斯特（Phyllis Post）：哲学博士、注册专业咨询师督导、美国国家认证学校辅导员、注册游戏治疗师督导，就职于美国北卡罗来纳大学心理咨询、特殊教育和儿童发展系。

迪伊·C.雷（Dee C. Ray）：哲学博士、注册专业咨询师督导、注册游戏治疗师督导，就职于美国得克萨斯州丹顿北得克萨斯大学咨询与高等教育系。

斯科特·里维埃（Scott Riviere）：理学硕士、注册专业咨询师、注册游戏治疗师督导，就职于美国路易斯安那州查尔斯湖儿童互动探索区。

约翰·W.西摩（John W. Seymour）：哲学博士、家庭与婚姻治疗师、注册游戏治疗师督导，就职于美国明尼苏达州立大学心理咨询与学生人事系。

珍妮弗·肖（Jennifer Shaw）：心理学博士，就职于美国弗吉尼亚州费尔法克斯吉尔创伤恢复与教育研究所。

安杰拉·I. 希利 – 摩尔（Angela I. Sheely-Moore）：哲学博士、美国国家注册咨询师，就职于美国蒙克莱尔州立大学咨询与教育领导系。

谢尔比·亚尼内（Janine Shelby）：哲学博士、注册游戏治疗师督导，就职于美国加利福尼亚大学洛杉矶分校医学中心精神科。

威廉·斯蒂尔（William Steele）：心理学博士、社会工作硕士，就职于美国密歇根州克林顿镇美国国家儿童创伤和损失研究所。

安妮·L. 斯图尔特（Anne L. Stewart）：哲学博士、注册游戏治疗师督导，就职于美国弗吉尼亚州哈里森堡詹姆斯麦迪逊大学研究生心理学系。

黛比·C. 斯特姆（Debbie C. Sturm）：哲学博士、注册专业咨询师，就职于美国弗吉尼亚州哈里森堡詹姆斯麦迪逊大学研究生心理学系。

凯瑟琳·S. 蒂尔曼（Kathleen S. Tillman）：哲学博士，就职于美国北达科他州大福克斯北达科他大学心理咨询与社区服务系。

杰茜卡·安妮·乌姆赫弗（Jessica Anne Umhoefer）：心理学博士、美国国家认证学校心理学家，就职于美国弗吉尼亚州哈里森堡詹姆斯麦迪逊大学研究生心理学系；美国弗吉尼亚州亚历山大费尔法克斯郡公立学校。

瑞瑟·凡弗利特（Risë VanFleet）：哲学博士、注册游戏治疗师督导、认证狗行为顾问，就职于美国宾夕法尼亚州滚泉镇家庭增强和游戏治疗中心顽皮狗项目。

威廉·惠兰（William Whelan）：心理学博士，就职于美国弗吉尼亚大学弗吉尼亚儿童和家庭依恋中心。

马洛·L.-R. 温斯特德（Marlo L.-R. Winstead）：执照专家临床社工、注册临床社会工作者、注册游戏治疗师督导，就职于美国堪萨斯大学社会工作系。

前言

《游戏治疗：理论与实践的综合指南》的内容非常丰富，可以让读者和从业人员深入了解游戏本身具有的改变的力量。书中的每一章都将游戏视为一种自然能量，通过综合技能、广博的学术知识以及经验丰富的作者和编辑的多方位聚焦捕捉和提炼游戏中的精髓。对游戏如此深刻的探索不仅能够带给从业人员启发，并加深其职业认同感，而且可以让游戏中的人们在安全、有趣的环境中获得治愈。通过本书精彩纷呈的景观，读者在一章一章的阅读过程中将收获宝贵的哲学和理论基础以及扎实的临床指导，极大地提升和精进其专业能力。这可是一项了不起的成就。

本书第一部分"游戏治疗理论和方法"包含了众多的内容，为游戏治疗师提供了本书作者们的个人叙述和职业认同——这是纷繁复杂的理论之海中的定海神针。在治疗领域已经发展出的各式各样的方法和众多的理论基础——以儿童为中心、荣格、精神分析、阿德勒、认知行为和以依恋为基础——都借着它们对游戏的依赖而变得统一。虽然游戏体验本身就具有改变的魔力，不过它依然离不开治疗师的配合和支持。

让我们更全面地了解一下贯穿书中各篇章的有关治愈的共享之源：游戏。是什么能够将我们与这个世界深深地联系在一起？

游戏。

游戏能将我们从时间中抽离出来，并且远离其他所有的一切，让我们以一种独立的"状态"存在。当这一状态出现时，它是一种由内在动机驱动的自组织现象，虽然它也会呈现出众多的形式和模样，但始终是一个为了自己而存在和运作的过程。而在此过程中，发现或重新发现被错过或丢失的财富的先决条件是深邃的专业智慧以及诊断和临床技能。通过引导来访者充分体验游戏过程，它能够给予来访远远超出体验本身的珍贵礼物——这是阅读本书的一个非常实用的益处。

如果这个世界没有了健康、真实的游戏，会变成什么样？或者换一种更准确的提问方式：健康的游戏能够赋予我们什么？而它的缺失或被剥夺又会如何？快乐的能力、探索可能性的自由、发现和发挥自己独特才能的能力、亲密关系中的安全感、对生活和未来充满乐观与希望的态度都是游戏能够带给人的好处及恩惠。在本书第二部分"游戏治疗的临床应用"中，作者们叙述了游戏治疗所需的环境和必备条件，特别是它能够赋予生命的上述品质，从而帮助来访者成就更完整的人生。如果没有游戏，人们无法享受到这项与生俱来的权利。弥补这一缺失可以使个人直接获得情感回报，这样不仅可以增强从业人员的职业认同感，而且有助于确保治疗师和来访者的生活更加平衡——这是阅读本书的另一个收获。

对于精通游戏的玩家来说，生活中遇到的所有挑战都可以当作一场复杂的游戏。可是如果游戏被剥夺，生活常常就会变成战场。而对于治疗师来说，如果能够更充分地根植于这一基本的人道主义来拓展服务，可以赋予其崇高的职业生涯更大的意义和目的。游戏治疗师的工作还有一个独具的特色，即它是有趣的——没错，非常有趣！由此可以说，它对专业人士和来访者都有着很多益处。

对动物和人类游戏行为的总览、对其进化轨迹的跟踪以及近年来神经科学领域对游戏大量的研究支持，均显示出游戏行为是一种基本的生存驱动力。人类普遍固有的位于皮层下的组织可以驱动游戏行为，但它需要外界环境给予其适当的信号（即游戏的多种语言）来激活和维持这种原始驱动力。人类身心的精雕细琢虽然在童年时期最迫切需要，但它会贯穿生命周期的始终。

因此，专业人士要想成为来访者的榜样和导师，就必须在自己的生活中身先士卒，主动参与到游戏中。在复杂生活中学习和践行的技巧——游戏信号的敏感性、自己主动参与游戏、非言语的身体或手势反映的游戏语言——都增加了超越线性认知限制的准确性和情感基础。的确如此，将个人体验到的生活艺术融入游戏治疗领域是完全有可能的。这种艺术需要在临床游戏室以外的生活中先得到实践和打磨。

在本书的第三部分"游戏治疗的研究和实践指南"，业内广受尊重的作者们聚焦的是怎样用得当、愉快、协调的方式进行游戏治疗。这本书的一个独特贡献是它对游戏的科学性和艺术性，以及其作为新兴领域的后生作用的显而易见的充分认知。研究表明，有趣的环境（至少在喜欢嬉戏的老鼠身上）能够激活等待正确信号的潜在的前额叶皮层基因。负责动物游戏研究的专业人员正在试图从实验室里正在游戏的动物身上获取证据，来证明人类临床工作者推测的在有效且有所转变的游戏治疗环境中发生的事情，也就是说，"帮助塑造社交大脑"的新的大脑连接是由积极的游戏体验激发出来的。临床工作者意识到，将游戏付诸实践可以创造新的大脑"地图"，并能由此带来情绪调节这一额外益处。这个以动物为基础的新知识越来越深入和重要地确认了游戏是个体增强适应能力和灵活性的终生必需品。

本书蕴含丰富的"营养"，堪称游戏治疗领域一本新颖又颇具启发性的"圣经"，它可以引导治疗师在个人生活和职业生涯中都得到新的、有意义的收获。

斯图尔特·布朗（Stuart Brown），医学博士

目录

第一部分

游戏治疗理论和方法

第二部分

游戏治疗的临床应用

第三部分

游戏治疗的研究和实践指南

第一部分
游戏治疗理论和方法

内 容 概 要

　　早在 Virginia Axline 撰写《迪布斯：寻找自我》(*Dibbs: In Search of Self*，1964）一书之前，游戏治疗的方法就已经出现在欧洲和美国儿童心理分析师的工作室里了。不过，Axline 的这本书进一步激发了世界各地有抱负的游戏治疗从业人员的想象力。弗洛伊德（Freud）的女儿安娜·弗洛伊德（Anna Freud）就是早期从事儿童分析的专家之一。John B. Mordock 所写的有关心理动力游戏治疗的章节阐述了那一时期这方面的丰富历史（见第 5 章）。Axline 的书是一部影响深远的著作，它将游戏治疗及其从业人员在儿童治疗和儿童治疗师的框架内作为一个独立的领域展开研究，虽然一些从业人员，特别是那些不为学龄前儿童治疗的治疗师，并不认为自己在从事游戏治疗。事实上，直到现在，许多儿童精神病医生在游戏治疗方面得到的培训很少，甚至几乎没有。Virginia Axline、Clark Moustakas 和 Garry Landreth（见第 1 章，Dee C. Ray 和 Garry L. Landreth）在卡尔·罗杰斯（Carl Rogers）的人本主义理论的基础上发展了以儿童为中心的游戏治疗（child-centered play therapy，CCPT）。Garry Landreth 曾任教多年的北得克萨斯大学至今仍拥有世界上最大的游戏治疗师培训中心，而且它始终将重心放在以儿童为中心的游戏治疗上。

　　在第 2 章中，Sarah C. Patton 和 Helen E. Benedict 针对客体关系和以依恋为基础的游戏治疗方法进行了详细的阐述。特别值得一提的是，Helen Benedict 是游戏治疗领域最受尊敬的一位学者和研究人员。在第 3 章中，Terry Kottman 和 Jeffrey S. Ashby 介绍了阿德勒游戏疗法的原理和主要特点。J. P. Lilly 虽然自称自己只是照搬荣格理论的"机械师"，但他仍在第 4 章中针对荣格分析游戏疗法分享了大量精湛且易懂的观点。Angela M. Cavett 在第 6 章中以既学术又通俗的方式向读者诠释了认知 – 行为游戏疗法。作者们在介绍了这些有着悠久历史的重要理论后，都紧接着提供了各类不同的游戏治疗方法。

在我们看来，综合性游戏治疗方法与 Charles Schaefer 提出的规范性方法很类似，Eliana Gil 和她在吉尔创伤恢复与教育研究所（Gil Institute for Trauma Recovery and Education）的同事在第 7 章中针对后者——这一已广为人知的治疗方法加以充分说明。接下来几章的作者都是游戏治疗领域的领军人物，他们分别介绍了一些不同的治疗方法：第 8 章关于以依恋为基础的游戏治疗（William Whelan 和 Anne L. Stewart）；第 9 章关于亲子关系治疗（Sue Bratton）；第 10 章关于治疗性游戏（Theraplay®；Phyllis B. Booth 和 Marlo L. R. Winstead）；第 11 章关于沙盘游戏治疗（Theresa Kestly）；第 12 章关于故事游戏治疗（StoryPlay®；Joyce C. Mills）；第 13 章关于家庭游戏治疗（Greg Czyszczon，Scott Riviere，Diane Koontz Lowman 和 Anne L. Stewart）；第 14 章则是关于一种相对较新的游戏治疗方法——动物辅助游戏治疗，阅读时会令人倍感兴奋（Rise VanFleet 和 Tracie Faa-Thompson）。

游戏治疗领域将继续涌现出新的具有创造性的思想家和引领者，他们会在帮助受到伤害的儿童的实践中发展出新理论和新方法，从而确保这一领域坚实的理论基础。与此同时，新一代游戏治疗师也必将继续对儿童和家庭的治疗过程进行深入和具有创造性的探索。

第 1 章

以儿童为中心的游戏治疗

Dee C. Ray
Garry L. Landreth

关系即治疗，它不只是为治疗或行为改变所做的准备。

———Garry L. Landreth（2012，p.82）

以儿童为中心的游戏治疗基于这样一个理念，即对于那些因环境、发展和内部挣扎而陷入困境的儿童来说，治疗师与其的关系是治愈的重要因素。以儿童为中心的游戏治疗认为，游戏是儿童在发展阶段最恰当的语言，而且这一观点已成为游戏治疗大多数学派的共识。不过，以儿童为中心的游戏治疗与其他游戏治疗的方法有所不同，因为它将关系和环境视为儿童健康和正常生活的重心。Landreth（2012）将游戏治疗定义为"儿童（或任何年龄的人）和在游戏治疗程序方面接受过培训的治疗师之间的动态人际关系。在两者的关系中，治疗师负责为儿童（或任何年龄的人）提供精挑细选的游戏材料，并确保他们之间的安全关系能够顺畅发展，这样儿童（或任何年龄的人）就可以通过游戏这一最自然的交流媒介充分表达和探索自我（包括情感、思想、经历和行为），进而达到成长和发展的最佳效果"（p.11）。

正是通过治疗师对儿童世界的理解和接纳以及儿童自身对这些要素的接受，儿童自我成长的潜力才能够得以释放。

以儿童为中心的游戏治疗方法始创于 20 世纪 40 年代，它是迄今使用时间最长的心理健康干预措施之一。Virginia Axline（1947）在人本主义理论（Rogers，1951）的基础上，在以儿童为中心的游戏治疗框架内，提出了一种与以人为中心的原理相吻合的儿童工作方法，他将其称为非定向游戏治疗（nondirective play therapy），后来这一方法又被美国的治疗师称为以儿童为中心的游戏治疗。自以儿童为中心的游戏治疗方法被提出后，已经有 62 项研究显示了它的疗效，它们均证明这一方法对儿童来说是可行且有效的干预措施（Ray，2011）。如今，以儿童为中心的游戏治疗已经被公认为美国使用最广泛的游戏治疗方法（Lambert et al.，2005），而且它在国际上也赢得了良好的声誉（参见 West，1996；Wilson，Kendrick，& Ryan，1992）。以儿童为中心的游戏治疗也已出现在一些科学文献中，并且其基本原理和架构都是相一致的（Axline，1947；Cochran，Nordling，& Cochran，2010；Landreth，2012；Ray，2011；VanFleet，Sywulak，& Sniscak，2010）。

理论建构

以儿童为中心的游戏治疗建立在人本主义的理论基础上，卡尔·罗杰斯（Rogers，1951，pp.481–533）非常细致地列出了人本主义理论具有的 19 个特点，它们可以被归纳总结为以下 9 个方面。

罗杰斯对人的理解如下。

1. 个人现实处境的最佳决定者，人的知觉场是"现实"。
2. 行事时是一个有组织的整体。
3. 具有追求独立、成熟和自我强化的属性。
4. 在努力满足需求时，会以目标为导向。
5. 行为会受到情感的支配，并对理性产生影响。
6. 按照符合自我概念的方式行事。
7. 不会表现出与自我概念不一致的行为。
8. 用固化的行为应对威胁。
9. 在没有受到威胁的情形下，可以接纳与自我不一致的意识体验。

通过罗列出这些特点，罗杰斯试图阐释人的自我实现本质和人格发展；情绪、思想和行为在其中所起的作用；以及自我提升方式的发展或缺失。这些特点不仅为以儿童为中心的游戏治疗提供了理论依据，而且成了治疗师理解和促进儿童改变过程的指南（Ray，Sullivan，& Carlson，2012）。这些特点特别强调了每个人都是其所认知到的现象场的中心，也就是说，每个人对经验的认知都是其所处现实环境的反映。个体的现象场经历，包括对现象场和自我经历的认知和整合，对其自身的成长和发展具有指导作用。所有生物都会寻求自我的实现、维护和提升。

在发展过程中，儿童的自我构建是通过与他人在知觉领域的互动产生的。当互动发生时，儿童会根据感知到的期望和他人对其的接纳来评估自我价值。这些经感知形成的价值评价会被整合到其自我的发展进程中，这样儿童之后的表现就是他业已内化的价值理念的体现。如此，个体的价值评价过程能否对其成长产生最佳效果就取决于其内化的价值理念与其自我构建所形成的关系。在这种情形下，无论个体的行为是否在其意识范围内，它都会与自我认知以及价值评价过程直接相关并且完全统一。个体行为被视为一种维护有机体和满足需求的尝试，它源自个体感知到的环境对其的期许，而与行为相伴的情绪则被视为取决于对所采取行为的认知需求。也就是说，个体的行为和情感反应与其自我认知相一致，不过其自我认知却未必最有利于促进其个人成长（Ray et al.，2012）。

自我构建的形成和发展和儿童与他人及周

边环境的经历有着密切关系。如果儿童的这些经历与其自我认知相吻合，那他的能动性就会得到增强。如果这些经历与儿童的自我认知不相容，那么即使它们对儿童的潜在发展是有益的，也会对其自身构成威胁。当个体身处不具威胁的环境时，他会用一种非判断性的方式审视自己遇到的各种经历，并将它们整合到尊重其内在价值导向的自我构建中。由于个体天生具有自我实现和与他人发展关系的属性，因此，内外统一的自我构建体系能够激发其与他人增进关系的愿望和能力。

提及游戏治疗，在帮助儿童形成观念的过程中，将这些以人为中心的原理引入现实生活中是非常重要的。我们尽量用较浅显的话语来叙述这一过程。当孩子刚来到这个世界时，他对人际互动的看法是个体的、独特的，与现实或其他人的认知是不同的。接下来他会朝着对自身最有利的方向发展。而自我意识则是在与身边的重要他人互动的过程中，以及儿童对这些互动产生认知后建立起来的。儿童与他人的互动会逐渐导致其自我价值观念的形成，这一观念会受到他人的期望和对其是否接纳的影响。如果儿童觉得自己在某些方面缺乏价值或者不被接纳，接下来他在自我接纳时就会出现障碍。由于人的发展是整体的，因此，儿童的情绪与其行为相一致。更具体地讲，如果儿童感到自己不被他人需要或者接纳，那么他的情绪和行为就会变得消极，自我提升的动力也会降低。在描述儿童的不良反应时，Axline（1947）写道："这是因为个体的行为与其内在的自我认知不一致造成的，后者是个体在完成自我实现的过程中形成的。行为与认知的差距越大，儿童

的不良反应就越明显。"（p.14）

这一发展理论对以儿童为中心的游戏治疗有着极其重要的意义。首先，当儿童处在有利的人际关系和环境中时，可以肯定他们会朝着自我增强的方向发展。其次，了解儿童行为和情绪的最佳方法就是去了解他是如何看待所处世界的。再次，儿童在某一环境中与他人建立的关系会对其对自己和他人的看法产生重大影响。最后，如果治疗师能够提供一个让儿童认为接纳其内在世界的环境和关系，儿童就会主动整合其自我增强的功能。

治疗过程

由于以儿童为中心的游戏治疗源于人本主义的发展理论，因此可以认为，治疗师提供的治疗关系是干预的基本特征。也就是说，治疗师是否具有提供有助于儿童成长的关系和环境的能力是治疗过程的核心关注点。以儿童为中心的游戏治疗在实践时尤其注重消除所有对自我构建造成的威胁，这样儿童才能自由地探索与其自身经历一致或不一致的新经历，并将它们融入修正后的自我构建结构中（Ray，2011）。消除威胁是治疗师提供关键的以人为中心的非定向立场的基础，它不仅赋予了儿童自主权，而且相信儿童具备的建设性属性（Wilkins，2010）。非定向性（nondirectivity）是一种态度，它旨在促进儿童的自我发展，却不引导儿童的行为目标和治疗内容。非定向性治疗师在咨询过程中扮演着积极参与者的角色。

Landreth（2012）认为，"每个儿童身上都

具有一股强大的力量，它是儿童不断追求自我实现的源泉。这种内在的奋斗动力助力儿童走向独立、成熟和自我引导。儿童的思想和有意识的想法并不会将其行为引向情感需求的领域；而正是他寻求内在平衡的天然努力将其带到了向往之地"（p.62）。游戏治疗的聚焦点是儿童本人，而非他存在的问题。只要环境适宜，儿童能够自发地走向自我提升。因此，在治疗过程中，治疗师的角色就是为儿童的自我发展给予支持，帮助他们消除情境世界中的障碍，并与儿童共同静候改变的发生。

按照罗杰斯的理论（Rogers，1957），要促使人的性格发生建设性的改变，一些条件是必不可少的。对于改变，他给出的定义是"个体人格结构在表层和深层产生的变化，在临床工作者看来，变化的方向意味着更大范围的整合、更少的内在冲突和更多的用于有效生活的能量；行为方面的变化则是从不成熟走向成熟"（p.95）。罗杰斯给出的治疗性改变的 6 个必要且充分条件是：（1）两个人有心理接触；（2）第一个人（即来访者）处于不一致的状态；（3）第二个人（即治疗师）在关系中是一致的；（4）治疗师给予来访者无条件积极关注；（5）治疗师对来访者的内心世界能够产生共情理解，并努力将其传递给来访者；（6）来访者至少要在最低程度上感受到治疗师向其传递的共情理解和无条件积极关注（Rogers，1957）。

Ray（2011）将以人为中心的这些条件应用于以儿童为中心的游戏治疗，旨在考查它们在游戏治疗过程中的实施细节。第一个条件的要求是，治疗师与儿童必须处于心理接触的关系中，或者简单点说，他们要建立关系。在这样的关系中，治疗师和儿童都要意识到对方的存在，并且允许对方进入现象场。对于第二个条件，即儿童处于不一致的状态，指的是儿童表现出焦虑或脆弱的特征。儿童的不一致还体现在他们常常呈现的问题行为上，这说明他们无法适应所处的环境。换句话讲，他们的自我认知与他们和周边世界打交道的方式是不一致的。而作为治疗师，则必须具备 3 个态度条件（Bozarch，1998），即治疗师本人的一致性、对儿童无条件积极关注（unconditional positive regard，UPR）和共情理解（empathic understanding，EU），它们也是治疗师应当承担的责任。因为只有当治疗师具备了这些态度条件，他们才能为所有人，当然也包括儿童，营造一个有助于促进其改变的环境。

所谓治疗师的一致性，指的是治疗师能够在治疗关系中自由地呈现自我，并且其自我经历和自我意识是一致的（Rogers，1957）。一致性包括治疗师的自我意识、对自我意识的接纳以及将其意识用恰当的方式传递给儿童。因为治疗师如果想真诚地向儿童表达无条件积极关注和共情理解，其自身就必须具有一致性，否则儿童对无条件积极关注和共情理解的认识就不可能深入和充分（Ray，2011）。

无条件积极关注是对来访者的所有经验在不做评判的情况下全然倾情地接纳（Rogers，1957）。此外，无条件积极关注也是一种治疗师自己产生的感觉，即他相信儿童具有自我实现的能力。Landreth（2012）称："治疗师与儿童的关系应当让儿童感受到一种始终如一的接纳，这对于儿童发展内在足够的自由和安全是非常必要的，也有利于其以自我提升的方式表达自我"（p.83）。无条件积极关注是以儿童为中心的游戏治疗能够产生疗效的重要因素，它对儿童成长过程中出现的值得引起关注的问题有一种天然的矫正作用（Bozarth，1998）。

治疗师应具备的最后一个态度条件是共情理解，即把自己当成儿童本人，进入他的世界，但同时又不能失去治疗师本人的自我意识（Ray，2011）。事实上，共情理解与无条件积极关注的概念是紧密联系在一起的，因为共情可以被视为一种交流和表达的工具（Bozarch，2001）。当治疗师进入儿童的世界时，他就传递出这样一个潜在信息：儿童的世界是有价值的，并且治疗师对儿童的经验和能力都表现出最大程度的尊重（Ray，2011）。

为了促使改变的发生，最后一个要满足的条件是儿童必须至少在最低程度上感受到治疗师给予其的无条件积极关注和共情理解。治疗师对此几乎是无法掌控的，因此这一条取决于儿童的内心世界。通常情况下，如果治疗师能够做到前面几点，儿童在治疗过程中是会感受到来自治疗师的无条件积极关注和共情理解的。不过，最后一条的实现还是要取决于儿童对治疗师是否接纳以及所处的环境。

目的和目标

与许多以儿童为中心的游戏治疗的流行观点相反，我们坚持认为以儿童为中心的方法在实践时必须事先设定一些目标。不过，以儿童为中心的游戏治疗方法的目标特征与其他方法的目标是有一些差别的，它的目标主要聚焦在治疗师在治疗过程和结果上应承担的责任。以儿童为中心的游戏治疗的目标就是为儿童创造能够经历成长和整合的条件，进而引导他们选择更健康的发展道路。Ray（2011）建议高效的游戏治疗师利用自身和环境来促进儿童主动提升自我的过程。她对此进一步解释说："如果治疗师为儿童提供的环境没有威胁性，并且赋权给儿童，那么儿童就能在关系中发挥主动和积极的作用，并且形成自我提升的机制"（p.56）。在以儿童为中心的游戏治疗中，将改变作为目标的应当是儿童，而不是治疗师或者儿童的父母。因为要想让儿童的行为和情绪与其内在世界的需求相一致，只能由儿童本人决定哪些方面需要做出改变。对于年幼的儿童来说，这些决定并非来自其认知过程，而是当他们心理上感到安全并拥有接纳关系时，在走向独立、成熟和自我提升的过程中自动产生的。为了使以儿童为中心的游戏治疗顺利进行，治疗师需要承担大量的工作，包括与儿童分享自我、进入儿童的世界、充分理解儿童并与其沟通，这么做的目的就是要与儿童建立起能够令其释放改变潜能的关系。

在以儿童为中心的游戏治疗中所设定的目标达成后，一些结果就会自然而然地出现。Landreth（2012，pp.84–85）将下列特征视为帮助儿童获得自我成长的目标。

1. 形成更积极的自我概念。
2. 自己愿意承担更多的责任。
3. 具备更强的自我引导能力。
4. 更能够接纳自我。
5. 更愿意依靠自身的能力。

6. 做决定时有自己坚定的意志。

7. 体验到掌控的感觉。

8. 在应对问题的过程中变得敏锐。

9. 具备内在的自我评价体系。

10. 对自己更有信心。（pp.84—85）

这些目标都聚焦在儿童身上，而且深信当儿童的意识里拥有或者表现出这些特征后，他就会变得更强大，并朝着自我实现的方向前行。

结构

对于以儿童为中心的游戏治疗的结构，Axline（1947，pp.73—74）给出了有助于儿童发生改变的指导性原则。它们不仅定义了以儿童为中心的游戏治疗的性质以及治疗师在其中所起的作用，而且可以直接用于实践。它们被称为"8项基本原则"，具体解释如下。

1. 治疗师应尽快与儿童建立热情、友好的关系。

2. 治疗师要全然接纳儿童的实际状况，不要期望他会在某些方面有不同的表现。

3. 治疗师要在与儿童的关系中呈现出包容性，这样儿童才能充分地袒露其想法和感受。

4. 治疗师要保持对儿童情感的敏感性，并将这一信息传递给儿童，这样有助于增强儿童的自我了解。

5. 治疗师要尊重儿童自己解决问题的能力，并且让儿童承担做出选择的责任。

6. 治疗师不要引导儿童的行为或谈话内容，只要跟随就可以了。

7. 治疗师不要试图加快治疗的速度，一定要认识到治疗是一个渐进的过程。

8. 治疗师只需在必要的时候对儿童设定一些限制条件，旨在使治疗过程不要与现实脱节，并且让儿童意识到其在治疗关系中应承担的责任。

这些基本原则对以儿童为中心的游戏治疗过程有着很好的指导作用，并且可以被视为与儿童建立治疗关系的具体步骤，通过它们能够营造一个以人为中心的理论中所描述的有利于个体成长的环境。如果治疗师能够采纳 Axline 给出的这些基本原则，以儿童为中心的游戏治疗方法就完全遵循了以人为中心的理论的基础。为了给游戏治疗师提供更多、更详细的指导建议，Axline（1947）、Ginott（1961）、Landreth（2012）和 Ray（2011）还在这些基本原则的基础上针对不同类型的案例给出了具体的回应策略。这些策略包括：反映情感（比如，"你感觉很难过"）；反映内容（比如，"你和你的朋友打架了"）；跟踪行为（比如，"你把它移到那里了"）；促进决策（比如，"你可以自己决定"）；激发创造力（比如，"你怎么样做都可以"）；鼓励（比如，"你非常努力"）；增进关系（比如，"你想让我知道你很在意我"）；以及设置限制（比如，"你不可以打我"）。这些回应策略旨在为治疗提供一些具体方法。比如，促进决策体现了共情理解；激发创造力体现了无条件积极关注。不过，Ray（2011）也告诫说，"超越具体技能，在工作中以抽象理论为基础，以真诚、

个性化的方式采取相应的策略应当是每位游戏治疗师的目标。"（p.89）

　　如果儿童对自己、他人或游戏室构成威胁时，对其设限是必要的。Sweeney 和 Landreth（2011）对于在游戏室里设限的必要性给出了几个原因，他们认为设限：（1）定义了治疗关系中的限制；（2）为儿童从身体和心理上提供了安全感；（3）反映了治疗师为儿童提供安全环境的意愿；（4）将治疗过程与现实结合在一起；（5）可以让治疗师对儿童始终保持正面和接纳的态度；（6）可以让儿童在不必担心造成损害或受到惩罚的前提下表达其负面情绪；（7）确保治疗过程的平稳和一致性；（8）增进和提升儿童的自我责任感和自我控制能力；（9）鼓励通过象征性方式宣泄情绪；（10）对游戏治疗环境和所使用的材料予以保护；（11）维护治疗过程的法律、道德和职业标准。

　　Landreth（2012）针对治疗设限提供了一个三步模型，这三个步骤的首字母恰好构成了 ACT 一词：认可（Acknowledge）儿童的情绪、和儿童沟通（Communicate）设置的限制和寻找（Target）替代方法。在应用 ACT 设限模型时，治疗师首先要做的就是通过认可儿童的情绪表达对其的理解，并将自己的理解传递给儿童（比如，"你对我很生气"）。接着，治疗师要设置一系列清晰明确的限制（比如，"你不可以掐我"）。最后，治疗师应为儿童提供另一种宣泄情绪的可接受的方法（比如，"你可以掐那个洋娃娃"）。设限可以让儿童意识到游戏室是一个安全的环境。正如 Axline（1947）指出的，限制只在需要时设定，目的是为了给儿童创造一个尽可能放松的环境，使其可以自由地探索

和表达，也可以增强其自我管控的能力。

　　值得注意的是，在叙述游戏治疗师的回应策略时没有提及使用引导性技能，比如提问、指导游戏进程和分析。Landreth（2012）不建议使用提问的方法，因为他在观察后发现，提问迫使儿童用语言进行表达，这会令儿童感到缺乏理解，而且会让治疗师处于控制儿童的状态。游戏治疗的目的是为儿童提供一个非言语的交流环境，从而适应其发展的需要。而提问、指导游戏和向儿童做过多的解释都会将儿童置于成人语言表达的世界里，并迫使其不得不配合治疗师的目的。此外，如果治疗师试图让儿童按其旨意行事时，他对儿童内在世界的了解就会严重受阻。因此，从以儿童为中心的角度看，治疗师的这些指导性反应会干扰儿童的自我提升进程，削弱治疗的过程和目的。

游戏室和游戏材料

　　以儿童为中心的游戏治疗安排在游戏室里进行，游戏室里有各种精挑细选的玩具，供儿童通过它们宣泄和表达各类情绪。游戏室应当向儿童传递这样一个信息，即他的一切在这里都是可以被接纳的（Ray et al.，2012）。虽然 Landreth（2012）建议游戏室的大小最好在17 平方米（3.7 米 × 4.6 米）左右，但比这大一点或者小一点也是可以的。不过，即使房间较小，也要确保有足够的地方放置玩具，并为儿童提供活动的空间；如果房间较大，最好用帘子或架子将其隔开，不要让游戏室的面积过大，否则儿童会在里面不知所措。Landreth 还建议治疗师有时可以准备一个"手提包游戏室"，即一个移动游戏室，它主要针对那些不在一个固

定场所工作的治疗师而言。游戏室里的游戏材料包括玩具、手工艺品、颜料、画架、木偶、沙箱和儿童家具。

Landreth（2012）推荐了3种类型的玩具：现实生活中的玩具，它们有助于儿童再现生活中的情境；宣泄或攻击性玩具，它们可以让儿童表达强烈的情绪；以及具有创造性或情感释放功能的玩具，它们能够让儿童在游戏时无拘束地发挥。通常情况下，诸如棋牌这类的结构型游戏不应出现在以儿童为中心的游戏治疗室里，因为它们意在比赛，会压抑情感的表达。出于同样的原因，游戏室里也不要放置电子游戏。选择玩具是为了鼓励儿童表达和与治疗师建立关系，因此，游戏室里的每个玩具都是有目的的。Ray（2011）建议治疗师在选择玩具时，应先回答下面这些问题：（1）这个玩具对来到这个游戏室的儿童有什么治疗作用？（2）这个玩具能否用来帮助儿童表达自己？（3）这个玩具能否有助于我与儿童建立关系？如果一个玩具具有治疗作用、可以帮助儿童表达情绪并且对治疗师与儿童建立关系是有利的，那么它出现在游戏室里就是有价值的（Ray，2011）。

儿童的父母所扮演的角色

Landreth（2012）将儿童的父母称为游戏治疗过程中的合作伙伴。研究显示，当父母参与游戏治疗时，游戏治疗能够产生更大的效果（Bratton，Ray，Rhine，& Jones，2005）。Ray（2011）与Sweeney和Landreth（2012）均指出，父母作为儿童来访者的监护人享有法律赋予的合法权利，因此在为儿童提供服务时必须得到其父母的同意。父母是儿童生活中最重要的人

物，他们的存在或缺席会对儿童的发展和情绪稳定产生重大影响（Ray，2011）。以儿童为中心的游戏治疗要求治疗师以与儿童建立积极关系为目标，同样，治疗师与儿童的父母的关系也十分重要。游戏治疗师要努力与儿童的父母建立关系，让他们在关系中感到接纳、理解和安全。

Ray（2011）建议游戏治疗师在与儿童的父母沟通时应当做到：（1）游戏治疗师应当承认父母是儿童生活中最重要的角色，并且尊重他们对自己孩子的了解。即使那些最马虎的父母，也常常对孩子及其发展有深切的了解。游戏治疗师有必要从父母那里得到有关孩子的详细信息，这样可以使治疗更具效果。（2）游戏治疗师应当将父母作为个体给予关爱和体贴。当父母感受到来自治疗师的关怀时，他们会更愿意参与到治疗过程中。（3）游戏治疗师对儿童的父母要有耐心，因为父母有自己的节奏，而且不同的父母对待孩子有着不一样的方式。（4）游戏治疗师要始终牢记儿童来访者是其工作的重心。游戏治疗师与儿童的父母的所有互动都是为了促进儿童的成长。将儿童来访者视为工作重心可以让治疗师在与儿童的父母打交道时明确一些界限，比如，父母本人需要接受咨询，或者父母对改变缺乏动力等。（5）最后，游戏治疗师要向儿童的父母展示出自己的专业技能。因为当游戏治疗师显现出其在儿童和游戏治疗方面的知识和经验后，父母会更放心地与其分享他们自身的无助和关切。从以儿童为中心的游戏治疗的角度看，专业技能包括掌握有关发展的知识、了解儿童的典型行为以及在适当的时候向父母传授育儿的技巧，但它们不能凭

借告诫、提供建议或者试图教导父母的方式去展现。

在以儿童为中心的个体游戏治疗模式中，儿童是来访者，父母则是整个治疗系统中的合作伙伴。治疗师在每经过 3—5 次游戏治疗后就要与儿童的父母沟通一次。与父母沟通的目的包括提供支持、传授知识和技巧，以及监控父母眼中儿童的进展。如果儿童存在的问题较复杂或者儿童正处在危机当中，就需要治疗师与其父母更经常地沟通。不与父母沟通会导致他们不再参与或介入治疗过程，甚至有可能让他们提前终止治疗。与父母沟通的目的与在以儿童为中心的游戏治疗中与儿童建立关系的目的是一致的，因为治疗师试图干预儿童所处的环境，找到并消除妨碍其成长的障碍。治疗师在与父母沟通时，应将重点放在帮助其与儿童建立积极关系上，治疗师可以为他们提供一些更好地理解自己的孩子的技巧，这对促进彼此的关系是非常有益的。

在亲子治疗过程中，治疗师可以提供教育干预，帮助改善父母与孩子的关系。如果儿童出现的问题似乎与亲子关系有关，而且父母有能力为儿童创造一个更有利的环境，那么亲子治疗能产生很好的效果。Landreth 和 Bratton（2006）记录了一个为期 10 次的亲子治疗模型，它已经被证明很有疗效。

虽然以儿童为中心的游戏治疗期望父母的介入，但并不能保证它的有效性。Axline（1947）第一个提出，治疗过程中的儿童即使没有父母的参与也能改变其行为和为人处事的方式。Bratton 及其同事（2005）在大范围调查了没有父母参与的游戏治疗结果后，对 Axline 的看法给予了肯定。以儿童为中心的游戏治疗的另一个独特之处在于，即使环境不利于儿童做出改变，儿童自身也仍具备改变的能力。不过，人们普遍认为，如果父母能与儿童建立积极关系并给予儿童支持，儿童能够更好地在内、外两方面发生改变。

研究证据

在心理干预研究方面，针对以儿童为中心的游戏治疗的研究时间持续最长。在有记载的最早研究中，Dulsky（1942）试图弄清楚智力与情绪问题之间的关系。他在无意中获得了非定向游戏治疗的效果，它与以儿童为中心的游戏治疗的效果是一致的。不过他的发现显示，儿童的社交和情绪都得到了显著的改善，但是智力并没有发生改变。早期针对游戏治疗的研究存在不少设计缺陷，比如缺乏对照组和随机分配，对参与者和干预过程也没有详细的叙述。在过去几十年里，各方共同努力，对以儿童为中心的游戏治疗展开了最严格的调查研究，并且取得了积极的实证支持。Ray（2011）针对以儿童为中心的游戏治疗的研究做了回顾总结，结果发现，1940—2010 年总共进行了 62 项研究，它们均显示出积极效果。在这 62 项研究中，29 项属于实验性质的，采用了随机前后对照组设计。此外，自 2000 年以来，针对以儿童为中心的游戏治疗的研究日益增加。在21 世纪的头 10 年里就有 19 项相关研究得到证实，这是自 20 世纪 40 年代以来 10 年时间里这方面研究最多的。Ray 的这一发现与 Elliott、

Greenberg、Watson、Timulak 和 Friere（2013）的观察完全一致，他们几人针对近年来兴起的对成人采用以人为中心的治疗进行了研究。研究结果显示，这一疗法能够对成人存在的与下列议题有关的问题产生积极效果：多元文化主义、外化/破坏性行为、注意缺陷/多动障碍、内在问题、焦虑、抑郁、自我概念、自尊、社交行为、父母与老师的关系、性虐待、创伤、无家可归、残疾、疾病、学习成绩和智力以及语言表达技能等。

临床案例

出于不同的原因，正在上幼儿园的安妮塔被老师和妈妈带来接受游戏治疗。妈妈对她的担心是，她生活在一个主要讲西班牙语的家庭中，可是两个月前，她不再说西班牙语了。即使家人要求她说，她也坚决拒绝。她的妈妈只能讲西班牙语，所以她担心以后没法与安妮塔交流了。而且她认为安妮塔拒绝说西班牙语是故意挑衅她的表现。安妮塔的老师则是因为安妮塔在班上不再说话了而紧张。上幼儿园的第一个月里，安妮塔很开心，并且积极参加班上的各种活动。可是在过去的两个月里，她突然不再与老师或其他孩子交流了。安妮塔的英语讲得很流利，可是她既不愿意讲英语，也不愿意讲西班牙语。她也不肯完成幼儿园布置的作业，一遇到困难，她马上就放弃了。老师对安妮塔很关心，她对治疗师说："我实在不知道这个孩子怎么了。她以前那么开心，可是现在变得很孤僻，而且似乎很难过。"

治疗师在听了安妮塔的妈妈和老师的叙述后，向她们介绍了游戏治疗。由于她们俩似乎都不清楚安妮塔发生变化的根源，治疗师告诉她们，她会对安妮塔采用以儿童为中心的游戏治疗的方法，让安妮塔有机会用非言语的方式表达她的内心世界。治疗师向她们解释说，这种非言语的干预方式最适合安妮塔，因为她可以在一个安全的环境和关系中，通过游戏而非语言呈现自我。

游戏治疗安排在幼儿园的一间教室里，治疗师在那里布置了一个游戏区。游戏区里有各种玩具，按生活类、攻击类和表达类分类摆放在架子上。架子很大，可以把游戏区与教室分隔开。治疗师在教室门口迎接安妮塔，并向她做自我介绍，"你好，我是迪伊。"安妮塔露出一丝微笑，眼睛却看着地面。治疗师伸出手，对安妮塔说："我们该去游戏室了。"安妮塔看上去有些害怕，不过她还是抓住了治疗师的手，并和她一起走进了游戏室。治疗师向她介绍了游戏室。下面是她们两人之间的互动，小括号里的文字是对安妮塔当时表情和动作的描述，中括号里的文字是对治疗师做法的评论。

治疗师：安妮塔，这就是游戏室，你可以用各种方法玩这里的玩具。我们每周二和周四都会来这里。

安妮塔：（面带微笑，站在游戏室中间，双手抓着她的外衣，身体不安地扭动着。她开始四下打量房间，但没有移动。）

治疗师：你在四处张望，你对这个地方还不熟悉。【试图对安妮塔的不安状态做出回应。】

安妮塔：（微笑地看着治疗师。）

治疗师：你看上去还是喜欢这里的。【注意到安妮塔微笑时稍微放松了一些。】

安妮塔：（面带微笑地指着架子上的芭比娃娃。）

治疗师：噢，你喜欢它。【尊重安妮塔不说话的选择，并对她用非言语的方式进行交流表示接纳。】

安妮塔：（点头表示同意她喜欢芭比娃娃的说法，她的眼睛仍盯着娃娃。）

治疗师：看上去你真的很喜欢它，并且想和它玩。

安妮塔：（转头看着治疗师，似乎在询问她是否可以和芭比娃娃玩。）

治疗师：在这里，你可以自己决定玩哪个玩具。【这样的回应把责任交给了安妮塔，允许她选择玩或不玩，于是她开始做决定。】

安妮塔：（走向芭比娃娃，把它拿起来，开始抚摸它的头发。）

治疗师：你在检查它，看它长什么样子。

安妮塔：（转向治疗师，微笑着，然后开始摆弄芭比娃娃的衣服。）

治疗师：你在看它穿的衣服，看看它的衣服你是不是喜欢。【这一回应旨在认可安妮塔所喜欢和在意的是重要的。】

安妮塔：（竭力想把芭比娃娃穿的裙子脱下，换上另一条，可是那条裙子不容易脱，安妮塔很快就放弃了换裙子的念头，把娃娃放到了一边。）

治疗师：你选择不给它换裙子了，因为太麻烦了。

安妮塔：（没有看治疗师，而是向画架走去。）

治疗师：你决定做点其他事情。

安妮塔：（在画架上画了几笔，然后试着移动画纸，可是画纸在架子上固定得比较紧，她又放弃了，转而走向玩具厨房。）

治疗师：那张纸好像固定得很紧，你打算玩别的玩具了。

在第 1 次游戏治疗期间，安妮塔尝试了几种游戏，但后来都放弃了。玩具厨房的门有点紧，她就去玩木偶。可是她想玩的那个木偶放在架子的高处，她够不着。于是她又走向玩具收银机，但她不知道怎样打开收银机。接下来她试着戴一些帽子，打扮自己。每一次只要遇到一点困难，她就会放弃，然后转向下一个。她从来没有表现出人们以为的沮丧，而是选择了退出。而且整个过程中她也始终没有与治疗师用语言交流，只是微笑，或者在治疗师理解了她的意图时点点头。另一方面，治疗师在游戏过程中一直试图理解安妮塔的想法。当她放弃一个玩具改玩另一个玩具时，治疗师没有发表评论，而是对她的行为予以认可，并且对安妮塔表现出全然的接纳。

第 2 次游戏治疗时，当治疗师出现在教室门口时，安妮塔马上露出了微笑，跑向治疗师，还伸出她的手。当她们向游戏室走去时，安妮塔问："你是迪伊小姐吗？"治疗师回答："对，我是迪伊，你可以叫我迪伊。你今天似乎很兴奋。"安妮塔笑得很明显，并且使劲儿点了点头。进入游戏室后，安妮塔立刻开始重复上次玩玩具时的行为，即每次遇到阻力时就会停下来。不过这次她表现出一个很大的不同——她在游戏过程中开始和治疗师说话了。大多数时候她谈论的都是她的衣服、治疗师的衣服以及游戏室里的衣服，这与她玩的游戏并不相关。下面是她们对话的一个片段。

安妮塔：（走向治疗师并抚摸她的项链。）我喜欢你的项链。

治疗师：你想近距离看看它。

安妮塔：（她抓着治疗师的项链。）是的，它非常漂亮，我妈妈也有一条这样的项链。

治疗师：这条项链让你想起你的妈妈。

安妮塔：（走向画架，当她再次发现画纸太紧无法移动时，她又转向玩具厨房。）你喜欢我的鞋吗？

治疗师：看上去你决定做些别的事情。它让你想到了你的鞋。

安妮塔：它们是粉色的。

治疗师：你似乎喜欢粉色的鞋，而且你希望我注意到它们。

在这次和接下来的几次游戏治疗中，情况都差不多。安妮塔仍然很快放弃一种玩具，但她与治疗师的沟通却越来越多。对于安妮塔对她们之间的关系的友好态度，治疗师努力接受并做出相应的回应，同时她也注意平衡对安妮塔在游戏时表现的反应。这种模式形成后，治疗师开始反馈一些更深层的观察结果，比如，"当游戏变得有点难时，你就会转而去玩别的游戏"；"当遇到困难时，你就不想继续下去了"；以及"有时候，事情似乎比想象的复杂，所以坚持下去很难"。深层次的反馈表明治疗师已经理解了安妮塔的内心世界。但是治疗师没有敦促安妮塔要坚持下去，不要轻易放弃。治疗师

发现，即使最简单的任务，安妮塔也会觉得很困难，但她接受了安妮塔的做法。而且安妮塔已经与治疗师建立了友好的关系，这让她感觉很好。改变发生在第 5 次游戏治疗时。

安妮塔：（试图打开厨房的门，但由于门太紧，她放弃了。她第一次看了看厨房的四周，发现厨房的后面有一个洞，她可以把手从洞里伸进去。）

治疗师：你找到了另一种打开厨房的方法。

安妮塔：（把沙子放入所有的碗和盘子里。）我正在给你做早餐。它的做法很特别，是我妈妈教我的。我需要花很长时间才能做好，你得等一会儿。（此后她一直在做饭，非常小心地把每个餐具里都放满沙子。）

治疗师：（游戏治疗结束前 5 分钟，治疗师提醒了一次安妮塔。）安妮塔，我们今天的游戏时间结束了。

安妮塔：不！我还没做完呢，你得再等会儿，就一会儿。

治疗师：你的确很想让我吃你做的早餐，可是我们今天的时间到了。你可以下周二继续给我做。【使用 ACT 三步设限模型帮助安妮塔学会在规定期限内完成任务。】

安妮塔：不，不，不。（听上去非常抗拒。）

治疗师：你实在不想离开，可我们今天的时间到了。

安妮塔：（转过身，背对治疗师，继续往餐具里放沙子。）我不走。

治疗师：你想选择留下，但我们今天的时间到了，你可以下周再来。

安妮塔：好吧，但你下次一定要吃我做的

早餐。

治疗师：你想让我保证我下次会吃你做的饭。

从这段互动中可以看出安妮塔在游戏时的表现以及表达意愿都发生了变化。她第一次运用自己的创造力解决了问题，她还表现出了她妈妈曾提到的她性格中抗拒的一面，而这一点她的老师和治疗师以前并未发现。她对自己意愿的表达说明她有了进步，因为她具备了说出自己想要什么的勇气。在以儿童为中心的游戏治疗中，这样的表达极具价值，一定要被接纳（但需要平衡好其与维护心理和身体安全的关系）。

在接下来的游戏治疗中，安妮塔开始发挥她的创造力，逐一克服了以前游戏时遇到的每一个挑战。她不停地摆弄芭比娃娃的衣服，直到她可以脱下娃娃原来穿的衣服，换上新的衣服。她在画架前琢磨了半天，终于可以把画纸取下来了。她跳起来去够那个放在高处的木偶。最后，她设法把厨房的门打开了。她不仅应对了所有这些挑战，还给治疗师制作了精美的食物。下面是她与治疗师交流的另一个片段。

安妮塔：我要给你做点吃的，它将是你吃过的最好的食物。

治疗师：你真的想为我做点吃的。

安妮塔：它会让你感觉很好。

治疗师：我对你来说很重要，所以你想让我高兴。

安妮塔：是的，它会让你高兴的。

随着安妮塔与治疗师的关系越来越密切，她在面对困难时表现出了更大的能力。在第12次游戏治疗时，她开始写幼儿园的作业了。她在画架上写单词和句子，还做算术题。有意思的是，安妮塔在写作业时从不向治疗师求助，看得出她要自己完成。

在与安妮塔的老师沟通时，游戏治疗师得知，安妮塔最初在游戏室里的表现与她在教室里的行为一模一样。刚上幼儿园时，安妮塔对班上所有的活动都积极参加。可是几周后，她突然不再热情。老师说每个活动她只参与一小会儿，当活动变得有难度后她就退出了。很显然，安妮塔被一个新环境中活动带有的挑战性以及随之而来的作业吓坏了，无力应对。正是这种无助感让她决定选择用退却作为回应。而她在家中对妈妈的抗拒则是为了重获对环境的掌控感，但很遗憾，她的这种表达方式她的妈妈未能理解。对安妮塔来说，与妈妈的关系是安全的，因此，她最可能通过对妈妈坚持自己的主张来发泄自己在幼儿园遭遇的不适感。

治疗师建议安妮塔的老师和妈妈要充分理解和接纳安妮塔的情绪，这样才能帮助她尽快适应过渡期。在与安妮塔的妈妈沟通时（通过翻译），治疗师表达了对她的不安和担心"失去"女儿的情绪的理解。治疗师帮助安妮塔的妈妈认识到，安妮塔需要发展技能来应对其对自身能力的高度焦虑。安妮塔的妈妈目睹了治疗师本人为增进与其女儿的关系所做出的努力，因此，她很愿意听取治疗师的建议，比如接纳安妮塔的情绪和多给予她鼓励等。而在与安妮塔的老师沟通时，治疗师给她提供了一些具体的接纳和鼓励安妮塔的用语，比如，"你不确定你是不是能做好，但你仍在努力"；以及"你担心自己可能会做错，可是你仍在尝试"。当安妮塔纠结于进退的抉择时，如果老师能对她说这样的话，不仅不会让她感到有压力，而且会对她有所帮助。

在以儿童为中心的游戏治疗环境下，通过游戏治疗时治疗师的帮助，安妮塔能够渐渐学会怎样应对挑战，并且看到自己的成功。虽然只有5岁，但只要为她提供一个可以释放其潜能的关系和环境，她完全具备处理其周边问题的能力。在第15次游戏治疗结束时，也就是7周后，安妮塔的老师和妈妈都反映，安妮塔在幼儿园和家里又活跃起来了，而且她对西班牙语和英语都不再排斥了。

结论

以儿童为中心的游戏治疗相信所有儿童都有一种与生俱来的禀赋，即具备促进成长的自我架构、情绪和行为。作为个体的每个儿童都会用其独特的方式感知世界，并且完全有能力改变自我以及与他人的关系。当儿童置身于某种环境并且认为该环境具有威胁性时，他就会产生相应的行为和情绪，旨在保护其业已固化的自我概念，也会阻碍其向自我提升的方向发展。在以儿童为中心的游戏治疗过程中，治疗师的作用就是为儿童营造一个消除阻碍其成长的环境，并且与其建立一种有助于促进自我实现的关系。

在实践游戏治疗这一方法时，需要许多不同的资源，包括空间、家具以及各类玩具。玩玩具和做游戏可以让儿童以一种放松、发展的方式表达自我。不过，相比之下，游戏室里没有任何资源能比治疗师扮演的角色更关键（Ray，2011），对儿童所处环境及其父母和其他照料人员来说，治疗师是最重要的帮助者。游戏治疗师是以儿童为中心的游戏治疗中必不可缺的"工具"。虽然这种治疗方法主要依靠治疗师与儿童建立的关系，它是治疗中促使儿童发生改变的重要推手，但这一关系需要治疗师去创建，同时还要注意维护滋养它的环境。如果儿童在关系中感受到了热情、接纳、理解和真诚，而其所处的放松的环境又有利于他安全地表达自我，那么他就可以引导治疗向改变的方向发展，同时他也能够调整其内在、外在的行为和情绪，改进自己的生活状态和与他人的关系。

第 2 章

客体关系和以依恋为基础的游戏治疗

Sarah C. Patton

Helen E. Benedict

客体关系和以依恋为基础的游戏治疗是一种综合性、多维度的治疗方法，它源自客体关系理论（Bowlby，1988；Winnicott，1965）、对儿童主题游戏的研究（Benedict，1997；Benedict & Grigoryev，1995；Benedict & Hastings，2002）、神经生物学领域中有关依恋的文献（Schore，2010）以及关于神经发育创伤的观点（Perry，2006）。在修复遭到破坏的客体关系和与创伤有关的症状时，这种来自经验、以关系为焦点的方法以神经生物学为基础，体现了神经发育的层次性和经验依赖性（Perry，2001）。因此，这种游戏方法非常适合那些在生命早期的关键发展阶段遭受依恋创伤的幼儿，比如性虐待、忽视、目睹照料者吸毒和被父母遗弃。客体关系治疗师通过治疗关系对儿童进行干预，包括让儿童参与以感官为中心的"初级阶段"游戏（Gaskill & Perry，2012；Schore，1994），以及大脑右半球和主体间的互相协调与共情作用。此外，治疗师可以通过主题游戏进入儿童独特的世界，向其发出隐喻性邀请，借此修正其不良的工作模式。

在美国，面临虐待风险的儿童可能接近300 万（U.S. Department of Health and Human Services，2011），一些位居领导地位的研究人员甚至得出结论，虐待是"公共卫生领域遇到的最主要的挑战"（van der Kolk，2005，p.401）。发育神经科学家已经收集到了大量的证据，它们均证明早期的依恋创伤，特别是长期性创伤，会使健康的神经发育系统脱轨，结果导致儿童的大脑功能出现异常（Perry，2008）。受到虐待的儿童常常表现出许多从本质上来说属于神经精神病范畴的症状，比如冲动、情绪调节失控、过度紧张、易怒、攻击性、注意力不集中和鲁莽（van der Kolk，2005）。而人际创伤可能会在个体的整个生命过程中引发普遍的情感、关系、社交、认知和健康方面的问题（Anda et al.，2006）。因此，当代客体关系游戏治疗师如果想在"宏观"（即关系）层面对个体成功进行干预，必须首先在"微观"（即神经生物学）层面解决个体的功能障碍问题（Perry，2006）。

客体关系游戏治疗师要想使其工作效果实现最大化，应当设计一个综合治疗方案，这样一个方案要包含足够多的重复性治疗，帮助促进客体发生有意义的变化（Gaskill & Perry，

2012；Perry，2006）。遭受依恋创伤的儿童表现出的症状通常源于其大脑下部（脑干、间脑），因此，修复这些区域需要重复的、模式化的感官输入，它们应超过每周心理治疗的输入量（Perry，2006）。综合性治疗方案可以包括父母与孩子间的互动治疗、职业治疗、音乐或运动课程以及治疗教育规划。在对受过创伤的儿童采用儿童与父母互动治疗时往往会遇到大量障碍，包括父母本人患有严重的精神疾病和儿童需要频繁地更换居住地等。如果儿童主要依恋的成人不能准时到场，或者在心理上尚未做好与孩子共同接受治疗的准备，那么以依恋为中心的个体治疗作为二元治疗的补充或准备是非常有用的。虽然本章主要关注个体游戏治疗模式，不过所有给予儿童关照的人员都介入治疗也是十分重要的。

历史背景

游戏治疗大约是在 80 年前出现的，现在已经成为儿童心理治疗领域的一种非常成熟的工作方法。早期的游戏治疗起源于安娜·弗洛伊德和梅兰妮·克莱因（Melanie Klein）的心理动力学方法和 Virginia Axline 的非定向方法（参见 Benedict，2003）。后来心理动力学的理论开始朝着客体关系的方向发展，并且将重点放在了早期关系上。与此同时，客体关系方法越来越多地融合了神经科学的发现，特别是有关关系方面的经历在早期大脑发育中的作用（Shore，2001，2003，2009，2010）。Benedict 及其同事（2006）详细阐述了这一新兴的心理

动力学的结构，并将主题性游戏引入了客体关系游戏治疗。Benedict（2004）的研究显示，儿童通过游戏可以反映出那些易识别的主题（比如，安全和成长环境）、能够被比较敏感的临床工作者捕捉到的其所受的影响（比如，悲伤、妒忌），以及其与他人的互动模式（比如，好人—坏人）。在主题游戏的过程中，儿童的内心世界会在当时当地鲜活地呈现出来，他的关系模式以及他对自我和他人的认知也会反映出来。

理论建构

客体关系和以依恋为基础的游戏治疗的理论基础发展得越来越跨学科，从心理学的范畴进入了神经心理生物学的框架。这种游戏治疗方法最深层的根基源自英国客体关系理论学家约翰·鲍尔比（Bowlby，1988）和唐纳德·温尼科特（Winnicott，1965，1971a，1971b）的理论建构，以及 Margaret Mahler 的发展理论（Mahler & Purer，1968）。客体关系理论聚焦几个重要假设。第一，人与人之间的重大关系是人类发展的主要动力（Glickhauf-Hughes & Wells，1977）。第二，婴儿与其依恋的对象共同创造了互动模式，在这一模式中，婴儿会下意识地被推入称为"内在工作模式"的认知－情感结构中（Bowlby，1988）。这些结构可以体现其关于自我、他人以及自我与他人关系的认知和情感。内在工作模式与正在发生的人际交往会产生互动，引导儿童对自己、他人和世界形成习惯性的认识，并与重要他人建立关系；同时他们也会受到不断发展的关系的影响

（Bowlby，1988；Siegel，1999）。因此，客体关系理论学家认为儿童最早的依恋关系具有非常重要的意义，因为其内在工作模式就诞生在这样的依恋关系中。

该模式继承了英国温尼科特（Winnicott，1971a）客体关系学派中的 5 个心理学观点：假我、足够好的母亲、抱持环境、调适和过渡客体。假我（false self）指的是儿童在寻求认可时呈现出的状况，由于过分顺从照料者的意愿，导致其与真实的自我脱节。足够好的母亲（good-enough mothering）指的是在照看儿童时，给予其接纳和需求的满足，并且保护儿童不会受到侵犯（Abram，1996）。抱持环境（holding environment）指的是在治疗关系中重新创造照料的环境。调适（attunement）指的是儿童的照料者在任何时候都能准确地解读他的需求，并总能恰当地满足这些需求。Fairburn（1952）进一步提出了顽固依恋（obstinate attachment）这一概念，即儿童对虐待或忽视他的照料者仍存有矛盾的依恋。这一观念也属于这一模式。

客体关系理论反映了针对"个体对自我和他人的心理反应会固化成其内心持久结构"的不同观点（Glickauf-Hughes & Wells，1997，p.18）。英国客体关系学派的代表人物约翰·鲍尔比（Bowlby，1988）预测心理学与生物科学之间能够"和睦相处"（Schore，2010），他把儿童的发展定义为在其遗传潜能与成长环境之间不断重复、互动的过程。依恋理论是鲍尔比（Bowlby，1958）及其研究伙伴玛丽·安斯沃斯（Mary Ainsworth）共同发展形成的，它现在被公认为最全面和最系统的心理发展模式（Hughes，2009）。除了帮助构成内在工作模式

外，依恋关系还为儿童提供了一个尽情探索的"安全基地"（Ainsworth，1963）和一个逃离困境的"安全避难所"（Bowlby，1988）。这些概念中既有心理的因素，也有生物的成分，因为它们反映了儿童在依恋、恐惧和探索过程中的动态关系（Cassidy，2008）。儿童的依恋系统通过依恋行为（比如哭泣、接近照料者）保持着与照料者之间的亲近距离，但是当其体内的某个阈值被激活时，他的探索系统就会受到抑制。如果照料者就在婴儿附近并且让婴儿感到能够随时满足其需要时，他的依恋系统就是安静的，而探索系统则是活跃的（即安全基地）。而当其陷入困境时，儿童的恐惧和依恋系统就会被激活，探索欲望会下降，因为这时儿童只想寻求与照料者的亲近（即安全避难所）（Ainsworth，1963；Bowlby，1988；Cassidy，2008）。

当代发展神经科学领域的文献与依恋理论的理论基础遥相呼应。新的研究提供了一种范式转换（Schore，2009），它将心理学与生物学结合起来，对亲子关系对儿童神经发育的影响进行了深入的阐述。实证数据有力地证实，如果没有"促进成长"的依恋关系，大脑的发展肯定不会达到最佳状态（Schore，2001）。如果母婴之间能够在情感上建立起明显、同步、可预测的听觉 – 韵律、视觉 – 面部和触觉 – 手势方面的交流模式，安全的依恋关系就可以形成（Schore，2009）。婴儿表现出与生俱来的关系期望，这可以从他们最佳视觉焦点的距离和他们对面部结构的喜好来证明（Sigelman & Rider，2005）。甚至新生儿也会寻求与依恋对象的亲密关系，并表现出对其母亲主观状态

（即主体间性）的意识（Trevarthen & Aitken，2001）。而母亲也会本能地使用"母亲语"，以一种生理的、前语言期的方式表达其细腻的情感和动机。Trevarthen 和 Aitken（2001）写道："母亲对婴儿的说话内容、声音大小以及其他动态特征都已经被确定为婴儿发展自我意识和自觉行为必不可少的滋养"（p.8）。这种前语言期的接触构建了一种"初级的内部交流"（Trevarthen & Aitken，2001，p.4），它是安全依恋关系的必要基础。

针对母亲与婴儿"原始对话"（Bateson，1971）所进行的深入细致的科学研究显示，它们是双向的，非常复杂（Lavelli & Fogel，2013），但同时已具有成人对话的特征（Trevarthen & Aitken，2001）。婴儿会很快适应母亲的交流方式。2 个月大的时候，如果陌生人与婴儿互动的方式与母亲的方式不一致，那么婴儿对陌生人发出的声音或微笑就会给予很少的回应（Bigelow & Rochat，2006）。这种反应上的差异表明，新出现的关系模型（即工作模式）是以身体和前意识为基础的。按照 Schore 的神经生物学依恋模型（2009），婴儿通过这些同时发生的、充满情感的"原始对话"发展其控制能力。婴儿刚出生时并不具备自行控制过高或过低的唤醒状态的能力，因此，其身边照料者的协同调节能力就至关重要。Schore 认为，"安全的依恋关系并不取决于母亲对婴儿认知或行为所进行的心理生物学方面的调适，而取决于母亲对婴儿的内在唤醒状态的把控。所谓婴儿的内在唤醒状态指的是婴儿情感状态的能量维度"（2010，p.20）。

共同调节包括照料者能够准确地"读出"婴儿的非言语表达的含义，并针对其身体发出的感觉信号进行调整，让他恢复安静的状态（Schore，1994）。Schore（2009）还强调了照料者关注婴儿"活力情感"的重要性，包括识别其情感的能量维度，并将其控制在平衡的范围。二元关系中的规范性"破裂"是不可避免的，但也很容易修复，而且实际上它还能起到促进婴儿自主调节能力的作用（Schore，2010）。在出现调适不当时，如果能够快速、敏感地予以纠正，则为"互动修复"提供了机会，进而增强婴儿的灵活性，也有助于婴儿内化二元调节过程（Schore，2009）。

Schore（2010）声称，母亲和婴儿的右脑之间会发生相互调节的二元交流，并在婴儿皮层下的身体情感状态与右脑更高级的脑区的意识情感状态之间建立神经联系。这些交流和联系对婴儿的情绪处理、共情和自我发展至关重要。在婴儿出生的第一年里，由于其右脑和邻近的边缘系统发展得特别快（Schore，1994），因此，早期的依恋关系会对其产生持久、深远的影响。婴儿与依恋对象的情感交流建立在右脑皮层与皮层下形成的网络中，并以隐性程序记忆的方式储存起来。这些基于身体的、由潜意识构成的编码可以反映关系的内在工作模式，而关系则建立在依恋对象可获得的"程序预期"（见 Cortina & Liotti，2007；Schore，2010）的基础上。这些前语言期模型是由右脑而非左脑主导，早在儿童有意识地对照料者形成负面看法（由左脑主导）前，它们会引导儿童的人际关系模式和对压力的习惯性反应（Schore，2010）。

主要观点

Perry（2006）有关神经发育的六大观点与聚焦依恋关系的游戏治疗的概念和治疗有着极为密切的相关性。Perry 认为，大脑是以层次结构的方式组成的，外部和内部的感觉输入先进入较低的、原始的、无意识的大脑区域（脑干、间脑）。之后通过广泛连接的神经网络，这些输入的感觉会快速传递到大脑的更高级区域（边缘系统、皮层），从而进入"神经活动模式"。Perry 断言，大脑会将神经活动模式储存在记忆中，并且能够将储存的模式与危险联系起来。当新的神经活动进入大脑的更高级区域时，它会与大脑业已存储的模式进行比较。如果它被发现具有危险，儿童大脑中的"警报系统"就会被激活，即启动关键脑干和间脑核的神经元活动，其中包括含有多种神经递质的神经元（Perry，2006，p.31）。最重要的是，这个警报系统会在到达边缘和皮层区域之前被激活——也就是说，在意识知觉之前（Perry，2008）。这表明在儿童的客体关系中存在着无意识的、基于身体的成分。

Perry 的观点意味着，大脑在特定的时期内按顺序发展，期间复杂程度逐渐增强。此外，Perry 还认为，大脑以一种反映儿童所处环境的"经验依赖"的方式运转。大脑的 4 个主要区域分别是脑干、间脑、边缘系统和大脑皮层，它们的复杂程度越来越强（Perry，2006）。婴儿在 0—9 个月时，脑干发展得最活跃，并且在唤醒、睡眠、血压、心率、体温和恐惧状态的调节中发挥着关键作用。6 个月到 2 岁是间脑发展的最活跃阶段，它对于控制运动技能非常重要，同时还能够促进感觉的整合，控制运动功能和增进关系互动的灵活性。边缘系统最活跃的时期是 1—4 岁，它对儿童调节情绪、解释非言语信息、感受他人的同理心、产生社会联系感以及接纳困难和差异的能力至关重要。大脑皮层是大脑中最高、最复杂的区域，儿童在 3—6 岁时它的发展最活跃。大脑皮层参与抽象的认知处理和社交情感信息的整合。儿童的抽象思考、展现创造力、尊重他人、形成精神和道德结构的能力都取决于大脑皮层的功能（Perry，2006，2008）。

依恋创伤的发生时间，以及在关键发展阶段感觉输入的数量和内容都会对儿童产生深远的影响（Perry，2006）。儿童在出生时脑神经系统并未分化，必须通过外部环境和内部信号（神经递质、神经激素）来促使其发挥潜能（Perry，2001）。儿童的早期经历，特别是他在关系方面的经历，会成为分子激活剂，以适合儿童所处环境的方式对其神经发育进行程序设计。如果对其输入的感觉不合适或者引发了混乱，那么儿童的神经组织也会出现类似的紊乱（Gaskill & Perry，2012）。影响大脑下部区域的不利于发展的经历尤其具有破坏性，因为它们会自动损害大脑更高级区域的功能。关键的单胺神经网络可以从脑干和间脑投射到大脑更复杂的区域（Perry，2008），因此，也就是说，大脑更高级区域的功能发挥与其较低级区域接收到的感觉输入有很大的关系。

聚焦依恋关系的游戏治疗方法遵循的另一理论基础是，游戏是健康依恋关系和儿童社交、认知及语言发展中极为重要的组成部分

（Cicchetti & Valentino，2006，pp.152–153）。通过亲吻鼻子、轻拍肚子和哼唱一些并无明显意义的童谣等有趣的交流形式，父母与婴儿共同分享了主体间的时光（Trevarthen，Aitken，Vandekerckhove，Delafield-Butt，& Nagy，2006，pp.65–126），并且形成了积极的情感状态。这种共享的欢乐也有助于情感调节和构建安全的依恋关系（Trevarthen et al.，2006，pp.112–113）。游戏对儿童来说是一种复杂却重要的交流方式（Brown & Vaughan，2009），它被认为是"旨在对儿童大脑进行编程的内在神经过程"（Gaskill & Perry，2012）。游戏非常适合于活跃儿童的低级脑区，因为它会使用大量的前语言期感官交流，比如眼神接触、面部表情、音调、节奏、动作和触摸（Gaskill & Perry，2012；Schore，1994）。它们对形成以依恋关系为中心的干预方式很有帮助。

最后，Perry（2006）对唤醒持续性的叙述也非常支持这一治疗方法。当儿童意识到危险时，他的内部状态会从低端（平静）转移到极端唤醒状态（恐惧）。对于5种唤醒状态（平静、唤醒注意力、警惕、害怕、恐惧）中的每一种，大脑都有一个特定区域在发挥主导作用。比如，当儿童内部处于"警惕"状态时，他的大脑边缘和中脑区域会占据控制地位，限制皮层介导的功能，比如推理和抽象思维。而当儿童处于"恐惧"状态时，他的脑干部分会发挥主要功能，他可能出现退行或紊乱的现象（Perry，2006）。

精神病理学的观点

基于神经生物学（Schore，2010）和神经发育的原理（Perry，2006），我们知道依恋创伤会对儿童产生心理和生理效应，并对儿童的发展造成复杂的短期和长期影响。如同我们前面已经讨论过的，如果儿童处在被忽视或者遭受虐待的环境中，他的神经组织会脱轨，导致其出现紊乱或神经萎缩的情况。较低级大脑区域的功能障碍会严重损害儿童的情绪调节能力、注意力、控制冲动的能力、认知和记忆（Perry，2008）。实证显示，许多在"发展阶段经历过人际创伤"（developmentally adverse interpersonal trauma，DAIT；Ford，2005）的儿童会在后期出现更加复杂的症状，它们甚至超出了创伤后应激障碍（posttraumatic stress disorder，PTSD）的3个症状区域。这让van der Kolk（2005）提出了发展性创伤障碍的诊断，它涉及认知、生物学和关系领域与创伤相关的问题。

创伤经历会引发冲突或逃避的反应，激活交感神经系统并让人产生强烈的情绪（van der Kolk，1994）。肾上腺素活动的增加也会在生理上表现出来（心跳、呼吸和出汗会加快，血压和焦虑感升高）（van der Kolk，2006）。报警系统的激活会抑制大脑中负责语言交流、记忆和感觉输入整合区域的发展（van der Kolk，1994）。当感到害怕时，儿童的低级脑区开始占据主导位置，对易受惊吓并且反应能力较差的皮层区域产生抑制作用（Gaskill & Perry，2012；Lehrer，2009；van der Kolk，2006）。这种皮层抑制会使儿童在遇到情绪和关系不稳定的情况时变得非常脆弱，甚至对其学习和探索形成阻碍。

　　慢性人际创伤可能导致长时间的过度唤醒，这会使儿童的生理唤醒底线逐渐上移，令其应激反应系统变得过于敏感，并且加强报警系统的反应度（Perry，2006）。根据鲍尔比有关依恋与恐惧系统动力学的公式，一个长期处于警惕状态的年幼儿童会减少探索行为和学习体验（Bowlby，1988；Cassidy，2008）。根据神经发育原理（Perry，2006），慢性创伤可能使某些感觉信号与自动恐惧反应在下皮层建立起根深蒂固的搭配，造成儿童不停地受到一些并无恶意的外界刺激（比如，歌曲、气味、皱眉）的影响，并在大脑中把它们与危险联系起来。由于这些刺激发生在大脑下部区域，因此在神经信号到达边缘和皮层区域前，儿童无法对其产生意识或理解。

　　按照 Schore 的神经生物学依恋模型，儿童早期在关系方面遭受的创伤会严重破坏右脑神经网络的组织和功能，特别是在眼窝前额皮层内，以及它与边缘系统的连接处。Schore 认为这个区域是"鲍尔比依恋系统的核心"，因为它代表了"大脑最复杂的情感和压力调节系统"（Schore，2011，p.80）。根据这个模型，严重的依恋创伤最终可能导致儿童对压力的习惯性分离反应，以及对其自我意识的破坏，甚至可能在他步入成年后仍存在严重的与分离有关的心理障碍（比如，分离性身份识别障碍、边缘性人格障碍）（Schore，2010）。Schore（2001，2010）认为，分离是由于儿童交感神经的支配长期处于过度兴奋的状态，导致其总是表现得

紧张兮兮或者不知所措。在那些人际创伤的极端案例中（结合潜在的体质缺陷），一些儿童会从交感神经支配性（即过度兴奋）发展成为副交感神经支配反应（即分离）。分离被认为是一种心理和生物层面上的保护，从而使大脑免受毒害神经的高代谢输出，但是由于儿童得不到足够的资源，因此其右脑无法获得持续发展（Schore，2010）。

　　严重的依恋创伤包括"需要高度病理护理"的状况，比如，忽视、性虐待和目睹父母吸毒（American Psychiatric Association，1994）。一些不易觉察的关系创伤，比如母亲处于抑郁状态，也会影响儿童的发展。母亲抑郁的婴儿对人的声音和面部表情不会有太多的反应（Field，Diego，Hernandez-Reif，& Ascencio，2009）。而如果母亲的协调能力强，婴儿从 3 个月开始就会有越来越多的微笑、发声和长时间定睛看着母亲的行为（Legerstee & Varghese，2001）。婴儿的性格、疾病以及在感官整合上出现的问题都会对安全的依恋关系造成影响。此外，体质因素，比如基础生理水平，也可能决定婴儿易受关系创伤的程度，因为它们或许会导致儿童未得到应有的照料，结果在发展过程中出现了问题（Sturge-Apple，Davies，Martin，Cicchetti，& Hentges，2012）。

　　依恋创伤可能造成儿童无法适应照料者，并与其形成特殊的情绪和行为模式。这些模式包括不安全的依恋关系、无法建立依恋关系（Ainsworth，Blehar，Waters，& Wall，1978；Schuder & Lyons-Ruth，2004）以及最糟糕的情况：混乱的依恋关系，即儿童不知道应当怎样面对依恋关系。混乱的（disorganized）依

恋关系，即"D型"依恋（Main & Solomon，1986），通常出现在极度病态的照料环境中。在这种环境中，照料者令儿童产生了极端的恐惧。这种恐惧让儿童感到无法忍受，而且陷入矛盾状态。因为儿童一方面为了寻求保护不得不接近照料者，但另一方面却非常想逃离造成其恐惧的依恋对象。最终的结果就是儿童无法适应，也无法应对（Schore，2001）。

不安全的依恋关系使儿童无法将依恋对象视为安全基地或者安全避难所。Zeanah 和 Boris（2000）将依恋问题划分为 3 类，即破坏性依恋障碍、安全基地沦陷和无依恋关系引发的紊乱。无依恋关系指的是儿童似乎无法找到其喜爱的照料者并与其形成依恋关系。这类儿童很难表达和调节情绪，也不知道怎样向他人寻求安慰。而对于那些安全基地沦陷的儿童，还可以再细分为 4 类：自我危害、抑制依恋、过度顺从和角色互换。这几种类型都反映出依恋对象没有能够成为儿童探索世界的安全基地；也没有成为儿童寻求慰藉时的安全避难所（Cooper，Hoffman，Powell，& Marvin，2005）。破坏性依恋障碍指的是儿童最初在建立依恋关系时，由于其照料者被囚禁、死亡或者将其遗弃，导致依恋关系受到阻碍，有时这种阻碍甚至是长期的。

技术与目标

按照以依恋为基础构建的模型，干预必须在极度安全、有意义的关系中进行，同时，治疗师应当对情绪具有很强的协调能力。与客体

关系游戏治疗相关的技术当然诞生于其理论基础。干预的主要方式包括治疗师与儿童的安全基础关系，以脑干为中心的镇静活动，以及在安全、富有同理心的人际环境中安排的主题性游戏。治疗师在与儿童互动时要表现出接纳、好奇、共情和风趣的特质（Hughes，2009），因为这些都是儿童在其早期发展阶段被扭曲或者所缺失的。治疗师对儿童的内在态度、调节其情绪的能力以及对儿童深深的同理心尤其重要。根据 Schore（2010）的研究，合格的治疗师会将这些特质下意识地通过肢体交流呈现出来，比如讲话的语调、面部表情、身体姿势和目光接触。

治疗师刻意营造的环境应当具备接纳儿童、共情和主体间协调的条件。作为治疗中的一个基本要素，治疗师无论在自我呈现时，还是在游戏室里都要表现得统一、固定和按部就班。在游戏室里，治疗师在介绍新的游戏材料时要事先有所准备，各种材料也应摆放在合理的位置。如果治疗结束时儿童尚未完成游戏，可以为他们提供一个容器（比如塑料箱），这样他们在下一次治疗时就能继续中断的游戏。此外，游戏治疗时一定要确保儿童心理和身体的安全。比如，游戏室里唯一的限制是安全限制，每当出现安全威胁时，都要向儿童重申安全限制。最后，除了安全限制，治疗师要在游戏过程中放弃对儿童的控制，让他们放松地自由发挥。在游戏室里治疗师要默许儿童的要求，并放置一个适合其年龄的钟（用贴纸替代数字的模拟时钟），这样儿童自己就可以掌握距离结束所剩的时间（可以提前告诉儿童，"当长针指向大象时，咱们就要停下来了"）。

治疗应当具备的第二个基本要素是对儿童进行管理的方法。治疗师要与儿童共同调节其行为和情绪，因为受过创伤的儿童在自我调节方面存在困难。共同调节可以有多种方式，包括将儿童的感受反映出来，让儿童知道治疗师已经觉察到了其感受，这样能够帮助儿童意识到自己的感受。治疗师还要通过匹配儿童的活力情感来帮助其调节（Hughes，2009），即当发现其情感或行为处于过度兴奋状态时，应略微下调一点；而当过于低落时，则要帮助其振奋起来。共同调节还包括将儿童感觉受到威胁的反应转换成安全反应，即降低其过度警惕的紧张情绪，同时提升其自我安慰的能力。在这方面可以采用 Perry（2006）推荐的有助于神经发育活动，但这些活动要有规律、节奏并具有重复性，可以包括艺术和音乐方面的活动，以及轻轻摇晃儿童的动作（可以在游戏室里放一个摇椅）。

主题游戏

游戏治疗方面的研究人员（Benedict，1997，2004；Benedict & Hastings，2002；Benedict，Hastings，Ato，Carson，& Nash，1998）已经发现，儿童可以参与大量易于理解的主题游戏，它们有鲜明的人物和清晰的结果，并且能够反映特定的含义。这类游戏包括家庭主题游戏（比如养育、分离、团聚）、安全主题游戏（比如危险、营救）和攻击性主题游戏（比如好人与坏人、死亡游戏、攻击者与受害者）。安全主题游戏可以是一个小男孩被困在一个倒塌的建筑物里，（在治疗师的帮助下）救护车和消防车迅速赶到，把他从瓦砾中救了出来。攻击性主题游戏可以是鲨鱼凶残地想吃掉水下潜水员并击沉他们的船只。在游戏室安全的环境中，儿童的内在世界可以在不受约束和管控的状态下即时即刻地对外释放。当令其痛苦的部分外化后，儿童就有了足够的心理空间来表达、处理和解决使其烦恼的记忆、想法和感觉。Gil（2003）认为，外化和投射可以加速创伤的恢复过程。

主题游戏也可以让儿童有机会间接检测治疗师对儿童的包容和接纳程度，以及对无法忍受情绪的共情调节能力。虽然治疗师很容易发现游戏主题与儿童现实生活环境的相关性，但对此没有必要进行公开的解释。而且如果急切地予以说明，反而会让儿童在游戏时不知所措。相反，治疗师应当进入儿童所反映的世界，在借着隐喻与其交流时进行间接干预（Gil，1991）。也就是说，治疗师通常只停留在隐喻元素中，并借此表达同理心或提供解决方案。有时候，治疗师在游戏中扮演的角色可以把儿童在亲身经历中无法忍受的部分表现出来，并且用一种儿童自己不能公开表达的方式。

游戏治疗的研究人员指出，综合评估一个儿童游戏不仅需要判断其主题，还要分析其呈现的情感和人际关系模式（Benedict，2004；Benedict et al.，1998）。敏感的治疗师能够准确地捕捉到儿童在游戏时表现出的愤怒、悲伤和嫉妒等情绪，以及保护、控制、帮助和分享等与关系有关的互动表现。它们揭示了儿童的内在工作模式，以及他们对自我与他人关系的认知。在对儿童的这些方面有所觉察和了解后，治疗师就可以在游戏过程中对儿童做出相应的回应，从而达到质疑和纠正不良的客体关系的目的。主题游戏为儿童关系、情绪和经历的释放搭建了一个平台，也为修复其受到干扰的工作模式和创伤记忆创造了机会。

主题游戏包括治疗师的各种语言和行为，它们会在游戏时温和善意地为儿童引领方向，并且帮助儿童对自己的情感和行为产生新的认识。比如，假如儿童在游戏中扮演了一个非常好斗的角色，打算把所有其他角色都杀死，这时治疗师可建议儿童保护剩下的一个角色。但治疗师的建议一定是尝试性的，因为治疗师非常理解无论儿童最终做出怎样的回应，包括对他的建议不予理睬，都是可接受的。当治疗师向儿童提出建议时，实际上就是对儿童不当的内部工作模式提出质疑，让其意识到自己的工作模式会引发意想不到的反应，从而促使其改变对自己和他人的认知理解以及工作模式。建议也有利于帮助受到创伤的儿童重新塑造正常的依恋关系和自我表述。与之相伴的可以是将创伤的内隐记忆转变为认知介导的外显记忆，并且消除那些记忆的触发因素。最后，讲故事和艺术活动也可以让儿童对表达自己的经历产生安全感。

临床案例

亨利 3 岁的时候很鲁莽地冲进一家社区心理健康诊所接受治疗，他的外祖母急促地跟在他后面。他在发展过程中经历了母亲孕期滥用药物、依恋障碍和人际关系创伤。这些创伤最典型的特征是"环境"，对亨利来说，这是一个可悲的现实，因为他遇到的不是单一事件。亨利的亲生父母认识不久后，母亲就怀上了他，当时他们俩都在吸毒。亨利的父亲建议他的母亲堕胎，之后他就消失了。他的母亲在怀孕期间感到沮丧、不知所措和孤独。在亨利还是婴儿的时候，他的母亲由于吸毒严重影响了她对亨利的养育以及主体间的交流能力。双方间情感交流的低质量和低频率阻碍了亨利"右脑处理视觉－面部、听觉－韵律和触觉－手势情感交流"的正常发展（Schore，2009，p.194）。亨利基本的"镜像共情"（Kohut，1971）很有限，因此他在发展边缘系统这一处理情感的中心时所获得的输入明显不足（Dapretto et al.，2006；Schore，2009）。

由于他的母亲一直在吸毒，导致亨利长期处在或刺激不足或刺激过度的状态，也就是说，他时而被母亲忽视，时而又因母亲的过度兴奋而受到惊吓，这令他的处境变得更加糟糕。他无法像正常婴儿那样安全地适应可预测的交流模式和节奏，因为他母亲的面部表情、说话的声音和语调都很夸张，这让亨利感到既困惑又害怕。亨利长时间处于失调的环境，身边又缺乏可以共同调节的对象，而且他的神经回路也被改变了，这使得他对于恐惧信号过于敏感，并且极容易受到外界强烈情绪的影响。他还不到 1 岁时，母亲就把他丢给了他的外祖母。一年后，母亲把他接了回去，可是几周后就又再次毫无理由地将他送到外祖母家。亨利因这种突然团聚又突然分离而受到很大的创伤，他表现出了多动、长时间哭泣、警觉、攻击性和冲动鲁莽等症状。久而久之，这些症状发展得越来越严重，导致他被要求接受心理治疗。

亨利的治疗师加布里埃拉使用依恋理论和神经发育创伤结构将他的症状进行了归纳。亨利的依恋状况可以被认为属于破坏性依恋，其安全基地已经坍塌，因此他总有一种自我危机感，并且处于高度警惕状态（Zeanah & Boris，2000）。亨利呈现出的针对自我、他人和关系的内在工作模式全部都是否定的，而且他也不能表现出渴望或者接纳关怀的意愿。相反，他对照料他的人表现出强烈的控制感，或者尽量保持距离，体现在行动上就是或者对他们具有攻击性，或者因缺乏安全感而远离。在这种情况下，亨利显然无法将依恋对象作为其"安全基地"或"安全避难所"（Bowlby，1988）。亨利的成长经历表明他的脑干功能出现障碍、应激反应系统过度敏感、右脑发育不良，而这些地方是调节情绪和维护健康依恋关系所必需的。他在时常变迁的环境中挣扎和适应，因此变得很容易沮丧和冲动。

加布里埃拉在治疗的最初阶段把重点放在了与亨利建立一种安全的基础关系和解决他大脑下端的功能障碍上。在脑干没有修复前，亨利是不能从针对边缘和皮层区域的象征性游戏或语言干预中获益的（Gaskill & Perry，2012）。加布里埃拉开始时先让亨利参与以感官为中心的活动，比如，玩黏土或者沙子、唱歌、呼吸和绘画。她还与亨利的外祖母和幼儿园老师沟通，建议她们平时为亨利安排一些放松活动和治疗按摩，并让他经常听听音乐。在治疗的早期，亨利仍然表现出极强的独立性和控制欲，而且一方面咄咄逼人，另一方面又有自我危机意识。他坐在桌子上摇来晃去，一会儿又试图

爬上架子，他会拿起玩具砸自己，然后在治疗室里乱跑。当加布里埃拉采取行动保护他的安全时，他很愤怒，有时甚至会向她发起攻击。为了安全，加布里埃拉只能对他不停地设限并注意保护自己。此外，她也注意通过承认和反映亨利所表达出的情绪来与其同步，并与他在肢体和情感上建立连接（比如，"你的声音这么大，我能听出你有多种愤怒"；"好像当你感到悲伤时，你的身体也很难受"）。加布里埃拉用自己的声调、肢体语言和音高来配合他的情感活力，对于她在保护他时他表现出的愤怒，她尽量给予共情和理解。

按照治疗师在游戏时应具备的态度：风趣、接纳、好奇和共情（playfulness，acceptance，curiosity，empathy，PACE；Hughes，2009），加布里埃拉借助目光接触、音量变化和肢体语言的方式，用身体向亨利传递了安全的信号，这有助于他调节自己的唤醒意识。她还与亨利建立了一系列可预测的顺序，比如，在每次治疗开始前先让亨利吃点点心；在治疗结束前10分钟时用计时器提醒他。除这些外，加布里埃拉和亨利建立了创造主体间关系和分享积极情绪的渠道。比如，当他们听到火车经过时常常会一起跑到窗前。加布里埃拉扮演了共同调节者的角色，她用自己的声音、肢体语言和面部表情来反映亨利的兴奋，分享他强烈的情感，然后帮助他调节唤醒意识。亨利的情感经常超出他自己能控制的范围，因此，在配合他的兴奋的同时，加布里埃拉会通过向他介绍一个向下调节情绪的活动，比如沙盘游戏或者画画，将他引回正常的状态。

随着亨利变得越来越具有控制力和放松，

主题游戏开始成为他的治疗的核心。亨利参与的游戏的主题涉及攻击、破碎和修复。他在玩游戏时经常认为玩具坏了（比如，"这个玩具坏了，不能玩了！"）；或者很危险，所以他不敢玩（比如，一个样貌凶恶的男性木偶，或者一把玩具剑）。对于那些他一开始认为很危险的玩具，他在玩起来后会表现出攻击性。比如，他会戴上一个"令人恐惧"的面具，用力向加布里埃拉冲去。有时甚至在他吃点心时，他也表现出了攻击性，因为他会想象那些饼干上的动物正在厮杀和争斗。在玩沙盘游戏时，亨利摆出了鳄鱼咬断手臂和蛇互相激战的惨状。有时，他也会在加布里埃拉毫无提防的情况下向她大吼一声，把她吓一跳，然后自己哈哈大笑。他的这些举动都反映出他对信任他人有强烈的焦虑感，以及他对照料者非常负面的内在关系模式，比如视他们具有威胁性、控制欲、不可预测性和攻击倾向。

亨利在主题游戏中扮演的人物总是会反对或控制加布里埃拉扮演的人物。比如，亨利在游戏中建了一个"商店"，可是加布里埃拉扮演的人物根本买不起商店里的商品；他扮演法官，专门抓加布里埃拉扮演的"坏人"；他也会扮演鲨鱼，击沉加布里埃拉扮演的人，即使他们拼命想逃脱也不可能成功。亨利的游戏主题反映了他对关系的消极看法，因为他在表演中的大多数关系动态都是控制或对立的。而且亨利对自己的态度也是完全否定的，他曾禁止加布里埃拉叫他的名字，当他对着镜子看自己时也表现出了厌恶的表情，说："我讨厌我。"在治疗中期，亨利的母亲生下了第二个孩子，这让他又回到了攻击和焦虑的状态。亨利在治疗时

带了新出生婴儿的照片，可是不愿意拿给加布里埃拉看。他控制着这些照片，不让她接近。他建了一个商店，把照片放在商店里。尽管加布里埃拉多次请求，他就是不肯让她购买它们。加布里埃拉利用亨利隐喻中的暗示和反映来解决他的负面客体关系，包括对游戏中人物的情绪进行分类；主动修复"毁坏"的物品；以及建议角色间互相营救或合作完成任务。

亨利开始和加布里埃拉玩捉迷藏游戏，虽然他经常提早从隐藏的地方出来，旨在控制游戏的进程。看得出亨利还没有完全信任她。为了让亨利充分相信她，加布里埃拉把亨利玩过的游戏都原封不动地保存着，并且问他："你有什么需要我保护的吗？"亨利常常会用试探的方式引出与关怀有关的行为，比如，他假装被困在桌子后面，当加布里埃拉走近他时，他会笑着站起来。同时亨利开始主动尝试以此为主题的游戏，但他会要求加布里埃拉扮演软弱的患者角色，而他自己则扮演专业的医生。加布里埃拉会听从亨利的安排，并且把亨利自己尚无法清晰表达或接受的潜在的情感需求用语言表达出来。加布里埃拉也会在亨利用语言或身体攻击她时表达她的恐惧情绪，这样就等于间接接纳了亨利在生活中经历的情感，同时否定了他由于缺乏安全感而在对待他人时采取的内在工作模式，并且向他示范了真正的情感能力。

随着治疗的深入，亨利越来越能够接受安全限制、关怀和互相配合的建议。他在游戏时的控制欲也有所减少，角色间的合作则越来越明显。与此同时，加布里埃拉的工作重心放在了她的自我觉察、持续调节的能力，以及对亨利的强烈情感做出共情反映的能力方面。比如，

有时候在她发现亨利的攻击性行为让她很生气和紧张时，她会注意管制自己的情绪。她也会就此与值得信赖的年长的同事进行咨询，共同探讨应当怎样做出合理的反馈。每次治疗时，在亨利到来前，她都会深呼吸几分钟，为治疗做好准备。

结论

客体关系和以依恋为基础的游戏治疗是一种多方位、综合性的治疗方法，适用于早期遭遇过依恋创伤的儿童。这种治疗方法依据的是客体关系理论，特别是有关依恋的理论；针对儿童主题游戏所进行的研究；以及 Perry（2006）的神经发育原理和 Schore（2009）的依恋神经生物学模型。治疗师从解决儿童业已内化的与关系有关的负面工作模式以及与创伤相关的症状入手，先与儿童建立一种安全的治疗关系，它应具有适应、主体间性、共同调节和共情的特征。之后治疗师可以采用聚焦感官的游戏活动，比如沙盘游戏和手指画，来解决儿童大脑下部的功能障碍，并让儿童的照料者和老师平时在家里和学校为儿童安排类似的活动（Gaskill & Perry，2012）。治疗师还可通过反映儿童内在世界的主题游戏，以风趣、隐喻的方式纠正儿童的负面工作模式。虽然这一方法的理论基础和主要架构都已得到了充分的实证支持，但要使之成为一个以经验为基础、对遭遇过依恋创伤的儿童行之有效的方法还需要进一步的研究。

第 3 章

阿德勒游戏治疗

Terry Kottman

Jeffery S. Ashby

阿德勒游戏治疗（Adlerian play therapy，AdPT）是一种基于被阿尔弗雷德·阿德勒（Alfred Adler）称为个体心理学原理的游戏治疗方法（Ansbacher & Ansbacher，1956）。阿德勒游戏治疗师采用指导性和非指导性技术相结合的做法来治疗存在各种问题的儿童。在阿德勒游戏治疗过程中，治疗师帮助儿童发展和实践新的观念、态度和行为（Kottman，2003；Watts，2006）。个体心理学的理论原则提供了一个指导，可以帮助治疗师将来访者的问题先进行概念化分类，然后再据此规划治疗方案。阿德勒游戏治疗的过程可以分为 4 个阶段：（1）最初的关系建立阶段；（2）致力于了解来访者生活方式的阶段；（3）旨在帮助来访者认清其生活方式的阶段；（4）治疗师促使来访者对其生活重新定位并接受再教育的阶段。阿德勒游戏治疗允许游戏治疗师以适合他们本人性格和人际关系的方式对来访者进行干预。如此，采用阿德勒游戏治疗方法的游戏治疗师在工作时就会呈现一种放松状态，并且充分发挥其自身特点（比如，一些治疗师会更强调指导性干预，另一些则更侧重于非指导性干预；一些治疗师喜欢在游戏过程中故意表现得滑稽、愚蠢，另一些则不愿意这么做）。不过，他们首先还是要遵循该方法的指导原则，即对来访者的问题进行概念化分类，并按照相关的理论制定治疗目标。

与大多数本书中讨论的游戏治疗方法一样，阿德勒游戏治疗是一个综合性的游戏治疗干预系统，对其已经有了大量深入的介绍（比如Kottman，2003，2009，2011a）。因此，本章的目的旨在让读者了解阿德勒游戏治疗师是怎样了解来访者及其家庭的，以及他们为了来访者的健康怎样系统地实施干预。我们也会讨论其理论基础，包括阿德勒理论的主要结构和在对来访者进行概念化分类时的理论依据。由于在治疗的不同阶段，治疗的目标和治疗师、儿童及其父母所扮演的角色均有所不同，因此我们会按照上述 4 个阶段分别进行叙述。而且因为在治疗的不同阶段治疗师所使用的策略和方法也不一样，所以对此我们也会按阶段逐一介绍。本章提供的临床案例旨在让读者对阿德勒游戏治疗在实践中的应用有所了解。

方法描述

阿德勒理论的主要结构

> 没有什么比一个好的理论更实用了。
> ——Kurt Lewin（1951，p.169）

虽然这句短语简明扼要地指出了一些理论对实践的意义被过度渲染了，但它非常适用于个体心理学。在其理论的发展和应用过程中，阿德勒主要关注理论的实用性，并将他提出的方法称为"应用心理学"（Ansbacher & Ansbacher，1956，p.204）。阿德勒游戏治疗的实践基于阿德勒的几个主要理论原理（Kottman，2003）和结构，具体如下所述。

人具有自主性和创造性

我们不断地对我们的行为、想法、感觉和观念做出选择，而且我们每个人也都因自己所做的选择而与众不同（Adler，1931/1958；Kottman，2003）。阿德勒游戏治疗师认为，我们所有人，作为个体，都会受到环境和遗传的影响，但我们不会被它们中的任何一个所决定。在阿德勒游戏治疗中，治疗师强调，来访者具有自由意志，他们会朝自己做出选择的方向发展，并在此过程中对自己和他人产生影响。

人会主观地感知现实

阿德勒游戏治疗师持现象场观点，认为主观性不仅会影响我们的认知，解读我们的经历，也会对我们的情绪和行为产生作用（Adler，1931/1958；Kottman，2003）。因此，在阿德勒游戏治疗过程中，治疗师必须充分考虑儿童来访者、儿童父母、儿童老师以及其他所有与儿童互动的个体的不同看法，同时还要帮助他们尊重和理解彼此的看法。

人的行为是有目的和目标的

我们每个人在做每一个选择和采取每一个行动时都是有目的的（Dreikurs & Soltz，1964；Kottman，2003；Mosak & Maniacci，2010；Sweeney，2009）。然而在许多时候，我们并没有意识到自己的行为目标——也就是说，虽然我们的行为是有目的的，但我们可能并不知道它是什么。在阿德勒游戏治疗过程中，治疗师应帮助来访者学会识别自己的行为目标和改变其思维模式，这样他们就会为了建设性而非破坏性的目的做出新的选择。

人有归属感和与他人建立联系的需要

按照阿德勒的理论，需求的发展被称为社会利益（Ansbacher & Ansbacher，1956；Kottman，2003）。因此，遵循这一原则，阿德勒游戏治疗师会寻求了解来访者所处的社会环境：家庭、学校、邻居等。为了建立归属感，儿童会很在意与他人的互动——首先是在家里，然后是在学校——从中找到适合的人群并使自己获得举足轻重的地位（Kottman，2003）。但是对于什么是获得归属感的最佳方法，儿童有时会做出错误的抉择。这些错误的抉择会导致他们陷入困境，迫使他们必须接受游戏治疗。阿德勒游戏治疗师可以帮助儿童发展其社会利益，即通过学习新的、更适合社交的方式，使自己在与他人互动时获得归属感，并体现自我价值。

人有自卑的倾向

由于自我理想与自我感知之间有很大的差距，所以自卑感是普遍存在的。个体在应对自卑时采取的不同方法会导致大相径庭的结果，即有的人因此而灰心丧气，有的人却奋发图强（Ansbacher & Ansbacher，1956；Kottman，2003；Mosak & Maniacci，2010）。那些因自卑而气馁的个体往往会放弃努力或者过度努力，结果导致其内在或人际交往方面出现障碍。阿德勒游戏治疗师可以帮助来访者探究其自卑产生的根源，并且找到合理的应对策略。

生活方式

生活方式是阿德勒理论中最重要的一个概念，游戏治疗师通常会通过它来了解来访者（Kottman，2003）。生活方式包括一个人对自我、他人和世界的认知以及基于这些认知的行为（Carlson，Watts，& Maniacci，2005；Sweeney，2009）。儿童在 8 岁时就通过长期观察、与他人的互动和反应、评估自我价值、寻找建立归属感的最佳方式等途径开始形成属于他们自己的生活方式。虽然他们的观察能力很强，但并不总能对观察到的现象做出准确的解释，这有可能导致他们产生错误的看法或个人逻辑。个人逻辑指的是个体的推理方式，与其生活方式是一致的——即其对自己、他人和世界的一整套看法。

因气馁而出现适应不良

阿德勒游戏治疗师通常认为从气馁的角度最容易理解适应不良的出现（Carlson et al.，2005；Kottman，2003；Sweeney，2009）。气馁可能与社会利益差有关，因为社会利益差意味着与他人的关系有问题，而且缺乏归属感。此外，自卑感太强也会令人气馁（Eckstein & Kern，2009）。如果来访者对自己、他人和世界产生了不正确的看法，或者其个人逻辑影响了他充分发挥自身的功能，他也会表现出不良反应。阿德勒游戏治疗师工作的首要目标就是了解来访者的生活方式，这样才能帮助来访者认清自我，然后再引导他改变其看法或行为，朝着更好的方向调整和发展自己。

理论框架

为了了解来访者，阿德勒游戏治疗师会使用一种被称为生活方式评估的理论框架。虽然大部分有关生活方式的信息采集发生在游戏治疗的第 2 阶段——探究来访者的生活方式——但实际上，阿德勒游戏治疗师从最初接触来访者时就开始这方面的工作了。因为生活方式是理论框架的基础，所以游戏治疗师会详细了解来访者生活方式的许多重要方面，包括优势、执行生活任务的能力、不良行为的目的、几个至关重要的"C"（稍后讨论）、主要性格特质、生活方式理念和个人逻辑（Kottman，2003，2009，2011a）。由于家人和家庭氛围对来访者生活方式的发展发挥着关键作用，因此治疗师还应了解特定家庭环境对来访者成长的影响。阿德勒游戏治疗包括与儿童父母沟通的环节（必要时也会与儿童老师沟通），治疗师同样会对儿童生活中重要成人的上述方面进行了解。

优势

在任何可能的情况下，阿德勒治疗都强调以优势作为基础。阿德勒游戏治疗师认为，气馁是造成来访者陷入困境的主要原因，因此收集有关他和他身边的人在情感、行为和观念方面所具有的优势非常重要，这是消除气馁情绪的有力方法。

生活任务

阿德勒理论使用的另一结构是一个包含 5 项生活任务的模型，这 5 项任务是：工作、爱、友谊、存在的意义和自我（Mosak & Maniacci，1999）。"这些生活任务可以反映来访者当下在处理人人都要面对的核心问题时的执行能力"（Eckstein & Baruth，1996，p.116）。阿德勒游戏治疗师检查儿童在这 5 个方面的表现，从中发现哪些方面是他的强项，哪些方面他需要外部的支持和帮助才能达到最佳状态。对儿童来说，工作任务指的是他在幼儿园或学校的表现；爱的任务是他与家中其他人的关系；友谊的任务则是他与伙伴的关系；存在的意义指的是他对追求更高层次的态度；而自我则针对他在自我价值和自我效能方面的发展。

不良行为的目的

当儿童处于沮丧状态时，他们通常会表现出不良行为。按照 Dreikur 和 Soltz（1964）的说法，不良行为的目的可以分为 4 类：获得关注、得到权力、报复和证明自己存在的缺陷。因为阿德勒游戏治疗师的干预策略是根据目标特定的，所以了解儿童不良行为的目的非常重要。而且这也是应当传授给儿童父母和老师的一项基本技能，即准确识别儿童行为的具体目的并适当地予以回应。

几个至关重要的 "C"

几个至关重要的 "C"［即 4 个以英文字母 C 开头的单词：关系（connection）、能力（capability）、价值（counting）和勇气（courage）］也是探究来访者生活方式的一个重要理论依据（Lew & Bettner，1996，2000）。这一概念是 Lew 和 Bettner（2000）提出的，用以区分儿童的灵活性，即有的儿童已经为成功做好了准备，并且能够与他人建立很好的关系，而有的儿童却始终处于苦苦挣扎的状态。Lew 和 Bettner 认为，成功的儿童具备上述 4 种信念，它们不仅引领他的行为，而且成为他在认知、态度和行为方面坚持的原则。这 4 种信念确保了他能够"与他人建立关系、拥有归属感、有能力照顾自己、被他人重视、了解自己的价值及重要性和有勇气"（Lew & Bettner，2000，p.3）。如果儿童拥有了源自这几个至关重要的 "C" 给予的内部资源，他们就会表现得灵活、智慧、高效和快乐，并且做好成功应对挑战的准备。

有强烈归属感的儿童对自己建立人际关系、在学校或社区结交朋友并维护这一关系的能力很有信心。在游戏治疗中，他们很容易就能与治疗师建立起融洽的关系，而且在游戏室里表现得十分自信。感觉有能力的儿童相信他们能够照顾好自己。由于他们意识到自己具备的能力，因此他们对在游戏室及其他地方做事充满信心。他们在学校和家里都有很强的自我效能感。相信自己有价值的儿童认为他们值得爱和关注，而且无须做特别的事情就能证明自己有存在的意义。他们并不自大，但拥有一种自信，即相信他人已经觉察到他们的价值和重要性。有勇气的儿童认为，即使在没有成功保证的情况下，他们也有能力面对生活并承担心理风险。他们充满希望、信心，并且能够与他人平等相处。他们也愿意冒险尝试新事物。

在阿德勒游戏治疗时，治疗师会对儿童的这些方面逐一进行评估（Kottman，2003），并在此基础上，发挥他们的优势，同时弥补他们可能存在的不足之处。如果来访者在某个至关重要的"C"项上表现较弱，治疗师会据此设计游戏治疗策略，同时会为其父母提供一些与之配套的方法，让他们可以在家中使用，共同促进儿童的改善。对于那些儿童发展得很好的方面，治疗师会让儿童将其作为自己的优势多加利用。在与儿童的父母和老师沟通时，阿德勒游戏治疗师会把对儿童的评估结果告知他们，与他们共同帮助儿童发扬优点，纠正缺点（Kottman & Dougherty，2014）。

主要性格特质

来访者生活方式中的另一个重要方面是其主要性格特质（Kefir，1981）。它指的是人的行为模式和在应对人际关系时的反应。在综合了 Kefir、Pew（1976）和其他人的研究工作后，Kottman（2003）认为人的主要性格特质有4种：取悦型、安慰型、控制型和优越感。主要性格特质为取悦型的儿童会通过努力让他人高兴，来获得归属感和控制感。由于这类儿童对自身的价值缺乏信心，因此他们只能借着满足他人的需要来得到接纳和认可。主要性格特

质为安慰型的儿童则专注于寻求欢乐和安逸。生活中他们会尽量避免压力、期望和责任，结果可能无法充分发挥实力，完成任务有困难，并被他人低估。

Kottman（2003）指出，另外两类主要性格特质，即控制型和优越感，都可以再分为两个子类别。比如，主要性格特质属于控制型的人可分为控制自己，以及控制他人和一切事情两种。如果控制是儿童的主要性格特质，他就会通过掌控或者证明他人无法控制他，来显示自己的重要性和存在感。当他们身处无法掌控的环境时，他们就会感到不自在，因此他们会千方百计地避免让自己失控。控制感强的儿童容易焦虑或沮丧，他们也很难与他人建立自然、亲密的关系。

主要性格特质属于优越感的儿童需要通过在他们所做的每件事情上追求完美来获得归属感和身份认同。与控制型相似，优越感也可以分为两类：一种是追求个人成就感，即只在意自己能否取得成就，不需要与他人进行比较；另一种是超越型，即倾向于与他人进行对比来体现其自我价值。这一类型的儿童通常会在取得成就方面投入大量的精力，以期得到他人的注意和接纳。因此若没有达到完美，他们就会产生无用或失去价值的感觉。Kottman（2003）注意到，在应对环境和人际关系时，人们会基于其主要性格特质，有时也可能是次要性格特质，做出反应。在与儿童生活中的重要成人沟通时，阿德勒游戏治疗师也会对他们的性格特质进行评估，然后根据具体情况给出建议或进行干预（Kottman & Dougherty，2014）。

家庭氛围和成长环境

了解来访者生活方式的另一个关键部分是探究其家庭氛围和成长环境。阿德勒（1931/1958）特别强调家庭氛围，以及儿童在家庭子女中的排行顺序对其产生的影响。但现代阿德勒理论学家（Dreikurs & Soltz，1964；Eckstein & Kern，2009；Mosak & Maniacci，1999）和研究人员（比如，Campbell，White, & Stewart，1991；Eckstein et al.，2010；Stewart，Stewart, & Campbell，2001）更看重儿童在家中的心理顺序，而非其出生的排行顺序。不过阿德勒学派一致认为，家庭环境是个体最早寻求归属感的地方。因此，儿童在兄弟姐妹中年纪最大、居中、最小或者是独生子女确实会对其生活方式的发展构成影响。同样，成长环境——家庭整体的情感和特点——与家庭氛围共同作用，影响着儿童的生活方式。家庭氛围主要是父母的特质营造出来的，包括：对孩子的态度、纪律约束、生活习惯、家庭价值观、整个家族的气氛、父母的婚姻状况、父母养育孩子的能力、父母自身具备的优势以及他们身上任何可能削弱其为孩子提供关怀和尊重能力的问题或生活际遇（Kottman，2003）。比如，财务压力或者父母的身体出现问题都可能影响家中的气氛，进而反映在家庭成员身上。了解儿童所处的家庭氛围和成长环境有助于治疗师更全面地了解来访者的生活方式。在阿德勒游戏治疗中，治疗师会这样问自己：此刻，这个孩子生活在这样的家庭环境中，他会有怎样的感受？孩子生活在这样的家庭中，会对其思维、情感和行为模式产生怎样的影响？

基本认知和错误理念

根据他们的个人经历以及上述这些因素的综合影响（即：优势、执行生活任务的能力、不良行为的目的、几个至关重要的"C"、主要性格特质、家庭氛围和成长环境），儿童形成了他们对于自我、他人和世界的基本认知，而且他们会认为自己的这些认知都是准确的，并依此行事（Kottman，2003）。为了透彻了解儿童的生活方式，阿德勒游戏治疗师针对儿童来访者（及其父母和老师）会怎样完成下面的句子形成了一些初步的假设：

- "我是……/我必须是……/我应当是……"；
- "其他人是……/其他人一定是……/其他人应当是……"；
- "世界是……/世界一定是……/世界应当是……"；
- "基于这些认知，我必须/应当……"。

如同我们在前面提到的，儿童虽然是出色的观察者，但他们可能会做出一些错误的解读。他们自认为对自我、他人和世界的认知是正确的，并且常常依赖确认偏差来支持自己的观念，再次印证他们所确信的。治疗师的工作就是对儿童对上述问题的回答做出假设，并从中发现儿童对自我、他人和世界的哪些认知是错误的。按照阿德勒的理论，错误的理念会令人气馁，甚至走向自我毁灭，对其的调整和纠正能够对来访者有所帮助。因此，一旦阿德勒治疗师发现儿童表现出错误的理念，就应帮助他们意识到这些在思维、感受和行为方面的自我挫败模式存在的缺陷，然后鼓励他们尝试新的、更合理的看待自我、他人和世界的视角，并且按照它们支配自己的行动。

治疗过程的目标和治疗师、儿童及其父母扮演的角色

在把来访者从沮丧状态调整到自我赋能的过程中，阿德勒游戏治疗师有几个非常重要的治疗目标需要实现。治疗过程旨在：（1）帮助来访者觉察并了解其生活方式；（2）纠正其对于自己、他人和世界的错误认知；（3）助力其规划更积极的行为目标；（4）用建设性的归属感和重要性模式取代破坏性模式；（5）增加来访者的社交兴趣和与他人的联结感；（6）采用积极方式应对自卑情绪；（7）发现并充分利用来访者身上的优势；（8）发展来访者的自我提升能力，使其态度、感觉和行为变得更加积极（Kottman，2003，2009）。

阿德勒游戏治疗由下面 4 个阶段构成。

1. 建立彼此平等的关系。
2. 了解儿童的生活方式。
3. 帮助来访者看清自己的生活方式。
4. 帮助来访者重新定位或对其进行再教育。

这几个治疗阶段的顺序并不是一成不变的，而且它们之间也没有清晰可见的界限。比如，在建立彼此平等关系这一阶段（第 1 阶段），治疗师通常也会收集初步印象，并对来访者的生活方式进行早期假设（第 2 阶段）。而在帮助来访者看清自己的生活方式时（第 3 阶段），治疗师可以同时帮助其重新定位或对其进行再教育（第 4 阶段）。

这 4 个阶段中的每一个都有独特的治疗目标（Kottman，2003；2009；Kottman，Bryant，Alexander，& Kroger，2008）。第 1 阶段的治疗目标是与儿童来访者及其父母建立平等、共情的关系（Kottman，2003，2009）。在一些情况下，治疗师可能还需要与儿童家中的其他成员建立关系。如果儿童的问题主要出现在学校，治疗师则需要与儿童的老师取得联系。

在第 2 阶段，游戏治疗师的工作目标是对儿童以及对其产生影响的他人的生活方式进行探究。在此期间，游戏治疗师要对儿童的认知、目标、情绪、态度和动机等做出假设。必要时需要对其父母、老师、兄弟姐妹和其他家人做出假设。对儿童的生活方式与其他重要人物的生活方式的关联性也应进行考量。第 3 阶段也是如此，即游戏治疗师帮助相关各方了解自己的生活方式、错误的理念以及自我毁灭的行为和目标。治疗师还要努力帮助儿童生活中的成人更深入地了解儿童，以及增强共情能力，并且识别他们自己的生活方式与儿童生活方式间的互动。在儿童认清自己的状况后，治疗就可以进入第 4 阶段，其目标是鼓励儿童来访者将新的发现和洞见应用于现实生活，带来态度、认知、情绪和行为方面的改变。

"在阿德勒游戏治疗的过程中，治疗师的角色就是儿童、父母、老师和兄弟姐妹的伙伴、鼓励者和老师"（Kottman，2011a，p.97）。阿德勒游戏治疗师认为，来访者是由儿童、其父母

和其他家庭成员组成的整个家庭系统，而非仅儿童本人。与此观点相吻合的是，阿德勒游戏治疗在治疗过程中将儿童、父母和兄弟姐妹也视为伙伴关系。因此，治疗师希望系统中的所有成员都能积极参与治疗，并在此过程中获益和做出改变。我们还认为，家庭成员是他们家庭生活中的专家，所以我们需要依靠他们来分享有关家庭的各种信息。

在阿德勒游戏治疗的第 4 阶段，参与其中的人的角色常常需要发生一些变化。在第 1 阶段时，治疗师与儿童的关系相对来说是非指令性的。他们之间应保持一种"在这里有时我说了算，有时你说了算"的关系，而且治疗师会鼓励儿童在游戏室里自己做出许多决定，借此构建一种团队和合作的伙伴关系（Kottman，2003，2011a）。而儿童的角色就是玩，同时试着信任治疗师和与其建立联结，并且学会本着合作精神来互相分享权力。对于儿童生活中的重要成人，治疗师的角色是通过倾听、鼓励和理解与他们建立坦诚、互信的关系。父母（也包括老师）的角色则是向治疗师说明家中（或学校）发生的一切，特别要如实地提供有关出现的问题、家中发生的变化以及之前对儿童采取的奏效和不奏效的干预措施的信息。

在第 2 阶段，治疗师的角色要变得更加主动，并且带有一些指令性。比如，治疗师可以向儿童问问题，或者让儿童讲故事、画画、表演木偶、制作沙盘、在玩具屋或玩具厨房里玩以及参与互动游戏。儿童的角色是配合这一过程，开心地参与治疗师建议的各类活动，也可以主动提出玩其他类型的游戏。在与儿童的父母和老师见面时，治疗师也应主动给出一些指导性建议，并询问他们对儿童生活方式、他们自己的生活方式以及二者间互动状况的看法。如果想让沟通取得最大的收获，儿童的父母或其他家庭成员应当做到坦率、配合和真诚。在此过程中，治疗师应该像侦探一样，努力捕捉有关儿童经历的细节，因为它们可能是其生活方式的线索。基于这些线索，治疗师就可以设计一个用于指导后期治疗过程的治疗方案。

在第 3 阶段，治疗师仍需继续扮演积极的指导角色。不过，此时的工作目的是帮助儿童及其父母和老师了解自身和对方的生活方式。与此同时，治疗师要向他们做出解释性的评论，并设计一些与治疗有关的隐喻，这相当于在来访者面前举起一面镜子，让其在看清自己后能够发挥自身的优势，也认识到自己在思维、情绪和行为方面的不当模式。儿童的角色应该是接受治疗师提供的反馈，并且愿意考虑改变自己的观念、目标、想法、态度和行为。与儿童的角色类似，父母和老师也应愿意考虑通过新的视角看待儿童及其与他们的关系，并对改变他们间的互动模式持开放和接纳的态度。

在第 4 阶段，治疗师的角色应结合指导性和非指导性两个方面，工作内容聚焦于鼓励进步和传授技能。在非指导性部分，治疗师观察儿童做游戏的过程，并对其付出的努力、取得的进步及拥有的优势做出点评，帮助其向更积极的方向发展。同时治疗师也应采用类似的方法对父母和老师做出的改变予以鼓励。在指导性部分，治疗师可以主动向儿童和成人传授一些技能。儿童来访者的角色应该是愿意将学到的新技能用于游戏中，比如愤怒管理、建立友谊、协商等。成人的角色则包括获取新技能并在与儿童的互动中实践。

策略与技术

毫无疑问，阿德勒游戏治疗的每个阶段都有特别的策略和技术。在第 1 阶段，策略类似于许多其他游戏治疗中所采用的非指导性关系构建方法，再加上一些阿德勒游戏治疗的独特技巧（Kottman，2011b）。这些建立关系的技术贯穿整个第一阶段，而在其他 3 个阶段则应更多采用更具指导性并且是阿德勒游戏治疗独有的策略。

建立彼此平等的关系

阿德勒游戏治疗的首要任务就是与儿童建立平等的关系。为了达到这一目的，游戏治疗师需要密切关注儿童的行为，重申要求，让儿童自己承担责任并向其反馈情感——所有这些与许多其他游戏治疗的方法是一致的（Kottman，2011b）。阿德勒游戏治疗师在与儿童来访者建立关系时采用的一种方法是借助隐喻。游戏治疗师尽量使用隐喻语言或者设计带有隐喻的游戏。治疗师也可以通过耳语技巧来体现游戏的隐喻色彩。所谓耳语技巧，就是舞台上的低语，即在游戏时小声询问来访者治疗师扮演的角色或者接下来的动作（比如，"现在我该做什么？"）。这种方法的隐喻之处在于，治疗师按照来访者的希望或安排参与游戏。除了这些几乎通用的游戏治疗技巧外，阿德勒游戏治疗师还会使用一些更为独特的干预措施。

阿德勒游戏治疗的一大特点是治疗师非常真诚积极地参与和儿童的互动。他们在游戏时很认真地与儿童配合，并在必要时向儿童提问或回答他们的问题。

另一特点是在治疗过程中刻意使用鼓励。与表扬不同，鼓励并不看重结果，而是对儿童取得的进步和付出的努力给予认可。这种认可体现出对儿童的信任、信心和接纳。无论在治疗的第 1 阶段还是整个过程中，阿德勒游戏治疗师都很少替来访者做他们自己能做的事情。鼓励可以非常清晰地向来访者传递这样的信息：他们可以独立完成许多任务；他们可以学着完成任务；或者他们可以偶尔与治疗师合作，找到解决办法或共同完成任务（Kottman，2003）。

在这个分为 4 个阶段的治疗过程中，阿德勒游戏治疗师也会对儿童来访者设置限制（Kottman，2003）。在第 1 阶段，治疗师用非判断的方式表达限制，比如，"……违反了游戏室的规则（前面填上儿童可能违反限制的行为）。"表达时用平静但肯定的语气。在第 2 阶段，治疗师应对儿童表现出的情绪做出回应，并且猜测其行为的目的（比如，"你很生气。我猜你是想让我知道，我没有告诉你该怎么做"；或者，"你是不是想知道，如果你把沙子倒在地板上，我会有怎样的反应？"）。在第 3 阶段，治疗师要让儿童想出不违反游戏室规则的替代做法。比如可以这样说："我肯定我们能够在游戏室里找到一个你可以倒沙子并且不违反规则的地方。"到最后阶段时，治疗师和儿童双方将能够就游戏室里的得体行为达成共识。在多数情况下，这就是最后一步了。因为儿童已经找到可接受的替代做法，所以他不会继续做被禁止的行为了。不过每隔一段时间，儿童还是有可能重复那些不被允许的行为。出现这种情况时，治疗师就需要让儿童再经历一遍第 4 阶段，即让儿童想出一个合理妥当的做法，同时摒弃第 3 阶段发现的错误认知。最后，治疗师和儿童就此达成一致，并在后期严格照此执行。

阿德勒游戏治疗还有一个独具特色的地方，那就是在治疗结束时治疗师和来访者共同整理游戏室（Kottman，2003，2011b）。虽然这并不是一项严格的要求，但一起整理房间可以让治疗师和来访者有机会互相配合完成一项必要的任务（总要有人来做这件事）。这样的合作不仅有利于双方建立关系，而且有助于来访者产生社会兴趣。

了解来访者的生活方式

阿德勒游戏治疗的第 2 阶段是了解儿童来访者的生活方式以及他生活中重要成人的生活方式。在治疗的这一阶段，治疗师的主要工作是收集信息，并据此对来访者的生活方式做出初步假设，然后用更多的事实验证这些假设。在了解来访者的生活背景时，阿德勒游戏治疗师可以先从摸清楚其家庭氛围和成长环境入手；也可以从考虑他的自身特点开始，包括优势、执行生活任务的能力、行为和不良行为的目的、几个至关重要的"C"、主要性格特质、生活方式理念和错误的认知。为了获取信息，阿德勒游戏治疗师可以向儿童、其父母和老师提出问题（Kottman，2003）。设计这些问题的目的就是了解儿童的情况，包括目前出现的问题，和同伴的关系，家庭情况，解决问题的方法，在家中、学校和社区能否与他人融洽相处等大量的问题。治疗师也可以采用指向性的艺术手法（比如，家庭绘画、教室绘画、自画像等）、沙盘技巧、游戏策略（比如，棋盘游戏、互动冒险游戏、动作和舞蹈游戏等）以及早期回忆等方法，目的都是为了得到儿童、父母和相关人员生活方式的信息（Ashby，Kottman，& DeGraaf，2008；Kottman，2003，2011b；Kottman，Ashby，& DeGraaf，2001）。

有时候阿德勒游戏治疗师会通过观察儿童的游戏、与他人的互动以及其父母的行为和彼此的关系作为获取儿童主要性格特质、不当行为目的和几个至关重要的"C"的途径。下面是一个治疗师在阿德勒游戏治疗的第 2 阶段通过观察儿童以及他生活中其他人的行为和互动来了解其生活方式的例子。治疗师在观察的同时，也会在心中问自己一系列问题，以此评估其主要性格特质。比如，他可能会问自己："这个人在极力回避什么？"主要性格特质属于安慰型的人会尽量回避压力、责任和他人的期望。然后他可能会问："这个人努力实现的目标是什么？"主要性格特质属于取悦型的人会尽力满足他人的需要并使每个人都能高兴。治疗师可能问的第 3 个问题是："来访者具备哪些优势，或者他在哪些方面做得比较出色？"主要性格特质属于控制型的人常常是一个不错的领导者——自信、有条理、勇于承担责任。最后，为了评估来访者的主要性格特质，游戏治疗师可能问这样一个问题："来访者与他人的互动方式会让其付出怎样的代价？"主要性格特质属于优越感的人可能会因过度参与而不堪重负。如果治疗师在与儿童互动的过程中，与其父母和老师沟通时以及观察儿童自己做游戏的同时暗中问自己这些问题，他就能够发现儿童的主要性格特质。

为了弄清儿童不良行为的目的，阿德勒游戏治疗师可以问下列问题。

- 儿童的不良行为究竟是什么？
- 当儿童表现出这一不良行为时，会有怎样的感受？
- 儿童不良行为背后的成因是什么？
- 儿童有什么未被满足的需求？
- 当儿童表现出不良行为时，父母或其他成人会有怎样的感受？
- 为了应对儿童的不良行为，父母或其他成人做了什么？
- 对于父母或其他成人采取的约束或纠正行动，儿童做出了怎样的反应？

如果儿童表现出不良行为的目的是获得关注，那么他在未得到注意时就会觉得自己不重要。他的不良行为可能包括打扰别人、炫耀、恶作剧、在家中或教室里扮演小丑、对成人的吩咐说"不"、表现得焦躁或懒散以及其他类似行为。隐藏在这些不良行为背后的真正目的是通过各种方式引起他人的注意。我们所有人都需要并渴望得到关注，如果我们不能通过正面的方式得到它，我们就会不惜用负面的方式得到它。父母或其他成人在发现儿童为寻求关注而表现出不良行为时，常常会很恼怒或生气，并命令其立即停止不良行为。这时儿童会因目的达到了而暂停其不良行为，但过不了多久，为了引起注意他又会故伎重演。

如果儿童的目标是掌控权力，那么他就会认为只有在支配他人或者要求他人按照他的命令行事时才能体现出他的重要性。同时他要让他人知道，"你别想控制我。"因此，他会有争吵、反驳、发脾气、不诚实、挑衅、与他人争夺权力、不尊重别人、固执、不服从、很少或者根本不做事情的表现，并且显现出消极但带有攻击性的倾向。在因权力引发的不良行为背后，是儿童在被别人控制时产生的失控感或不安全感。当父母或其他成人遇到儿童的这类行为时，他们往往很生气，感觉自己受到了挑衅、威胁或冒犯。可是在成人试图纠正儿童的行为后，儿童追求权力的欲望会加剧，他会更想方设法地支配别人，或者摆出一副自己绝不接受被别人控制的样子。

几乎可以肯定，寻求报复的儿童一定曾在生活中遭遇过他人的伤害，因此他这么做就是为了确保没有人可以再虐待或忽视他。这类儿童觉得其他人都是危险的，必须远离他们才能让自己处于安全状态。由于其生活中的重要成人没有为其提供所需的安全感，这类儿童不再相信自己周围的环境是安全的。报复行为背后的目的是先发制人，以防自己再受伤害，而且他们认为与他人建立关系只会给自己带来痛苦和折磨。这类儿童会表现出的行为包括恶意或暴力攻击他人、残忍对待他人或对其造成伤害（语言上或身体上）、偷窃、霸凌、威胁和冷暴力。当父母和其他成人发现儿童的这类行为后，他们可能会很伤心，他们或许会补偿儿童，或许会为了保护自己而疏远儿童。如果儿童因其行为受到纪律约束或遭到惩罚，他很可能会变本加厉，令报复行为升级。

那些极力证明自己无能的儿童认为他们不可能正确地做事情，因此他们决定干脆什么也不做。在执意证明自己无能的背后，儿童视自己一无是处、无足轻重。儿童之所以会产生这样的自我认知，是由于其生活中的重要成人在其成长过程中没能帮助其建立能力和价值感，导致其无法与他人建立关系，并且失去了勇气。这类儿童什么也不愿尝试——无论在学校、在家还是生活中——而且经常半途而废。他们常常很沮丧，有时甚至有自杀倾向。面对这类儿童，成人也会感到气馁、无助和无望。这类儿童会因表现不佳受到批评，但很少被惩罚，因为他们几乎从未主动做过什么事情。如果受到批评，他们会变得更沮丧，人也会更封闭。

评估来访者的几个至关重要的"C"、执行生活任务的能力、生活方式理念和评估错误认知的过程基本类似。在第 2 阶段，游戏治疗师会着重观察儿童的行为，向他们提出问题或使用直截了当的游戏治疗技巧获取信息。然后治疗师会系统地对儿童及其生活中的重要成人进行分析和概念化分类，并据此制定在第 3 和第 4 阶段要采用的治疗方案。

帮助来访者认清自己的生活方式

在阿德勒游戏治疗的第 3 阶段，治疗师在游戏室里再次活跃起来，并向来访者提供指导。他会使用初步假设格式，与来访者及其他相关人士就其生活方式的理论基础进行元交流（metacommunicate；Kottman，2003，2011a）。游戏治疗师会对儿童执行生活任务的能力、自身优势、行为和不良行为的目的、主要性格特质、几个至关重要的"C"以及其家庭状况、关系模式、解决问题的策略等其他所有生活中的方方面面做出解释性推测，其中一些方

面儿童自己并未意识到，但阻碍了其潜能的发挥。在这一阶段，阿德勒游戏治疗师进行元交流的内容很广，包括单一事件或行为、特殊事件或行为的含义、治疗期间采用的模式以及生活方式等话题。治疗师也会告诉儿童，他认为儿童的行为源于其自认为正确但其实错误的认知。向来访者指出因错误的认知导致其以自我挫败的方式行事这一真相的做法被称为"泼冷水法"，它是阿德勒学派治疗法的一大特色（Kottman，2003；Sweeney，2009）。

元交流和泼冷水法都是帮助儿童父母和老师深入了解儿童的生活方式、他们自己的生活方式以及两种方式之间相互影响的主要工具。在这一阶段，游戏治疗师采用说教式教学法帮助父母和老师学习生活方式的组成部分，比如，主要性格特质和几个至关重要的"C"。游戏治疗师还会试着重塑儿童的行为，并帮助儿童生活中的成人注意发现和欣赏儿童身上的优势，同时探究其不良行为背后的成因和目的。

阿德勒游戏治疗第 3 阶段可以使用的另一方法是设计并传递治疗隐喻。传递隐喻的形式多种多样，比如，木偶表演、玩洋娃娃游戏、编书、画画或者讲故事。游戏治疗师可以根据儿童生活中出现的场景、问题和关系编一个相关的故事。儿童是故事中的主角，其生活中的其他人也要出现在故事里（包括他的支持者、养育者和对立者）。在讲故事的过程中，治疗师可以给儿童提供解决问题的新方法，帮助儿童学习新技能，或者引导儿童在遭遇困境时持积极的态度。如果治疗师感觉创作一个全新的故事难度太大，他也可以利用一些优秀的儿童文学作品对儿童进行阅读治疗干预。阿德勒游

戏治疗师还可以采用互相讲故事对原创进行改编（Gardner，1993；Kottman，2003，2011b）、对原创人物进行重新塑造（Brooks，1981；Kottman，2003，2011b）以及大家一起分享故事的形式来表达隐喻，帮助儿童觉察到自己真实的生活方式。治疗师甚至可以给儿童的父母和老师讲故事，故事中也要有隐喻，即有类似经历的其他成人怎样面对和解决他们遇到的情况。

在这一阶段，阿德勒游戏治疗师还可使用的方法包括艺术指导、沙盘游戏、角色扮演、实景排练、对峙和幽默等，它们既可用于儿童，也可用于其父母和老师。此外，治疗师还可以邀请儿童家中的其他成员或学校的同学共同参与游戏治疗过程。

对来访者重新定位和再教育

在阿德勒游戏治疗的第 4 阶段，治疗师的工作重点是向儿童来访者及其父母、老师和其他家人传授技能。治疗师将游戏作为一种工具，帮助儿童形成新的、得当的行为和态度；也向儿童传授新行为和态度，并且帮助其将它们用于实践，不只是在游戏室里，也包括日常生活。在这一阶段，治疗师专注于儿童的思维、情感和行为的转变，他们通过艺术、沙盘游戏、讲故事、角色扮演和冒险治疗活动等方式（Ashby et al.，2008；Kottman，2003；Kottman et al.，2001）与儿童互动，并在此过程中帮助儿童学习和掌握有效解决问题、构建更好的人际关系、强化自身优势、发展几个至关重要的"C"、发挥执行生活任务的潜能、树立正确的行为目标、充分利用自身主要性格特质中建设性的方面而

非消极的方面，以及用积极的对自我、他人和世界的认知取代以前错误的认知等方面的技能。此外，儿童可能还需要学习管控愤怒、结交朋友并保持关系、建立自信、应对挫折、调整情绪等基本技能。在治疗过程中当儿童付出努力或取得进步时要立即给予鼓励，这样有利于其巩固所学的内容。

对于儿童的父母及其他成人，阿德勒游戏治疗师可以采用同样的方式向他们传授阿德勒学派的概念，比如，几个至关重要的"C"、主要性格特质和不良行为的目的。这样可以帮助父母和老师更好地培养儿童具备那几个至关重要的"C"和发展儿童主要性格特质中的积极方面。同时，父母和老师也要学会与儿童在一起时善于使用鼓励、自然并且合乎逻辑的结果以及有限选择等方法。治疗师还可以与父母和老师就问题归属和关注儿童需求展开对话，并提醒他们注意是否会因自身遇到的问题而影响与儿童相处的能力。如果父母自身的确有较严重的问题，治疗师可以建议其寻求婚姻咨询、个体咨询或家庭治疗，因为它对儿童的改变非常必要和有益。

研究证据

迄今为止，对于阿德勒游戏治疗的有效性尚未得到系统的研究。不过，最近有一些证据证明了它在学校环境中的效果。比如，Meany-Walen、Bratton 和 Kottman（2014）就发现，阿德勒游戏治疗对于减少小学生的破坏性行为是有效的。此外，Rosselet 和 Stauffer（2013）也

发布报告称，在对一个颇有天赋的青少年进行案例分析时发现，将阿德勒游戏治疗技术与角色扮演游戏结合使用，能够促进其心理社会的更快发展。

临床案例

这是一个虚构的案例（即并非来自实际的临床资料）。卡伦是一个 6 岁的非裔美国女孩，在一所公立小学上一年级。她和妈妈及继父生活在一起（有 2 年时间了）。她还有一个同母异父的弟弟达吕斯，他只有 6 个月大，他的父亲是卡伦的继父。卡伦与自己的生父没有任何联系。她妈妈带她来接受游戏治疗是因为她最近无论在家里还是在学校都变得很孤僻，不愿与人交往。"她从外祖母家回来以后就变成这样了……"

在初次与卡伦的父母沟通时，治疗师得知那个暑假卡伦一直住在另一个州的外祖母家，直到开学前才回来。可是自从回来后，她就变得沉默寡言，在学校参加的社会活动也很有限，与其在幼儿园时的表现大不一样。卡伦的智商在中等和中等偏上之间，而且她已经可以阅读了，这是夏天时在外祖母家学会的技能。

在阿德勒游戏治疗的第一阶段，治疗师着重于和卡伦建立彼此平等的关系。在游戏室里，他们两人共同做主。有时治疗师邀请卡伦参与他提议的游戏，当卡伦希望治疗师参与她玩的游戏时，治疗师也会欣然同意。在建立平等关系的过程中，治疗师开始评估卡伦的生活方式、主要性格特质、执行生活任务的能力、几个至

关重要的"C"等。在这一阶段以及整个治疗过程中，治疗师都会经常和卡伦的父母及其他相关的成人（比如老师）保持沟通。在评估卡伦的生活方式时，治疗师会首先找出她的优势和强项（比如她的智商）。治疗师也会评估她在几个至关重要的"C"方面的表现，以及她的主要性格特质和个人逻辑，期望从中发现她对世界的认知和归属感是怎样形成的。之后治疗师通过进一步观察、与卡伦的互动以及与其父母、老师沟通的方式验证他初步形成的假设。

就卡伦的情形的而言，治疗师初步形成的假设是，卡伦认为自己不重要。考虑到家中近年来发生的一系列变化，包括小弟弟的出生、家庭气氛的改变、妈妈的再婚和继父的出现以及在外祖母家时她是被关注的重心，而回到自己家后她不再是唯一被关注的对象这一事实，卡伦可能感觉不到足够的归属感和重要性。在阿德勒游戏治疗的第 2 阶段，治疗师会根据儿童自身的状况、对其生活方式的初步评估以及治疗师本人的行为风格，采用各种各样的方式全面探究来访者真实的生活方式，并将其与自己最初的假设进行对比验证。

在阿德勒游戏治疗的第 3 和第 4 阶段，治疗师会帮助卡伦了解和认清自己的生活方式，更好地发挥她的优势；也会帮助她尝试使用新的思维和行为方式。为了达到这些目的，只要时间允许，而且治疗师有充分的想象力，他可以采用任何一种干预方法。比如，他可以使用隐喻、阅读疗法、木偶表演、正规的游戏和沙盘游戏等方式。一个需要考虑的地方是，阿德勒游戏治疗师应当基于对儿童来访者生活方式的评估和对其沮丧成因的分析来决定应采用的

技巧。针对卡伦的情况，治疗师可以使用一些技巧来培养对她来说非常重要的"C"，特别是让她意识到自身的价值。治疗师也要帮助卡伦改变其错误的认知，让她相信她有能力适应新的家庭环境、学校以及整个世界。

结论

阿德勒游戏治疗是一种将个体心理学的概念和技术与游戏治疗相结合的方法。在治疗的 4 个阶段中，阿德勒游戏治疗师寻求与来访者建立关系、探究来访者的生活方式、帮助来访者认清自己的生活方式并对其进行重新定位和再教育。阿德勒游戏治疗为儿童及其生活中的重要成人提供了一些独特的应对方法，包括评估其不良行为的目的、一些至关重要的"C"和主要性格特质。在实际应用时，游戏治疗师会以该学派的理论做基础，在令其感到自然和得心应手的前提下，使用大量各种各样的游戏治疗策略和技巧。

第4章

荣格分析性游戏治疗

J. P. Lilly

迄今为止，Craig Perry（2003）和 Eric Green（2009）已经撰写了两个非常优秀的篇章，它们与我为本书所写的内容很相似。我不仅认识他们，而且与他们共过事，也很了解他们的著作，因此我对让我写这一章的要求深感忐忑。他们两位对荣格分析性游戏治疗（Jungian analytical play Therapy，JAPT）的理解和介绍都非常出色，因此我经常在我的演讲或文章中将他们称为这一领域的高级工程师，而我自己则更像一个让轮子转动起来的机械师。在接受这一挑战后，我常面对镜子问自己：如果不再重述他们著作中已经呈现得非常有力的观点和内容，我在这一领域还能做些什么贡献，来帮助那些普通的游戏治疗师加深对荣格分析性游戏治疗的认识，因为他们对这一理论方法可能还不够了解，而这正是我们共同的使命所在。在经过一番苦思冥想后，我终于发现对于这一理论方法我应该和能够做的是提供一套切实可行的应用程序。

我将自己称为荣格分析性游戏治疗的"首席机械师"，使用该方法的基本原理已经超过 24 年了。在此期间，我目睹和亲历了许多成功和失败的案例。通过每一次成功和失败，我对该理论的实际应用都有了越来越深入的理解。不过，正如我在这些年的演讲中所说的那样，缺乏实际应用的理论只是哲学，而缺乏理论基础的实际应用则是危险的——对来访者和治疗师来说都是如此。因此，我非常希望能够为荣格分析性游戏治疗的应用创建一个具有治疗责任感的架构。同时我也很愿意利用自己数千小时接待来访者的亲身经历来帮助无论具备哪种理论背景的临床工作者更深入地理解和掌握一种构思复杂缜密的理论方法的应用价值。

荣格分析心理学确实不容易理解，它的难度源自这样几个方面。第一，荣格在定义心理现象时用了许多自己的术语。第二，荣格的方法在他多年的作品中不断深化和改变。第三，他的理论方法与治疗师自身的心理健康和来访者"变幻莫测"的个性有很大关系。第四，他的方法深深植根于我们无法量化的现象中，因此对许多治疗师来说，只要一想到"客体心理"，就会令其紧张不已和不知所措。但是，如果治疗师愿意勇敢地进入这一方法的深层次，并且接受其具有启发式价值的理论原理，那么他就可以打开另一个世界的大门，更深入全面地帮助儿童，这个世界就是无意识世界。

荣格分析性游戏治疗不是停留在技能层面。它不接受这样的观点，即仅仅因为儿童带着一系列症状而来，而且它们很容易被诊断，所以治疗只需遵循一些教学治疗方案就足够了。它不属于"治疗方案"的范畴，而是把每个寻求治疗的儿童视为一个独特的个体，他正在以其独特并对其个人有意义的方式应对生活。治疗师的目标不是将治疗方式系统化，而是捍卫每个来到游戏治疗室的儿童的个体自由，因为这里对他们来说是安全之地。我们只试图唤醒他们体内的自我治愈能力（治愈者原型），因为这样治疗的结果才是最真实可靠的——而不是通过外界作用产生的。因此我们旨在转化治疗的方向，而不是仅仅消除一系列症状。转化治疗如果能够成功，症状的减轻或消除是自然而然的结果。

本章的主要目的是帮助读者了解荣格分析性游戏治疗的从业人员是怎样对待和评估一个前来接受治疗的儿童的。我将介绍一个我已使用了十多年的模型，通过它读者可以更清楚地获悉儿童发生功能障碍的"过程"。我会提到一些导致儿童出现功能障碍的问题，以及治疗师对其的治愈过程。我也会解析荣格分析理论中涉及心理动力学的几个关键问题（参见 Green，2009；Peery，2003），帮助读者更容易地理解为什么使用这一理论方法能够使儿童得到治愈。

方法说明

荣格分析性游戏治疗的基础始于心灵结构。荣格在德语中用"seele"一词表达心灵的意思，这个词在翻译成英语时没有意思完全一样的单词。荣格（1971）对其的定义是"所有心理过程的全部，无论是有意识的还是无意识的"（para.797）。这一定义虽然看似简单，但我愿意用"心灵（psyche）"这个词来涵盖有意识和无意识结构。

荣格对意识的看法与弗洛伊德很相似。他们都认为意识受到无意识和整个世界的影响。弗洛伊德把"自我"作为心理结构的一部分，在社会习俗和规范（超我）和无意识（本我）本能的性冲动之间进行调解。荣格对"自我"的看法更为复杂，他认为自我既具有集体性又具有个体性。他使用了"集体意识"这个术语来代表社会、社区和文化所构成的集体（或"许多"），而集体意识向我们（个体）定义了什么是正常的、习俗的和可以接受的。荣格的理论认为，每个人在生活中遇到的一个最大挑战就是"个性化"，只有摆脱集体意识和集体无意识，一个人才能成为真正的自己。弗洛伊德和荣格都将自我的角色看作思维中意识和无意识的中介，但荣格的理论不接受自我是人格中心的观点。在荣格看来，自我本身不具备识别人格的能力，它需要另一个成分才完整，即自性（Self，将其首字母大写是为了与意识中的自体区分开来）。这就意味着为了人格完整，自我和自性之间必须有一定程度的连接。自我与自性之间的这种关系后来被 Edward Edinger（1972/1992）定义为"自我－自性轴"，即意识能量和无意识能量可以在此实现互换。荣格（1958）用类比的方式提到了这种动态交换："自我站在自性的立场上，就如同被改变者变成了行动者；或者客体变成了主体"（CW

11，para.391）。自我与自性之间的这种关系对于治疗师理解荣格分析性游戏治疗的方法论极其重要。我们认为，当自我的防卫能力过于强大，自性就无法对自我产生影响。在这种情况下，儿童就失去了"内在方向"，导致其不能适应或与自性和谐相处。Edinger 在解释这一现象时指出，如果儿童的自我防御机制太强大，他就会与自性分离并且很容易"暴怒和歇斯底里"（1972/1992，p.5）。但他同时指出，如果儿童没有建立自我防御机制，那他很可能会"无法控制和过度活跃"（p.5）。荣格分析性游戏治疗师的一个重要任务就是创造一个有助于恢复儿童健康的自我 - 自性轴的环境。我们会在本章后面进一步解释说明怎样完成这一任务。

荣格与弗洛伊德的异同

在不涉及自我的参考资料中，我们发现荣格与弗洛伊德对于无意识的观点很相似。他们都认为无意识有不同层次的深度，弗洛伊德使用了"前意识"这一术语来指虽位于意识之外但与其挨得很近的那部分无意识，它所包含的内容几乎无须费力就能被激活（比如，电话号码或者街道的地址）。荣格也承认不同层次的无意识，不过他们两位理论家的相似之处到这里就结束了。荣格并不认为无意识是本能和性冲动、被遗忘和抑制的内容以及个人经历唯一的藏身之地。荣格不同意洛克（Locke）关于心灵的概念，即认为人的心灵是一块白板，人自出生后的所有经历都会镌刻在上面。相反，荣格提出的理论认为，无意识是强大的心灵活动的来源，而且它具有客观性。与有意识的思维一样，无意识里既有集体的成分，也有个体的

成分。荣格将无意识中保存个体被压抑或者被遗忘的记忆和经历的"层次"称为"个体无意识"。这一层次位于心灵最深层次的"集体无意识"之上。集体无意识是人类数千年来生活经历的模式或"原型"的仓库，它在运转时独立于个体之外，其交流方式对自我没有意识，而是通过原型、图像、隐喻、符号或幻想显现出来。考虑到贮存在集体无意识中的内容，荣格认为它比个体无意识更重要。荣格还认为集体无意识是心灵终极能量、心灵完整性和内在转变的发源地。

无意识还包括另一层次，它被称为"原始自我"。它对于生存具有本能的保护功能，因而包括婴儿早期表现出的生存技能，比如抓紧东西和吮吸。Green（1996）推测原始自我这一内在空间也是分离的来源。一般认为，一旦自我开始适应生活，只负责早期生存技能的这一层级就会休眠和失去必要性。不过，将分离视为无意识中原始自我的一种生存功能是一个很有意思的想法。

集体无意识

荣格对集体无意识的观点是分析性游戏治疗师应当关注的重点，因为治疗师需要将游戏治疗室看作原型潜能的汇集地。玩具、游戏以及象征或隐喻集体无意识的艺术品会让儿童来访者的治愈者原型主动参与其自我活动。这些治愈原型活动可以通过儿童所选的玩具和游戏的主题反映出来。因为儿童在选择玩具时，可能会选择英雄、恶棍、伟大母亲、骗子等形象的玩具，也可能选择象征其原型的玩具，它们都会对其生活造成影响。因此治疗师一定要关

注儿童所选的玩具以及他如何将这一带有象征意义的玩具用于游戏中，这是深入了解儿童并帮助其康复的最佳路径。治疗师的工作目标是为受伤害的儿童提供一个场所，将其集体无意识中的无意识属性呈现出来，并在治疗过程中发挥积极作用。我们完全相信在合适的条件下，集体无意识会在儿童的自我里变得活跃起来，并引领他走上从伤害到痊愈之路。

无意识中的原型

按照荣格的理论，原型是心灵中传承下来的部分。他最初将其称为原始意象，但后来（1917）改用了"原型"这一术语，指在伟大文化和个人生活中表现出来的无意识的"蓝图"或模板。原型通常是成对的，并且两者互为对立方，比如，坏蛋与英雄、母亲与父亲、善与恶、毁灭者与治愈者。荣格将无意识的中央组织原型称为自性或"内在上帝"。自性是我们注定要成为的样子，它的对立方是阴影，或者说我们身上所有真实的但不愿让他人知道的部分。

治疗过程中的去整合

人在出生时，自我和自性是整合在一起的，但是当自我在现实世界里开始生活之旅时，它们两者的关系就逐渐瓦解了。这种瓦解并不是自我与自性的分裂，实际上它是自我力量的形成过程。当自我在世界上遇到新的或不熟悉的事物时，比如新的规则或新的概念，其形成过程就会继续下去。最终会导致自我的"去整合"（Fordham，1973），因为它遇到的情况已经无法使用以前的知识和经验应对了。于是自我会在评估新的情况时，"同化"以前的行为模式，

达到"重新整合"的目的，并实现体内的平衡（Ault，1977）。如果没有以前的模式存在，自我必须通过"适应"新的行为来创造一种新的方式应对新出现的情况，这一瓦解和重建的过程就是自我力量发展的路径。显然，我们拥有的模式越多，自我中需要去整合的部分就越少。儿童由于尚没有足够的时间积累大量的适应性模式，因此其自我力量非常脆弱，并且在遇到新情况时不得不接受"去整合"的现实。

情结和原始情结

超出自我能够有效重新整合的经历通常会被压抑并形成"原始情结"（Peery，2003）。原始情结的反应与得到充分发展的情结反应一样，都被看作带有强烈情绪的行为（即症状）。这些情绪与原型核心相连，当外界不断变化的环境中出现类似被压抑的经历时，它们就会被"触发"。原始情结与得到充分发展的情结之间的最大不同是经历被压抑的程度。原始情结被压抑的程度不深，因此很容易被自我所接受，而且它的表现程度也不像得到充分发展的情结那么强烈（但很可能更频繁）。

由于集体无意识的语言是由象征、印象、原型和隐喻组成的，因此，它的含义只有通过外部表现才能得到充分理解——即主要通过外界的原因。而对其的解析则是荣格分析性游戏治疗师的一项重要任务。治疗师完成这一任务的方式将在本章的后半部分详细说明，但这里需要特别强调的是，荣格分析性游戏治疗的从业人员一定要非常熟悉无意识语言，这样才能够全面深入地了解正在接受治疗的儿童，从而帮助其尽快康复。荣格分析性游戏治疗师还要

扮演见证者和容器的角色，它们将在后面讨论神圣空间这一概念时加以说明。

图 4.1 说明了原始情结或情结的形成过程。在图中，大圆圈代表无意识；小圆圈代表自我，正在试图脱离无意识，进入外部世界。在某个时间节点，一个侵入性事件发生了，它引发了自我的"去整合"。去整合的结果造成了行为的改变、认知的转变和情绪的不稳定——我们将这些统称为症状。自我开始向重新整合的方向发展，在此过程中它也会利用以往在行为、认知和情绪方面获得的经历达到一种平衡，进入重新整合的状态。皮亚杰（Piaget）将去整合定义为"不平衡"，并假设大脑会向两个不同方向中的一个发展，从而解决不平衡的问题。其中可采用的一个方法就是"同化"，即大脑将以前习得的模式应用于新的体验中。儿童在行为和情绪方面也会这么做。比如，儿童认为参加生日聚会是一种愉快的体验，而且这种行为体验会带给他认知和情感两方面的反应。因此，当他被邀请参加生日聚会时，就会产生一种愉快

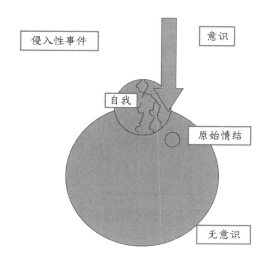

图 4.1　原始情结模型

的情感反应。大脑恢复平衡的另一种方式是通过"调节"，即大脑在应对情况时愿意敞开接受新的信息。调节不仅需要更多的自我力量，还需要足够的包容能力和灵活性，这样才能使新模式得以发展。儿童需在行为和情感两方面都做出调节以实现"重新整合"并使自我发挥正常功能。以带儿童去医生那里接种疫苗为例，他以前的经历是打针很疼，非常不愿意打针。可是这次他哥哥告诉他，打针时只要屏住呼吸，并尽可能地鼓起腮，就不会觉得那么疼了。于是儿童试着调节自己的行为，"希望"（这是与恐惧不同的情感）这次的经历不会像以前那样令人不快。

但是，有的时候儿童并不具备用于整合的经历、人生脚本和图式以及自我力量。当自我无力应对新的经历（行为、认知或情感）时，它就会被压抑到无意识中，并极有可能形成原始情结或发展成熟的情结。决定儿童能否整合经历的关键因素是他的自我力量。如果他能被给予足够的支持，就可以勇于面对新的经历并且想出恢复自我整合的方法。

我设计的模型

图 4.2 是我在大约 20 年前出于需要设计的一个模型。当时我没能说服其他"工程师"设计这样一个模型，于是自己动手设计了这个对我来说挺有用的模型。后来事实证明，它比我的初衷有更多的用途。而且我很高兴 Kevin O' Connor 在它的基础上发展了他对于游戏治疗的行为疗法。该模型的目的是向荣格分析性游戏治疗师说明怎样对待儿童受到"损害"和需要接受治疗这一过程，向他们解释儿童为什么不

能自我疗愈，同时介绍游戏治疗对于儿童康复所起的作用。我把这一模型用在受创伤儿童的父母身上也大获成功，因为它有助于他们理解为什么他们的孩子会陷入困境以及游戏治疗的过程。

这个模型（图4.2从左到右）显示了心理健康、无须治疗的儿童与心理不健康，需要接受治疗的儿童的反应。它从儿童遇到一个新的、不熟悉的或创伤性事件开始。在大多数情况下，我们通常会有三重经历：思考、感觉、行动（或许有人会有不同意见，认为我们还会有精神层面的经历。但为了简单起见，我选择只列出这三方面的经历）。当遇到新的或不熟悉的事件时，去整合就会出现在人经历中的上述三个方面。我借用了班杜拉（Bandura，1969）的术语描述行为去整合；皮亚杰（Berk，1989）的

术语描述认知去整合；然后我自编了一个术语描述情感去整合。它们分别是衰退（行为去整合）、不平衡（认知去整合）和失代偿（情感去整合）。

当去整合发生时，自我必须评估自己是否做好了应对的准备。在我的模型中，应对指的是对事件的清醒意识和对抗它的内在能力。应对需要一种与事件去整合程度成比例的自我力量。自我力量来源于以前的生活经历、习得的图式以及儿童在其所处的环境中得到的安全感和支持。在应对过程中，自我可以通过认知、情感和行为三方面的同化和调节来逐渐适应新事件。最终的结果是在这三方面形成新的模式，并且帮助自我实现重新整合和平衡的恢复。

我们举一个儿童的例子加以说明。有一天，一个原本生活在健康环境中的小女孩在放学回

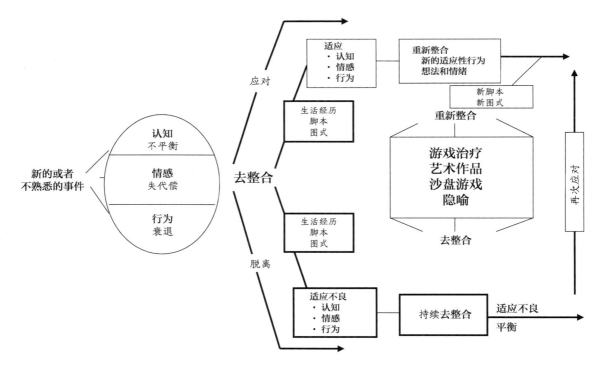

图4.2　我设计的游戏治疗模型

家时在一个公园里遭到一个陌生人的性侵。因为她的自我力量足以在人所经历的三个方面上应对这一事件，她开始用一种健康的方式适应创伤。她在三方面的适应具体表现为：（1）健康的行为适应——"我不会再独自去那个公园了"；或者"当我再次穿过公园时，我会带着狗"。（2）健康的认知适应——"这不是我的错"；或者"我不是坏孩子"；或者"我不应该受到这种对待"。（3）健康的情感适应——"我当时很害怕"；或者"我对发生的事情感到很生气"；或者"我恨那个人"。这些都是与发生事件有关的健康的适应反应，因此对帮助儿童恢复到正常的自我整合水平很有用。

相反，我们在从业过程中遇到的儿童大多缺乏健康的自我适应能力，他们会拼命压抑发生的事件。我将这种回避的能量称为脱离——它意味着儿童的自我正在极力压抑和摆脱发生的事件。自我本能地知道它是否具备应对和适应发生事件的力量。这种脱离会导致我所称的适应不良。我们仍以上面那个遭到性侵的小女孩为例，适应不良儿童的表现可能是这样的：在行为上她可能会向其他儿童做出性的行为、欺负其他儿童或者拒绝出门。在认知上她会想："那件事情从未发生过"；"它是我的错"；或者"我活该"。在情感上她可能感到："我喜欢那样的经历"；"我想和那个人再待在一起"；或者从此变得情感麻木。显然，儿童的不适表现绝不只有这些，不过它们足以说明适应不良使得儿童的自我无法应对发生的事件，但事实上她只有应对才能让自性有效地帮助愈合过程。记住一点很重要，即脱离的目的是为了避免直面事件以及它会对自我产生的影响。适应不良能

够缓解原始情结和正在形成的情结所带来的不安情绪，可是由于脱离的作用，任何健康的适应都不可能出现。这也是儿童的父母向我们这些治疗师寻求帮助的原因，因为他们觉察到儿童出现问题了。

荣格分析性游戏治疗师认为此时的儿童在意识范围内已经穷尽了他所有的应对事件的能力。我们认为如果儿童已经习得了新的知识或技能，他是不会主动选择进入适应不良的状态的，因为我们了解心灵的结构和自性在儿童身上的存在。同时我们深知，当儿童进入治疗室时，我们的工作就是在安全的环境下帮助他学会直面发生的事件，激活他内在的自我治愈者，并且让他的自性与自我连接起来，借助我们在游戏室里准备的具有象征意义的玩具将治愈过程呈现出来。还需要指出的是，我们并不总能知道儿童的治愈者原型是怎样的以及它会怎样呈现出来。这也是为什么 Green 将荣格分析性游戏治疗师的角色准确地定义为"来访者的观察者"的原因（Green，2009）。

注意来访者的症状是非常有必要的。荣格分析性游戏治疗师很希望能够看到来访者显现出的症状，它们被看作来访者在试图脱离自我无法承受的事件时表现出的不良反应。有趣的是，这些症状通常带有"证实性"或者"补偿性"的特点，并且与原始情结或者发展中的情结有关。比如，一个身体受过虐待的小男孩可能会在课间休息时在操场上追打其他同学。如果他在受虐待时有过无力或无助的感觉，而这一事件由于他在意识层面无法应对而被压抑了，那么追打其他同学就成为其重新赋予自己能力的一种"补偿性"行为，与此同时他当初

的感觉也会重现。另一种可能与之相反，即小男孩继续将自己置于遭到殴打的境地。这一行为"证实"了他与施虐者的经历，并且反映出他试图克服无力感的需要。这些在社会上表现出的不良行为虽然可以暂时缓解不适感或无力感，但由于它们都不是直面事件的行为，因为不可能从根本上解决问题。这些症状也与儿童的原始情结或情结有关。如果仔细分析，治疗师可以发现其有意识的行为与潜意识中那些被压抑的潜在动力有着密切联系。

该模型的下一步是向儿童介绍游戏治疗，这是能够帮助其应对新发生的恼人事件的方法。荣格分析性游戏治疗师通过儿童呈现出来的症状非常清楚地认识到，儿童在意识层面已经没有能力解决令其感到苦恼的问题。不论出于什么原因，儿童不具备自我力量应对新出现的情况，所以他只能采取竭力回避的做法。游戏治疗始于游戏治疗室，治疗师在那里与儿童建立关系，并为其营造一个神圣空间。

治疗的安全性

神圣空间（Temenos）是早期希腊人用来定义神圣区域的一个词，在这个区域里人可以感觉到上帝的存在。荣格用这个词描述治疗时必须具备的安全性，这样来访者才可能有意识地触碰那些他压抑的内容或情结。因此我这里用这个词指游戏治疗室里的安全环境，以及儿童与治疗师建立的安全的治疗关系。神圣空间首先应当是一个安全、封闭、私密的房间，儿童可以在里面接触到丰富的具有象征意义的原型语言。Peery（2003）对游戏治疗室的物理属性提供了细致的描述和要求——大小、铺地板的材料、与其他治疗室以及等候室分隔开、接近室外并且应专门用于游戏治疗——因此，这里我就不再重复他的建议了。

不过，对于游戏治疗室，我还想再补充几点。所有的玩具都应敞开摆放，并置于儿童可以够着的地方。玩具需要精挑细选，确保它们能够体现原型的象征含义。由于原型通常是成对的（比如，英雄与坏蛋、拯救者与毁灭者、杀人者与治愈者），因此在挑选玩具时，注意平衡它们之间的象征意义非常重要。Green（2009）在处理玩具的象征性问题上提出了一个非常重要的观点。他指出，由于儿童会被象征原型的玩具深深吸引，因此每次在治疗快结束时，有必要在儿童离开前让他们重新回到现实中来。为此，游戏室里应给儿童准备一些基础玩具和材料，即那些儿童平时在游戏室外的日常生活中也会见到或使用的东西。它们就是 Garry Landreth 在其所著的《游戏治疗：关系的艺术》（*Play Therapy: The Art of the Relationship*，2002）一书中所称的"现实生活中的玩具"（Landreth 还在书的第 144–145 页详细列出了可供考虑的玩具清单）。Byron 和 Carol Norton（1997）也在他们的著作中对游戏治疗室里玩具的挑选和玩具的标准解释（附录 B）、环境的解释（附录 C）以及动物的解释（附录 D）给出了极具指导意义的建议。（Landreth 和 Norton 夫妇都是游戏治疗理论和应用方面非常优秀的指导老师，他们指导年轻治疗师如何搭建能令儿童着迷的游戏治疗室，从而取得理想的治疗效果，他们堪称这一领域的大师。）

荣格分析性游戏治疗师的底线是确保在其布置的游戏治疗室里有象征寓意的玩具与现实

中普通玩具的比例是均衡的。除了玩具属性中潜在的原型蕴意，游戏治疗师也要思考他们自己与玩具的关系和玩具对其产生的反应，并在治疗过程中注意观察儿童的反应。因为在处理象征符号时，游戏治疗师很容易在无意识中出于自身偏好选择玩具。偶尔，我会让同事来我的游戏室对我所选的玩具做出评论。有一次，我的好朋友 Craig Peery 来游戏室时带了一个橡胶章鱼，因为她认为我的游戏室布置得太男性化了。提醒得好，Peery！此外，我们也需意识到，我们仍处于一个不断进化的状态，因此我们与玩具的关系是会随着时间改变的。

另一个能够增强游戏治疗室安全的动态因素是玩具的摆放，它对构建神圣空间至关重要，对此 Peery（2003）提供了解决方案。Green（2009）也对怎样通过玩具的摆放使儿童从意识状态进入无意识状态，最后再回到意识状态给出了建议。游戏室里的玩具是否应当涵盖儿童认知发展的全过程也是一个需要考虑的重要因素。当儿童玩那些属于发展阶段早期的玩具时，最容易发现其身上被压抑的东西。我通常会把这一阶段的玩具放在架子的最底层，然后自下向上按发展阶段的顺序摆放不同的玩具。因此我会把积木、球类、运动玩具、不需要说话和操作简单的玩具放在最下面。Landreth（2002）在谈到为游戏治疗室挑选玩具一定要慎重时指出："在为游戏室挑选玩具和材料时应当仔细考虑以下两个方面：（1）它们对游戏治疗目标的实现能否产生影响；（2）它们与游戏治疗的基本原理的契合程度"（pp.133–134）。对荣格分析性游戏治疗师来说，工作目的是把自性指导的原型借助游戏对外呈现出来，从而实现

有意识的自我与无意识的自性之间的"对立的调和"。

构建并保持神圣空间的另一方面是儿童与治疗师之间的关系。Peery（2003）在他的文章"治疗师的角色"中给出了应对之道。从一开始，治疗师就要努力在游戏室里为儿童营造一种接纳、安全和舒适的氛围。荣格分析性游戏治疗师的首要任务是通过与儿童来访者建立关系来构筑这样的环境。在对儿童做出反应时，Axline（1947）提出的 8 项基本原理对治疗师非常具有指导作用。一切都要以儿童为中心。除了必要的解释说明外，不要向儿童提问题，并且要让儿童感到他处于关系的中心。这对任何一个儿童来说肯定都与其平时的经历有很大的不同，有时甚至可能会令其感到吃惊。通过为儿童提供这样的环境，治疗师会看到儿童身上发生的一个至关重要的变化——自我膨胀。

自我膨胀的作用

Edinger（1972/1992）在其著作《自我与原型》一书中对自我膨胀进行了长篇论述。他在第 1 章中提到，对于健康儿童来说，人们会担心如果其自我过度膨胀，可能会陷入危险。Peery（2003）也提到了忒修斯神话，并将儿童与治疗师的关系比作阿里阿德涅之线。在神话中阿里阿德涅之线将忒修斯带出了他杀死弥诺陶洛斯的迷宫。可是后来，由于忒修斯屡次成功地克服了许多考验，他变得自我膨胀。他陪他的朋友庇里托俄斯进入阴间，要求释放庇里托俄斯的未婚妻佩尔塞福涅，这样他俩就可以结婚了。结果他们两个人都被毒蛇"永远"地绑在了长凳上。普罗米修斯也遭遇了类似的命

运，他从众神那里窃火，结果被捆绑在一块岩石上，一只恶鹰天天去啄食他的肝脏。这些神话都意在告诫人们自我膨胀会带来的害处。这种膨胀通常发生在"凡人"冒险进入"神"的世界，并试图取走不该属于他们的东西。与之相对应，"神"是自性的代表，而凡人则是自我。

但是，接受治疗的儿童通常不会自我膨胀。如果他们表现出自我膨胀，那也是由于拼命压抑自己造成的适应不良。自我膨胀是儿童有意识地参与"无法应对"的必要组成部分。儿童需要借助扮演超级英雄、警察或好人，并且战胜坏人或霸凌的人，才能让自己膨胀到足以面对必须面对的事件。荣格分析性游戏治疗师在准备大量能反映原型的玩具并与儿童建立关系的基础上，就是要有效地激发儿童必要的自我膨胀，使其感到具备了应对的力量。我们认为，为儿童提供上述这几个重要条件，能够激活他们内在的自性和治愈者。这样通过治疗师在游戏治疗过程中扮演解释者（只在必要时）、见证者和容器这几个关键角色，儿童就会渐渐走向疗愈之路。

荣格分析性游戏治疗的特点

荣格分析性游戏治疗的特点之一是我们使用大量源自不同理论的技能来构筑并维持游戏治疗室的神圣空间，因为在游戏室里，混乱的游戏会让自我与自性疏离和脱节，这对解决儿童的问题和治疗几乎不会有任何帮助。在混乱的环境中，也不可能发展出新的、健康的脚本和图式，因此采用行为干预来恢复游戏室的秩序很有必要。荣格分析性游戏治疗师可以对极度焦虑的儿童使用一些放松或意象引导的方法，

也可以为其提供一些认知方面的解释，以减少儿童在遇到新事物或不熟悉的情况时产生的认知失调。清楚什么时候应该向前一步对儿童的发展轨迹进行干预对临床治疗师来说是一项很难掌握的技能，但它对维持游戏治疗室的神圣空间和与儿童的关系又是绝对不可或缺的。

荣格分析性游戏治疗的另一特点是在游戏治疗过程中使用自性。我们允许儿童把我们当作他的玩伴、必要时的解释者、他所付出努力的见证人以及源自其原始情结或情结的强烈情绪的容器。儿童常常需要来自我们的支持，并且在游戏时让我们充当其中的重要角色，来助其完成治愈需要完成的任务。举例来讲，当一个缺乏能量、看上去很沮丧的儿童在进入游戏治疗室并且开始变得自我膨胀时，他就会要求在关系中占据主导地位。他可能会把治疗师"关进监狱"，或者"居高临下地"与其说话，这就是膨胀的表现，也借此弥补内心的软弱。但他也可能表现出渴望被支配的需要，目的是让治疗师知道其受折磨和伤害的感觉。无论儿童表现出哪种情形，他都需要另一个能够让他感到安全的人在他释放无意识能量时积极充分地参与其中。

大多数时候，荣格分析性游戏治疗师应当在游戏过程中扮演主动但有耐心的观察者，密切注意儿童呈现出的无意识层面的特征。这就要求治疗师应与儿童保持同样的节奏，也就是说，治疗师在行为、认知和情感上都要与儿童保持一致。儿童的行为表现不仅让治疗师意识到应当怎样做出回应，而且治疗师要相应地调整自己的行为与之匹配。儿童的行为与治疗师的行为之间的任何差异都可能导致儿童被治疗

师主导。治疗师在认知上也要与儿童同步，即治疗师要了解儿童的认知水平，然后在沟通时使用与其发展相适应的语言，包括儿童对不同物品的叫法。最后，治疗师应与儿童的情绪起伏相呼应，但不要超出儿童当下的情绪范围。因为一旦超出其情绪范围，就又会占据主导地位，这是治疗师必须尽力避免的。总之，如果能做到在行为、认知和情感三方面与儿童保持同样的节奏，就可以在游戏治疗室里创造并维持神圣空间，促进儿童在应对方面的进展。

当儿童来到游戏治疗室时，荣格分析性游戏治疗师要着力于对儿童问题的了解。治疗师对儿童家庭多代系统、儿童目前的适应能力水平以及导致儿童不良行为的任何事件或问题进行非常彻底和全面的评估（本章稍后会具体介绍）。因此，从儿童第一次进入游戏治疗室开始，荣格分析性游戏治疗师就要密切注意儿童所触碰的有象征意义的物品以及它们之间所关联的主题。儿童在游戏时常常对于自己的行为是无意识的，所以治疗师的工作就是要试图搞明白他所做的一切的背后所蕴藏的含义。这种对游戏治疗体验的深度挖掘是该理论的关键所在，尤其要注重观察儿童行为反映的隐喻，并对其做出"推测性的假设"。之所以将假设称为"推测性"的，是因为治疗师的假设有可能是不准确的，对此应有所准备。

举例来讲，假设一个身体曾长期遭受虐待的孩子前来接受治疗。我们已经获知虐待停止了，而且这个孩子也在努力克服这件事对自己造成的影响。通过其表现出的症状，治疗师可以很容易地觉察她是怎样处理虐待后果的。如果她表现出攻击性，可以推测她是在借此弥补内心的不适和无力感。如果她表现得很沉默和孤僻，不愿与人交流，则可以推测她很恐惧，虐待的感受正被她转移到其生活里。如果她没有表现出任何症状，很可能说明她自己已经开始应对虐待，并走在疗愈的途中，而且治疗师可以看到其在治疗过程中做出的适应行为。为了叙述方便，我们假设这个孩子来自一个不健康的环境，但现在生活在健康环境中。

在游戏治疗期间，假设这个孩子决定玩两只动物玩具。其中一只属于家畜，比如狗，另一只是食肉动物，比如霸王龙。孩子让两只动物打架，最终当然是霸王龙打败了狗。这时，治疗师可能会做出"推测性假设"，即狗代表孩子，霸王龙代表虐待她的那个人。并且会对孩子发出相应的评论："看上去狗在那个邪恶的霸王龙面前束手无策。"这样的评论对孩子遭遇虐待时的无力感深表同情，并将其行为深化到认知和情感层面。如果治疗师的这一假设是错的，只要孩子与治疗师建立了安全的关系，孩子会纠正治疗师的推测的。

与之相反，如果孩子在游戏时让狗打败了霸王龙，则表明她想弥补自己内心的恐惧。这时治疗师可以对她说："哇，这只狗真厉害、真了不起，它竟然能够把比它大得多霸王龙打败。"这样的评论同样对孩子渴望以小胜大、以弱胜强的心态给予同情，也对她选择补偿性游戏的做法表达了理解，后者是治疗师经过分析后对游戏的"见证"。

见证之后是解释，它需要使用充满情感的语言并且充分理解儿童的情结。仍以霸王龙为例，荣格分析性游戏治疗师可以这样说："我敢肯定更大的家伙没有料到这个小家伙这么有力量"；或者"那只狗对自己能打败那么一个大家伙一定感到非常骄傲"。解释时应当用儿童容易理解的语言对游戏的主题进行总结，这样能够促进无意识行为与有意识理解之间的联系，从而产生 Green（2009）所称的"有意义的整合"。解释要求荣格分析性游戏治疗师必须觉察出游戏主题与儿童情结间可能存在的相关性，这样治疗师才能用一些不同的方法向儿童对游戏主题做出解释。一个具备出色分析能力的治疗师应当对儿童游戏的主题推测出至少 2—3 种假设。这项"深入"的工作能够唤起治疗师与儿童之间在有意识和无意识层面的治疗共鸣，为儿童整合能量和改变的发生提供丰富的土壤。因为当儿童内在的无意识能量在游戏时被激活和迸发出来后，我们称为治愈的效果就显现了。

与情结有意识的接触总会伴随着强烈的情绪，这是情结被激活的正常表现，而且儿童显现出的强烈情绪也能让治疗师意识到接触发生了。Green（2009）把这种强烈的能量称为儿童的"愤怒"。治疗师对其应当尊重并有所控制，但最重要的是，不要受儿童强烈情绪的干扰。由于它很可能引发治疗师本人的情绪反应，因此，治疗师必须学会在不阻止或摆脱儿童情绪的状态下尽可能沉着镇定地正面应对。

荣格分析性游戏治疗的另一特点是，治疗师被看作游戏治疗环境的一部分。我在前面已经提到，荣格分析性游戏治疗师应当扮演来访者的见证人和解释者。此外，成为"容器"也是荣格分析性游戏治疗师具有的一个特征，它有助于反向共情的有效使用，而反向移情能够对儿童的治疗产生积极影响。在游戏治疗过程中，治疗师一方面要控制儿童的情结能量，另一方面要愿意承担儿童的情感负担，当然是在儿童乐意向其呈现的前提下。这意味着儿童已经与治疗师建立了信任关系，因此他愿意治疗师感知到他的强烈情绪。这种经历对治疗师来说或许并不愉快，但对儿童却是很好的释放。为了能够体验这种从儿童到治疗师的情感"传递"，治疗师必须在情感层面与孩子保持一致，但同时要保持"容器"自身的完整性——即治疗师本人。这就要求治疗师必须清楚哪些情感或问题是自己的，哪些来自儿童。在这个时候，荣格分析性游戏治疗师必须区分清楚，防止把自己未解决的问题掺入儿童的游戏治疗中，这一点极其重要。

督导时遇到的临床案例

下面举一个我在督导时遇到的案例。我负责督导的是一位颇有天赋的游戏治疗师。她正在为一个 8 岁的男孩进行治疗，这个男孩遭到了父亲的身体虐待。他被人从家中接了出来，现在生活在一个健康的环境里。可是他的行为却变得很恶劣，而且对家中其他成员也有暴力倾向。治疗师已经和他见过几次面，并且为他安排了一个很不错的神圣空间，因此他已具备了开启治愈之旅的条件。治疗师告诉我，在游戏治疗室里小男孩反复做的一件事就是把她"绑"在椅子上，然后走近她，在她面前挥舞一把剑。由于那把剑距离她太近，所以她感到很不舒服。她很想禁止孩子玩这个游戏，可是她又觉得与她的畏惧相比，小男孩所呈现的一切很重要。她控制住自己的情绪，继续这个游戏。事实上，很久以前，这位游戏治疗师自己也有过遭受虐待的经历。于是我问她，当小男孩走近她时，她有怎样的感觉。她承认她有一些极端的恐惧感。她在对孩子做出回应时放大了他的权力感和力量，她对着他晃动的剑说："哇，你太强大了，我在这里却很无助。"她觉得她和这个男孩陷入了僵局，因为他一直在自己的行为里神游。

我建议她在下一次游戏治疗时告诉孩子她的极度恐惧感。因为我认为这个男孩正在把自己内心深处的恐惧感传递给治疗师，可是如果治疗师不把自己的恐惧感告诉他，他就不能确定她是否能够完全理解他的经历。接下来的游戏治疗与以前一样，治疗师很快就被男孩绑在椅子上，然后男孩走向她，手里挥舞着那把剑。这时治疗师对他说："我现在感到很害怕，我觉得自己无力阻止你，我吓得要命。"男孩立刻停了下来，久久地看着治疗师的眼睛。治疗师接着说了一句极具治疗效果的话："我理解。"这是我们能与儿童分享的最深层次的同理心，它不是一般意义上的理解，而是切身感受到了儿童竭力想表达的情感。这样，通过愿意承担儿童的情感负担，治疗师不仅能够充分见证儿童的经历，而且还能在游戏过程中与其共同分享这一经历。

解释、见证和控制

与神圣空间有关的另一项技能是给予儿童反馈时采用的方式。对荣格分析性游戏治疗师来说，给出反馈的方式可以有好几种。首先，在治疗的初始阶段，治疗师的常见做法是在游戏治疗室里"跟踪"儿童的行为，这与以儿童为中心的游戏治疗使用的方法完全一样。它包括治疗师与儿童持续的对话以及治疗师向儿童叙述游戏的进展。Landreth（2002）是这样

写的，"跟踪反应传递出治疗师参与其中的信息，并且让儿童感到治疗师始终与自己在一起"（p.212）。这时的重点在儿童及其行为上。在这一阶段，治疗师可以发出这样的评论，"你找到了你寻找的东西"；或者"你知道该用它干什么"。跟踪是一种谨慎的方法，有助于在游戏治疗室里发展神圣空间。跟踪反应的特点还应包括前面提到的与儿童的情感同步、对儿童做出个性化反应、叫出儿童的名字、除了必要的解释外不向儿童提问，以及反馈只聚焦在儿童身上。

在下一阶段，反馈应关注儿童的更深层次，即认知层次，它对心灵的干预要多于跟踪阶段。这一阶段的常见评论包括，"你不太肯定它能不能成功"；或者"事情与你想象的不一样"。这一层次反馈的目的在于发现儿童在游戏时的认知发展过程。向儿童提供有关其认知方面的信息能够与其产生更深层次的共鸣，并且增进儿童对治疗师的信任。从跟踪反应发展到认知反应是有一定风险的，因为它会暴露出儿童更多的内在想法或情感，而它们有些可能超出儿童的意料或与他们的实际状况不符。由于荣格分析性游戏治疗师的工作需要其做出推测性假设，因此，治疗师应做好纠正或抛弃这一层次反馈的准备。

荣格分析性游戏治疗师使用的最具侵入性和个性化的反馈是情感识别。正如 Peery（2003）指出的，"在分析性治疗师看来，情感是与来访者心灵最深层次的交流，它具有极其深刻的意义"（p.37）。这一层次的反馈涉及接受治疗的儿童最易受伤害的部分，应当被视为最神圣和最柔软的心理现象。因此，在这一

层次向儿童提供反馈时，最有效的做法是采用隐喻或游戏主题的方式。比如，可以对儿童说"那个人好像对另一个人很生气"，或者"我觉得那个人似乎很难过"。不过，如果游戏是在儿童与治疗师之间展开，那么治疗师可以直接告诉儿童他的感受，比如，"你现在对我真的很生气"，或者"你现在看上去很难过"。

推测性假设不能使用对抗性语言，只是推测而已。荣格分析性游戏治疗师所使用的语言会给儿童留出否认、回避或者避开治疗反应的余地，比如，"我只是不确定那里发生的事情"；或者"那个人好像很难过，或者伤心"；或者"我想知道那里发生了什么事"。儿童可以控制怎样应对反馈，并且根据自己当时的自我力量，自由地选择答复、忽视或者完全回避作为回应。不过，无论儿童应对还是回避，治疗反应从这一刻开始就进入了心理层面，而且儿童随时可以得到。

反向移情

给予儿童有效的治疗反应的基础是儿童与治疗师之间无意识和有意识的关系。图 4.3 描述了治疗师与儿童之间健康的治疗关系。图中圆圈间的线反映了儿童与治疗师在意识和无意识层面所发生的动态关系。

从图 4.3 中可以看出，分别代表治疗师自我和儿童自我的那两个圆圈的大小是不一样的，这是因为治疗师由于年龄更大，在自我发展方面有更多的经验；可是儿童尚没有那么多时间让自我充分发展。治疗师和儿童的无意识部分的大小是一样的，这表明在无意识能力方面，治疗师与儿童不存在差异。在儿童的无意识部分加入了自性和治愈者，强调它们在儿童无意识中的存在。在治疗师的无意识部分加上了"集体"两个字，意在说明任何治疗师在与儿童一起进入游戏治疗环境时都可利用的资源。

我选择了"中断"一词来描述当儿童在其幼年生活中在意识层面遭遇了无法应对的事件时，儿童的自我与无意识间出现的状况。随着自我防御的发展，自性和治愈者原型对自我失去了指导价值。这时，自性－自我轴已经被削弱到自性被困在无意识里的程度，根本没有能力为治愈创造一个有意义的整合。自性－自我轴也可能变得极具渗透性，以致许多原型，无

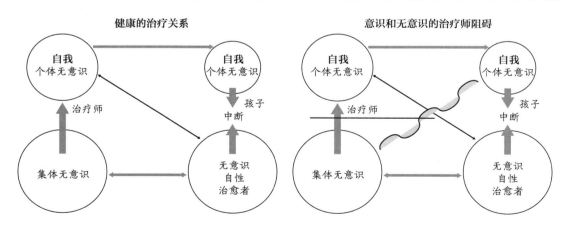

图 4.3　健康（左）与不健康（右）的模型

论是建设性的还是破坏性的，都可能进入其中并对儿童的自我产生影响。然而，由于自我中缺乏组织属性，它无法利用来自无意识的内容对发生的某一特殊事件进行整合。由于不能对自我形成有效影响，或者自我缺乏有效过滤和组织原型的能力，因此自性并不能对治愈发挥作用。

但另一方面，治疗师能够接触大量来自无意识的原型材料，并且确定儿童身上也拥有它们。治疗师的无意识和儿童的无意识之间的双向箭头表明治疗师与儿童在无意识方面的连接。在这一层面上有一种心灵能量的互换，双方都能感觉到。由于互换是无意识的，因此荣格分析性游戏治疗师只能在自己身上寻找明显的迹象。情感是这种无意识连接的表现，因此，荣格分析性游戏治疗师要能敏感地捕捉到儿童在游戏治疗体验中的感受。比如，如果儿童在游戏时没有行为活动，那很可能是因为他不喜欢这个游戏。再比如，在为一个曾受到性虐待的儿童治疗时，治疗师会发现自己感受到了性能量。虽然游戏治疗室里并未发生任何性行为，但感觉却是真实存在的。对荣格分析性游戏治疗师来说，重要的是意识到这些感觉是与儿童的无意识连接在一起的一部分。

如果治疗师是新手，或者对自己的治疗能力缺乏自信，那儿童在与治疗师连接时就会产生紧张、焦虑或恐惧的感觉。儿童也可能遇到存在尚未解决的心理问题的治疗师，而且，偶尔儿童甚至要反过来照顾治疗师。我在督导一些案例时就碰到过这样的情况。有一次，一个孩子出现了一些严重的性虐待症状，她被转介给一位年轻的治疗师。可是没想到，这位治疗师也有过被性虐待的经历，而且她尚未解决自己的问题。孩子游戏时的行为触发了治疗师本人的反应，结果那个孩子停止了游戏并对治疗师说："咱们玩别的游戏吧。"

儿童无意识与治疗师有意识的自我之间的单向线代表了儿童在治疗中呈现出的无意识内容。由于儿童无法对无意识内容进行有意义的整合，因此荣格分析性游戏治疗师要在游戏过程中发现儿童无意识中治愈者的部分。接着治疗师借机帮助儿童实现原型象征性的"超越功能"（Jung，1960，para.121）。首先，治疗师要确定游戏中含有无意识的象征表现，并且要非常了解游戏的意义，因为它与儿童的情结有关。然后，治疗师使用隐喻将信息传递给儿童，这样儿童就可以深化和增强对无意识所蕴含的意义的理解。

临床案例

这里我举一个许多年前我治疗过的一个小男孩的例子。这个小男孩来治疗时只有 5 岁，他曾遭遇严重的虐待，包括被强奸、身体虐待和用香烟灼烧。他的症状与其他受害者的症状一样，可是此外，他开始向自己的兄弟姐妹表现出性反应行为，这与受害者的性情结有关。在最初几次治疗时，他都将注意力放在为自己营造一个安全环境上。直到有一次治疗结束时，他从架子上取下一只捕食动物玩具，然后把它丢进垃圾桶里。当时他让我在他前面离开游戏室，这样他做那些动作时我就看不见了。我出去时回头瞥了一眼，后来当我清理游戏室时，我在垃圾桶里发现了那只动物玩具。我知道他的自我正在得到加强，他已经在为面对他的"施暴者"做准备了。

果然，攻击在下一次治疗时开始了。他在杀死那只捕食动物时伴随着强烈的情结能量。而且他的动作有条不紊，带有明确的目的，他杀死了一只又一只捕食动物玩具，把它们都扔进了垃圾桶里。我能感觉到他在勇敢地完成这项任务时心中的紧张情绪，我也向他表达了我内心的紧张。他看了我一眼，表示认同我的说法，而且他知道我能理解他的情绪。当他把所有的捕食动物玩具都杀死后，我意识到垃圾桶不仅是那些被杀死的捕食动物玩具的丢弃之地，也是收纳它们的容器。于是我对他说："它们再也不可能回来伤害我们了。"（我用了我们一词因为他在杀死捕食动物时也代表了我。）他很高兴地回答："没错。"

这个小男孩选择的治愈之旅是用隐喻的方法把自己置于虐待他的人面前。他像大力士和伊阿宋那样踏上了英雄的征程，用膨胀的自我所聚积起来的力量勇敢地面对伤害他的人。"我们"共赴征程，并且一同战胜了他生活中遇到的邪恶。我在其中所起的作用就是帮他把无意识的原型引入意识层面，即向他解释"容器"不仅是丢垃圾的垃圾桶，也是收纳那些不会再回来的东西的地方，因此，"我们"现在安全了。这是我看到并向我的这位年幼但勇敢的小朋友所做的解释，因为这是荣格分析性游戏治疗师的工作：帮助儿童有意识地理解无意识层面显现出来的内容。

显然，如果儿童无意识的内容引发了治疗师本人无意识层面尚未解决的、仍在困扰他的问题，那就会让治疗关系陷入危险中。在这种情况下，治疗师会无意识地开始"引导"儿童，而不再让儿童占主导位置。有时，治疗师甚至可能利用儿童解决自身的问题，虽然这种现象很少见。因此，在治疗过程中，荣格分析性游戏治疗师必须保持警醒，时常评估自己的心理状态，以确保这种破坏治疗的状况不会发生。治疗师一定要意识到，任何时候当其触及无意识层面的内容时，无论是自己的，还是他人的，都有可能因自己的无意识而迷失方向。负责任的治疗师了解自己在无意识层面存在的问题，会对其进行透彻分析，并在其因情绪反应而显现出来时及时捕捉到。制止自己的问题介入治疗，把机会留给来访者是治疗师的一项重要工作。

据说威廉·詹姆斯（William James）将在心理学中使用象征手法称为"最危险的方法"（Kerr，1994）。可是，只有当荣格分析性游戏治疗师理解了无意识的语言（象征、符号、隐喻），他们才能建立一个安全、吸引人的环境，即神圣空间，而儿童也只有在这样的环境下才能安全地应对无意识的呈现，并开启转变的征程。当儿童开始流露出无意识的内容时，荣格分析性游戏治疗师一定要注意控制自己的心理问题，不能让其影响对儿童的治疗。在为儿童治疗时，治疗师应当始终密切跟踪儿童的表现，并且有效地使用反向移情的方法增强儿童原型中治愈者的部分，从而帮助儿童能够应对问题，发生改变。通过深入每个儿童的无意识层面，并且尊重其在治疗过程中出现的个体差异，荣格分析性游戏治疗师不仅能帮助儿童实现行为、认知和情感方面的康复，而且能治愈其无意识层面隐藏的问题。

第 5 章

心理动力游戏治疗

John B. Mordock

心理动力指的是人脑中力量或影响的相互作用。行为治疗师习惯于将行为与可观察到的前因和后果联系起来考虑，心理动力治疗师则认为行为的成因比可观察到行为所揭示的更为复杂。儿童拥有有意义的精神生活和充满情感的大脑，可是如果被有害的思想侵入，它们就会变得不平衡、充满矛盾和受到困扰。用最简单的话来说，心理动力游戏治疗师旨在发现儿童的情感如何导致其表现出一些问题行为，而这些问题行为被认为是更深层次潜在问题的症状反映。

主要假设

心理动力游戏治疗基于这样 4 个基本假设：（1）症状是有意义的；（2）儿童的问题源于内在的无意识冲突，没有能够成功地消化吸收难以接受的经历，以及未能应对发育缺陷，而所有这些都会在他们的游戏中显现出来；（3）儿童的游戏具有象征性，他们会将其内在感受投射到游戏时使用的物品上，然后借此努力应对其当下和过往的经历（象征性游戏对其情绪控制和心理安全提供了伪装和距离）；（4）儿童行为具有以移情为基础的特征，这在治疗时和其平时的生活中都会有所表现。

心理动力游戏治疗的目标

相较于其他治疗方法，心理动力游戏治疗的目标更宏大。它的目标不仅是减轻症状或解除痛苦（通过缓解焦虑及其他相关身体症状），而且要增强儿童的基本功能，特别是他们应对发展挑战的方式。该治疗竭力消除阻碍儿童心理社会健康发展的障碍，使其发展能在被停止、固结或退行后重新走向上升的轨道。心理动力游戏治疗试图重构儿童的整体人格，具体的做法包括：帮助他们发展更成熟的抗焦虑能力；纠正他们在感知方面的错误和认知方面的扭曲；修复他们心理上的屏蔽和被压抑的记忆；将他们未实现的期望、受挫的意愿和没有传递出来的信息披露出来；以及探究他们的幻想和不切实际的愿望的成因。

心理动力游戏治疗的具体目标包括：改善与照料者的关系；提高做出合理判断的能力；减少过度和不切实际的自我关注；增进对感觉世界的理解；加强对选择和后果的认知；面对

巨大的焦虑时，坚固薄弱的防御机制或调节僵化的防御机制；增加适应能力和自我认知。

对于那些原始超我过于内疚的儿童，心理动力游戏治疗可以对他们起到缓和的作用。有时候，这类儿童会表现出自我惩罚的行为，比如事故倾向、与比自己强壮的人打架和自残。心理动力游戏治疗可以帮助儿童更好地整合他们个性的各个方面，就像格式塔治疗师试图打造一个功能更好的整体。心理动力游戏治疗能够促进儿童的灵活性和适应性，帮助孤僻的儿童实现与自己和他人更多的连接。它可以让受到压抑的儿童变得更加自然、活跃和无忧无虑；让爱冲动的儿童变得更具控制能力、善于思考和承担责任；让过于自恋儿童的自尊不会轻易受到伤害并减少因此引发的愤怒情绪。这一治疗方法甚至还能降低易感儿童对精神病和边缘功能的脆弱性，特别是在他们面对巨大压力时（参见 Ekstein，1966）。

心理动力游戏治疗还有一些更详细的目标，包括：消除抑郁；缓解复杂的悲痛；克服创伤造成的影响；更好地适应生活中发生的变故，比如死亡和离婚；能以更好的心态面对疾病和配合治疗；克服恐惧症；加强注意力，从而提高学习成绩以及有效地管控自己的愤怒情绪和攻击性。它对自身确实存在重大局限性的儿童也非常有帮助，比如那些有学习障碍或身体障碍的儿童。这一治疗方法可以让他们学会接纳自己，并以更具适应性、补偿性和自我接受的方式向前发展。

心理动力游戏治疗师努力"抱持"儿童（Winnicott，1971）。就像妈妈抱着自己的孩子一样，治疗师也抱持着儿童——不是用身体，而是心理上抱持，帮助儿童在没有症状表现的情况下逐渐适应那些无法独自承受的焦虑和沮丧。治疗师认可儿童的经历，培养他们对自己感知和认知的信任，从而发展出更真实的自我意识，这是心理健康的基石。

心理动力游戏治疗与心理分析游戏治疗的差异

了解心理分析概念的读者可能会想，为什么本章的标题不是"心理分析游戏治疗"。虽然心理动力游戏治疗和心理分析游戏治疗的目标没有区别（参见 Bromfield，1992，2007；Lee，1997），但许多心理动力游戏治疗师并不接受心理分析理论的所有原则，特别是那些受力比多影响的人格发展理论。尽管力比多（libidinal）这个词在其最广泛的意义上包括了爱和性，但儿童生活中缺乏无条件的爱显然是导致其在发展中遇到诸多严重困难的根源。

心理分析理论最初是由西格蒙德·弗洛伊德及其早期追随者提出的，它认为人格发展是一个以婴儿性观念为基础的动态、多方面的过程，其发展的阶段序列带有明显的本能驱力及其相关能量。在心理分析学家看来，人的行为受到这些驱力及其客体情感投注（即人的思考或情感在人、物或想法上的投入）的驱使。这些力比多或性心理阶段分别是：口欲期、肛门期、性器期、潜伏期和生殖器期[1]。虽然心理分析学家承认人格处在不断变化和适应的过程中，但他们认为，如果人在出生后的头六年里经历了创伤性神经症，特别是如果其未能解决恋母情结，就会呈现出退行、固结以及夸大等防御机制，这些在心理分析学家看来就属于症状。

我曾参与过无数被忽视或虐待儿童的治疗，特别是那些在日托或家庭治疗中心的儿童，他们表现出的行为像比自己更年幼的孩子。虽然他们的实际年龄属于潜伏期，但他们的发展却远远低于这一相对平静的阶段，因为潜伏期的儿童通常会把大量的精力放在学习和培养正常的爱好上，比如收集自己喜爱的物品等。可是这些问题儿童却将精力放在满足其更年幼时尚未得到满足的需求上（参考亚伯拉罕·马斯洛在 1954 年提出的需要层次理论），结果导致他们没有更多的精力用于学习或者发展与其年龄相适应的友谊。

我治疗过的一些年龄在潜伏期的问题儿童几乎对任何挫折都无法接受，他们表现得像冲动的婴儿，需要成人不断的关注和安慰。他们的胃口好得不得了，尤其对甜食，因此他们常常会偷拿或囤积食物，甚至那些被丢弃的食物。在被要求去完成某件事时，除非告诉他们具体的奖励，否则他们就置之不理。他们经常吸吮在游戏治疗室里发现的婴儿奶瓶，或者把自己裹在毯子里，摆出胎儿的姿势。他们的行为和态度表明，他们尚处在弗洛伊德所称的性心理发育的口欲阶段。

那些比他们发展得略好一点的儿童会表现出更多但随时变化的自我控制能力，但他们对照料者或者抗拒，或者缠着不放，而且他们的情绪波动很大。他们会全神贯注于自己的肛门，炫耀自己的臀部，并向他人展示；拽下其他孩子的裤子或打他们的屁股；为了通气而大口吸气，并且用各种方式发出"放屁"的声音；到处嗅来嗅去或者挖鼻孔（还经常吃自己的痰）；堵塞马桶；向同龄人施虐；玩攻击性游戏和乐

于肛门自慰。当感到极度焦虑时，他们可能会用粪便涂抹自己的身体和折磨小动物。但是与退行的精神病儿童不同，他们不会当着成人照料者的面做出这些动作。当他们在游戏治疗室里玩手指绘画、黏土或者沙箱时，他们会把所有颜色的颜料涂在一起，直到它们变成褐色；或者把黏土捏成粪便的形状（有时他们会让治疗师把它吃掉）；或者朝沙箱里撒尿，直到治疗师出面干涉为止。

发展更进一步的儿童会在喜欢他的成人面前控制自己的行为，但他们很容易受到与性有关的东西的刺激。由于对性的关注，他们会把关爱与性行为混为一谈（这让照料者不敢与他们亲近）。他们过度地抚摸自己的生殖器，与同伴玩性游戏（有时会对同伴性骚扰）。由于他们总是太过激动和兴奋，因此很难在玩安静的游戏时集中注意力。极度焦虑时，他们有可能放火。在治疗过程中，如果允许他们自由选择游戏内容，他们会非常兴奋，而且无论治疗师是男性还是女性，他们都会向其表现出诱惑性的行为。

我曾治疗过一些陷入恋父情结的小女孩，她们对我和她们的父亲都表现出诱惑性行为。一个早熟的 11 岁女孩经常穿着她死去母亲的衣服和高跟鞋，在房间里昂首挺胸又带着挑逗性地走来走去。在游戏治疗后的居家治疗时，她又重现了这一场景。她父亲并没有鼓励或支持她的这些行为，只是感到困惑不解，而她弟弟的死亡却让她的问题变得更加复杂。当她父亲把车倒出车库时，她没有照看好弟弟，结果他被车轧死了。由于她平时在游戏室里表现出极度的愤怒和嫉妒（有一次她抓起另一个孩子

的画，撕碎后一边冲出游戏室，一边咒骂治疗师），我想探究她是否有意忽视自己的职责，为了让父亲只和自己待在一起。可是在她的诱惑行为减少后，她就不再接受治疗了，所以我一直没能解开这个谜。

在为行为中止（固结）或者退行（在制定治疗方案前，需要澄清儿童的原始行为是固结还是退行，因为两者的方案是不同的）的儿童进行治疗的过程中，心理分析理论的许多原理都令我心生敬意，但是与早期信奉弗洛伊德学派的 Edith Weigert 一样，我并不是毫无保留地接受弗洛伊德的所有说法。2010 年 Weigert 在接受 Holmes 的采访时说：

> 我并不完全认同俄狄浦斯情结中所见的乱伦依恋的普遍性。不过，对父母或兄弟姐妹的性欲望以及对竞争对手死亡的渴望，可能会在一个缺乏安全感和同情心的环境下长大的孩子的生活中呈现出来。

许多心理动力游戏治疗师不认为快乐原则是生活中的主要动力，也不相信本能的需求在发展过程中比其他需求更重要。一个不爱学习的问题儿童实际上正在努力实现其他目标，只是这与其照料者的期望冲突。一个虐待成瘾的男孩曾对我说："既然我成不了好孩子，那我就要做一个最坏的孩子。"因为我认为相较于弗洛伊德经典理论中对需求的强调，下一节对需求的讨论能够更好地解释儿童发育异常，所以我更喜欢心理动力游戏治疗这个术语，而不是心理分析游戏治疗。

理论与方法

我的治疗实践，以及许多心理动力游戏治疗师的治疗实践，更多地基于自我心理学的原理，而不是经典的心理分析理论。在这方面做出重大贡献的有：阿尔弗雷德·阿德勒（Adler，1964）关于社会利益发展的理论；安娜·弗洛伊德（Freud，1937）关于防御发展的理论；海因茨·科胡特（Kohut，1971）关于自体心理学的理论；约翰·鲍尔比（Bowlby，1988）关于依恋和丧失的理论；玛格丽特·马勒（Mahler，1969）关于分离与个性化的理论；唐纳德·温尼科特（Winnicott，1965，1971）关于"抱持环境""过渡对象""足够好的母亲"和自我意识的说法；卡伦·霍妮（Horney，1945）提出的 10 个基本需求；埃里克·埃里克森（Erickson，1950）提出的心理社会发展的 8 个阶段；亚伯拉罕·马斯洛（Maslow，1954）提出的需要层次理论；以及其他对纠正情感体验产生积极影响的理论或观点（Alexander & French，1946；Alpert，1957；Rank & MacNaughton，1956；Werner & Kaplan，1973）。

霍妮（Horney，1945）提出的适用于儿童的需求是：爱和认可（取悦他人，受他人喜爱）；权力（改变他人意愿和控制他人的能力）；社会认可（获得声望和关注）；个人崇拜（内在和外在的品质都受到重视）；个人成就；自足；独立和完美。当儿童感到不受欢迎、缺乏能力、没有价值、不够成功、无法适应、过度依赖和存在缺陷时，他们通常会在试图改变这些感觉时采用夸大或不当的行为。

霍妮（Horney，1945）还指出，人的另一个基本需求是利用他人（为了更好地掌控和操纵别人，人会被灌输自己生来就是被利用的这一理念）。虽然许多问题儿童都表现出这种需求，但明显背离了弗洛伊德思想的早期心理分析学家阿尔弗雷德·阿德勒（Adler，1964）并不承认这是一个基本需求，他认为这是社会利益未得到发展所产生的结果，即在追求优越感时不会考虑他人的利益，而是以牺牲他人为代价。

埃里克森（Erickson，1950）曾在一家为问题儿童开设的学校任教，后来成为一名心理分析游戏治疗师。他根据自己的临床经验形成了他的理念。他认为儿童发展的第 1 阶段是希望，它与弗洛伊德的口欲期相一致。在这一阶段，儿童重点关注的是信任与不信任的问题。第 2 阶段是自制力，它对应的是弗洛伊德的肛门期。这一阶段儿童关注的是自主与羞愧和怀疑的问题。第 3 阶段是目的，此时儿童关注的是主动与内疚的问题。第 4 阶段是能力，与弗洛伊德的潜伏期相对应。在这一阶段，儿童开始关注勤奋与自卑的问题（精神分析学家阿尔弗雷德·阿德勒就是在自卑的基础上创立了他的人格发展理论）。

问题儿童在游戏时涉及的主题大多包括：对养育的需求；控制、主导和权力；被遗弃和拒绝的经历；分离与丧失；羞耻与内疚；威胁；治疗和照料受伤或破碎的物品（Crenshaw & Mordock，2005a）。许多心理动力游戏治疗师认为，埃里克森、霍妮和马斯洛的理论比弗洛伊德及其早期追随者们的理论更能揭示这些主题

的原因。

认知发展的作用

处于不同发展阶段或时期的儿童对事物的认知是不同的，因此，心理动力游戏治疗师也应根据他们的实际情况制定相应的治疗方案。4—5 岁以下的儿童常常分不清想法与行动。如果一个男孩希望某件事能发生，而它的确发生了，他就会以为是他的愿望促成了这件事的发生。如果一个女孩对另一个孩子很生气，希望他最好死掉。假设这个孩子真的死了，这个女孩就会觉得她需对他的死亡负责。儿童还会认为他的行动导致了某个相关的事件。一个男孩可能会以为，玩自己的生殖器导致了一个成年人对他的性虐待，特别是当罪犯责怪他的"性"暗示时，而许多罪犯恰恰就利用了孩子的这一错误认知。

即使是成年强奸受害者也常常会退化到这种思维水平，认为是他们自己做了一些导致强奸发生的事，或者他们本该做一些避免强奸发生的事。这样的态度以及成人强奸受害者经常产生的错误认知需要在治疗中予以解决。成年人在不带判断性并具有同理心的治疗师的帮助下，可以把他们非理性的想法表达出来，可是儿童却做不到，因此，治疗师需要帮助儿童在游戏过程中将内心的想法呈现出来。类似地，儿童对性的看法在不同的发展阶段也不同，并且会影响儿童的反应，不仅对性虐待，也包括对其他创伤性事件的反应。

幼儿对时间的认知也很弱。在游戏治疗过程中可以让创伤受害者把他们对时间观念、时间顺序和持续时间的错误看法都表现出来，并

通过治疗加以解决。如果一个孩子拽了一下搭帐篷的绳子，一个小时后帐篷塌了，孩子被困在里面，那他很可能会认为是自己刚才的动作导致了帐篷的倒塌。结果，这个孩子或许会因帐篷的倒塌而受创伤，而其他被困在黑暗帐篷中的孩子可能只是感到惊吓而已。在这种情况下，如果只是简单地让孩子接触结构性帐篷游戏，进行放松训练和体内脱敏（一种认知－行为技术），对消除儿童创伤后症状不如直面并解决其诱发因素更有效。

在幼儿心目中，他们的父母是完美的，而且无所不能。因此，当他们因某一事件受到伤害后，会因父母没有保护好他们而生气，也可能以为自己不值得被保护而生气——他们觉得或许自己做了什么坏事，所以父母不愿意保护他们了。还有一种可能是，由于生病或受到伤害，他们期望父母能给予他们超出平时的更多的保护。心理动力游戏治疗最重要的一个部分就是解决儿童对事件赋予的特殊意义。

本书提及的所有不同的游戏疗法一致认为，儿童游戏绝不仅仅是简单的游戏。有时，这是儿童获得掌控的一种方式。通常游戏中并没有冲突，不过由于儿童想掌控局面，因此会引发焦虑。

假设一个小女孩在祖父去世后，反复地将一个洋娃娃放入盒子里并对着它祷告，这说明她在试图控制因死亡和葬礼所引起的焦虑。如果这时她能得到他人持续的安慰，一段时间后她就不会再玩"葬礼游戏"了。相反，如果她仍继续重复这一游戏，而且它已经影响到她完成其他重要的与发展有关的任务时，这一重复多次的游戏就未能帮助她控制住因祖父去世而

导致的焦虑情绪，并且她还可能出现其他症状。在这种情况下，她就需要接受治疗了。或许这个女孩觉得自己与祖父的死亡有一定的关系。虽然孩子身边的成人很容易将葬礼游戏与祖父的死亡联系起来，即孩子反应的起因，但他们恐怕无法理解为什么相较于其他兄弟姐妹，祖父的去世会给这个小女孩造成如此大的创伤，也就是说，他们很难探究孩子内心的真实想法，即导致其出现问题的诱发因素。再举一个例子，一个小女孩的伙伴不再和她玩了，因为她只爱玩与学校有关的游戏，而且她总是要扮演老师的角色，指挥其他同学。可是后来，她拒绝乘坐校车，并且对学校表现出极度的恐惧。没有人知道这一切的起因和诱发因素，但很显然，逃学能够减少她强烈的焦虑感。

在上述两个例子中，第一个例子里的创伤事件与重复游戏的关系不得而知，第二个例子里的小女孩拒绝乘坐校车，当家人强行让她上车后，她竟然打开车窗试图跳窗逃跑。孩子和她的照料者或许需要一段时间才能将孩子看似怪异的行为与突发的创伤性事件联系起来，比如孩子可能在公共汽车或其他大型交通工具上受到虐待。如果没有治疗干预，创伤事件的起因可能永远无法确定。可是即使了解了起因，其他儿童面对同一事件却不一定会做出同样的行为，也就是说，诱发因素才是真正导致儿童表现异常的原因。确定起因和诱发因素是心理动力游戏治疗与本书提到的其他治疗方法的主要区别之一。

解释的作用

对于心理动力游戏治疗师，有一个普遍存

在的误解，即他们完全依赖于洞察力的发展来影响儿童的变化；同时，他们总在向儿童解释他们设计的象征性游戏的意义。历史上，解释的概念来自心理分析，而心理治疗的重点就是向来访者披露其无意识动机，使他们意识到这些动机如何导致了他们的那些症状行为。早期的英国游戏治疗师梅兰妮·克莱因（1932/1984）将儿童游戏视为成人的自由联想，因此建议直接对儿童无意识的愿望做出解释。但是，在美国，很少有心理治疗师愿意遵循她的方法。她的主要贡献并不是她的方法（被他人称为野蛮心理分析），而是她强调要把注意力集中在儿童被遗弃、妒忌和愤怒的经历上——这一理念至今仍然具有价值。

大多数对儿童做出及时解释的心理动力游戏治疗师都受到了安娜·弗洛伊德的影响。她的方法（1928）比克莱因的方法更审慎，而且与克莱因不同，她更侧重对防御行为的解释，因为对无意识愿望的关注通常会令来访者感到不安，而且有可能让他们难以承受。

许多游戏治疗师认为，把游戏的意义告知问题儿童可以增加他们对内部冲突的认识。在了解自己为什么会以某种方式行事后，儿童就可以自由地选择或学习更合适的方法来管理自己的焦虑。不过，这种说法过于简单了。在另一本书中，我和 David Crenshaw（Crenshaw & Mordock，2005a）用了两章，一共 27 页的篇幅来探讨治疗时解释的作用。解释可以分为两大类：一类是治疗师用来帮助儿童理解情感的，被称为共情（empathic）解释；另一类则涉及防御和隐藏动机，被称为动态（dynamic）解释。

共情解释还可以进一步细分为注意陈述、还原陈述和情景陈述——它们都旨在帮助儿童理解普遍情感、个体情感、个体冲突以及他人的行为和动机。最基本的注意陈述是对儿童的无声游戏进行评论，比如，"那个男人和那个女人在打架……女人跑了……一个小男孩躲在床下。"Melvin Lewis（1974）举过一个关于注意陈述的例子。在她对一个小男孩的攻击性游戏所做的注意陈述中，没有出现女性的身影，这让那个孩子意识到，他把自己对母亲毫无道理的愤怒转移到了父亲身上，因为这让他感到更安全。

还原陈述是为了让儿童觉察到自己从未注意到的与平时行为模式的不同之处，比如，"你好像只是在家访之后才生我的气。"如果儿童对自己的情绪很清楚，则可以使用情景陈述，比如，"每次你向我要你知道我不会给你的东西时，你就会因为我拒绝你而生气。"即使在使用共情解释时，对许多儿童也需要采取一些非直接的方法，比如在陈述时使用另一个假设的孩子，或者在游戏的背景下陈述。比如，"很多兔子可能会为此感到难过"；"鳄鱼木偶似乎很生气"；或者"小鸡不想和兔子一起分享！"

动态解释针对防御（包括防御性幻想的内容）、移情和替代，以及驱力和愿望（包括梦、幻想和身体感觉的内容）做出解释。一些解释属于简单的评论性说明，比如，"当洋娃娃感到焦虑时，她会用愤怒把它掩盖起来"；"你让我当坏人，可我真的不是坏人"；或者"棕色的兔子想让灰色的兔子注意到他"。动态解释只适用于自我力量相当强大的儿童，因此，一定不要使用它来治疗问题儿童。当儿童的发展水平已达到能够正确解读游戏所揭示的令人疑惑的含义时，可以在讨论他的实际愿望或焦虑前，先对其用于掩盖愿望或焦虑的防御机制做出解释。

解释是循序渐进的，情感教育与治疗之间的界限并不是那么清晰。第一，儿童获知在发生的一系列事件中有一些常见的要素（注意陈述）。第二，儿童意识到他在某个特定环境下表现出一些特殊行为（还原陈述）。第三，儿童明白在某个特定情景中需要表现出特别的行为（情景陈述），比如，处于竞争中的一个小男孩应当清楚，遇到竞争对手是不可避免的。第四，延用上面的例子，小男孩发现他的竞争情绪并未有意识地表现出来，取而代之的是防御行为，比如避免竞争（向儿童解释其回避的防御心理）。第五，小男孩了解到防御（回避竞争）能让他避免受辱或丧失自尊。第六，小男孩意识到他的行为实际上是早年间经历过的某些事件的反应（即早期类似的情景），包括所有曾经可以被归于"竞争"的反应和倾向，以及对他一点不支持、甚至贬低他的父亲。

遗憾的是，许多治疗师被儿童的主题混乱的游戏弄得晕头转向，常常对儿童在错误的时间用错误的语言做出错误的解释。在解释问题儿童的防御行为时，即使使用隐喻的方式，也要注意表述妥当得体。因为儿童很可能会将对防御行为的分析视作对自我的攻击，即使带有同情心地剖析儿童也能听出批评的意味。因此，解释时应当使用问句的形式，留出不能完全肯定的余地，并且让儿童感到自己被治疗师解释出来的行为也没什么大不了的。这样的表达无疑需要非常谨慎的措辞。在 Crenshaw 和

Mordock（2005a）撰写的书中有关解释的两章里，他们列举了大量表达不当的解释和对自我发展有帮助的解释，并将它们进行对比。

虽然解释是一种很有用的技能，但它只可以帮助儿童理性地看清自己的问题，而看清问题对于治疗成功只能起到很小的作用。Hermine von Hug-Hellmuth 是维也纳精神分析学会的第二位女性成员，她是正式将语言交流和游戏同时用于儿童治疗的首位心理分析学家。她在1920 年时就这样写道："对儿童和成人进行分析具有相同的目的；也就是说，使他们因已知或未知的影响而受到损害的心灵恢复健康和平衡"（p.287）。但是她认为，意识层面的洞察力并不是儿童在游戏过程中寻求解脱和帮助的必要条件。

儿童心理动力疗法的目的并不是探究造成其产生冲突的根源，相反，"洞察力"更应放在儿童思维方式的转变，以及其是否减少了情感和焦虑投射的需要上，它们最终能够提升儿童的自我理解能力，但它们需要治疗师的密切观察。因为从本质上讲，儿童所经历的是哲学家罗素（Bertrand Russell，1917）所说的"经验知识"，而不是"描述知识"。

另一个关于心理动力游戏治疗的普遍误解是，与成人心理分析类似，治疗师将重点聚焦在移情愿望和幻想的交流上，并向儿童解释它们的意义，从而增加儿童对它们的理解和接纳。心理动力游戏治疗师非常清楚，儿童通常会把他们当成父母或者其他重要的成人，向他们投射自己过往的经历、感受和想法，但他们很少会向治疗师解释在移情时呈现出的愿望。比如，身体遭受过虐待的儿童很少会攻击他们的父母，

更多的是将他们的愤怒转移到兄弟姐妹、同龄人或动物身上。有时一些儿童可能会试图攻击治疗师，此时治疗师必须制止他们，避免强化他们的这些不良的报复行为。与其向儿童解释这种行为："你打我是因为你希望你能伤害你的父母"，治疗师应当帮助儿童用更恰当的方式表达愤怒，即一种自我支持的技巧。治疗师可以先这样说："你不能打我，不过你可以打那个人体模型"（动作游戏）；然后在纸上画一个人脸，把它贴在人体模型上，开始打它（延迟的动作游戏），并让儿童模仿他的动作，同时在玩偶游戏中表达愤怒（游戏动作）；接着治疗师与儿童一起绘画或进行心理戏剧表演，期间可以伴随着语言解释（象征性游戏）；最后，或许可以进入完全使用语言表达的状态（参见 Ekstein，1966）。

帮助儿童将游戏形式从动作游戏转向象征性游戏是一种自我支持的技巧。这一技巧就其本身而言具有治愈的作用，因为它有助于儿童发展更好的防御焦虑的机制（远离或采用更适合的替代方式），并通过重现游戏情景来掌控情绪。如果想了解更多有关这一话题的讨论，可以阅读 Mordock 和 Crenshaw（2005a，2005b）的著作。

许多心理动力游戏治疗师将他们与儿童建立关系的方法归功于人文主义者 Clark Moustrkas（1953，1997）。他指出，如果希望治疗能成为儿童的一种成长体验，那么治疗师与儿童间的关系应当是：治疗师密切关注和调节儿童不断变化的感觉。他认为治疗从儿童表达负面情绪开始，通过表达和释放，他们情绪中的负面程度逐渐减小，然后更多的正面情绪

就会取而代之。也就是说，一段时间后移情以及与之相伴的投射会自然减少，在此期间无须做出解释。最终，儿童会开始对他们生活中的成人做出与以前不一样的正常反应（Van Ornum & Mordock，1983）。

心理动力游戏治疗师还发现，许多问题儿童发展缓慢，而且很少一直在进步。他们经常是刚向前迈出一步，就后退一步，或者长时间里没有明显的进展。不过，治疗师也承认，正如创立了道教的中国古代哲学家老子所言，"千里之行，始于足下"（Chan，1963）。

在临床文献中，有许多案例表明，解释神经症儿童的防御能力是有帮助的。在这样的解释被接受后，再向儿童解释导致其陷入困境的潜在愿望。不过，这些解释并不是旨在促进问题儿童发展的初步治疗方案中必不可少的一部分。

结构介绍

另一个关于心理动力游戏治疗的误解是，就像以来访者为中心的游戏治疗一样，在游戏时应当始终让儿童占据主导地位。可是，遗憾的是，许多儿童在游戏室里的行为是毫无章法的！通常，儿童选择的游戏并无实际意义，而且他们也不会与治疗师有实质性的互动。他们玩的游戏可能是单调且重复的，治疗师完全参与不进去；或者他们的游戏攻击性太强，导致治疗师不得不不停地给他们设限（参见 Crenshaw & Mordock，2005a）。他们可以没完没了地玩这种单调或攻击性的游戏。面对这种情况，治疗师就需要主动，扩展游戏的内容，使其更具情感意义。刚开始选择的游戏最好能

反映儿童在灵活性甚至移情方面面临的挣扎，并在关注其遇到的困难时，在游戏中引入一些有吸引力的角色。

因此，与认知行为游戏治疗师类似，心理动力游戏治疗师通常会在部署游戏治疗的过程中扮演主动角色以达到一定目的，比如主动发起与冲突有关的游戏（参见 Crenshaw，2006，2008；Crenshaw & Mordock，2005）。

与著名游戏治疗师 Haim Ginott（1961）采用的治疗方法不同——他只是简单地观察儿童的游戏，然后对其进行评论，心理动力游戏治疗师完全参与到儿童的游戏当中，而且与儿童的互动是其所设计游戏的组成部分。最早主动与儿童互动的一位心理动力游戏治疗师是 David Levy（1938），他把能够反映儿童关切的材料带入游戏中。他将他的治疗方法称为"释放疗法"。在此基础上，Gove Hambidge（1955）通过在游戏治疗中加入许多假设的情境扩大了游戏范围，他还创造了"结构化游戏治疗"这个术语。这种方法的整体安排是先与儿童建立融洽的关系，然后重现造成儿童压力的情景，并让儿童借此情景释放自己的情绪，接下来是自由玩耍，让儿童逐渐平静下来，进一步减缓其留存的焦虑情绪。

加强适应技能和发展防御机制

心理动力治疗师的治疗方案更多是通过帮助儿童找到更好的方式来表达其被压抑的感觉，以及发展更成熟的焦虑防御机制，而不是依靠解释来实现改变。为此所做的努力通常被称为自我支持技能，它们在 Crenshaw 和 Mordock（2005a，2005b，1997，2001）的著作中都有详尽的讨论。

在整个治疗过程中，大量的时间需要花在帮助儿童放弃对原始防御机制的固化持守上，比如替代和投射，同时学会采用更加成熟的防御方法，比如消除和升华。有时治疗师会在儿童自己玩的游戏中推荐一种儿童可以使用的更成熟的防御手段。比如，在儿童玩的游戏中出现了极其混乱的场景，每个人都受伤了，这时治疗师可以递给他一个玩具救护车，建议他把受伤的人送往医院（消除）。

向儿童提出问题

与以来访者为中心的治疗师不同，心理动力学治疗师常常会在治疗过程中向儿童提出一些开放式问题。这些提问大多采用隐喻的形式而非直截了当，而且提问的口吻也尽量显得很无知。这一方法可以让儿童也用隐喻的方式给出回答，这么做的重要性并不是因为许多问题儿童需要在心理上与自身的实际困境保持距离，而是因为他们无法用清晰的语言将自己混乱的想法表达出来。还有一些儿童的词汇量有限，他们不能把遇到的问题或困难直接讲述出来。心理动力游戏治疗师在许多出版著作或刊物中都提供了结构化游戏中用隐喻提问的示例，一些治疗师甚至针对某些特定的游戏设计了整套可向儿童提出的问题（比如 Crenshaw，2006）。

心理动力游戏治疗的治疗工作可以在几个层面上展开。比如，治疗师观察到一个小男孩在游戏时让几个木偶不停地互相攻击，就可以问他一个与情感有关的问题。即使这个男孩没有对他的提问给出直接回答，但治疗师或许会在其之后的游戏中发现一些细微的变化。治疗师可以沿着这一线索继续努力，让孩子觉察和定义自己的实际感受，并且将其表达出来。接下来就开始帮助孩子换个角度应对和解决问题，学会更好地管控冲突，让自己变得更加自信而非胆怯或咄咄逼人。

与儿童的照料者沟通配合

心理动力游戏治疗师利用他们从儿童游戏中获得的信息帮助儿童的父母和老师了解儿童存在的情绪问题，并且针对儿童的问题行为向他们提供正面的应对方法。事实上，在通常情况下，促使儿童发生改变的并不是治疗师在游戏室里采取的行动，而是儿童的照料者对待他们的方式产生的变化。比如，一个 3 岁的小女孩因表现出对黑夜的恐惧而来接受治疗。在第一次游戏治疗时，她设计的游戏场景中出现了许多"不同颜色头发的怪物"。她妈妈是妓女，但很爱这个孩子。治疗师对孩子母亲的行为没有做出评论，只是询问她能否调整一下接待客人的时间，这样女儿就不会在晚上看到他们了。她同意了，结果孩子对夜晚的恐惧也消失了。虽然治疗师非常希望小女孩能有一个更健康的成长环境，但他知道许多不健康的因素是治疗干预无法改变的。

另一个例子揭示了一次游戏治疗后产生的偶然结果。一个 7 岁的男孩在第一次接受游戏治疗时被一位男性治疗师告知："你可以玩游戏室里所有的玩具。"他照做了，但在玩的时候并没有表现出什么特别之处，因此，治疗师也只对他进行了关注陈述。

可是，第二天治疗师接到孩子妈妈的电话，她在电话里很生气地质问治疗师，为什么要问孩子有关他爸爸的问题。治疗师首先保证他没有问孩子任何问题，然后和她分析，或许是因为他是唯一与男孩一起玩的年纪较大的男性，这刺激了孩子向她提问。孩子的妈妈回答说，她不想回答孩子的这个问题，因为她的前夫是个"很坏的人"，因此她不愿意孩子了解他的情况。治疗师向她建议，至少她应当向孩子解释清楚，爸爸的离开与他没有任何关系，也应当向孩子介绍一些爸爸身上可取的地方，即使那些对她来说无足轻重，比如相貌不错、喜欢自己的工作、工作稳定、具有某项运动天赋或其他特长等。孩子的妈妈说她不知道自己会不会采纳这个建议，同时还说她不会再带孩子去治疗了。然而，几周后治疗师从孩子学校得到的反馈是，这个男孩以前的症状都消失了。

现状

在过去 40 多年里，心理动力治疗方法的使用显著减少，不仅在儿童治疗中，在成人治疗中也是如此。精神病学和精神病护理领域都更青睐一种快速修复的方法，因此，现在对成人和儿童进行治疗时，医生会使用大量的精神类药物。虽然心理学家仍然会接受心理治疗方面的培训，但全美国绝大多数大学的心理学系都只热衷于学习一些基于理论的方法。而且与心理动力学概念最初大多是由医生发展出来的不同，学校里学习的这些理论方法主要是心理学家设计的。

学术界的心理学家还反对用心理动力学理论家所创造的假设结构体系来解释他们观察到

的行为，因为他们认为这样的假设近乎玄学，或者出自思辨的哲学，而不是源于真正的科学。他们还认为，假设的结构即使不是幻想出来的，也显得很牵强，因为它们无法在实验室条件下进行测试。然而，事实上，相较于任何其他心理学理论，心理动力学理论，特别是弗洛伊德的理论，得到了更科学的评价。举例来讲，35 年前，Fisher 和 Greenberg（1977）回顾了 2000 多个个体案例，结果发现，这些案例大多支持弗洛伊德的理论，这给他们留下了深刻的印象。最终他们得出了这样的结论："事实上，我们还没有找到一个系统的心理学理论能够像弗洛伊德的理论那样，经常得到科学的评价"（p.396）。这一说法今天依然成立（参见 Shedler，2010）。

临床案例

我曾在其他文章中讨论过心理动力游戏治疗过程中交谈的目的，并且列举过大量心理动力治疗干预的具体案例，特别是那些需要帮助减少挑衅或攻击性行为的重度问题儿童——这类儿童通常需要至少为期一年、每周一次的治疗才能取得进展（Mordock，2010）。这里我只列举一个经过删节的比较简单的案例。其实案例中儿童的问题并不严重，他之所以被介绍来接受治疗是为了避免被安排到专门给行为障碍儿童开设的特殊学习班。我在叙述该案例的治疗过程时，还会介绍心理动力游戏治疗的各个阶段，以及交谈的目的和治疗的整体目标。

赫克托是一个小学五年级的学生，因为在学校的操场上与比他年幼的同学打架而被带到我这里接受治疗。赫克托的老师和妈妈还告诉我，他没有朋友，看上去总是很不开心和难过，而且不愿意花太多精力完成学校布置的作业。一些游戏治疗师认为，10 岁的儿童"年纪太大了，不再适合玩游戏；但是又太小了，也不适合进行交流治疗"，因此他们经常对这个年龄段的儿童使用跳棋等桌面游戏，并期望借着与他们交流让处于潜伏期的儿童能够学会应对问题。在赫克托之前，我曾接待过另一个与他问题一样的儿童，我对他使用了跳棋游戏，效果很好，因为跳棋对他来说具有特殊的意义（Mordock，2001）。但是，通常情况下，我不会使用结构化的桌面游戏，因为我发现它们经常会导致孩子拒绝呈现其情感和幻想——而它们才是找出问题根源的基石。

第 1 阶段：与儿童建立工作关系

心理动力游戏治疗第 1 阶段的主要任务是与儿童建立工作关系，减轻儿童的紧张情绪，并向其解释治疗的性质。

治疗师：你妈妈今天带你来见我，因为她和你的老师都为你的脾气担心。她们说你开始与比你小的同学打架，因此她们害怕你会把那些同学打伤。她们还说你没有朋友，而且看上去总是不开心和难过。【交谈的目的是让赫克托知道交谈与他出现的问题有关，并且希望能帮助其满足内在需求。】

赫克托：我有朋友！

治疗师：这么说，你不同意你妈妈和老师说你没有朋友和不高兴了？

赫克托：（表现得坐立不安，但没有说话。）

治疗师：如果你想走动，你可以走动。我们不用坐着谈话。

赫克托：我不想谈话。

治疗师：对大多数孩子来说，谈论自己的烦恼和问题都不是一件容易的事情。可是，谈话有助于我们避免把内心的烦恼通过行为发泄到别人身上，特别是那些令成人不安或者给其他孩子惹麻烦的行为。

赫克托：（从椅子上站起来，打开一个装满游戏材料的柜子。）你这里有跳棋吗？我常和妈妈下跳棋。

我本来想问他是否也和朋友下跳棋，这样我就可以逼他承认没有朋友和他下棋。但是，心理动力游戏治疗的目的并不是让儿童承认他的缺点，而是开启一个过程，进而实现心理动力治疗的目的：加强儿童与照料者的关系，这其中也包括治疗师。因此，我是这么做的。

治疗师：没有，但这里有许多画纸、蜡笔和马克笔。你可以画任何你想画的东西。【交谈的目的是让赫克托用自己的方式说出"内心想法"。】

赫克托：我不画！

治疗师：那这样吧，我先画一部分，然后你把它完成。（治疗师画了一个女人坐在桌子旁边的椅子上，桌子上放着一盘跳棋。治疗师把人物画得很简单，为的是淡化绘画技巧。）

赫克托：（在画面上画上自己，也坐在桌子旁边。）

治疗师：是妈妈教你怎样下跳棋的吗？

赫克托：是的。

治疗师：你很喜欢和她下跳棋。我敢打赌你肯定希望能有更多的机会和她玩。或许在你见过我之后，她就会经常和你玩了，不过我不敢向你保证！（从与他妈妈的沟通中我知道，她已经不再和他下跳棋了，因为他总是作弊，而且如果输了就乱发脾气。我继续坚持实现第一次交谈的第二个目的，并且希望他能改善与他人的关系。）你妈妈告诉我她不再和你下跳棋了，你觉得妈妈为什么要这么做？

赫克托：（沉默不语。）

治疗师：我们可不可以一起画一幅别的画？我先画你们一家人在一起做事。（画他妈妈在厨房里。）

赫克托：（拿起另一张纸，吃力地画了一辆简陋的卡车。）

儿童在治疗早期所画的画或许当时看不出什么隐喻，但后期回想时就能理解它的意思了。在赫克托这个案例中，他缺席的爸爸是个卡车司机，但我当时并不知道这个情况（我本应当对他的经历了解得再详细一些），结果我失去了一个探究他对爸爸情感的机会。在第 2 次治疗时，我又试图让赫克托画一张一家人一起做事的画，但他没有像我那样把人物画得很简单，而是拿起另一张纸，试着画出人的真实形象。他画得很费劲，不过和其他不经常画画的儿童差不多。最后，他实在画不出来了，把画纸撕了，说我就是一个傻瓜，然后试图离开游戏室。

治疗师：我知道有些孩子在不能把事情做好时会感到非常糟糕。咱们第一次治疗时，你就说过你不画画。我很抱歉让你做了你不擅长的事情。或许我们应该一起做一件你擅长的事。你能用黏土捏东西吗？

与大多数问题儿童一样，赫克托也不是一个擅长做手工的孩子，他们更愿意用粗犷的动作游戏来控制自己内心的焦虑——可是这类游戏会受到游戏室场地过小的限制（如果儿童试图玩这类游戏，只能劝阻他们）。结果，他毁坏了自己创作的不完美的作品，对治疗师进行侮辱，然后想离开游戏室。

治疗师：我有种感觉，你说我是傻瓜是因为别人也这么说你，而且你觉得他们认为你什么也不会！

赫克托：（拿起小人模型，设计了一个一群小男孩欺负另一个男孩的场景，然后这个男孩开始反击，把所有欺负他的男孩都打倒在地。）

治疗师：因为他们让他感到生气，所以他把他们都打倒了，可是现在没有人再跟他玩了，而且那些比他大的孩子还可能欺负他。我还推测你妈妈不再和你下跳棋的原因是你不愿意服输，虽然你不会打她，可是你把自己的失败怪罪于她，并向她乱发脾气。

赫克托：（拿起一个母亲小人模型，对着一个儿童小人模型说"可怜的失败者"。）

在最初的几次治疗中，治疗师，更重要的是赫克托本人，对赫克托的问题有了初步的了解。以一种适当并且带来支持的方式，治疗师与赫克托达成了共识（虽然是用隐喻的手法），即他的行为不仅给别人造成了麻烦，而且令他本人感到痛苦，因为他失去了母爱和友情，并且对自己产生了不好的感觉，认为自己很傻，连普通孩子能完成的事情都做不了。治疗师告诉赫克托自己会通过治疗帮助他解决这些问题。

第 2 阶段：分析儿童出现的问题及其成因

通过最初的几次治疗，治疗师发现赫克托问题的"根源"是他觉得自己很傻，并且对那些他自认为看出他弱点的人充满怨恨。接下来就要帮助他剥开一层层表面现象，深入其内心查找原因。后面的治疗显示，赫克托对自己的期望太不切实际了，他的幻想也过于夸张，可这一切暂时受到了他所经历的失败的打击。大量的研究表明，与正常人相比，有抑郁倾向的人总是对自己的表现不满意，即使他们已经取得了很好的成就。这种现象通常被称为"抑郁悲观主义"（参见 Norem，2001）。

显然，赫克托对自己的高标准是为了赢得成年人的认可，特别是他缺席的父亲，因为他们以前在一起生活时父亲总是批评赫克托，还把他视为夺走妻子关注的对手。因此，治疗师需要帮助赫克托接受他或许永远也得不到父亲认可这一现实，不过，更重要的是让他认识到，他可以通过自己的其他行为，很容易地获得别人的认可。他还需要知道，他以前的一些认知是误解，同学之间的取笑其实只是一种他们习惯的互动方式而已。

随着治疗的继续，赫克托明显表现出了越来越多的自我力量。他很少再用隐喻做出解释了，因为直截了当的解释并不会打断他在玩的游戏。而且他后来玩的游戏也更具成效，这说明他对解释不再抵触，而是开始消化吸收了。他还能够敞开心扉地谈论他的一些关切，这在大多数儿童治疗场合中是很少见的。

第 3 阶段：制定并实施改变方案

治疗师：现在我们已经明白，你以前以为父亲离开家是因为你不够好，因此你对批评变得过于敏感，对同学们的取笑也表现出过激的反应，而且你不知道互相取笑是朋友间的常事。我认为如果我们能够更多地"聊聊"你对父亲离开家的感受，你内心的一些愤怒情绪就会渐渐消退。【我在这里很随意地用了"聊聊"一词，是因为我发现赫克托的游戏场景在开始时通常都与他的情感有关。】

第 4 阶段：结束

当儿童的行为显示，他已经能够应对他那个年龄段遇到的挑战时，心理动力游戏治疗就该结束了。儿童可能还会有一些症状，但已经不太明显，说明他正行进在康复之路上。适时成功地结束治疗对儿童来说也是一种成长经历，我曾在其他文章中介绍过在这一过程中应使用的技巧（Mordock，2001）。但遗憾的是，大多数时候，就如同赫克托的情形一样，当儿童刚表现出一些进步时，父母就不再带他来接受治疗了。

结论

心理动力游戏治疗的阶段与儿童的成长阶段很相似。著名的发展心理学家皮亚杰（1952；见 Flavell，1970）将成长定义为源自内在模式或态度的从一个阶段到下一个阶段的转变。儿童在此期间任何一个时间节点所学到的东西都是由之前发生过的事情决定的，不只是其经历过的事情，更多的是其关注到的事情。"外在的教育需要以内在的理解为前提"（Flavell，1970，p.406）。

注释

1. 按照弗洛伊德的理论（1962），儿童期的心理发展有一系列的阶段，他称之为性心理阶段（他广义地用"性"这个词来概括所有令人愉悦的行为和思想）。在每个阶段，性欲（大体可翻译成性驱力或本能）专注于情欲的不同区域，它们会成为儿童快乐或沮丧的来源。在每个性心理阶段，儿童都会经历一种特殊的冲突，只有将其成功解决，才能顺利进入下一阶段。但是每种冲突的解决都需要消耗性能量，在某个阶段消耗的能量越多，在个体心理成熟的发展过程中，这一阶段的重要特征就会表现得越明显。

挫折和过度放任（或两者兼具）都可能导致弗洛伊德所称的在某个特定的性心理阶段的固结（fixation）。固结是一个理论概念，指个体性欲的一部分已经永久地投入到某一特定的发展阶段。同时，假设在每个性心理阶段都有一些性欲投入，这样，成年人的个性在一定程度上会反映出其婴儿期或幼儿期的行为特征。

在口欲期（0—2 岁），所有的欲望都是通过嘴唇和嘴来满足的，它们接受食物、牛奶以及其他所有婴儿可以用手拿到并抚慰自己的东西，而照料者则常常会用奶嘴让他们保持安静，同时把一些小物品放到他们够不到的地方，这样他们就不会窒息。这一阶段他们首先关注的是母亲的乳房，此后通常会转移到自恋的对象，如吮吸拇指。好母亲将成为儿童第一个"爱的对象"，取代其早期最渴望的母亲的乳房。儿童在这一阶段的主要冲突是断奶过程，同时儿童必须减少对照料者的依赖。弗洛伊德认为，如果固结出现在这一阶段，个体后期可能会有依赖或攻击问题。口欲期固结还可能导致酗酒、饮食问题、吸烟或咬指甲的现象。

在肛门期（2—4岁），儿童对身体的另一器官产生了兴趣：直肠口。这一阶段的主要冲突是如厕训练，即让儿童学会控制自己身体的需要。发展这种控制能力可以带来儿童成就感和独立感。这一阶段可分为主动冲动和被动冲动两种：一方面，控制欲的冲动很容易发展成残忍（虐待狂）；另一方面，它也可能发展成窥视癖（喜欢盯着看）。在弗洛伊德看来，儿童排便的快感与自我创造时产生的快感有关，而女孩后期可能会将这种快感转移到生育上。

在性器期（4—7岁），阴茎（或阴蒂）成为主要的关注对象。儿童对排尿很感兴趣，而且无论是排尿还是憋尿都能带给其快感，同时手淫（无论男孩还是女孩）也成为一种新的快乐来源。儿童在这一阶段开始觉察到男女在身体方面的差异，并且引发性爱吸引、怨恨、竞争和嫉妒方面的冲突。在这个年龄，普通父母在换衣服或洗澡时如果发现孩子偷窥他们，就会变得更加小心。与这个阶段相关的创伤是阉割，尤其重要的是要解决好弗洛伊德所称的俄狄浦斯情结，因为这个年龄的男孩开始把他们的父亲视为母亲情感的竞争对手，但同时他们又害怕父亲会因为这些情感而惩罚他们——弗洛伊德称之为阉割焦虑。同龄的小女孩也会有类似的被称为"恋父情结"的情感。但是弗洛伊德认为，女孩反而会经历阴茎嫉妒，不过他的这一说法遭到了一些心理分析学家的质疑，特别是卡伦·霍妮，他认为这毫无根据，是对女性的贬低。相反，霍妮提出，男性会有自卑感，因为他们不能生孩子。

在这一阶段，儿童应当学习在必要时推迟体感的满足，也就是说，要开始训练儿童的自我能够面对现实和控制快乐，虽然这些能力需要儿童成功度过潜伏期后才能得到充分发展。儿童还要开始学习应对分离焦虑（以及包罗万象的利己主义），具体做法就是找到代表母亲的象征方法，以此克制与其的分离焦虑（以及渴望）。《花生漫画》（*Peanuts*）*里莱纳斯的毯子就属于这样一个过渡物体。在应对恋母情结和恋父情结时，儿童开始意识到自己与母亲或父亲是同性别的，并由此决定未来的性取向。此时的身份认同采取了"自我理想"的形式，它有助于超我的形成：父母功能的内化（弗洛伊德通常仅将其与父亲联系起来，但其他心理分析学家则认为它与父母都有关），并最终以良知（和内疚感）呈现出来。

接下来是时间较长的潜伏期（7—12岁），在此期间，性发展或多或少暂停了，儿童专注于压抑和升华早期的欲望，然后学习遵循现实的原则。在这个阶段，儿童通常渐渐不再依赖父母（离开母亲，与父亲和解）或者积极主张自我独立（如果此前男孩表现得过分顺从父亲，或者女孩表现得过分接近父亲，嫉妒母亲）。此时儿童也超越了

---

* 一部长篇连载的美国漫画，作者为查尔斯·舒尔茨（Charles M. Schulz）。——译者注

童年的利己主义，开始懂得牺牲自我的利益成全他人（放弃自恋，即以自我为中心），并且学习怎样去爱别人。

从大约 13 岁开始（即从青春期开始），在经过较为平静的潜伏期后，儿童开始进入最后的生殖器期。这时儿童开始渴望异性，也渴望满足生育的本能，从而确保人类的繁衍生存。

以上各阶段的年龄只是一个粗略的近似值，因为弗洛伊德经常改变他对各个阶段实际年龄的看法，并且也承认每个个体的发展是不一样的，甚至各个阶段也可能重叠或同时经历。总之，心理分析理论认为，人格的发展是出于满足快乐原则的需要，它竭力在不引发超我限制的情况下实现现实需要。在整个人格的发展过程中，最关键和最饱受磨炼的阶段莫过于从儿童出生到后恋母情结的潜伏期开始的这一成长时期。

第 6 章

认知行为游戏治疗

Angela M. Cavett

最早使用游戏治疗的是精神分析学家 Hermine Hug-Hellmuth（Maclean & Ulrich，1991），从那时开始，游戏就被用于大多数的儿童治疗中。不过，即使作为儿童心理治疗的创始人，不同的临床工作者对游戏概念的理解也不尽相同。比如，安娜·弗洛伊德（1964）认为游戏是发展关系的一种手段，而梅兰妮·克莱因（1955）在分析游戏时采用的方式与她的同事分析成年患者的语言交流所采用的方式是一样的。游戏治疗是成人治疗模式的动态反映。具体而言，它的使用和调整建立在一系列的理论观点之上，与针对成人的治疗是相似的，只是它对儿童的发展更加敏感。大多数当代游戏治疗师都采用了以儿童为中心的游戏治疗方法，这反映出美国主要教学机构对儿童中心理论的重视。但是现儿童心理学的研究领域已经越来越朝着认知行为理论的方向发展。认知行为游戏治疗（cognitive-behavioral play therapy，CBPT）是由 Susan Knell 开发的，它是对儿童认知治疗的拓展。认知行为游戏治疗通过在治疗时使用游戏作为交流方式将认知行为治疗（cognitive-behavioral therapy，CBT）应用在儿童身上。认知行为游戏治疗是一种非常适合发展的治疗方法，因为它对于儿童在情感、认知和语言方面的发展具有极其敏感的洞察力。本章专门就认知行为游戏治疗的理论进行探讨。

认知治疗和行为治疗的历史

认知疗法是 Aaron Beck（1963，1964，1972，1976）发明的，它基于感觉、思想、行为与环境之间的相互作用（Beck & Emery，1985）。Beck（1967，1972）指出认知影响情绪，因此认知的改变会促使情感或情绪也发生变化。认知三角形在认知行为治疗中被用来描述情感、思想，或称认知和行为之间的关系。与认知三位一体相关的因素包括环境和人的生理机能。认知疗法旨在改变人的认知成分，以达到减少病理的目的。Beck（1976）认为非理性或者不当的想法导致了与痛苦相关的观念，也就是说，非理性或者不当的想法是诱发心理功能障碍的原因，包括抑郁和焦虑以及由此产生的行为反应。对儿童来说，把与病理学有关的"非理性"想法理解为"无益"的想法更为准确。

行为疗法研究环境对行为和病理学的影响，它采用操作性和经典条件反射以及社会学习理论。操作性条件反射认识到强化和惩罚的作用，并利用它们改善或改变行为（Skinner，1938）。父母、老师和临床工作者采用操作性条件反射的方法，通过奖励或惩罚来增强或减少儿童的某些行为。在对儿童进行治疗时，常用的行为策略都基于操作性条件反射，包括应变管理（比如积极强化或者终止活动）、自我管理、塑造、其他行为的差异强化、刺激渐消法和彻底戒除。

认知行为治疗是一个相关模型，描述了怎样对情感和行为进行改变。认知行为治疗融合了认知疗法和行为疗法的概念和干预措施。认知策略和行为策略的结合已经在成人和青少年的治疗中得到普遍应用，近年来，它也越来越多地用在出现发展问题的儿童身上。

游戏

发展问题限制了主要依靠语言交流的认知行为治疗的使用，但是通过游戏，就可以避免它的局限性。Russ（2004）认为游戏中有一些认知成分，包括幻想、假设、象征、组织和分散思维。游戏中也有一些涉及情感的内容，比如情绪的宣泄、情感主题的表达、游戏的乐趣、认知整合、情绪管控和情感调节（Russ，2004）。Russ发现，游戏的以下几个特性可用于游戏治疗。

1. 解决问题所需的洞察力。

2. 解决问题所需的灵活性。

3. 分散性思维的能力。

4. 在应对日常问题时能够想出不同的策略。

5. 积极的情绪体验。

6. 思考情感主题的能力（正面和负面）。

7. 理解他人情绪并能从他人视角看问题的能力。

8. 一般性调整的能力。

认知行为游戏治疗可以利用这些特性帮助儿童解决情绪和行为方面的问题。

认知行为游戏治疗的历史

认知行为治疗是为成人开发的，而游戏治疗则被认为是治疗儿童的首选方法。对处于前运算阶段的儿童来说（Piaget，1972），其所具备的认知功能被认为是使用传统认知行为治疗技术的障碍。不过，在对青少年或儿童进行治疗时，可以根据他们的实际情况对认知行为治疗做出调整，以适应他们处于发展敏感期这一特点。Roger Phillips（1985）提出将认知行为治疗与游戏治疗相结合；Susan Knell（2009）针对学前和学龄儿童对认知行为治疗进行了调整，设计出一个认知行为游戏治疗模型。传统的认知疗法认为行为受到语言的影响，可是如果认知疗法是基于认知而不仅仅基于语言，那么思想交流的方式既可以是言语的，也可以是非言语的。游戏是儿童表达大部分思想、幻想和经历的方式。在进行认知行为游戏治疗的过程中，当涉及一些概念时，常常可以通过具体的事例帮助儿童理解，并把他们自己的想法表达出来。在与成年人就其情感生活进行对话时经常会使用开放式问题，但认知行为游戏治疗并不依靠这一方式。认知行为游戏治疗师已经设计出结构化的、具有指导性的游戏治疗技术，可以解决各种心理问题。

通过语言来处理信息是针对成人的认知行为治疗的重点所在。事实上，人们普遍认为语言可以对行为产生影响（Beck & Emery，1985），而通过语言表达又可以洞察个体的认知。但在进行认知行为游戏治疗时，儿童与治疗师之间的交流既可以通过语言，也可以通过游戏。语言并不是了解儿童内心最深处想法的唯一沟通方式。游戏能够让儿童更深入地触碰他们曾经的经历，以及这些经历对他们心理造成的影响。游戏过程之中和之后的语言表达有助于儿童整合其游戏体验，甚至在以后再回味或提及这一经历。作为游戏交流的延伸，儿童会将认知体验用语言表达出来，而不仅仅是一段记忆。

认知行为游戏治疗中的游戏有助于儿童与治疗师之间以一种既关注儿童发展又能令其感到放松的方式进行交流。Garry Landreth 说："儿童最自然的交流媒介就是游戏和活动"（1991，p.7）。与以儿童为中心的游戏治疗一样，认知行为游戏治疗师欣赏并尊重儿童能够通过游戏进行交流。事实上，从理论上讲，游戏被认为是儿童的语言。虽然不同的理论对于在治疗时应当怎样使用语言有着不同的看法，但它们一致认可游戏作为儿童语言的重要性。

对于成年人来说，认知行为治疗的重点是将其错误的或者不够理性的想法转变为理性的想法。从非理性到理性的转变对于减少心理病理症状具有因果效应（Beck，1970）。对成年人采用苏格拉底式的方法，可以促进其从非理性思维向理性思维的转变，同时其病理症状也会减少，但前提是成年人需要具备较高的认知能力。但是对儿童而言，考虑到其认知发展很有限，因此确定他的想法是否"理性"不仅没有必要，而且几乎是不可能的。不过，鼓励儿童学着把自己的内心想法表达出来还是需要的，这样治疗师可以分析其认知，以及它们与情感和行为的互相作用，然后向其提出改进建议，这是治疗的一个组成部分，并且是可行和适当的。一个有效的方法是与儿童讨论另外两个孩子会怎样应对某个问题，并且推测他们的思维过程。通过对比这两个想象中的孩子及其行为的结果，接受认知行为游戏治疗的儿童就会重新思考自己应当怎样应对这一情境。考虑到儿童对父母的依赖，治疗师还必须与其父母、照料者以及其他对其生活产生影响的成人（比如老师）分享这些信息。

Eliana Gil（2006）和 Athena Drewes（2009）在两本颇具影响力的书中探讨了怎样将游戏治疗理论与认知行为理论结合起来。Gil 主要讨论了在针对个体儿童需要采用认知行为策略的同时，倾听儿童讲话的重要性。她的方法综合了指导性和非指导性方法，并且让儿童的声音成为选择游戏干预时的主要驱动力。Drewes 所编辑的书则对游戏治疗与认知行为理论相结合给予了大力支持。

认知行为游戏治疗的特性

Susan Knell（2009）总结了认知行为游戏治疗的以下性质和特点。

1. 认知行为游戏治疗利用游戏让儿童成为治疗的积极参与者。令儿童感兴趣的游戏可以减少他的抵触情绪，同时增加治疗的依从性。游戏被视为思想和语言的表达，因此，通过游戏与儿童交流，认知行为游戏治疗体现了对儿童语言的尊重，而且借着游戏让其"发声"，也能调动其参与治疗的积极性。

2. 认知行为游戏治疗专注于情感、思想和行为以及周边的环境。Knell（2009）还认为，儿童的幻想也可以通过认知行为游戏治疗得到解决。

3. 认知行为游戏治疗可以用来向儿童传授应对策略。如同语言能够为成人提供改变不当或不理性想法的机会，游戏可以帮助儿童处理认知，让他们拥有更积极、更适当的认知。

4. 认知行为游戏治疗的特点是以问题或目标为导向、有时间限制、具有指导性和结构性。治疗的目标与儿童呈现的问题有关。

5. 认知行为游戏治疗经过了大量的研究，为其治疗提供了经验支持。因此，它将获得研究支持的策略和干预结合起来就不足为奇了（比如，放松技巧、创伤的叙述处理）。不过，认知行为游戏治疗作为一种独立的治疗方法的研究基础尚未得到充分探究，今后它可能会被进一步研究。鉴于认知行为游戏治疗的结构，对其的研究通常聚焦在针对疾病的治疗上。

游戏、玩具和游戏材料的使用

Knell 和 Dasari（2011）在对认知行为游戏治疗时使用的玩具给出了一些建议，而且她的建议涉及各种发现的问题。比如，她建议使用一系列能够反映儿童各种情绪的木偶，它们可以代表人，也可以代表动物。美术用品（比如纸、蜡笔、马克笔和颜料）则可以用来表达儿童的想法和情感。许多认知行为游戏治疗技巧需要使用特别的艺术材料，它们在关于认知行为游戏治疗的书籍中都有非常详尽的描述。为儿童准备能够反映自身经历的玩具是有益的，比如，一个微型的厨房或化妆间就有利于儿童呈现其家庭生活。

认知行为游戏治疗的常用玩具包括富有想象力的玩具，比如玩具屋、家具和人偶。理想的做法是在游戏时为接受治疗的儿童准备能够代表生活中他人的洋娃娃或人偶，这意味着洋娃娃或人偶应包括不同的年龄、性别、肤色和面部特征，以反映不同的文化背景。洋娃娃还应包括不同的家庭成员（比如父母、祖父母、孩子、婴儿）。洋娃娃也要体现出儿童可能接触到的不同职业（老师、医生、兽医）。

在对儿童进行认知行为游戏治疗时，强烈建议为其提供玩具屋。如果可能，最好再准备几个其他的玩具建筑物，这样就有机会让其把对问题的反应和体验呈现出来。在有条件的情况下，可以准备两三个大小不等的玩具屋，供儿童表现不同的生活经历。比如，儿童可以用两个玩具屋分别代表爸爸和妈妈的房间，或者一个代表自己的家，一个代表寄养家庭。其他可供参考的玩具建筑物包括医院、救火站、警察局、法院和学校。如果治疗师无法提供所有这些玩具，或者游戏室的面积有限，也可以用一些其他物品（比如鞋盒）来替代它们。各式各样的人偶玩具以及那些基于幻想的人物（比如超级英雄）模型对儿童在游戏治疗时表达各种想法和情感很有帮助。

以问题和目标为导向

认知行为游戏治疗以问题为导向，意味着它聚焦儿童生活中出现的寻求治疗的具体问题。这些问题可能与关系、情绪、行为或生活中的其他方面有关，它们都会对儿童及其周围人的生活品质造成影响。为了帮助儿童及其家庭解决出现的问题并做出改变，认知行为游戏治疗倾向于用支持和共情的方式关注每个儿童的独特性。认知行为游戏治疗师会与儿童建立积极关系，这样可以促进儿童朝着有利于其发展的方向做出改变。有时候，非认知行为游戏治疗师可能会误以为既然是以问题为导向，那么治疗时问题应是重点，治疗关系是次要的。这样的看法是错误的，因为关系是影响认知、情感和行为变化的基础。问题导向只是要求治疗师重视儿童的痛苦和不适，然后采用改变模式与儿童及其家人共同制定目标。认知行为游戏治疗同时以目标为导向，即重点聚焦儿童功能的发挥，通过评估发现儿童在功能方面存在问题，然后将减少症状和增加功能作为治疗目标。

治疗师的作用

与所有的治疗模式一样，在认知行为游戏治疗的过程中，关系是影响治疗效果的一个重要因素。但是，在概念上，治疗关系并不被认为是认知行为游戏治疗中促使儿童改进的中心因素。也就是说，积极的治疗关系是必要的，但它不足以引发儿童在治疗时产生心理变化。治疗师还需要采用支持和共情的方式为儿童认知和行为的改变提供指导。在进行认知行为游戏治疗时，积极的治疗关系对于了解儿童的经历以及相关的情感和想法是非常必要的。事实上，无论哪一种治疗理论，都需要融洽的关系为治疗提供安全基础。认知行为游戏治疗师在治疗过程中要给予儿童指导，这种指导与儿童在许多场合和成人的关系很相似，包括他们的父母和老师。认知行为游戏治疗师工作的指导性主要聚焦在治疗的目标上，包括向儿童解释其在生活中遇到的困难或关切，以及为增强其功能采取可行的策略和干预措施。

治疗关系中的共情

认知行为游戏治疗师对儿童和儿童经历的共情为改变奠定了基础。当治疗师与儿童一起改变有害的想法、感知和认知时，首先要表达自己对儿童形成这些想法、感知和认知的尊重。比如，如果儿童对父母离婚或生病感到很生气，治疗师要对儿童表示共情，并对其呈现出的情绪予以谅解。只有在对儿童的经历表示共情后，接下来治疗师才可以用语言或者游戏的方式向其提出其他可供选择的处理建议，这时儿童就会倾听并且尊重治疗师给出的建议。换句话讲，只有当儿童感到治疗师对其经历表示理解时，他才可能考虑接纳其他更得当的反应和行为。治疗师对于儿童表现出的问题行为，包括不当行为，也要予以尊重，因为它们其实是儿童情绪的宣泄。从下面列举的例子中可以看到治疗师如何利用木偶（木偶的名字都是儿童起的）与儿童交流其攻击性行为及其相关的情感。

治疗师让贾马尔用木偶表演上周发生的一件他妈妈提到的事情。这件事涉及贾马尔和他哥哥杰罗姆的争吵，期间杰罗姆骂了贾马尔，贾马尔动手打了杰罗姆。

（一只木偶对另一只木偶做出了攻击性行为。）

治疗师：看上去贾马尔（指木偶）真的对杰罗姆（指木偶）很生气。

贾马尔：是的，他恨他，因为他骂他是个笨蛋。

治疗师：当杰姆罗这样说的时候，贾马尔感到很受伤，因为别人骂他笨让他很生气。

贾马尔：是的，他这么粗鲁地对待我让我很生气，所以我打了他。（边说边用一只木偶打和掌掴另一只木偶。）

治疗师：你真的很生气，因为他让你很受伤，所以你想让他知道你的感受，（停顿一下），生气和受伤的感受。他应当知道这一切！你想让他知道！

贾马尔：是的，我很生气！他骂我的时候我感觉很受伤！

治疗师：当你感到受伤时，告诉别人你的感受确实很重要，因为你希望他们能理解。杰罗姆不知道他伤害了你，也不知道你感到多么

生气。

贾马尔：他应当知道他的做法很粗鲁。

治疗师：是的，他应当知道你受了伤害并且很生气。他应当知道当他伤害你的时候，你很不开心。（停顿一下）当别人骂你的时候，你的确会很生气。你可以告诉他们你的感受，这很重要。

贾马尔：是的。

治疗师：咱们一起想想用语言帮助你表达愤怒的方法。或许语言也可以让别人知道你很生气和受到了伤害。这样你就不必打他，也不会给自己惹麻烦了。

认知行为游戏治疗与其他游戏治疗的区别

Knell 清晰地说明了认知行为游戏治疗与其他游戏治疗，特别是与以儿童为中心的游戏治疗和心理分析游戏治疗的区别（Knell，2009）。

1. 认知行为游戏治疗带有指导性，而以儿童为中心的游戏治疗没有这一特点，它让儿童主导游戏过程。认知行为游戏治疗的指导功能与其以问题为导向是相辅相成的。

2. 认知行为游戏治疗的治疗师根据儿童表现出的问题和需要选择游戏时使用的玩具。因此，针对不同的儿童及不同的问题，治疗师会提供不同的玩具。当然出于治疗的需要，儿童也可以在游戏过程中选择玩具。建立融洽的关系和让儿童

拥有表达其经历的机会是认知行为游戏治疗的必要组成部分，其中就包括允许儿童挑选玩具。

3. 认知行为游戏治疗包括依赖儿童需求和关切的心理教育。治疗师利用儿童、家庭等的相关信息来解决需要治疗的问题。在进行认知行为游戏治疗时，治疗师利用游戏向儿童灌输一些概念，比如感觉与想法之间的联系。认知行为游戏治疗师也会直接解释和传授一些应对技巧，比如正念减压法、标记情感、记日记和换个角度思考等。

4. 认知行为游戏治疗师观察儿童表现出的和其问题有关的关切，然后用非言语（主要是基于游戏形式）或言语形式与儿童交流，包括情绪关切（比如无价值感、沮丧）和问题行为（比如对兄弟姐妹进行身体攻击）。心理分析治疗师和认知行为游戏治疗师都会在交流时向儿童解释一些他能够理解的意义。但认知行为游戏治疗师用语言向儿童给出的解释与儿童的游戏主题是一致的，然后他们共同探讨是否存在与问题有关的思维模式。而心理分析治疗师通常会基于无意识的内容向儿童进行解释。对认知行为游戏治疗师来说，这会被认为是影响情绪和行为的自动思维。以儿童为中心的游戏治疗师不建议在游戏过程中引发儿童思考或指导其探索，因为他们认为游戏会自然呈现出儿童发生改变所需的驱动力。

5. 对于非指导性游戏治疗，表扬是不被考虑的，甚至被认为对治疗过程是有害的。但认知行为游戏治疗允许并且鼓励表扬，因为它认为这可以对儿童适应行为起到积极强化的作用。

干预措施

评估

观察儿童的游戏可能是评估他们在情感/情绪、认知、行为和语言等领域的功能状况的最有效方法。游戏治疗师历来把游戏作为窥视儿童思想和经历的窗口。对于非指导性游戏治疗师来说，没有标准化方法的观察是可以接受的，并且符合他们的理论模型。但是更多以行为为导向的治疗师仍然期望找到一种可量化的评估方法。儿童行为量表（Child Behavior Checklist，CBCL；Achenbach，1991）满足了认知行为游戏治疗师的愿望。他们需要得到培训后才有资格对儿童进行心理测试。这一量表及其教师版本和青年版本可以反映出儿童的全方位功能以及存在的内化（比如孤僻和抑郁）和外化（比如违反规则的行为）问题。儿童行为量表也可用来评估治疗结果。

木偶访谈（Puppet Interview；Irwin，2000）和伪句补全任务（Puppet Sentence Completion Task；Cavett，2010；Knell，1992；Knell & Beck，2000）都是为了评估儿童的感知而开发出来的工具。所谓伪句补全任务，就是治疗师根据儿童的具体问题和情景，设计不完整的句子让儿童补充完成，治疗师据此进行评估。而在木偶访谈中，治疗师通过儿童对句子主干的反应洞察其经历和想法。在对儿童的反应做出评估后，治疗师可以帮助儿童解决游戏中出现的问题，进而促使其思维发生改变，这样儿童的情绪和行为也会随之改变。

在游戏治疗的早期，治疗师观察儿童的游戏过程，并对其认知（观念、想法、对自我和他人的看法）做出评估。通常前来接受治疗的儿童并不会表现出明显的积极或消极认知。在认知行为游戏治疗时学习倾听儿童的语言，与非指导性游戏治疗中的学习过程很相近。当认知行为游戏治疗师试图了解来访儿童个体的内心世界时，使用基本的治疗或咨询技能，比如反思性倾听和跟踪，是必不可少的。Helen Benedict（2004）设计的主题可以用来评估儿童游戏时的表现。当儿童借游戏表达自我时，治疗师是能够"听到"的，而且彼此间的理解也得到发展。在整个认知行为游戏治疗的过程中，一定要安排几次非指导性游戏治疗，这样可以观察到儿童自发呈现的经历。之后儿童通过游戏表达的"思想"就会被整合到指导性治疗中。

治疗方案

儿童通常由其父母或者受其行为影响的其他成人（比如老师）带来接受治疗。与前来寻求治疗的成人不同，儿童并非这一过程的发起人。父母和老师的报告通常被认为是指导治疗的重要信息。不过，在大多数情况下，儿童明白他接受治疗是因为他表现出了有问题的情绪、想法或行为。因此，除了成人提供的信息外，儿童的态度也极具价值。认知行为游戏治疗师应鼓励儿童积极参与游戏治疗过程。在整个治疗过程中，治疗师不仅要从各方面寻找有关儿童的信息，更要注意从儿童身上挖掘信息。

认知行为游戏治疗的治疗方案要让儿童参与其中，并让他自己说出他希望通过治疗纠正的行为。治疗方案的制定过程应当和与儿童建立融洽关系同步，而且两者都要聚焦在发展儿童与治疗师的关系上。在治疗的早期阶段，认知行为游戏治疗师的工作一方面是了解儿童对自我、他人和世界的看法，另一方面就是发展与儿童的关系。类似愿望井（Goodyear-Brown，2005）这样的干预方法可以让儿童探索自己会发生怎样的变化。所谓愿望井干预，就是让儿童把沙盘一分为二，一半反映现状，另一半则反映希望自己成为的样子。愿望井模型可以放在沙盘中间。

另一种干预方法被称为"迈向成功"（Cavett，2010），这是一个很简单的活动，即治疗师与儿童共同用彩纸和美术用品制作一个由一系列台阶组成的模型，每个台阶上都画好向上的脚印。在每个台阶上儿童和治疗师写下或者画一个他们希望解决的问题或者做出的改变。在每个台阶的脚印处儿童和治疗师写下解决问题或者做出改变的干预方法。在治疗的早期阶段可以将它作为一张地图或者一个视觉模型，呈现出治疗时将解决的问题及进展情况。在整个治疗过程中，治疗师可以时常把它拿出来向儿童展示治疗的进度，特别是儿童取得的进步。

策略与技术

情感理解与调节

认知行为游戏治疗的一个重点是让儿童更

好地理解自己的情绪。治疗关系是情绪和情感内容最重要的处理媒介。因此，治疗师在游戏过程中和与儿童交流感知时都一定要保持开放、真诚的态度。治疗师要全然接受儿童的真实状况，并且将儿童的经历用自己的语言表达出来，目的是让儿童能够更深地理解其经历。在治疗过程中，治疗师要与儿童通力协作。首先治疗师要对儿童的情感经历予以理解和同情。然后治疗师应与儿童达成共识，即怎样让其负面情感经历发生改变，进而发展成为正面情感经历。通常儿童在治疗开始时出现的症状都很麻烦，有些甚至属于精神创伤。在这种情况下，急于让他们"尝试改变"是无益的，而且可能对他们造成伤害。只有通过理解儿童遭遇的经历及其引发的情感反应才能真正促成改变的发生。治疗师在全面了解了儿童的悲伤、焦虑和愤怒后，再在尊重儿童早期经历的基础上思索可行的治疗方案和治疗步骤。在与儿童共情和建立情感关系中，也要将儿童的父母或照料者包括在内。

尽管治疗关系是认知行为游戏治疗的主要"工具"，但要使治疗取得进展，干预仍是必不可少的。认知行为游戏治疗的技巧旨在让儿童了解其对自己和他人的情感。而情感理解应始于情感识别。治疗师在获知儿童通过言语或非言语的方式表达经历后，就可以先向儿童传授一些简单的情感技能，比如情绪分类。情感识别与面部表情和身体感觉有关。"情感猜谜"游戏能够帮助儿童理解各种情感的表达。如果能与儿童的父母一起做这个游戏，儿童就能看到他生活中其他人的某种感受是怎样的。另一个经常使用的干预方法是先拓展儿童在情感方面的词汇，它被称为"形容你的生活"干预法（O'Connor，1983）。

通过游戏治疗干预还可以了解情感引发的生理反应。生理反应与儿童情绪之间的联系可以在治疗时通过使用反思性陈述披露出来。比如，治疗师可以先陈述儿童显现出来的表情，然后进一步了解儿童内在的生理状况，比如心率、肌肉紧绷程度以及是否感到恶心。

它们之间的联系也可用于量化情感强度。许多游戏治疗干预措施都需要了解情绪的强弱程度。比如，降落伞情感弹跳仪（Cavett，2010）就是让儿童使用降落伞和球来表达其情感程度，他们的动作越激烈、有力，则表明他们的情感越强烈。测量情感强度可以让儿童了解他所感受到的情绪表现出的强烈程度以及情感强度与行为之间的关联性。一个有一点生气的儿童与一个非常生气的儿童在行为上会表现出很大的不同。目前基于游戏设计出的许多干预方法都是为了便于理解测量情感强度这一概念，其中一个方法被称为"情感算盘"（Cavett，2010），它可以显示在整个治疗期间和每次治疗时儿童不同程度的情绪反应。磁条黏在算盘的垂直面上，不同的情感被写在裁成小长条的卡片上，圆形磁铁放在卡片的背面，这样情感标签就贴在算盘上了。算盘上的珠子用来表示情感的强烈程度。举例来说，如果"担心"的旁边只有一个珠子，表明焦虑程度很低；5个珠子表明焦虑程度属于中等；10个珠子则表明极度焦虑。这样，在进行认知行为游戏治疗时，儿童就能在游戏环境中处理与情感调节有关概念。

将儿童的情感、思想和行为制成图表或用日志记录

父母是治疗师在为儿童进行治疗时的合作伙伴。父母记录儿童情感、思想和行为的图表或日志对于认知行为游戏治疗来说是非常有帮助的。图表或日志要求父母一天数次记录儿童的行为并对其进行评分，然后在下一次治疗时将这些信息告知治疗师。出于以下原因，儿童本人也要参与这一任务。首先，儿童看待自己的经历和生存现状有着独特的视角，让他们关注自己的状况能够强化其识别自我和他人情感的能力，并且逐渐学会换位思考。比如，学校老师经常使用的一个被称为"泰迪这周听到和看到的"方法就可用于对学龄前或小学生的治疗（Cavett，in press）。这个干预措施的具体做法是，一个填充玩具泰迪熊在治疗的间隔期间"到访"儿童的家，然后描述他在儿童家中的经历（用日志的形式）。日志由儿童口述，父母将其记录下来。治疗师鼓励儿童把泰迪熊每天在家里"看到和听到"的东西都记录下来。父母与儿童共同探索家中每个人的所见、所听、所感、所想以及他们的行为方式，这样可以扩展儿童的思考范围。

放松

认知行为治疗常常强调放松和有引导的意象干预，因为它们对儿童和青少年是有益的。深呼吸或四方呼吸就是有助于传授情感调节和放松的策略。在深呼吸时，儿童学习用不同的深度和节奏呼吸。通过学习控制呼吸，儿童就能掌握传统认知行为治疗中行之有效的技能。

但是，大多数传统的认知行为治疗中的放松干预方法都要依赖口头表述或指令。而适用于儿童的干预必须依靠关系或活动。儿童与父母共同学习放松技巧也非常有益。对于年纪稍大一点儿的儿童或青少年，可以让他们想一个能令其安静下来的单词。比如，专注于一个带给其平静回忆的词（比如海滩）就很有帮助。认知也能对这些年纪大一点儿的儿童起到暗示作用，比如对儿童说："想想当你吹蜡烛时你会怎么做。"不过，对于年幼的儿童，治疗师通常需要借助道具帮助他们学习放松的技巧，比如通过吹泡泡学习深呼吸；或者把填充动物玩具放在孩子的横膈膜上，为呼吸过程中的扩张和收缩提供视觉效果。儿童及其家人必须经过长时间的练习才能真正掌握与放松有关的技能。练习放松的过程应当是有趣和吸引人的，因为如果儿童抗拒，结果会适得其反。游戏是向儿童传授情感调节和放松技能的重要组成部分。

通常情况下，儿童通过亲子关系开始感受到放松的概念。如果父母能保持镇静，儿童也就能做到。假设妈妈对床下的怪物表现得一点也不害怕，那么紧张的孩子也会平静下来。当孩子表现出暴躁情绪时，如果父母能冷静地陪伴着他，就可以让孩子意识到，他的愤怒是可接受的，他们之间的关系也不会因此受损。如果儿童与父母建立了积极关系，并且形成了安全的依恋基础，治疗时向儿童传授放松技巧就容易得多。可是，如果儿童的父母没有给予儿童冷静、陪伴的经历，治疗师或许就是向儿童传授这些技巧的第一个重要的成人。这时，无论儿童有过怎样的经历，治疗师都要仔细倾听并表示接纳。认知行为游戏治疗师利用关于依

恋的文献和研究对儿童的经历做出恰当的反应，与儿童建立起接纳和安全的关系，然后开始帮助他获得有关情感和放松的技巧。治疗师在治疗过程中使用镇静技巧为儿童营造了一个安全环境。向儿童的父母传授这些放松和镇静技巧也很有帮助，因为这样儿童就有机会同时跟着治疗师和父母学习。不过，治疗师首先要评估父母的学习能力，他们很可能先需要接受心理教育，增强他们对这些技巧的价值的理解。

亲子关系中的放松，比如父母的抚摸，可以对孩子起到抚慰和安慰的作用，而且这样的感受很可能会伴随其一生。如果父母平时的抚摸能够让孩子平静下来，它就能对治疗起到辅助作用。在儿童（不是父母）感到压力时，父母如果轻轻抚摩孩子的前臂会给予他安慰，并让他放松下来。经过多项研究，抚摸已经被证明可以起到减轻压力、增加催产素和降低皮质醇的作用，而且研究针对了不同发育阶段的人群，包括表现出自我伤害行为的青少年（Field，2005）和在自然灾害后出现创伤后应激症状的儿童（Field，Seligman，Scafidi，& Schanberg，1996）。

几种基于游戏的干预措施可以用来向儿童传授放松技巧，比如，个性化转轮（Goodyear-Brown，2005）、从头到脚进行性肌肉放松、玩游戏（Cavett，2010）和布娃娃舞蹈（Cavett，2010）。在认知行为游戏治疗时与放松有关的阅读治疗也是有帮助的。这方面比较有趣的一本书是《为孩子减压：驯龙》（*Stress Relief for Kids: Taming Your Dragons*）（Belknap，2006），书里有充满想象力的画面、渐进式肌肉放松和儿童喜爱的互动练习，对儿童的放松很有益。

《男孩和熊：儿童放松读物》（*A Boy and a Bear: The Children's Relaxation Book*）（Lite，1996）也是一本有趣的儿童读物，描述了一个男孩和熊正在进行肌肉放松练习。父母可以和儿童一起阅读这本书，并在阅读前后用一只玩具熊模仿书里的动作练习。《穆迪牛沉思》（*Moody Cow Meditates*）（MacLean，2009）则以一种有趣的方式教导孩子冥想，特别是用制作冥想罐和讨论怎样让一只爱生气的小牛安静下来的方法。读过这本书后，儿童（和他们的父母一起）也可以制作一个用于放松的罐子，在治疗室和家里使用。

示范和角色扮演

示范和角色扮演需要贯穿认知行为游戏治疗的全过程。通过示范和角色扮演可以解决的常见关切包括但不限于：情绪识别和表达方面的问题、使用积极的应对技巧和社交技巧（比如攻击与自信程度的掌握）、适应性认知反应（比如怎样应对父母离婚）以及解决问题的方法。在示范认知反应时可以使用木偶或者洋娃娃，通过它们将儿童的经历呈现出来，比如父母离婚或者儿童患癌症。在用木偶表演情景的同时要把适当的想法也表达出来，这样儿童就有机会接触更多的选择，对他们做出改变是很有帮助的（比如减少焦虑或者对立行为）。对于抑郁的儿童，也可以用木偶把他们生活中的情景呈现出来，并且将成人认为的他们的内心感受表达出来。木偶还可以模拟积极的自我对话，让儿童有机会思考类似的认知。

给儿童示范时可以使用木偶、洋娃娃、面具或其他玩具。木偶示范时可以由治疗师做出解释，也可以让儿童自己解释。角色扮演可以围绕儿童表现出的具体问题来设计。玩具可供选择的范围很广，只要能对儿童起到干预作用的都可以选用。比如，喜欢玩具车或恐龙的儿童会对这类玩具表现出兴趣，因此用它们示范或角色扮演能让儿童更用心，学到的东西也就更多。

理解认知三角形

认知行为游戏治疗可以被用来传授有关情感、思想和行为之间关系的概念，这三者构成了认知三角形。苏格拉底式的方法通常用于成年人或年纪稍大一点儿的青少年，以帮助他们拓宽思维方式，它可以被看作对选择的互相探索。而在认知行为游戏治疗中，对情感、思想和行为的探索是以关系为基础的方式进行的，并在尊重儿童的前提下对其在做出选择时予以引导。而且这样的探索应当是在儿童当下的经历得到理解和接纳后。仅仅"纠正"儿童在治疗中表现出的认知扭曲恐怕是不够的。但事实上儿童总是被"纠正"，并且被告知在许多关系中应当怎样思考，有时甚至包括老师与学生的关系和亲子关系。治疗师一定要理解儿童，并允许他充分表达自己的经历，之后再与其互相探讨做出改变的可能性，这样才会取得最佳效果。Padesky（1993）将苏格拉底的方法概念化为一种引导性的发现，而不是简单地改变来访者的想法，对待儿童来访者时尤其如此。儿童首先需要与一位愿意倾听他讲述自己经历的关爱他的成人建立关系，然后在此基础上，通过治疗时的交流（游戏或口语），改变自己不正确的看法。治疗应当被看作治疗师与儿童的共同

任务，儿童不仅要表述其经历，还要参与到改变认知的过程中。这些改变会在治疗过程中借由游戏或语言交流自然而然地发生。虽然下面将探讨的策略涉及干预，但最具影响力的改变因素来自与治疗师建立的关系，它能让儿童自发地改变对自我、他人和世界的认知。

认知行为游戏治疗使用的策略能够让儿童以一种对发展敏感的方式处理与情感、思想和行为相关的信息。比如，通过使用磁性认知三角形（Cavett，2010），儿童在动态的、以游戏为基础的练习中加入自己的想法。他们可以在磁板上随意地变换位置，将他们对情感、思想和行为之间关系的理解呈现出来。

系统脱敏和体内暴露

对于处在焦虑中的儿童，在对其进行系统脱敏或体内暴露治疗的过程中也可以加入认知行为游戏治疗。它所采取的方法通常被用来应对一般性焦虑、特别的恐惧或与创伤相关的焦虑。遭受过虐待的儿童可能需要进行无害的与引发创伤因素有关的暴露疗法。与经历过创伤的儿童逐渐接触可以减少他的焦虑（Deblinger & Heflin，1996）。基于游戏的干预，比如"游戏'黄鼠狼跑了：盒子里的杰克'作为一种侵入性思维的隐喻，有助于随着暴露而减少焦虑"（Cavett，2010），能够协助心理教育，了解暴露如何有助于减少唤醒。在做"黄鼠狼跑了"这个游戏时，治疗师一边让儿童反复受到令人恐惧但无害的刺激，一边与他交流怎样减少恐惧。治疗师会向儿童这样解释：如同最初看到杰克突然从盒子里弹跳出来时会吓一跳，人们对一些需要暴露在外的事情感到害怕（比如，让曾

在浴缸里遭受过虐待的儿童脱了衣服洗澡），但其实它们是没有危险的。一旦儿童习惯了这类暴露，他就不会再感到恐惧，就像游戏中的杰克再弹跳出来时不会吓人了一样。之后治疗师与儿童及其父母一起帮助儿童通过逐渐暴露的方法减轻对创伤诱因的恐惧。基于游戏的干预，比如情感算盘（Cavett，2010），还可以用来帮助儿童在尝试暴露的过程中给自己的"主观痛苦程度"打分。虽然对大多数暴露治疗来说仅仅依靠游戏是不够的，但游戏可以用来开启这一过程，穿插在治疗中，并且在暴露的每一个阶段对焦虑起到代谢作用。

叙事

创伤叙事是认知行为游戏治疗的重要组成部分，有助于儿童处理创伤。在叙述创伤时，儿童，特别是年幼儿童，可以借着游戏的形式进行叙述。Cohen、Mannarino 和 Deblinger（2006）提供了一些通过游戏叙述创伤的方法，包括使用洋娃娃、木偶或者画画进行表达。

一旦创伤叙事完成后，游戏治疗技巧就可能帮助儿童处理与创伤叙事相关的感觉和想法。比如，对于那些难以理解施虐者如何"欺骗"他们成为性虐待对象的儿童，诸如"施虐者的诡计袋"（Crisi，Lay，& Lowenstein，1998）或者"诡计帽"等技巧（Grotsky，Camerer，& Damiano，2000）会有所帮助。而对于那些难以理解自己怎么会对性虐待产生生理反应的儿童，"没事，这正是身体的功能：使遭受性虐待儿童的性反应正常化"（Cavett，2010），这一技巧可以让儿童认识到，产生生理反应并不意味着他们渴望被虐待或者他们需要为虐待负责。

为应对常见的与虐待有关的认知扭曲的技巧还有许多（参见 Cavett & Drewes，2012；Crisci，Lay，& Lowenstein，1998）。

传授人际安全技能

游戏治疗干预旨在提升儿童未来的安全意识，包括传授他们保护自己身体界限的技能。比如，让儿童画出身体的轮廓，然后告诉他们人际交往时的身体界限——身体的哪些部位对他人是不设限的（比如，双手通常是可以让他人触摸的——在一些文化中，即使陌生人在见面时也可以握手；人的背部是可以允许与自己亲近的人触碰的，比如儿童的老师或朋友在安慰他时可以轻拍或抚摸他的背部）。对于这些关于界限的规定可以制成表格让儿童学习，但是通常他们不会喜欢这种方式，相比之下，游戏的方式就有趣得多。不过，有些表格对儿童也是适合的，比如，"我的助手"（Crisci，Lay，& Lowenstein，1998），它把"助手"和需要助手的场景分别罗列出来，然后让儿童将每个场景与所需的助手连接起来。"我的安全社区"（Cavett，2010）通过玩具让儿童明白应当怎样应对安全问题。准备各种各样与安全有关的玩具（比如消防局、警察局、医院）是必不可少的，尤其是对年幼的儿童。Goodyear-Brown（2005）设计的门上的挂钩和扩音器技能也可用来解决与安全相关的问题。治疗的根本是在对儿童进行干预时让其学会应对和处理问题。

结束

在结束与儿童的认知行为游戏治疗时应将侧重点放在确保治疗关系的友好结束、强化儿童在治疗期间学到的技能，并继续加强与儿童及其父母或其他照料者的关系上。结束治疗时可能会引发丧失或伤心，因此可以借着结束治疗和关系的体验让儿童进一步试着处理"结束和告别"。在整个治疗过程中，治疗师与儿童的关系是改变的基础，而终止的过程能反映彼此关系的发展和保持这种关系的愿望。有一点非常重要，即允许儿童在结束时表达丧失和愤怒。可以采取一些干预措施让结束进展顺利。比如，"从头到尾"（Kenney-Noziska，2008）能够帮助孩子和治疗师了解从孩子接受治疗开始直至最后一次治疗期间发生的各种变化。它的做法是用纸剪出一系列小孩，它们的手和脚连在一起。第一个小孩反映的是儿童第一次走进治疗室的情形，治疗师与儿童共同应对其最初呈现的问题。他那时有怎样的经历和感受？他有哪些担心或恐惧？最后一个小孩代表结束治疗时儿童的状况。治疗师与儿童先讨论第一个小孩的情况，再讨论最后一个小孩的情况。他有了哪些成长和变化？是怎样的经历促进了他的成长和改变？治疗师还要与儿童探讨其后续的需要以及怎样满足这些需要，在此过程中要特别强调儿童的优势和灵活性。儿童也可以向治疗师倾诉治疗关系是怎样改变了他对自己和他人的认知。用纸剪的位于第一和最后之间的小孩的状况也可以加以讨论，并在它们上面写下治疗时曾发生的具有影响意义的经历。

临床案例

　　在治疗开始前，斯宾塞的父母约瑟夫和卡里先与治疗师见了一面，讨论他们对斯宾塞行为的关切以及担心他是否愿意接受治疗。在见面时，治疗师尽可能地从他父母那里收集了有关其行为的详细信息，目的是与斯宾塞在游戏治疗时使用。斯宾塞只有 4 岁，他出现的问题可能与他的父亲需要时常随部队去阿富汗有关。他的父母提供了许多有关在父亲离家前他们会安排的一些活动的重要信息。约瑟夫说他会穿上军装，他们会与其他家人也要同时出征的家庭以及那些家人很快将从阿富汗返回的家庭聚会。他们全家人会在父亲与队友们出发前与他做最后的道别。斯宾塞的父母发现，在父亲出发前的一周里，斯宾塞会时不时地表现出问题，那些时候他需要得到特别的关照和安慰。

　　治疗师针对家中这一特殊情况为斯宾塞准备了所有相关的玩具，包括玩具建筑物（在鞋盒上贴上与军队基地有关的标识，代表这样的部队家庭）。士兵玩具和木偶可以让斯宾塞把与父亲出征有关的情景呈现出来。斯宾塞和他的家人也带来了一些用品（靴子、结实的绳子、背包等），这些都是父亲整理行李准备出发时常用的物品。在游戏时，斯宾塞向治疗师展现了父亲在离家前的最后几天里父母通常会做的事情，他把那些情景呈现得非常具体，包括全家人与其他家庭的聚会。他的父母参加了几次游戏治疗，他也向他们表演了其中的一些场景。他父母觉察到他在游戏时的感受和想法，与他父亲上一次离家前的情况很接近。斯宾塞展示其被遗弃和失落的感觉，而他的父母和治疗师能够"听到"他的感知。他的愤怒和悲伤通过游戏得到了理解，这样的表达不需要被"改变"，只要被接纳就可以，而且他本人也是可接受的。

　　由于他的感受得到了接纳，因此他就能够继续思考与感受有关的想法。是不是自己不配得到父亲持续的爱和陪伴？父亲还会回到他身边吗？父亲离开家是不是与他的行为有关？父亲离家对家中带来的变化对他意味着什么？这些问题不是儿童能用语言表达的，但它们不可避免地会出现在游戏中。也就是说，他可以借着游戏把他思考的这些问题呈现出来。当治疗师用语言把他的游戏过程叙述出来时（或者有时如果需要，治疗师也可以不说话，而是与他一起做游戏），他就能够处理自己的恐惧或丧失的感受了。通过这种方式，斯宾塞的情感得到了支持，他的父母也理解了他需要把自己的丧失感表达出来。

　　除了通过最初的治疗减轻斯宾塞与父亲离别的压力外，他还能够借助治疗应对父亲离家期间的日常经历。他和父亲讨论了他们可以采取的交流方式，包括视频聊天。他的家人共同参与了一次治疗，期间每个人都用一个木偶代表一个家庭成员。每位成员的感受以及对他人的看法都获得了认可，大家还在一起讨论了每个人的长处。斯宾塞的父母对游戏中出现的情景都表示理解，而且他们认为这让他们对家庭生活有了更深刻的了解和认识。

结论

　　由于儿童在认知和语言方面的局限性以及他们特有的兴趣，针对他们的认知行为治疗必须有所调整。对于儿童来说，相较语言交流，游戏能够让他们获得更多的信息。游戏有助于儿童自我表达，并且在治疗师向儿童传授技能时提供了一种与儿童发展相适宜的方法，这是仅靠语言交流无法做到的。认知行为游戏治疗中使用的游戏可以让儿童畅快地表达情感、思想和感知。

第 7 章

整合性游戏治疗

Eliana Gil

Elizabeth Konrath

Jennifer Shaw

Myriam Goldin

Heather McTaggart Bryan

天上午我（Konrath）接到一个电话，是香农打来的，她是年仅 10 岁的玛拉的妈妈。她的声音听上去非常着急，并且要求立即约定治疗时间。香农来取药时看上去显得很疲劳，她烦躁不安，不知所措。虽然我要求第一次治疗时只需她自己来，可她却说她找不到人来照看女儿——也就是我未来的来访者——所以只好带女儿一起来。当我们开始交流时，香农对我说她需要"一些帮助"。她告诉我，5 年前她和丈夫约翰从越南领养了玛拉，当时她5 岁。不过香农对她的实际年龄并不确定，因为她觉得领养机构很有可能在玛拉的出生证明上篡改了年龄。

香农夫妇对玛拉以前的生活知之甚少，只知道她曾在好几家寄养机构和一个孤儿院里待过。当香农夫妇把玛拉带回家后，她发现玛拉体重不足，发育不良。治疗师问及香农和约翰收养玛拉的原因，香农漫不经心地回答说，他们在此之前已经收养了另一个 6 岁的女孩苏珊。

香农说："我们认为苏珊应该有个小伙伴，所以我们决定再收养一个女孩。"接着香农说出了她和丈夫所需要的帮助。她解释说，几个月前他们全家从得克萨斯搬到了弗吉尼亚。在得克萨斯的时候，他们与邻居相处得非常好。他们经常把两个孩子交给邻居家 15 岁的儿子迈克尔照看。两年后他们夫妇发现玛拉和苏珊发生了很大的变化。每次当他们想把两个孩子交给迈克尔照看时，她们就会"极其紧张、生气和大喊大叫，乞求我们不要把她们留下"。现在回想起来，她感到很内疚，因为当时她和丈夫以为孩子们只是试图阻止他们外出。与此同时，她们在学校的表现也开始出现问题。苏珊变得孤僻、沉默、无精打采；而玛拉则变得咄咄逼人，开始逃学，而且动不动就大发脾气。当他们搬到弗吉尼亚后，苏珊向学校的辅导员透露，迈克尔曾对她们进行过身体虐待和性虐待。

在香农向治疗师叙述玛拉近期的行为的过程中，玛拉闯入办公室五六次，每次都表现得很焦虑、失控和多动。香农解释说，玛拉在一年级上了一个星期的课就被学校开除了。事实上，玛拉的行为已经完全无法控制。就在香农带玛拉来见治疗师的那天早上，约翰对香农说："我们再试一个月，如果玛拉还是没有改变，我们就得送她去寄宿，因为我们实在不能再容忍她这样了……她把我们的生活搞得一团糟，这是她的最后一次机会。"香农说玛拉"不听任何人的话……常常从我和她父亲身边跑开，而且还毫无理由地打我和其他人，包括她姐姐，她从不向别人寻求帮助，有时她的表现就像一个3岁的孩子"。香农还说玛拉有睡眠障碍，经常做噩梦，有遗尿症，并会因突然的噪音而发抖。她认为玛拉对自己所穿的衣服和面料的类型"非常严苛"，她还说，除了鸡蛋、比萨和薯条，她几乎没法劝说玛拉吃别的食物。

在谈及自己与玛拉的关系时，香农是这样说的："我觉得她在以自己的方式爱我，可是有时候我又觉得她根本不在乎我还是不是她妈妈。"她说玛拉与小伙伴以及其他成人也很难建立关系。当我问她约翰与女儿的关系怎么样时，她看着别处说："比我与玛拉的关系更糟糕，有时候他看上去一点儿也不喜欢她。"在我看来，孩子出了这么多问题，父母感觉疲惫不堪和沮丧气馁并不奇怪。我也问到了玛拉的姐姐苏珊，香农回答说："她简直像个圣人，有耐心，有爱心——虽然她们俩都是越南人，可没有一点儿相同的地方。"很显然，在他们家里，玛拉是问题儿童，而苏珊则是让人放心、善良的好孩子，很少给父母惹麻烦。

当香农离开我的办公室时，我能感受到她所有的内心想法——不知所措、困惑不解和不知道该从哪里入手。从香农对女儿的叙述中可以听出来玛拉的问题很棘手，非常具有挑战性。要帮助玛拉和她的家人，我需要把自己学到的所有技能和治疗方法结合起来。我知道第一步就是要见孩子并开始与她建立关系。当我再次回想与香农见面的经过时，一些想法开始渐渐成形了。我确定有几个临床问题需要优先考虑：与玛拉建立关系是治疗成功的关键；孩子所处的家庭环境，特别是父母与孩子的关系，需要迅速给予其关注；治疗应当以创伤为中心；以及两个女孩都要从自我调节和化解姐妹冲突的帮助中获益。我对玛拉的身体健康也有一些担忧，包括她的遗尿症和饮食问题，以及可能的感官问题，因为她对面料和衣服过于挑剔。对这个孩子进行整合性治疗的一个重要部分还包括与其他专业人员的合作，比如她的儿科医生和合适的职业治疗师。虽然当时我的治疗目标和治疗考虑已经明确，可我对具体的治疗方法仍不太肯定。我打算采用整合的方法，但我必须要选择和确定所包括的具体内容，不过首先我需要对孩子及其家庭有更进一步的了解，同时还要核实发生在得克萨斯的性虐待已经报告给有关机构并得到处理。

心理治疗的整合

整合以前被称为兼收并蓄，现在已经成为将理论、技术和共同因素结合在一起的首选术语。整合性心理治疗作为一种治疗模式，几十年来一直是成人心理治疗领域引发讨论的话题。在过去5年里，用于成人和儿童的治疗模式都得到了越来越多的临床关注和支持，因为它已经被证明是一种可靠可信的治疗方法。正如Norcross 和 Goldfried（2005）所言，自 20 世纪 90 年代以来，理论、技术和共同因素在心理治疗中的整合日益突出。

虽然文献中对儿童整合方法的使用有许多重要的讨论，但迄今为止这方面的实证研究还很少（Drewes，2011）。不过，在过去 20 年里，理论和治疗的结合已经发展成为临床工作者非常关注的一个领域（Norcross，2005）。在一项针对 423 名心理健康专业人员的调查中，大多数人报告他们使用了整合的疗法（Jensen，Bergin，& Greaves，1990）。在 2002 年进行调查时，Norcross、Hedges 和 Castle 发现，36%的心理学家声称自己采纳了这一治疗方法。对相关文献的查阅表明，一刀切的方式已经不适用了，因为研究发现没有任何一种方法可以对所有来访者产生治疗效果（Drewes，2011）。Phillips 和 Landreth（1995）发现，在游戏治疗师中，最常见的是对各种理论兼收并蓄的做法（Drewes，2011）。一个有趣的现象是，即使那些赞成对某些疾病采用已被证明有疗效的治疗方法的人，比如对遭性虐待的儿童采用聚焦创伤的认知行为治疗（trauma-focused cognitive-behavioral therapy，TF-CBT），也同样提倡对儿童和青少年采用更整合的方法（参见 Cohen，Mannarino，& Deblinger，2012）。

Norcross 和 Goldfried（2005）总结了人们对整合性心理治疗感兴趣并能够接纳的原因：（1）治疗方法大幅度增加；（2）没有一种理论或治疗方法是包治百病的；（3）短期治疗和聚焦问题的治疗日益增多；（4）由于针对目标问题采取相应的治疗方法能够产生更好的效果，因此越来越多的治疗开始以事实为依据；（5）治疗师普遍认识到，治疗的共性对结果会产生重大影响（Drewes，2011，p.23）。

当代研究心理治疗整合的专家认为，这一方法正在进入一个新的发展阶段，作为旨在统一临床科学的一部分，它将更聚焦于统一（Magnavita，2008）；但也有一些研究人员告诫说，认识论和心灵哲学之间存在着实质性的差异，因此它使统一的过程大大放缓了。不过无论整合的下一个理念是什么，它都不可避免地要包含接受心理治疗的各类特殊人群，包括儿童的心理治疗（Seymour，2011，p.15）。

游戏治疗和心理治疗整合的研究现状

回顾对过去 10 年游戏治疗的研究发现，治疗师对整合及其相关技术的兴趣越来越大，也越来越能够接纳。这一领域的游戏治疗师承认，在处理来访者多层次的需求时，他们更喜欢将基于证据的指导性和非指导性模型结合起来使用。近年来关于整合性游戏治疗的文章和书籍都指出，在治疗出现多种症状的来访者时，临床工作者倾向于采用整合性循证治疗方法，因为他们的症状无法用某种特定的理论模式加以解决（Cavett，2009；Drewes，2011；Gil，2006，2012；Gil& Shaw，2013；Weir，2008；Wynne，2008）。与此同时，游戏治疗领域的主流意见认为，当临床工作者在努力满足个体儿童和青少年的需求时，应当对其在考虑并整合得到经验支持的游戏治疗模型方面提供更有力的指导并提出期望（Kenney-Noziska，Schaefer，& Homeyer，2012）。

研究也证明，相较控制组和没有采用游戏治疗的小组，游戏治疗确实具有有益的效果。游戏治疗的优势在于它在现实环境中的实际应用被证明对来访者是一种非常有用的模式（Ray，2006）。为了使游戏治疗发展为一种成熟的治疗方法，游戏治疗的研究人员仍在致力于对其执行的改进和设计（Ray，2006）。按照Schaefer（2003）的假设，由于儿童和青少年的心理障碍具有多层次和复杂性的特点，而且需要由多重因素决定，因此采取多方面的治疗方法是十分必要的。随着包括两个或多个模型的整合性游戏治疗的发展，游戏治疗研究人员面临着一项艰巨的任务，因为虽然临床工作者认可整合性治疗的益处并表示出对使用这一方法的偏好，但是一些利益相关方（比如保险公司、机构和资金提供方）却竭力鼓动他们仍采用已经确定的循证方法。Stricker和Gold（2008）指出，某种形式的心理治疗整合是每个临床和研究过程的一部分，也是心理治疗师学习内容的一部分。他们可以从某种治疗模式入手，但同时仍应考虑新的观念或技术，并在可能的情况下将其整合到自己已在使用的模式中。

每一种治疗理论都有其值得借鉴的方法和理念（Lazarus，2006）。正如Kenney-Noziska及其同事（2012）指出的，对于任何一个有具体问题的个体来说，采用哪种治疗方法、由谁负责治疗、什么时候治疗最具效果以及应当在怎样的环境下安排治疗等都是临床上需要认真思考的问题。Bratton、Ray、Rhine和Jones（2005）发现，指导性和非指导性理论方法的整体效果程度均可进行比较，有的效果一般，有的效果则非常显著（Kennedy-Noziska et al.，

2012，p.246）。游戏研究人员已经积累了不少对不同儿童疾病的不同疗效的证据（Drewes，Bratton，& Schaefer，2011；Wethington et al.，2008），它们显示，"对一些儿童障碍非指导性干预效果最佳；对另一些障碍更需要指导性干预；还有一些障碍则在两者结合使用的情况下能够取得最理想的结果"（Kenney-Noziska et al.，2012，p.247）。

但是研究并没有发现某种游戏治疗方法绝对优于其他方法，相反，研究得出的结果是，需要视来访者的具体情况而定。非指导性和指导性理论方法（比如，关系形成、技能培养）的有效性会因具体的障碍和治疗问题而显现出很大的差异。基于当前的研究，如果要在一个广泛的范围里治疗童年期出现的障碍，最好是将指导性与非指导性技能结合起来使用（Kenney-Noziska et al.，2012）。

显然，游戏治疗领域正在从"一刀切"的做法转向更为整合的理论方法。比如，Phillips和Landreth（1995）在调查时就发现，到目前为止，兼收并蓄的做法是治疗师最经常使用的。此外，为了满足来访者的需要，指导性和非指导性方法越来越趋于融合，整合也处于不断发展中。关于整合性游戏治疗的文章（Rasmussen & Cunningham，1995）和书籍（Cavett，2009；Drewes，2009；Drewes et al.，2011；Gil，2006）数量的激增充分说明"整合性游戏治疗的理论方法正在快速成为这一领域的一种干预模式"（Kenney-Noziska et al.，2012，p.247）。

整合性治疗遇到的障碍

虽然人们对整合不同模式的兴趣在研究文

献中已经体现出来了（Drewes，2011），但在向其转变的过程中还需要研究人员和临床工作者认真思考其在执行时遇到的障碍（Kenney-Noziska et al.，2012）。其中最关键的障碍似乎来自"纯粹主义者的势力范围"（Drewes，2011，p.33），因为它总是从单一的视角看问题。这种"一论为优"的观点导致该领域研究生的教育和实践都受到了限制（Drewes，2011）。研究生通常只被传授一两种应对儿童疾病的理论方法，因此他们往往缺乏整合各种互补思想流派的基础知识（Drewes，2011；Norcross，Beutler，& Levant，2005）。教授和临床导师的哲学立场会影响学生和新入行的专业人员熟悉治疗模型的方式，也会限制他们接触灵活的干预模式（Drewes，2011）。此外，有意整合不同方法的临床工作者还会遇到财力和时间方面的挑战，因为那样他们涉猎的范围要更广，要学习更多的理论和方法。

整合遇到的另一个主要障碍是，一些人顽固地认为，只有当能够拿出足够的证据证明一种方法的有效性时，它才是值得信赖的。虽然尚无明确的指导方针，但游戏治疗领域似乎提倡通过采用循证的做法来提升其可信度（Drewes，2011；Kenney-Noziska et al.，2012）。如果能够得到循证模型当然是有帮助和可取的，但将实践与循证治疗模型结合起来也是有价值的，而且它不会因只认准一种方法而忽视其他方法。具体而言，有一些其他方法（比如，表达疗法）其实也是可以被采纳和广泛使用的，可是由于对其尚未展开大量的研究，因此证据基础比较薄弱。

但是如果治疗师希望在职业之旅中能够最大程度地满足来访者的需要，他是可以克服整合时遇到的障碍的。单纯使用指导性或非指导性干预方法的观点是不能成立的，因为在治疗过程的不同阶段绝对需要采用指导性或非指导性的不同方法。不过，要想精通各种游戏治疗理论模式或循证模型，治疗师应为此投入时间和财力，学习和参加培训以获得不同治疗方式的专业知识。对于每一种理论模式在游戏治疗中带来的改变，仍需进行大量的研究（Schaefer & Drewes，2014）。

临床案例

基于香农提供的信息，以及我与她和玛拉的短暂接触，我决定实施的第一步是对她们的亲子关系做出评估。我选择了马谢克互动法（Marschak interaction method，MIM；Landaman，Booth，& Chambers，2000），因为我认为在获取母女关系类型和性质以及依恋信息方面，它是最有效和有用的评估工具。马谢克互动法是一种结构化的观察技术，它可以让临床工作者观察到与关系有关的亲子互动，包括参与、养育、挑战和结构（Booth & Jernberg，2010）。马谢克互动法提供的每一个游戏活动都是为了让临床工作者能够评估这 4 个方面（Booth & Jernberg，2010；Hitchcock，Ammen，O'Connor，& Backman，2008）。

参与评估的是父母在与孩子保持情感一致的同时，为孩子提供游戏体验并给予长时间关注的方式。养育旨在评估父母对孩子依恋和管理需求的反应能力，包括通过抚慰、柔和和平静的方式让孩子感觉到自己是值得被爱和关怀的。结构方面的游戏活动可以让临床工作者评估父母是否为孩子提供了安全、秩序和情绪管理，并向他们设定了明确的期望和限制。挑战评估的是父母如何帮助孩子建立自尊，以及鼓励孩子冒险、探索、树立信心和学会控制自己。

马谢克互动法的评估结果显示，香农和玛拉在上述4个方面都需要治疗干预。在整个评估过程中，玛拉的情绪很不稳定，并对她妈妈表现出攻击性。香农则经常错过应给予玛拉关照和养育的机会，而且她对玛拉的情绪和身体也无法采取任何控制措施。比如，有许多次香农想与玛拉一起玩，可是玛拉却跑到房间的另一端，或者绕着房间跑。此外，在评估时，香农和玛拉似乎总在误解对方，比如，当玛拉生气时香农反而哈哈大笑；或者当玛拉朝香农扔东西并且打到她脸上时，香农竟然不当回事，甚至还面带微笑。

马谢克互动法还显示，玛拉在做事情时显得特别固执和任性，看上去她需要严加管教。玛拉的行为可以这样解释："我需要时刻掌控一切，这样我才能预知会发生什么"；"大人们根本不会帮助我或者理解我"；"我受到伤害时大人也不会安慰我"。在观察亲子互动时，我看得很清楚，玛拉的异常表现和对控制的需要与她感到不安全和缺乏保护有关，也与她不断经历身体和内部的混乱有关。当玛拉行为放肆时，香农表现得很拘谨、沉默或者被动攻击。当香农试图对玛拉制定规矩时，玛拉坚决拒绝配合，而且故意反其道而行之。有一次做游戏时，香农用积木搭了一个建筑物，然后她让玛拉也搭一个一样的，可是玛拉竟然把积木用力向她妈

妈的脸上扔去。香农时不时地试着建立结构框架，比如，她会发出警告，但不能执行到底，也没有告诉玛拉应当怎么做。只要自己能占据控制地位，玛拉可以接受她妈妈的一些养育行为。马谢克互动法也发现，香农具有极强的耐心和保持冷静的能力，这点在整个评估过程中都得到了证实。

完成马谢克互动法评估后，我为玛拉的治疗制定了具体目标。她的治疗方案包括以下几项。

1. 与玛拉建立健康的治疗关系，并为她准备一个安全的基地。
   （1）用同理心回应玛拉的想法、感受和经历。
   （2）通过一致性、设限和建立结构强调安全的重要性。
   （3）给予玛拉无条件积极关注。
2. 培养玛拉的自我管理技能和在亲子关系中的共同调节技能。
   （1）提供外部管理并建立最佳唤醒水平模型。
   （2）示范情绪调节能力。
   （3）通过强调安全性、一致性和结构来减少焦虑。
3. 在香农和玛拉之间建立健康的依恋关系。
   （1）帮助香农理解玛拉的需要，并用共情、健康的方式做出回应。
   （2）为香农和玛拉之间的养育和爱创造机会。
   （3）向香农示范怎样设限并始终如一地

贯彻执行。

4. 了解创伤对玛拉和香农造成的影响。

（1）提供表达疗法的选择，这样玛拉就可以把她的经历表达出来，然后设计一个创伤叙事。

（2）为玛拉提供机会，让她逐渐有能力处理自己的创伤经历。

（3）为香农提供有关依恋中断和创伤影响的心理教育。

5. 改善玛拉的体质。

（1）与儿科医生沟通，并将玛拉转介给儿科医生，探讨造成其遗尿症的医学原因。

（2）将玛拉转介给职业治疗师，评估其感觉统合。

（3）与香农一起制定方案，改善玛拉的饮食和运动。

根据马谢克互动法的评估结果，我认为家庭对依恋的需要，包括协调、管教和积极互动，应当放在其他治疗目标之前，而且我还肯定，一旦玛拉感到安全了，无论在治疗时还是在家中，她都能很好地处理自己曾遭遇的创伤。玛拉需要妈妈提供管教、控制、结构和同理心。这个家庭需要迅速采取措施，因此我针对所发现的问题选择了最佳方法：一种指导性的、结构化的治疗技术，它有可能在每次治疗时根据情况逐渐促进关系的改进。香农需要马上得到一些实用的技能，包括向其示范怎样表达同理心和设限，以及鼓励她创造机会与女儿进行有趣、积极互动的治疗。治疗性游戏对这个家庭来说非常适合，因为作为一种依恋疗法，它是一种对儿童及其照料者都得到循证和实践证明的方法。它以游戏为基础，以依恋为中心，直接满足了儿童对养育、结构、参与和挑战的需求（Munns，2011）。而且，游戏治疗对于遭遇过创伤的儿童尤其有帮助，因为它为这类儿童提供了他们从未得到过的健康、可接受的照料（Booth & Jernberg，2010）。使用治疗性游戏开始对玛拉的治疗可以让我们把重点聚焦在对她的治疗方案中的几个关键目标：建立治疗关系、解决家庭问题（特别是亲子关系）、向玛拉传授自我控制的技能以及改善与姐姐的关系。

从第一次治疗性游戏开始，玛拉的行为与采用马谢克互动法观察到的行为完全一样：她情绪失控、冲动、无序，有时还会表现出攻击性。她不愿意与我互动，并且试图掌控所有的活动。比如，她会从我手上夺过治疗袋，里面放着我为当天游戏准备的材料，她把那些东西倒出来后到处乱扔或者藏起来。我只能用自己衣服口袋里装的一点东西来安排活动。我还根据她曾受过的创伤对游戏内容做了一些调整。每次治疗开始时，我都会把将要进行的活动先向她演示一遍，目的是让她清楚接下来会发生什么。这时如果她对某个活动感到不舒服或者不安全，她也会做出一些动作（比如把一根手指放到耳朵里）让我知道。

在治疗开始时，我采用了治疗性游戏的活动，香农在一旁观看。她的任务是观察我与玛拉的互动，这样治疗结束后她就可以与我交流她的印象。香农虽然答应了我的要求，可是她坐在那里，双臂交叉在胸前，一副事不关己的样子，而且看上去很严厉和挑剔。她似乎从忽视女儿变成了怒视女儿。

随着治疗性游戏的进行，玛拉取得了明显的进步，特别是在结构方面。她不再试图控制活动的内容，也能够接受我设置的限制，而不再认为我对她"刻薄"或者告诉我她恨我。此外，玛拉可以与我互动很长时间，并且在整个过程中表现得克制和放松。玛拉也开始容忍并接受她妈妈和我给予她的养育行为。虽然玛拉与我之间的关系变得越来越信任、一致和稳定，但她和她妈妈的关系仍然矛盾重重，非常紧张。玛拉对依恋的无序和香农不能提供一致的结构和养育成了治疗的障碍。鉴于这一情况，我认为香农需要得到更多的支持，帮助她理解玛拉为什么会有这样的行为表现，以及她应当以一种怎样的结构化的共情方式对其行为做出回应。玛拉的整体失控、有针对性的攻击性和对妈妈的不尊重，以及妈妈无法找到有效的干预措施使得她们之间关系紧张，彼此缺乏理解和情感共鸣。玛拉的行为让香农推测她以前肯定生活在一个混乱不堪的环境中，因此她总试图掌控与他人的互动。而香农对玛拉行为担心且沮丧的回应又让玛拉更加缺乏安全感和基本保障。

因此，除了调整我的治疗方案之外（包括对玛拉进行单独治疗），我推荐香农参加一个名为"安全育儿课程"的家长培训项目，它是在安全依恋模型的基础上设计的（Powell et al.，2014）。我为香农选择这个项目，是因为它的目标就是帮助家长和孩子发展持久、安全的依恋关系。该项目有小组和个人两种形式，香农选择了个人形式，与我的一位同事搭档。

香农参加安全育儿课程培训

安全育儿课程一共上 8 次课，每次上课时先看录像，内容包括来访者互动的案例，以及家长怎样在与儿童的关系中理解儿童的发展需求的具体指导建议，老师都得到过培训并获得了专业证书。香农和我的同事上了 8 次课，她们一起看录像片段，并学完了所有课程内容（Cooper，Hoffman，& Powell，2009）。

香农显然意识到她需要找到一种更有效的方法来应对玛拉的行为和情感需求，因此她对学习一种新的育儿方式似乎很感兴趣，也很渴望学习，可是她过分看重学习技巧，结果在面对孩子的强烈情绪时，她的反应并未取得理想的效果。香农还是没有意识到，玛拉被中断的依恋关系和曾受到性虐待的经历，以及她作为母亲没有给予其后续保护的事实导致玛拉的神经生理结构变得混乱不堪，这需要引起她的持续关注。香农认为玛拉的行为带有恶意，这当然让她感到很紧张，因此帮助她和孩子的爸爸认识到，玛拉的反应与其受到的创伤以及创伤对大脑造成的影响有关，这能够缓解他们的紧张情绪（参见 Perry & Slazavitz，2006；Siegel & Payne Bryson，2011）。

香农在看录像时看到了一些安全育儿的基本假设，而且每次播放的录像中也会有一段治疗对话和反思。安全育儿的一个目标就是帮助家长改变对自己孩子的看法，这样他们才能具备共情能力并且保持非评判性态度（香农对玛拉的态度尤其如此）。事实上，家长应当将孩子的行为视为必须被满足的需要。香农被要求回忆她曾向玛拉传递过的言语和非言语信息。而且，我（Gil）告诉她，我认为她完全有能力改进与女儿的互动状况，对此我持非常乐观的态度。我还告诉她，她们之间关系的改善会对玛拉未来与他人建立关系产生重大影响。

很显然，香农与玛拉的互动反映了一种未得到解决或者无序的依恋方式。一直以来，香农对女儿表现出的都是消极情绪，因此突然改变反而会让玛拉感到不可预测和害怕。在玛拉的治疗过程中，一旦她表现出不当行为，香农的目光就会变得严厉和反感，可是她对玛拉感兴趣的事情却关注不够。帮助香农时遇到的挑战是让她认识到持久的改变取决于她与玛拉建立并发展安全关系的能力，而不是仅仅学一些管理玛拉行为的技巧。能够帮助香农发展安全关系的技能包括：（1）拥有了解儿童发展需求的观察能力；（2）拥有识别自己过往经历对目前作为母亲对女儿的期望的影响的自省能力；（3）参与调节玛拉情绪的能力。Cooper、Hoffman、Marvin 和 Powell（2014）认为，除非父母能置身事外，客观地看待他们当下与孩子相处的状况，否则他们就无法获得破解彼此争斗所需的洞察力和解决能力。Cooper 及其同事用"反思功能"这个词来形容这一理想过程。父母通过这个过程反思自己的行为和对孩子的反应，然后调整自己的行为，以达到最大程度满足孩子需要的目的。

香农和玛拉的关系一直不好，要想扭转这一局面，香农必须反思她扮演的母亲角色是否称职，并且开始将注意力重点放在玛拉的情绪需要上。安全育儿课程的开发人员倡导的"共情转移"是他们课程的核心（Cooper et al.，2000），它旨在培养和改善亲子关系中的安全依恋。

香农参加安全育儿课程的结果喜忧参半：虽然在治疗对话期间和她处于平静、积极状态

时，她似乎理解并改变了自己的认知，可是当她感到沮丧或愤怒时，就无法继续保持积极行为。香农对自己在气头上的行为也感到内疚，她想向玛拉道歉并采取补救措施，这表明她的确在努力改善与女儿的关系。众所周知，人的习惯是很难改变的，因此，对于这对从一开始就冲突不断的母女，治疗师对其关系的改善持谨慎乐观的态度。

此外，下面一些问题也在产生影响，而且不容小觑。

1. 约翰虽然同意了妻子领养孩子的想法，但对他来说，繁忙并且极具挑战性的工作是第一位的，所以他把养育孩子的责任全部交给了待在家里的妻子。而香农最初对由自己负责养育孩子也欣然接受，并且非常肯定地表示："我可以自己带孩子，咱们分工明确，没有问题。"

2. 香农和约翰对跨文化这一问题的看法也是矛盾的。有时候他们觉得应该让孩子了解她们出生国家的文化，可大多数时候他们并未意识到孩子身上存在着文化差异。他们确实努力在为孩子创造好的生活条件，但他们对孩子出生国的文化却很少提及，或许是因为这一话题令他们自己有些不自在。

3. 香农不情愿而且含糊其词地提到她自己在童年时也曾受到虐待，这肯定会影响她现在的育儿方式，但她自己似乎没有意识到。

我建议香农本人接受单独的治疗，处理她

以前的经历及其对现在她在育儿方面造成的影响，我还建议她和约翰参加婚姻治疗（不过这个建议马上就被香农嘲讽地拒绝了）。约翰曾被数次邀请参加女儿的治疗，他也拒绝了。很遗憾，由于他不愿意为孩子投入时间和精力，导致两个孩子始终感觉自己处于被遗弃的状态。

玛拉的单独治疗

对儿童来说，最自然、最本能的交流方式就是游戏（Schaefer & Drewes，2014）。事实上，游戏在儿童的发展过程中可以发挥许多治疗作用，包括促进沟通和表达、解决问题、控制自己、换位思考和情感释放（Schaefer，1995）。游戏还可以被用来呈现、探索和体验儿童忽视或否认的部分。因此，它不仅能够促进改变的发生，也是一种交流的工具。"儿童在游戏过程中再现他们的压力经历，为的是理解和接受它们，进而能够掌控它们。"（Schaefer，1995，p.295）。

游戏对于医治儿童的心灵创伤也是有益的（O'Connor & Schaefer，1994）。实际上，对于那些经历过创伤又不能自我应对的儿童来说，游戏治疗是非常有帮助的一种方式。而且，Schaefer（1995）认为，在游戏时最重要并且能够起到治疗作用的一个要素是它可以最大限度地减轻创伤体验，并且对这些事件产生控制能力。

在对玛拉进行亲子评估时，她表现出强烈的控制欲。这可能与她遭受过虐待有关，因此她感到无助、不知所措，并且总觉得自己处于极度危险和恐惧中。虽然儿童经历和内化创伤的方式各有不同，表达创伤的能力也不一样，

但大多数临床工作者发现建立安全、值得信赖的关系是帮助其应对创伤的前提条件。一旦这样的治疗关系建立起来了，就可以开始创伤后游戏，它能帮助儿童获得一种掌控感，并且恢复其创伤前的功能。创伤后游戏是最有效的临床方法之一，它让受创伤儿童在一个足够安全的环境中将创伤经历呈现出来。它为他们提供了一种最自然的方式来表达和理解造成自己感到恐惧、不安、无助和不适的经历。"作为一种以儿童为主导的活动，创伤后游戏是体现游戏治疗力量的最具代表性的例子"（Gil，2010，p.48）。

虽然聚焦依恋的指导性方法能够达到安全的目标，但我认为是时候采用非指导性方法了，它能让玛拉充分探索创伤对其造成的影响，并为表达疗法提供选择，这样她可以找到交流其经历的合适方式，进而重获掌控的力量。以儿童为中心的游戏治疗对儿童给予无条件的接纳，而且并不寻求改变或纠正其问题行为。以儿童为中心的游戏治疗师：（1）珍视儿童的本来面目；（2）为儿童提供宽松安全的环境，使其可以在游戏过程中放松地表达自己的情感世界；（3）不试图用某种方式引导儿童。在这样做的过程中，完全由儿童主导的游戏有助于恢复其内在的掌控能力，鼓励他们自己做出决定，并且能够让他们把自己对生活经历的认知外化。以儿童为中心的游戏治疗师发自内心地对儿童感兴趣并接纳他们，努力帮他们构建安全感，对他们的情感非常敏感，并且在游戏过程中给予他们充分的信任。Landreth（1991）写道："只有在儿童面对治疗师感到安全时，才会开始表达和探索自己曾遭遇过的情绪上有意义、但

有时可能很恐怖的经历。治疗师必须等待这样的时机，一定不要催促或强迫儿童这么做。这是由儿童把握的时间，治疗师应当尊重儿童是否对游戏、交流或探索做好了准备。"（p.181）

事实上，治疗关系的建立是所有以儿童为中心的治疗的关键。对于遭遇过创伤的儿童来说，这也是一种必要的修复经历，因为它对他们是一种全新的关系，同时是治疗过程必不可少的部分（Drewes et al.，2011）。

以儿童为中心的游戏治疗师认为玩具就是儿童口中说出的单词，因此，他们会根据玩具的象征意义和儿童的发展潜能认真挑选游戏时使用的玩具。提供给儿童的玩具应当有助于儿童呈现和探索他们真实生活中的经历，并且使用这一象征语言表达其想法、情感和经历。推荐使用的玩具可以分为 3 类：（1）现实生活中与养育有关的物品（比如，玩具屋、娃娃、木偶、医药箱、厨房里的食物、收银机）；（2）与攻击性或"发泄"主题有关的玩具（比如，攻击性木偶、塑料泡沫制作的剑、手铐、玩具士兵）；（3）与创造性表达和情感释放有关的材料（比如，沙盘、艺术用品、魔杖、化妆玩具）（Landreth，1991）。

虽然在单独治疗时玛拉可以支配治疗室里所有的物品，但从以前的指导性、结构化的规范方法转向以儿童为中心、非指导性的治疗模式还是颇具挑战性的，对她来说也是一种不断试错的学习体验。在结束她和妈妈的共同治疗后，香农和我向玛拉解释说，她和妈妈将开始得到单独的帮助，不再一起了。当时玛拉说她对这样的安排很高兴，因为"妈妈简直让我发疯"。但遗憾的是，我与玛拉的第一次非指导

性游戏治疗不得不提前结束，原因很明显，我过于迅速地放弃了以前治疗时使用的结构，而玛拉对此仍有需要。没有了结构，玛拉又变得杂乱无章，混乱不堪，最后还打我的脸，迫使我不得不提前结束治疗。第二次我换了一种方法，把整合性治疗技巧与非指导性的表达疗法结合在一起。我告诉玛拉，在前 15 分钟里，我负责安排 3 个治疗活动（它们都聚焦于养育和结构），然后在接下来的 30 分钟里，由她自己选择想玩的游戏。这次治疗进行得非常顺畅，因为我和玛拉都很清楚自己该做什么（Gil，2006）。

在前 7 次这样的整合性治疗中，玛拉在非指导性部分选择了玩沙箱。在整个游戏过程中，她在控制情绪和身体方面都表现出强大的能力。她在游戏时，一会儿轻声低语，一会儿提高嗓音，语气很激动，之后声音又变得轻柔、温和。她在自己玩沙箱时经常会抬头看看我，好像仍与我保持互动的状态。几乎不用我提醒，玛拉玩的时候没有把沙子弄到沙箱外面。她一直在玩藏和找东西，似乎她需要发现和被发现，或者看到和被看到。她也时常表演受害者与侵略者之间的战斗场景，每次几乎都是侵略者杀死受害者。在这几次治疗中，我保持完全开放的态度，在既不打扰她也没有忽视她的情况下，目睹她借着游戏呈现真实的自己。

在一次治疗时，玛拉突然提议我们一起玩一个游戏。她说她要扮演一个"怪物"，"趁你睡觉的时候溜进你的房间把你杀掉"。她告诉我说什么和做什么，于是，在她的指导和提示下，我们把这个场景表演了一遍又一遍。一连 4 次她都沉浸在这个创伤后游戏中，然后她要求我

们转换角色，即我来扮演怪物，她扮演那个熟睡中的被害者。我担心角色转换后的互动会影响和混淆我们之间的关系，因此为了将我们真实的自我与怪物–受害者角色区分开来，我对她进行了引导，让她选择用木偶扮演故事里加害者和受害者的角色。我告诉她，她可以用它们展示或做任何她想展示或做的事，如果需要，我也可以参与其中。

玛拉选择了一个恐龙代表怪物，一个穿闪亮盔甲的骑士代表沉睡中的受害者。游戏时玛拉拿着骑士成功地打败了怪物。她借着游戏的机会感觉自己获得了能力，能够掌控所处的环境。玛拉又把这个游戏玩了四五次，而且一次比一次表现得更有控制能力和信心。有意思的是，在此过程中，她有时会"暂停"，让我照顾她受伤的胳膊，这属于之前治疗中的养育部分。一次在治疗快结束时，玛拉再次征服了怪物，可是这时她竟然认为那个怪物受伤了，需要得到一些关照。而且在互动时她不再称那个木偶怪物，改叫它恐龙先生。当我向香农报告玛拉的治疗情况时，她告诉我玛拉在家中的表现也有了改进，整个人都变得有教养和友善。她在学校上完了一年级，老师也注意到了她的进步，她能够集中注意力，不良行为减少了，不再打同学了。

通过这种整合性治疗的方法，玛拉和香农都达到了她们的治疗目标。安全育儿课程帮助香农理解了玛拉的需要，并能对其做出与以往不同的回应，虽然尚未达到始终如此的程度。当玛拉表现出失控行为时，香农也能注意调整自己的情绪，与玛拉更多地共情。在游戏治疗的初始阶段我与玛拉已经建立了健康的关系，

她能够接受安全方面的限制和结构，懂得控制自己，并且开始挑战自己在养育关系方面（内在工作模式）的负面期望。以儿童为中心的游戏治疗方法为玛拉提供了许多机会，使她能够重获能力感和控制感，同时把她曾感到无力和混乱的情绪表达出来，并且借着象征性创伤后游戏赋予自己的权力做出改变。此外，通过整合性治疗，特别是养育活动，玛拉感受到了关爱和自己的价值，于是她在游戏时也对"怪物"表现出了体恤。对香农和玛拉采用整合的治疗方法能让我找到并聚焦治疗的重点，虽然这个家庭面临着诸多挑战和治疗需求，但我能够及时给予他们急需的帮助。

但其他方面的情况也需要如实说明。虽然我们多次邀请约翰来参加治疗，但他一直拒绝。此外，虽然香农不认为玛拉的姐姐苏珊也有需要治疗的症状，但我还是与她讨论了苏珊的情况，她后来答应让自己的大女儿接受我们机构一位同事专门针对创伤进行的治疗。最终，姐妹俩共同接受了创伤叙事治疗（玛拉使用木偶，苏珊则把她记忆中的东西画了出来）。借着象征、绘画、故事和游戏，姐妹俩成功地袒露和表达了她们经历的创伤。我在给她们治疗时，不仅观察她们所做的一切，也适当地参与其中，但并不对她们的过程给予引导或指示（Goodyear-Brown，2009）。此外，在姐妹俩接受治疗的过程中，通过游戏她们还呈现出了一些有趣的现象，与她们移民到这个国家、适应这里的文化以及觉得自己既不属于现在的主流文化也不属于出生国家文化的感受有关。这令香农非常吃惊，因为她虽然清楚他们是一个跨文化家庭，但没有想到孩子们的内心会有如此

明显的冲突（Gil & Drewes，2005）。

对于香农，我对她的帮助重点聚焦在依恋关系方面，并把她介绍给我的一位同事，帮助她更深入地了解基于依恋的原理，以便增强她对玛拉做出恰当回应的能力。她对我的建议都很乐意接受，尽管她的后续行动不是那么令人满意，对孩子的洞察能力也还不够。她最终也向我承认，考虑到两个孩子曾有过被遗弃的经历，她丈夫多数时候不能陪伴孩子的事实也与她们目前的状况有关。但是，由于他们以前达成的条件，她并不想"打破现状"。

结论

近几十年来，整合性心理治疗一直是人们讨论的一个重要话题，并且在为成人和儿童进行治疗的心理健康专业人士中越来越受欢迎。它引发了大家对能够产生积极治疗结果的心理治疗模型中的改变因素或能力的探索，以及在综合评估时对临床灵活性的考量，因为不同的干预措施适用于不同的治疗领域。最终得出的结论是，临床工作者都在潜心学习和掌握不同的治疗方法，目的是为其来访者提供最相关和最有希望的治疗方式。而且临床工作者也确实更加清楚怎样从各种得到证据或实践证明的治疗方法中找到最适合的方案来帮助来访者。

本章提供的案例展示了从一种治疗模型向另一种治疗模型转换的临床灵活性，并根据来访者的特殊需要配合特殊的方案。借助一个结构化的亲子评估测试，临床工作者选择了治疗性游戏的治疗方法，它以建立健康的关系为目标，而这恰恰是案例中的香农和玛拉所缺失的。除此以外，香农还被建议参加了一个以依恋为基础的亲子课程，而且治疗师也希望香农能和她丈夫一起参加夫妻治疗。玛拉是这个家庭中被认定的患者，治疗师对她采取了聚焦创伤的以儿童为中心的游戏疗法。与此同时，治疗师提醒妈妈注意一系列与孩子问题有关的方面，包括对姐姐和妹妹的不同态度；父亲角色在孩子生活中的缺失；对孩子身上文化差异的忽视等。治疗师还发现妈妈也曾有被虐待的历史，这与其现在对待孩子的方法很有关系，因此强烈建议她寻求额外的治疗来处理自己受虐的经历。最后，玛拉和苏珊俩姐妹共同接受了治疗，她们通过具有象征意义的游戏呈现出了她们身上存在的跨文化障碍。她们还借此共同叙述了她们在移民和文化适应方面遇到的挑战，以及她们在孤儿院所受的虐待和在得克萨斯州遭遇照看者性侵的经历。这个整合性治疗的模式被证明最大限度地发挥了临床潜力，并且使家庭中的大多数成员都获得了帮助。

第 8 章

在游戏治疗中将依恋安全作为基本框架

William Whelan

Anne L. Stewart

约翰·鲍尔比在依恋理论方面的开创性工作为人类的感情纽带提供了一个进化模型。与当时的精神分析驱力理论相比,他认为婴儿喜欢照顾他们的人,是因为当他们来到这个世界上时,就渴望与他人建立关系,而在关系中的时刻互动有助于他们了解和适应环境,从而加强了他们的生存能力(Bowlby,1969/1982)。鲍尔比确信,儿童的实际关系经历,而非他们的幻想,塑造了他们的情感、思想和行为,并一点一点地成了他们情感、思想和关系行为的自动模式。

鲍尔比在依恋发展理论中提出的一个最具影响力和最有用的观点是,一个富有同情心、更聪明、更有能力的人能够对一个尚且稚嫩的人的经历和发展产生影响。他用行为系统的术语描述了这种影响,并使用习性学、一般系统理论、沟通理论和进化论的观点,阐明了父母与孩子之间的行为互动对孩子发展构成的巨大影响(Bowlby,1988)。这些互动,即使在婴儿期也是很复杂的,在整个发展过程中会变得更加细致入微、潜移默化。在整个童年期直至成年期,每天的互动会持续对儿童的身体、情

绪、社交和认知发展产生有序的影响。在治疗时观察、欣赏和参与因关系产生的疗效对游戏治疗师而言是最快乐、最有成效、也是最具挑战性的一项工作(Stewart,Whelan,&Pendleton,2013)。

玛丽·安斯沃斯是鲍尔比在研究领域的合作者,她首先对人与婴儿之间的关系进行了实地观察研究,起初在乌干达,后来在巴尔的摩。其结果对于一些与照料环境相一致的可识别的婴儿行为模式具有重要意义(Ainsworth,Blehar,Waters,&Wall,1978)。在过去的40年里,数百项研究均表明,安全的依恋关系对儿童积极发展的影响是极其重要的(Sroufe,Egeland,Carlson,&Collins,2005;Sroufe&Siegel,2011;van IJzendoorn&Bakermans-Kranenburg,2009)。

本章提出了一个依恋的框架,它通过我们作为治疗师和家长在与儿童小范围互动时思考、感觉和行动的方式,来观察和塑造儿童的情感和行为模式。在此基础上,我们介绍了依恋理论在游戏治疗中的应用。我们尤其强调了依恋安全这一概念要贯穿在整个框架内,而治疗师

与儿童的互动、关系的发展以及游戏治疗能否产生疗效也都发生在这一框架里。我们知道所有的游戏治疗方法都承认建立紧密关系的重要性，因此我们提出的这一依恋安全框架与它们是完全兼容的，而且还有可能提升它们的应用效果。本章还重点讨论了一些有关依恋安全的基本概念。

依恋安全概念

安斯沃斯认为，儿童照料者的协调能力和敏感性是儿童安全依恋模式发展中的主要因素或变量（Ainsworth et al.，1978）。在之后的研究中，研究人员发现了另一个变量，即反思功能，它与安全依恋和儿童的健康发展有着密切关系（Bick & Dozier，2008；Fonagy，Steele，Steele，& Target，1997；Steele & Steele，2008）。还有一个变量被认为也很重要，就是对儿童的经历（包括思想、情绪和行为）的共同调节。共同调节（或称相互调节）包括双方的互动以及照料者在任何特殊情况下帮助儿童安稳下来的行为顺序（Steele & Steele，2008；Tronick，2007）。这3个因素都体现在依恋安全干预方法中。

干预框架重点聚焦治疗师与儿童的关系，包括其结构和无意识的互动方式。鉴于上述研究，治疗师在游戏过程中保持高度的敏感性、反思功能和与儿童互动时的共同调节能力非常重要。游戏治疗师的相关目标包括发展能力，能够对儿童的情绪行为和关系模式做出准确观察，从而发现儿童在情绪、行为和思想方面需

要共同调节的主要方面。实现这些目标旨在帮助儿童在任何情况下，都能逐渐发展为自然模式的行为顺序，而且他们的行为能够通过关系经历（比如在游戏室里）而非简单的说教得到最好的呈现或者及时的改变。在这方面，游戏治疗的目的和过程都是帮助儿童体验与我们以及他们的主要照料者之间敏感、合理的互动，这有助于他们发展自然、健康的情绪和关系行为。

正常、健康的发展

依恋是指儿童的中枢神经系统通过与特定照料者的互动，在生理、情绪和认知上不断形成和发展的过程。按照鲍尔比（Bowlby，1969/1982）的定义，依恋是儿童与照料者之间的一种情感纽带，代表"个体的内部组织"（Ainsworth，1989，p.711）。大多数儿童与其父母生活和成长在"正常的"压力环境中，但即便如此，日常生活中的正常压力也并非小事。如果希望儿童能健康成长发育，照料者一天到晚要不停地满足其诸多要求，有时甚至会累得筋疲力尽。不过，通过每天时刻与儿童的互动，大多数父母与孩子能够形成深厚的、健康的依恋模式，它能够很好地帮助他们应对和处理一天中出现的问题和混乱，而且在此过程中他们的关系也能变得更加全面和牢固。在和谐的家庭中，孩子与父母的关系也会有起伏，有时候也会产生激烈的冲突，但他们共同发展的"正常"轨迹为他们提供了自适应的思想、情感和互动模式，这些模式在大多数时候能够引领他们做出适应性的决定。

在这样的亲密关系中，儿童可以有机会参

与人类活动，并且在家庭的身体、社交和情感活动中占据重要位置。特别有必要指出的是，儿童在与照料者日常互动的过程中可以表达自己的情绪和感知，也能感知和体验照料者的面部表情、说话的语气、情绪和亲密的肢体行为。这样儿童一整天都在经历视觉、声音、动作、触觉和社会生活，并在无意识的状态下将它们整合起来，构建他们独特的关系世界。一个正常儿童生来就有一个健全的大脑，它是建立关系的基础（Brown，2009）。婴儿出生后以一种不间断的方式"学习"和发展，每分钟就会增加数千个神经连接（Siegel，2012）。生活中的这种体验式学习是一个持续的过程，我们大多数人几乎完全没有意识到，只有在我们步入成年后才会渐渐明白。有人可能会说，生活有其自然发展的轨迹，从许多方面看，这一说法是对的，因为一代代人的生理、情感和认知习惯的发展和改变已经证明了这一点。

从广义上讲，依恋关系的发展是指在我们的遗传潜能和环境层面上身体、神经、社会和情感得到的发展，其中的环境层面特别指的是情感关怀。这种互动的结果，也就是遗传与经历的结合，会逐渐成为人们在思想、情感和行为方面的习惯，在成年后它就成了人们所称的人格。在童年时期，这些发展模式是在与他人的随时互动中形成的，特别是与依恋者的互动。在所有的发展成果中，与生理能力一同得到发展的早期互动体验的结果包括儿童日益增长的修复能力、适应能力和易受伤害的模式（比如，儿童在希望、爱、信任、决心、诚实、同理心、自我认知、自我反省、宽恕和解决问题的能力等方面的综合成长）。这些也是我们希望在游戏

室里通过与儿童的互动获得的结果，而对于那些正常儿童来说，在一般压力下，他们通常能够自行发展。

我们认为，大多数儿童在其早期发展阶段，甚至终其一生，学习经历的获得都并非是有意识的，而是在现实社会环境中通过人与人之间的日常互动体验得到的。但这一无意识的过程在复杂的身体、感官和动作学习中又是真实的，无论在人的早期阶段（比如，吃饭、爬、说话和走路），还是童年后期、青少年时期和成年后（比如，游泳、打网球、打高尔夫球、开车或者驾驶飞机）。关系互动对我们的影响也是如此，在充满关怀的气氛中，神经系统会对环境和共同调节所发挥的作用产生适应性反应。因此，当我们听到父母说，"我想更多地了解我孩子的行为模式，这样我就能避免和他一次又一次地发生冲突"，我们就知道互动关系的改善也需要体验式学习和实践才能取得真正效果。

为了便于本章的讨论，我们将属于轻度到中度压力水平的环境定义为一般或"正常"的发展环境，当然其中偶尔也会出现一些压力较强的经历（比如，严重的事故、恐怖事件、伤害和丧失、离婚、亲人死亡）。而且我们应当知道，对大多数的儿童和父母来说，其家庭经历的压力都在轻度到中度的区间，强度较大的压力事件并不多见（Abidin，2012；Derogatis，2004）。在正常压力环境下，大多数儿童会自动与照料者发展非常密切的关系，而照料者也会为儿童在情绪、行为和思维方面时刻给予共同调节，并亲自引领他们感受生活的精彩以及人世间的爱和互相依存的方式。

依恋安全

在正常压力环境下，儿童与照料者之间的安全互动会发展为固定模式，而不是暂时现象。事实上，多项研究均发现，迄今为止，儿童与照料者的安全依恋模式在世界上最为普遍和最具代表性，占相应人群的 60%—70%（van IJzendoorn, Schuengel, & Bakermans-Kranenburg, 1999）。什么是安全依恋模式？它是一种儿童在与父母的关系中很少表现出焦虑的模式，而且儿童可以轻松自如地离开父母去独自探索现实社会，但在感到疲惫或沮丧时他又会回到父母身边寻求抚慰和对其内在状态的调节。拥有安全模式的儿童会坦然放心地接近父母（身体上或情感上）寻求帮助，接受父母给予的支持，并在振作起来后再次出发，继续自己的探索和学习征程（Sroufe & Siegel, 2011）。随着时间的推移，儿童对父母的陪伴产生了信心，而且他们觉得父母总是能够了解他们的所思、所感和所需。拥有安全模式的儿童不仅信任他们的父母，也已经养成习惯，愿意得到父母的呵护。图 8.1 呈现的就是父母在儿童生活中所处的中心位置，以及根据儿童需要所给予的帮助和所起的调节作用。圆圈内白色

的区域代表儿童对父母在安全、抚慰、鼓励和肯定方面的情感需求；圆圈外的区域代表儿童对了解他人和环境的探索性需求和让自己变得有能力的期望。

拥有安全模式的儿童通常很容易被其照料者理解，因为他们释放出来的情绪信号都是准确流畅的，基本上不会受到误解。

我们可以通过婴儿出生头几个月的状况来说明其安全发展的轨迹。刚出生时，护士和医生会对其进行监控，以确保其具备基本的自我调节能力，包括呼吸、适应体温、吸收营养、消化母乳和排泄。在此基础上，婴儿在出生 6 个月内会形成清醒和睡眠周期（身患疾病或环境中存在慢性压力的情况除外）。随着这些基本规律的确立，婴儿可以随意地接触照料者，并在没有压力时试着探索周围的环境。可是当婴儿感到饥饿、寒冷、炎热、口渴或有其他不适时，我们想象他会出现下面所描述的经历。

婴儿会感到很难受，开始哭泣，而且会越哭越厉害。虽然婴儿不能用语言表达，但他确实有强烈的不适感，因此他会表现得很不高兴、烦躁或者痛苦，并且不停地哭。从进化的角度看，哭闹是一种依恋行为，通常是为了引起父母的注意，从而对其进行干预或给予帮助。如果我们把自己当成婴儿，我们或许会这么想：我（即婴儿）的身体突然感到一种变化；我的身体被换了地方（有人把我抱起来）。我虽然仍不舒服，可是现在我被某个轻柔温暖的东西紧紧地抱着，我不知道它是什么，但感觉好多了。然后我感觉到了前后摇晃的动作，我也不知道这是什么，不过我很喜欢。接着我听到一个声音（有人在对我唱歌），它很甜美，让人很放

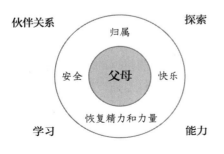

图 8.1　依恋安全

松，我被吸引了。再后来一种暖暖的、甜甜的液体流进我的嘴里，我沉浸在这个善良的人的帮助中，渐渐高兴起来，感觉也越来越好。

上述情景反映了童年早期一种最重要的人际关系发展现象。这个婴儿感觉不适和烦躁，却又无法安慰自己，但这次被他人帮助改变的经历会对其未来产生重大影响。也就是说，婴儿第一次体会到获得抚慰的过程。在此之后的数日和数周里，婴儿会有数百次类似的经历，在这些经历中，他的中枢神经系统将体验并建立在能够令其得到安慰的循环中。通过这种方式，婴儿开始发展其安慰模式（即神经系统的子程序）。今后每当遇到压力时这一模式就会被激活，帮助他在成长过程中调节情绪唤醒。这些经历也会带动一些其他模式的发展，包括配合行为的规律、同步性和互助。综合来讲，这些经历将成为儿童后期自我控制能力发展的基础。在这方面，一次次安全的共同调节经历能够促进儿童内部整合和一致结构的形成。久而久之，这样的结构会在现实生活中通过情绪平衡的行为呈现出来。

在学龄前和学龄期，我们观察到大多数儿童不再像以前那样动不动就感到焦躁不安，而且（大多数时候）他们焦躁的程度也没有那么强烈了，并且很快就能得到处理。如果儿童的内在结构中包含了安慰和伙伴关系行为的神经模式，那么随着年龄的增长，他们需要他人插手干预的共同调节就会越来越少，因为他们已经具备了更多的自我调节和自我控制的能力。不过尽管如此，在探索世界和增长自身能力的道路上，儿童仍需得到父母的支持和帮助。鲍尔比认为，依恋－照料的纽带关系在一

个人从出生到死亡的过程中始终占据重要地位（Bowlby，1988）。在步入成年前父母对孩子来说无疑非常重要，而在找到伴侣或配偶后，他们将成为余生除父母外新增的依恋对象。

照料安全

照料人员的安全模式包括：（1）对儿童的观察极其准确；（2）能够对儿童的内在状态从发展的角度做出连贯的推断；（3）对儿童的需求得出准确的结论；（4）对儿童的需求做出照料反应和提供帮助。儿童的照料人员应当根据儿童的特殊需要为其提供敏感、灵活和合适的情感环境。采用安全疗法的治疗师也应当这么做，而且他们要对儿童的内在心理活动真正感兴趣（即认真思考儿童的内在情绪和心理体验），并反思自己对儿童的看法和情感，以及自己的想法、情感和行为对儿童造成的影响。由于儿童的需求会不断变化，因此照料人员和治疗师还要具备随时改变照料（或治疗）方式的能力。当儿童有时表现得很难驾驭、对抗或拒绝配合时，照料人员和治疗师应当清楚这是其生活中遇到的压力导致的，并要对此给予充分理解。能够带给儿童安全感的照料人员和治疗师会用发展的眼光看待儿童，也能从发展的角度应对儿童出现的问题行为，因此，他们通常不会因儿童的情绪或行为而让自己感觉受到不受尊重、被拒绝或伤害。

非安全模式

在充满压力的环境中长大的儿童可能无法体验到上述那种敏感和可及时得到的照料，而且会错过与照料人员每日共同调节和互动的经

历。如果照料人员身处危险的环境，面临财务压力；或者他们自己患有疾病，感到抑郁、孤独，有成瘾的毛病或者遭受过虐待，他们也不可能给予儿童即时的陪伴和互动。

对一些儿童来说，或许只有在他们遭遇剧烈的情绪波动、丧失、愤怒、恐惧或其他令其倍感抑郁的事情时才能得到照料人员的关怀，因此，他们与照料人员的密切关系总是出现在其愤怒、拒绝或情绪混乱时也就不足为奇了。儿童过度兴奋、焦虑、压制或放大的情绪模式和其失控的行为都是在可预测的基础上发展或重现的。有时候，引发问题行为的互动关系或内容看似与当下的事件并无关系或者显得有点儿"突如其来"，但事实上情感互动模式本身往往会反复出现并且是可预测的。在这种情况下，照料人员一个简单的眼神或者说话的语气都有可能导致儿童的过度兴奋或问题行为，虽然这完全不是照料人员的本意。

在这种关系压力下，最常见的非安全模式是依恋-照料关系中的焦虑回避（指亲密关系）和相关情绪和需求的压抑。它出现在大约20%—25%的儿童身上，而在临床案例中这一比例更高（van IJzendoorn et al.，1999；Whelan & Marvin，2011）。与拥有安全模式的儿童相比，那些焦虑回避型儿童在遇到轻度到中度压力时不会直接向自己的父母寻求帮助，相反，当他们在情绪调节方面需要帮助时（比如，在探索外在世界过程中需要保护、安慰或帮助时），他们倾向于独处，表现得好像不需要帮助，甚至主动拒绝父母（或治疗师）的帮助，或者转移自己的注意力。在这种时候，儿童向父母发出的情感和依恋信号是"混乱的"，很难解读，而且会把其

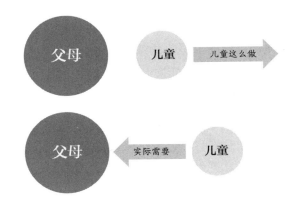

图 8.2　混乱的依恋信号

对父母的真正需求掩盖起来（见图8.2）。

有时，儿童会在需要照料者时压抑自己、故意走开或者乱发脾气。比如，一个孩子白天在学校或操场上度过了很艰难的一天，他感到非常生气、沮丧、害怕或者尴尬。到家后他径直走进自己的房间，而没有与父母沟通发生的事情，以获得他所需要的安慰和鼓励。在游戏室里，治疗师也经常遇到这类焦虑回避型儿童，他们看上去因某事很紧张、恐惧或焦虑，可是他们却没有直接或间接地把情绪释放出来，而是将自己封闭起来，瘫坐在沙发上，或者坐在地板上摆弄玩具，与治疗师没什么交流。

与这类儿童形成对比的是另一类儿童，他们曾经遭遇家庭压力、丧失或创伤。他们会手舞足蹈、横冲直撞地走进游戏室。他们举止粗鲁，乱扔东西，把游戏室弄得乱七八糟。他们拒绝治疗师的帮助，高喊着："别管我！我愿意怎么玩就怎么玩。"在这种情况下，儿童的情感信号是混乱的，其真实需要被掩盖了。他们这么做等于把父母或治疗师推到了一边，而且让这些照料者以为自己不受欢迎或者不能提供帮助，但其实这并非儿童的本意。儿童的这些无

意识行为未加思考，也不是故意的，可是却可能产生破坏性和负面的关系后果。除非照料者或治疗师可以识别出其混乱性，并制定一个能够重塑或改变儿童经历和模式的反应。如果照料者或治疗师不具备这样的敏感性，也不能采取适当的干预措施，那么儿童过度兴奋或焦虑的模式就可能继续下去，而安慰和调节的良性发展模式也就难以实现。

依恋安全干预

治疗的过程是个人的、涉及情绪的，发生在儿童与治疗师的关系中。游戏治疗的主要目标是发展一种关系，通过随时的互动，帮助儿童形成更连贯的内在结构和思维、情感和行为模式。也就是说，治疗的目标是帮助儿童养成和发展健康的内在模式。由于儿童在生活中所经历的长期压力或创伤，这样的内在模式或许还不存在，或许尚未得到充分发展。在这方面，可供游戏治疗师使用的主要治疗方法是敏感性、反思和对儿童经历的共同调节。

干预始于对父母与孩子的互动进行观察评估（比如，是否时常经历分离和团聚），从中发现其关系模式，并在儿童的情绪和行为反应中找出准确体现其内在经历和需要的信号，同时把那些可能会让治疗误入歧途的混乱信号识别出来。在做出这样的评估后，照料者和治疗师可以在符合儿童发展的框架内寻找机会，培养和鼓励儿童的健康情绪和行为。在游戏治疗时，对儿童与治疗师互动的评估同样十分重要。在得到父母的允许后，治疗师可以对游戏治疗的

过程录像，之后通过看录像进行分析评估。

敏感性

玛丽·安斯沃斯（1967，1978）提出的对儿童依恋需求的敏感性概念包括 3 个部分：进行观察、正确地解读儿童释放出的信号和提供适当的照料反应。从干预的角度看，首先要观察儿童的互动，这样才能收集到关于其内在体验和关系需求的准确信息。要想成为精准的观察者，治疗师需要一个观察框架并在实践中观察儿童的依恋行为，即在依恋安全框架内通过多种方式跟踪儿童的行为。治疗师在游戏室里观察儿童的行为（包括与父母在一起或者只与治疗师在一起），包括接近和寻求接触、保护互动、身体方向、语调、交流的内容、情感、目光注视以及肢体语言。通过观察并参照发展框架，治疗师就能够对儿童发出的信号进行准确的识别，并且推断出儿童在某个互动场景中的情感和想法。完成这项工作后，治疗师可以对儿童在该场景中的亲密需求、内在需求和外在探索需求得出结论（比如在游戏室里或者在家里，后者可以提供给儿童的父母）。

反思功能

这里的反思指的是治疗师从发展的视角观察儿童在家庭关系和治疗关系中的行为，据此推断儿童的内在状态和需求，然后得出结论并为儿童下一步在游戏室的治疗制定相应的方案。此外，反思也包括在与儿童的关系中跟踪自己的思想和情感，同时为了儿童的益处及时调整自己的状况。依恋以及治疗关系的一个主要功能是保护儿童免受伤害、免受环境中的危险和

免受包括治疗师在内的他人的不良情绪反应。比如，作为治疗师，当我们自己出现情绪波动、焦虑或恐惧时，我们很可能会过早地步入解决问题的模式，急于告诉儿童该怎么做，而不是陪伴他，分享他的经历，并在互动过程中慢慢影响他。我们在对游戏治疗师进行培训和督导时发现，这是游戏室里最常遇到的一个挑战。

共同调节（做什么）

当我们将敏感性和反思功能结合起来后，就会产生一种照料（即治疗性的、有帮助的）反应，它很有可能满足儿童的关系需要，并帮助其形成新的情感和行为模式。我们的反应一定要从发展的角度出发，说话的语气应当是令儿童感到安全和接纳的，并在需要时与儿童展开关系互动，包括安慰和保护儿童；叙述儿童的经历；支持儿童对玩具、情绪、想法和关系事件的探索（包括过去和当下）。图8.3描述了通过共同调节促进依恋安全的动态且复杂的过程。

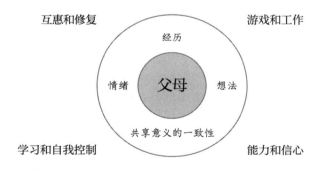

图 8.3　依恋安全：共同调节

临床案例

通过指导临床工作者在游戏室里的思考、感觉和行为，依恋安全模式可以帮助游戏治疗师理解和处理儿童的情感需要。下面这个临床案例反映了依恋安全模式的实际应用，包括观察儿童的行为（理解）；推测儿童的经历和需求（解读）；然后做出回应。这是一个综合案例，基于作者多次的临床经验。在叙述案例时也讨论了怎样使用依恋安全的3个组成部分，即敏感性、反思功能和共同调节，在游戏治疗过程中做出决定和采取内外部行动（内部行动是指在儿童与治疗师关系间所采取的行动；外部行动是指在照料者与治疗师关系间所采取的行动）。

营造一个滋养的环境

杰登，一个身材瘦小的4岁小男孩，坐在玛丽亚的腿上，玛丽亚是他的新养母。他紧紧抓着她的毛衣，偶尔偷偷地看我一眼。克雷茨纳小姐是儿童保护服务机构的一名社会工作者，5个星期前她联系我，提出要对杰登进行游戏治疗。当我（Anne）接听她的电话时，我能从她的声音中感觉到她非常焦虑的情绪。她说这个孩子6天前被他的姨婆带到医院急诊室。他当时严重脱水，一条腿骨折了，肋骨也断了，脸上和身上有多处瘀伤。体检显示他在更早的时候还受过其他伤害。他的父亲及其女友已经被指控，两人现已被监禁。她所在的机构正在着手为孩子提供各种服务。孩子的母亲和他的祖父母、外祖父母都提出要立即获得孩子的监护权，并且要求探视孩子，同时一个条件不错又有经验的家庭提出在孩子出院后收养他。他们已经安排了一位初级护理医师对孩子进行后续治疗，还委派了一名律师，负责向法院提供确保孩子利益最大化的建议。现在她想知道我最快什么时候能开始对孩子进行游戏治疗。

我们结束了通话，她给我传真了需要填写的表格。当我们再次通话时，我深吸了一口气，想象着她向我描述的情景：孩子的身体受到严重伤害；他一定饱受痛苦、恐惧、悲伤和愤怒；他经历了严重的心理丧失和困惑；他周围的家庭成员不断变化；以及保护服务工作者对尽快开始治疗的急切心情。借助依恋安全框架，我开始思考杰登的状况。他很快要离开医院，但仍需大量的身体护理，他要待在一个新家庭与不认识的人生活在一起，而他只有 4 岁。

我考虑了杰登的首要需求——对保护、安慰、基本生理和心理安全的需求。我也考虑了自己对这个孩子深感难过和担心的心情，以及帮助他获得安全和恢复的愿望。我想到了那些有关安全依恋所产生的积极影响和因遭遇不幸事件或身处不良环境对儿童发展引发的负面后果的研究证据（Biglan, Flay, Embry, & Sandler, 2012; Chapman et al., 2004; Yoshikawa, Aber, & Beardslee, 2012）。当我想到杰登那个混乱的大家庭，并试着从他的角度思考时，我开始怀疑，此时自己加入这么复杂的关系中是否真的有意义。我得出的答案是有，也没有：如果与社会工作者探讨怎样将我在依恋安全方面的知识用在治疗方案中（包括后期引入游戏疗法的可能性），我的加入显然是有意义的；但是让杰登在一个新场所又开启一段新关系则似乎没有必要。

我与克雷茨纳小姐的电话仍在继续，我能听出她对小杰登真的很担心。我向她承认，一个年幼的孩子遭受如此极端的虐待实在令人痛心，而把他从那样一个混乱又互相指责的家庭中拯救出来也非常不容易。我肯定了她已经采取的积极行动，那些做法对孩子是有帮助的，并且起到了保护作用。然后我与她分享了我的看法：杰登目前的世界里已经充满了不熟悉的人和地方，因此在他们为他安排一个新的、安全的庇护所时，或许我以咨询师的身份与他的养父母进行交流和提供帮助更合适。克雷茨纳小姐不再坚持立即为杰登安排游戏治疗，她虽然对我提出的先间接参与沟通的建议感到有些新奇，但表示接受。

一周后我见到了克雷茨纳小姐和杰登的养母玛丽亚，她们对杰登的行为很担心。玛丽亚告诉我，他一天中的大部分时间都坐在那里一动不动，也很少说话。他没有问她自己在哪里，也没有问及他妈妈或其他家人。她还说他常常"毫无理由"地哭泣。

玛丽亚：他就坐在客厅靠窗的地方，表现得特别安静，就像睁着眼睛睡着了。有时候他就这样坐在那里，什么也没有发生，然后他突然哭了起来，眼泪噼里啪啦往下掉，但不出声。我们真的没有对他说什么或做什么。

治疗师：他安静地坐着，然后开始掉眼泪，这让你感到很奇怪。显然你对他的状况非常关切。

玛丽亚：你说得对。我真是既感到奇怪又担心。我期望来到我家的孩子们能够很快适应我们和这个新家，因为我知道他们以前都受过虐待。我们家里有宠物，还有许多玩具，而且我们从来不冲他们大吼或打他们。可是只有杰登和别的孩子不一样，他来了快一个星期了，可他好像仍……

治疗师：（静静地）所以……

玛丽亚：所以我很难过，非常难过。他在我们家好像不开心。

治疗师：你真的很担心他，你非常希望他能感觉好起来，开心一点。听上去你害怕他不能尽快适应，或者你很想知道怎样才能帮到他？

玛丽亚：是的，我很想知道。你觉得应当给他换一个新地方吗？

以依恋安全框架作为指导，我对玛丽亚对杰登由衷的关心给予了回应。同时我也能意识到玛丽亚面临的巨大挑战，她眼看着杰登痛苦的状态，却不知道自己能否提供帮助，也不知道是不是让杰登离开更好。

我对玛丽亚和克瑞茨纳小姐说，玛丽亚已经做了许多工作，它们都是了解儿童需求的一部分，特别是那些经历过父母严苛对待或伤害的儿童。我称赞了玛丽亚对杰登行为的密切关注以及对他情感世界的好奇。我说我也认为了解他的那些奇怪的行为和情绪非常重要。我告诉她，我有一张图，它有助于我们理解这个小男孩的内心世界。然后我向她解释了那张有关依恋安全的图（见图8.1），而且我们用它绘出了杰登通过行为流露出来的情感和想法。

当我们一同思考玛丽亚注意到的杰登坐在椅子上哭泣的行为时，我们想象我们在看一个当时场景的录像，我们会时不时地按下"暂停"键来分析当时的环境，并试着创作出一个有关"杰登的故事"。我们共同探索了许多方面：杰登在做什么？他的面部表情是怎样的？他朝哪里张望？他说了些什么？他怎样移动身体？当时还有谁在场？他在那一刻的需要是什么？随着讨论的深入，玛丽亚开始怀疑自己是不是让杰登一个人待着的时间有点长。[1] 在叙述杰登默默流泪的情景时，她解释说她当时不想"打扰"他，担心那样会让他生气。现在通过使用依恋安全框架来推测杰登的内心需求，她意识到他的沉默和眼泪并不代表他想让她远离自己。玛丽亚还意识到，事实上，杰登渴望她用一种特殊的方式陪伴他，能够让他开始感受到与成年人充满爱、帮助、信任和回应的关系。

通过交流获得的信息也让我明白了应当怎样通过间接地帮助玛丽亚在杰登表现出强烈的情感需要时保持情感的陪伴和调节，从而为杰登的医治提供支持。我可以想象到，由于玛丽亚真的特别关心杰登，因此她太急于带给他快乐，转移他的注意力，或者在时机不成熟时就让他感觉自己遭遇的痛苦经历并不是那么混乱和令人无法承受。其实，在养母的帮助下并且假以时日，他那些强烈的情感无须被抑制，只要接纳、理解和梳理就可以了。

我与玛丽亚的咨询进行了4周，在我们继续创作"杰登的故事"的同时，我向她介绍了更多有关依恋安全框架的信息，并且一起探索帮助治愈杰登的最佳方法。创作故事的过程可以让玛丽亚实践"观察、解读和回应"杰登需要的3个组成部分，而不仅仅是谈论杰登的行为。随着她的观察能力日渐增长，她开始觉察到他的问题所在——即他不能够直接、清晰地表达自己的需要，这在很大程度上是由于他以前在需要安慰和保护时表达自己需求的机会被压抑了，特别是在他的身心受到严重伤害时。第 2 次咨询是在玛丽亚的家中进行的，当时发生了令人酸楚的一幕。杰登怀里抱着一大堆玩具快速地走着，突然他摔倒了，胳膊肘撞到瓷砖地板上划了一个口子。我大叫了一声："糟糕！你的手臂撞上地板了，而且撞得很重。"当时玛丽亚就在离杰登几步远的地方，可是她却并没有走向他，反而转过身对我说："不要紧，他没事的。"而杰登也的确开始自己捡拾玩具，似乎根本没有注意到我们。玛丽亚继续对我说："有时我甚至怀疑他是否感觉到了疼。他经常摔跤，但从来不哭或者向我们寻求帮助。"

针对这一场景，我和玛丽亚开始继续创作"杰登的故事"，想象他的需求会是什么。虽然这一跤肯定很疼，但杰登下意识的反应（其实是缺乏反应）则源自长时间在关系方面的被忽视和所受的伤害。他的反应就属于混乱的信号，导致他的养母无法满足他的需要。而玛丽亚在试图理解他不寻常的行为时，又误以为他不需要帮助。通过向她介绍依恋安全方法，玛丽亚终于认识到这是一个典型的因不准确的混乱信号引发误解的例子，而对她来说，每天给予孩子受到的伤害关注和照料是至关重要的——这样才能形成对其提供安慰的良性循环。借助"杰登的故事"，玛丽亚对杰登发出的混乱信号的解读能力越来越强，也就能越来越多地满足他的需要，并且与杰登建立了令其感到安全和关怀的关系。经过 4 周的咨询，玛丽亚、克瑞茨纳小姐和我都认为，杰登已经完全适应了寄

养家庭，是时候对其开始游戏治疗了。

我安排在杰登的寄养家中进行游戏治疗，我带去一个为 7 个月大的孩子准备的游戏手提箱。在他与玛丽亚和我的游戏互动过程中，我使用了我所掌握的有关依恋安全框架的知识来评估他的依恋模式。很显然，他展现出了一个安全和焦虑回避依恋模式的组合，而且他在探索和游戏时与我们的关系越来越好。他非常愿意与我们互动，也愿意我们与他一同探索周围的环境。与此同时，法院经过复杂的调解后做出了最后裁决，杰登将被转到他的姨婆家中寄养，并由姨婆正式收养。在杰登刚开始与露丝姨婆一起生活时，诉讼监护人和克瑞茨纳小姐运用依恋安全模型与法院和家庭评估和计划团队对其家庭条件和依恋关系进行了全面的评估。这样，露丝姨婆也有机会从依恋安全的角度向指定的家庭临床工作者学习育儿的知识（包括观看我们与杰登互动的录像）。由于育儿的方式和价值观是存在代际差别的，因此这一治疗支持是极其必要的。而且家庭临床工作者的介入也能与露丝姨婆共同承担起实施依恋安全方法的责任。我也调整了我的角色，将重点放在关注杰登在游戏治疗中取得的进步上，同时保持与露丝和家庭医生的定期沟通。

杰登的游戏治疗之旅

当我在杰登的寄养家庭的客厅里第一次见到他时，他保持沉默的适度状态让我松了一口气。更重要的是，只要玛丽亚在场，能让他感到安全，他很快就在家中的游戏治疗过程中与我建立了治疗关系。当杰登搬到姨婆家后，我们也变更了游戏治疗的地点，改在固定的游戏

室里。不过我继续采用依恋安全框架帮助我对他不断变化的需要做出适当和有帮助的回应。

与我共同游戏：介绍游戏室

杰登在进入游戏室后走了几步就停了下来。采用以儿童为中心的游戏治疗师 Garry Landreth 推荐的向儿童介绍游戏室的一种方法，我对他说："杰登，在这个房间里，你可以用大多数你喜欢的方式交谈或者游戏。"杰登向房间的四周张望了一遍，然后转向我，脸上带着惊讶的表情。他满怀期待和信心地说："跟我玩吧。"

杰登开始巡查整个游戏室，起初是漫无目的的，我一直陪着他。他显得有点不知所措，打开了所有的抽屉和壁柜，很长时间都不能确定玩什么或玩哪个玩具。我在跟踪他的行为的同时，也在思考他可能正在经历的情绪。我推测对于这个有这么多新东西的新地方，他一时真不知道怎样做出抉择。他看上去既兴奋，又有一点儿紧张和困惑。杰登没有说什么，但渐渐地他的动作放慢了，而且变得小心翼翼。我一下子想到了共同调节！杰登需要我表现出兴趣并做出给予他安全感的动作，这样他才能放松有序地探索这个新环境。最终他在一个娃娃屋前停了下来，眼睛直勾勾地看着我，略带疑虑地反复问我："可以和我玩吗？"他开始玩，他把所有的家庭成员都收集到一起，然后让他们一个接一个地从屋顶重重地滑到地板上。

杰登：（期待地瞥了我一眼。）他死了。

治疗师：他从屋顶径直摔下来，现在他死了。

杰登又盯着我看了半天，然后继续有条不紊、一次又一次地把那些玩具人物从屋顶滑到地上，每一次都要说一遍：他死了。我也继续述说着这些人物的死亡，力争与杰登的情感相匹配。

突然，我感到一阵疑惑。因为在他的寄养家中，杰登先开始玩的游戏是把那些玩具都放入监狱里，后来变成各种各样的互动，每个人物轮流进行，而且他们分别代表不同的发展阶段。可是现在，在游戏室里，每个人都是不安全的，得不到任何帮助，并且最终滑向死亡。我将自己的焦虑作为一种信号用于依恋安全模式，也就是说，我把注意力转向观察杰登。结果我发现他的身体实际上是放松的，一点儿也没有紧绷；他和我有目光接触，人也不再沮丧，非常专注于与我的游戏，虽然内容是重复的。我暗自想，杰登知道我对他游戏的态度是好奇和鼓励的，并且在他探索既快乐又困扰的经历时，我能够给予他安全感。

当我告诉他我们的游戏时间只剩下最后5分钟时，杰登突然停止了将人物滑到地板上的动作。他开始把那些代表家庭成员的玩具都放在屋顶上，还在屋顶上放了两辆婴儿车。他让我帮他在屋顶上放一个很高的圆柱积木，积木顶端站着一个警察，然后再找一辆很大的玩具托运车。他把家庭成员都放进托运车，接着让我把它放在屋顶的前端（图 8.4 是一张他搭建的作品的照片）。有意思的是，屋顶上的人物、婴儿车和托运车都处于不安全的状态，而杰登寄养家庭的车辆却是一辆蓝色的大卡车。显而易见，不管其内容有什么象征意义，杰登对自己的创作是非常满意的。他后退了一步，

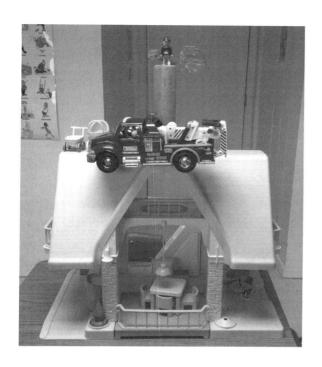

图 8.4　杰登的玩具屋

微笑地看着我，告诉我他已经准备好去见露丝姨婆了。我从杰登身上亲眼见证了当儿童在关系中感到安全时，他们就可以从共同调节中受益，并拥有心理能量去探索新奇、富有挑战性、充满希望、快乐和巨大困难的事物。

在后续的游戏治疗过程中，杰登继续体验着我的反应性支持，并沉浸在他自己探索的快乐中。当我们合作做游戏时，涉及的主题包括伤害、威胁、保护、安慰和养育等。在我们的关系中，他（或者游戏中的人物、卡车或木偶）有时会在忙乱时接受我的帮助，可有时却不知道怎样表达需要关照的需要，于是他只能通过拒绝、控制游戏，或者故意表现出伤害、担心和恐惧并不是真的，他也不需要帮助。在一共为期 15 个月的干预过程中，我在游戏治疗以及数次与杰登的儿童保护服务工作者、诉讼监护人、医生、幼儿园老师、养母和生母沟通时都采用了依恋安全框架。

在治疗结束前一个月，一次当杰登进入游戏室时，他举起自己的手指。

杰登：它很疼！

治疗师：哦，天哪！你的手指裂了一个口子，让我看看。

杰登：（走近治疗师。）：是的，看到了吗？（他指着自己的手指，不过裂口并不明显。）

治疗师：我很难过你的手指受伤了，但我很高兴你能让我知道。当你感到受伤时你就应当这么做！

杰登：我需要一个创可贴，你能给我一个吗？

治疗师：当然，没问题。我去给你拿，我知道它在哪里。

我非常开心。这个以前意识不到疼痛的孩子现在告诉我他受伤了，而且还向我要创可贴！杰登正在体验安全照料的结果：他能够直接把自己的需要说出来，而他的照料人员也能够对此观察到、进行解读并做出回应，从而让他感到安全、受到保护和得到关怀。

结论

约翰·鲍尔比创立基于进化和行为学的依恋理论的一个动机是了解他所接待的儿童令人不安和怪异的问题行为，进而找到帮助他们和减轻他们痛苦的方法（Bretherton，1992）。他与安斯沃斯以及许多其他研究人员自20世纪60年代以来的工作为儿童的发展提供了丰富的理论知识，有助于我们理解儿童的一些奇怪的问题行为，特别是在与儿童进行实时互动时。依恋安全框架将健康关系发展的关键组成部分集中在游戏室、与儿童父母的交流中以及更大的社区范围内，旨在培养儿童的依恋体验和健康发展。由于治疗时会在多个方面遇到"噪音"，这个框架可以帮助游戏治疗师将注意力集中在掌握的证据上（即关系行为的实际模式）；避免遭受因不准确"噪音"发出的信号（来自多个渠道）的干扰或被其误导；同时识别出儿童真实的依恋需求。如果游戏治疗师能对这些需求保持敏感性并进行反思，他们就可以对儿童的经历、想法和情绪进行共同调节，并且建立起新的安慰、合作行为和治愈模式。

注释

1. 在交谈过程中，我排除了杰登身上存在癫痫发作或精神分裂的症状。

第 9 章

儿童 – 父母关系治疗：为期 10 次的亲子治疗模型

Sue C. Bratton

Kristie Opiola

Eric Dafoe

安全的亲子关系对儿童社会情感发展的重要性已经得到了充分证明并被记载下来（Perry & Szalavitz，2006；Ryan & Bratton，2008；Siegel & Hartzell，2003）。对于那些在生活中有过痛苦经历的儿童来说，照料者与儿童的依恋具有更重要的意义。儿童期望父母能帮助他们调节情绪和处理负面经历（Schore，2001），可是父母在儿童身陷困境时却很可能缺乏帮助他们所需的经验和技能。此外，父母自身的压力，包括亲子关系方面的压力，会进一步阻碍父母对儿童在社会、情感和行为需求方面做出适当反应的能力。聚焦加强亲子关系、为照料者提供情感支持和提高父母效能的儿童治疗干预措施，因其对治疗儿童出现的各类问题的有效性而获得了认可（Eyberg，Nelson，& Boggs，2008；Guerney & Ryan，2013；Landreth & Bratton，2006；Powell，Cooper，Hoffman，& Marvin，2013；Webster-Stratton，Rinaldi，& Reid，2011）。

儿童 – 父母关系治疗（Child-parent relat-ionship therapy，CPRT；Landreth & Bratton，2006）是一种基于游戏治疗的父母培训模式。已经有 40 多项研究显示，该模式对儿童的各种心理健康问题都非常有效。建立在 Bernard 和 Louise Guerney 的亲子治疗模式的基础上，儿童 – 父母关系治疗的核心基于这样一个前提，即安全的亲子关系是儿童健康的必要条件和治疗时的重要因素。在一个支持性的团体环境中，父母学习以儿童为中心的游戏治疗技能，是为了更有效地回应儿童在情感和行为方面的需求。与此同时，儿童知道他们可以安全可靠并且始终如一地依靠自己的父母来满足其对爱、接纳、安全和稳定的需求。本章简要介绍了儿童 – 父母关系治疗模式的历史、原理和理论基础；对相关的研究进行了总结，以证明它可以应用于不同人群和环境中出现的问题；并且提供了在实施儿童 – 父母关系治疗时使用的结构和总体安排，同时包含一个具体案例来演示其操作过程。

历史和发展

儿童－父母关系治疗（Landreth & Bratton，2006）的基础是 20 世纪 60 年代中期 Bernard 和 Louise Guerney 开发的具有创新意识的父母培训模型。Guerney 夫妇构建这一模型则是基于，他们认为父母与儿童的关系极其重要，同时他们相信父母有学习必要技能的能力，从而成为儿童生活中的辅助治疗师（VanFleet，2005）。为了反映家庭纽带的重要性，他们用了"亲子治疗"这个术语来定义他们在治疗儿童情绪和行为障碍方面的这一开拓性方法（L.Guerney，2000）。

在 Guerney 夫妇最初设计出亲子治疗模型后，为数不多的一些家长参与了每周一次的培训，培训没有固定期限，有的参加培训的时间超过了一年（B.Guerney，1964）。在 Guerney 夫妇工作的基础上，20 世纪 80 年代 Garry Landreth 发展出了一个更加结构化和精练的、为期 10 次的亲子治疗培训模型，旨在通过减少对家长的财务和时间要求，能让更多的家长参加培训（Landreth & Bratton，2006）。与 Guerney 夫妇的模型（B.Guerney，1964）一样，参与儿童－父母关系治疗的家长也会被传授以儿童为中心的原理和观念，并在有督导的游戏过程中将所学的相关技巧用在自己孩子身上，以促进儿童的康复和改善家庭整体的和谐气氛。Landreth 和 Bratton（2006）把这个为期 10 次的培训模型编成了一本教材：《儿童－父母关系治疗：为期 10 次的亲子治疗模型》[*Child Parent Relationship Therapy*（*CPRT*）：*A 10-Session Filial Therapy Model*]，从而将其与其他亲子治疗方法区别开来。Bratton、Landreth、Kellam 和 Blackard（2006）使儿童－父母关系治疗的具体操作更加规范化，为从业人员和研究人员提供了一种工具，确保了实施干预过程中治疗的完整性。

理论假设

儿童－父母关系治疗以几种理论假设为基础，包括依恋理论、以人（或儿童）为中心的理论以及游戏在儿童发展中的重要性理论。首先，安全的亲子关系是儿童健康和全面发展的必要条件（Siegel & Hartzell，2003）。父母在共情、理解和接纳方面的能力有助于增进其与孩子的关系，这对孩子未来发展安全的依恋和健康的人际关系至关重要。善于调节关系的照料者懂得怎样对孩子的情绪做出一致性的回应。父母与孩子之间安全的依恋关系还可以帮助孩子探索周围的世界，对观察到的现象做出灵活反应，形成自己的想法以及管控自己的情绪和行为。

其次，儿童－父母关系治疗是一种基于力量的方法，它采纳了卡尔·荣格（1951）以人为中心的治疗观点和 Virginia Axline（1947）的非指导性游戏治疗原理。荣格和 Axline 都认为，儿童以及所有年龄段的人都具备努力成长和发展的先天能力。按照以人为中心的理论，照料者与儿童之间的关系是促成改变的主要机制。在一个父母懂得和具备调节、接纳、同理心、一致性和做出反应的安全关系中，儿童就会健康成长。因此，通过向父母传授以儿童为中心的游戏治疗理论、观念和技巧（Landreth，

2012），他们就能学会为孩子营造一个不评判的环境，同时还会向孩子表达共情理解和接纳，从而促进儿童的自然成长并保持健康的状态。大多数比较流行的育儿模式都聚焦在出现的问题上，然后向父母传授改变儿童行为的策略，而在儿童－父母关系治疗中，重点是帮助父母了解孩子的需要和提升他们的效能。父母被教导要培养孩子的内在控制力，以实现孩子能够自我控制、自我激励和自我发展的长远目标。

最后，儿童－父母关系治疗基于对儿童发展的理解，专注于每周一次的父母与孩子的游戏时间。与以儿童为中心的游戏治疗一样，游戏被认为是儿童进行交流、表达忧虑和理解世界的主要手段（Landreth，2012）。在游戏过程中，儿童回归、学习、思考并变得成熟，最终能够对自己和他人有更深入的理解和接受。在儿童－父母关系治疗中，作为增进亲子关系的手段，游戏让照料者更真切地了解儿童的需要，也更理解儿童对周围环境的认知。

目标

儿童－父母关系治疗的独特性在于它以改善儿童、照料者以及照料者与儿童的关系为目标。由于照料者与儿童的关系被视为引发儿童改变的媒介，因此这种治疗方法的主要目标就是增进两者的关系，进而加强彼此乃至与所有家庭成员的信任、安全感和亲近感（Landreth & Bratton，2006）。随着信任、温暖和亲情的增加，家庭成员就可以改善交流、解决问题的策略以及表达感情和家庭愉悦的方式。

儿童－父母关系治疗旨在帮助父母增加对孩子的接纳和共情，理解孩子的情感需求并做

出恰当的回应，对孩子的发展给予符合实际的期望，对孩子的行为制定合理的限制，最终对扮演好父母这一角色拥有足够的信心。向父母传授以儿童为中心的游戏治疗的原理和技巧的目的是让他们在每周一次的游戏时间里应用它们来实现上述目标，但首当其冲的是帮助他们找回与自己孩子在一起游戏时的愉悦和重新发现为人父母的乐趣（Landreth & Bratton，2006）。此外，小组培训的形式能够鼓励父母的自我接纳，同时反观自身的经历和需要，以及在与孩子关系中的互相影响。

儿童－父母关系治疗为儿童设定的目标与儿童个体游戏治疗的目标很接近（Landreth & Bratton，2006）。借助游戏这一表现形式并在安全的环境中，儿童可以表达其需求和情感，包括那些被压抑的情感和紧张情绪，并最终学会用更适当和令人接受的方式来表达、管控和满足自己的需要。儿童－父母关系治疗对儿童来说还有一个好处，即儿童可以通过与父母建立更正面、信任和安全的关系来改变其对父母的负面看法。

治疗师的角色

儿童－父母关系治疗要求治疗师必须是经过儿童－父母关系治疗专业培训并持有执照的心理健康职业人员（Landreth & Bratton，2006）。儿童－父母关系治疗并非家庭治疗模式，因此治疗师无须引导治疗过程，也不用为儿童的改变负责。治疗师的角色只是对父母进行培训并密切监督父母对儿童发生改变所发挥的作用。为此，治疗师应当是训练有素的团队促进者、游戏治疗教练、督导和纠正错误的顾

问。起初，治疗师的主要任务是创造一个安全和支持性的环境，让父母能够放松地分享和讨论他们在养育孩子方面遇到的困难（Bratton，1998）。然后治疗师要对父母教授以儿童为中心的游戏治疗的原理和技能，并向他们演示怎样与儿童展开具体的游戏。接下来，治疗师对父母与儿童的游戏过程直接进行监督。即使对经验极其丰富的儿童－父母关系治疗师来说，要在为期 10 次、每次 2 小时的治疗中平衡父母对情感支持的需要与提供必要的培训都始终具有挑战性。Landreth 和 Bratton（2006）建议对于多重任务应当采用齐头并进的方法。

儿童－父母关系治疗的实践

儿童－父母关系治疗成功的关键是治疗师首先要学习以儿童为中心的游戏治疗的原理和技能（Landreth，2012；Ray，2011），然后在为期 10 次的儿童－父母关系治疗过程中得到实际培训和督导，以确保治疗的精确性（Bratton et al.，2006）。治疗手册包括 10 次游戏治疗的培训内容、治疗师指南、供父母使用的笔记本、补充材料和一个包括所有父母培训内容的 CD 光盘，这个手册会打印出来提供给治疗小组的每位成员。我们特别提醒，治疗师无须严格执行手册的内容，相反，他们应当根据父母和儿童的具体情况和治疗需要做出临床判断。补充材料包括儿童－父母关系治疗教材（Landreth & Bratton，2006），里面有一个 6 位父母参加的为期 10 次的儿童－父母关系治疗的综合记录和一个有 4 对夫妇参加的儿童－父母关系治疗全

过程的录像（Bratton & Landreth，2013）。读者可以接触到的资源有对 10 次治疗过程的详细叙述、儿童－父母关系治疗培训格式和过程以及成功执行该方法的策略。不过，需要强调的是，在未经正式培训和督导前，不要直接使用这些材料开始治疗。

结构和格式概述

儿童－父母关系治疗采用一种小型的、支持性的团体形式，将教学与督导结合在一起。这一互动过程将儿童－父母关系治疗与其他小组亲子治疗模式（Guerney & Ryan，2013）和其他家长培训项目区别开来，后者往往以教育为侧重点。在儿童－父母关系治疗中，小组一般由 6—8 位父母组成，他们每周见一次面，时长 2 小时。虽然儿童－父母关系治疗被证明适合于短期密集性治疗，不过，在一些情形下，治疗时长也可以根据家庭的需要而延长（Landreth & Bratton，2006）。儿童－父母关系治疗的群体形式需要仔细平衡好教导和鼓励成员的时间分配，实现父母在学习和应用相关技能时的效果最大化。治疗的初期目标包括为儿童创造安全、接纳和鼓励的环境，同时通过父母间的互相分享，让他们能够正视自己的经历。在治疗过程中，父母还将学习有关儿童发展的知识以及以儿童为中心的游戏治疗的理念、技术和技能，它们会对亲子关系产生积极影响。如果父母能在沟通时对儿童的发展做出回应，他们与儿童的关系就得到了加强。

儿童－父母关系治疗中最关键的部分是督导环节，它要求父母将与自己孩子游戏互动的内容进行 30 分钟的录像，然后从治疗师和其他

小组成员那里获得反馈。在这一特定的游戏时间内，父母在家中的指定区域准备一系列有象征含义的玩具，然后每周都参与由儿童主导的游戏（B.Guerney，1964；Landreth & Bratton，2006）。在游戏时，他们运用以儿童为中心的游戏治疗的观念和技巧，旨在培养一种更加和谐和共情的亲子关系。父母在亲子关系中的共情能力有助于儿童的自我调节和适龄的社会行为的发展（Carnes-Holt & Bratton）。通过每周的游戏增进父母和孩子之间安全的依恋关系是儿童－父母关系治疗成功的关键。Ryan 和 Bratton（2008）特别强调了依恋关系对双方的重要性，因为他们认为有效的亲子治疗可以同时满足照料者和孩子的情感需要。因此，对父母情感需求的体察和支持在监督过程中是必不可少的。

在儿童－父母关系治疗的团体治疗过程中，治疗师要创造一个安全和接纳的环境，并且鼓励父母间多多交流。如果父母能获得情感支持并直接体验人际交流的技巧（比如共情、鼓励、反思反应），那么他们就可以将其所学的东西用在与孩子的关系中（Landreth & Bratton，2006），而且他们也会更愿意探究自己在情感和经历方面经常遇到的障碍。下面的案例可以让大家对儿童－父母关系治疗的培训内容以及治疗的过程有所了解。

临床案例

这个案例体现了儿童－父母关系治疗模型的灵活性，同时展示了如何将它的基本原理和操作程序应用到治疗小组中一位颇具挑战性

的父母身上。父母发生的变化通常是儿童成长和得到治愈的最重要的因素。因此在这个案例中，我们重点关注父母是怎样通过小组交流、与孩子的游戏互动以及督导发生了改变，并进而加深了其与孩子的关系。这位父母参加了我（Bratton）督导的为期 10 次的儿童－父母小组治疗。出于保密性的考虑，涉及她的个人身份信息做了修改。

C 小姐单身，是一位 30 岁的欧洲裔美国人，研究生毕业。由于她 6 岁的儿子内特在家中和学校表现出的问题行为来诊所咨询。她说他其实很有天赋，但总爱生气，操控别人或与人对立，并且常常行为失控。C 小姐承认她在经济上和个人生活方面都陷入了困境，而且她认为自己的痛苦都是内特造成的，因此总是责怪他。C 小姐与内特的父亲在内特 3 岁时离婚了，他是一位非洲裔美国人。她说她与前夫的关系很糟糕，他现在住在另一个州，因此很少能见到儿子。C 小姐认为，内特很难接受自己是个混血儿，他的那些问题行为都是对其父亲愤怒的发泄。

按照临床需要，首先要对这个家庭进行评估，包括对孩子父母的详细了解，从内特所在学校采集信息，以及通过结构化的家庭游戏活动对亲子动态关系做出评估。评估结果显示，母子关系存在严重问题。内特的问题行为似乎源于其情绪反应，因为他认为 C 小姐不能接纳他，也没有给予他关怀。我确定儿童－父母关系治疗对他们来说是一个合适的治疗方法，因为我发现 C 小姐可能需要大量的情感支持和鼓励，帮助其修复与儿子的关系，并学习和他互动的积极有效的方法。

第1—3次治疗：学习儿童－父母关系治疗的原理和技巧

营造一个安全、接纳和鼓励的气氛是前3次治疗的重中之重，尤其对于那些需要找机会分享并认可其经历的父母而言。不过，儿童－父母关系治疗模型要求治疗师在关注父母的支持需求的同时，也要向他们传授以儿童为中心的游戏治疗的基本观念和技能，为3周后父母与孩子开始的游戏互动做好准备。为了确保父母能够掌握所需的技能，儿童－父母关系治疗采用了大量的演示和角色扮演的方式。最初要学习的技巧包括让孩子主导游戏过程、情感反应以及对儿童游戏内容的言语或非言语表达。更重要的是，要告诫父母，在与孩子每周30分钟的游戏互动时间里，他们一定要全神贯注，并且对孩子的游戏内容表现出真正的兴趣和接受。这点可以通过向孩子传递4个信息体现出来，即：（1）我在这里；（2）我听到你所说的；（3）我理解你；（4）我很关注（Landreth & Bratton，2006）。父母对孩子接纳的态度和表达是发展更亲密和安全的亲子关系的核心，也能对儿童的疗愈起到促进作用。

C小姐立刻报名参加了与另7位单身妈妈组成的亲子治疗小组。可是第1次治疗时她就迟到了20分钟，而且从进入诊室到将内特放在儿童照料区，她始终在对孩子大吼大叫。进入房间后她显得非常沮丧和无助，小组里的其他妈妈也不知道该怎样应对。我告诉她这一尴尬经历是所有父母都会遇到的，属于正常现象，她终于放松了，而且在小组治疗过程中她似乎很享受其他成员给予她的理解和支持。她后来

告诉我，这里是她一周里最喜欢的地方，因为她难得能不用"绞尽脑汁对付内特"。但是她的迟到和费好大劲拽着内特来诊室的状况在接下来的几个星期里一直持续着。

在第2次和第3次治疗时，C小姐似乎从支持性小组体验中获益不少，可是她对以儿童为中心的游戏治疗的技巧的价值仍心存疑虑，而且她也不相信与儿子游戏互动能对增进他们的关系有所帮助。相反，她一个劲儿地想知道她怎样做才能"改进内特的行为"。当其他妈妈分享她们的恐惧或遇到的困难时，她听得饶有兴趣，但是她很少分享自己的经历。轮到她发言时，她倾向于讲述自己和儿子不好的地方。第3次治疗是通过角色扮演的方式学习以儿童为中心的游戏治疗的技巧。这一次的内容非常重要，因为治疗结束后她们就要在家里第一次与自己的孩子实际展开游戏互动。C小姐在角色扮演时表现得很不自然，特别是让她扮演孩子时。我意识到要想让她在家里与孩子顺利地游戏互动，她还需要得到额外的帮助。基于我3个星期以来的观察，我认为她需要特别关注和更紧密的督导，这样才能让她与儿子形成互相接纳的亲密关系。因此，在第3次治疗结束后我与C小姐进行了交流，并且让她把第一次游戏互动安排在诊室而非她自己家，由我负责督导。

几天后C小姐和内特来到诊室。我与C小姐简要重温了一下游戏的基本程序和方法，内特则在等候室里等待。C小姐对自己的能力表示怀疑，而且显得很不情愿，于是我们决定由我来和内特进行一次简短的游戏互动演示，C小姐则在一面单向透明玻璃镜后观察。游戏时

我遵循以儿童为中心的游戏治疗的"陪伴"理念，让内特主导游戏的内容。我向他解释了过程，并且告诉他，他妈妈会在镜子后面看他做游戏。

10 分钟的演示结束后，我与 C 小姐就她的观察进行了讨论。接下来她自己与内特做了 10 分钟的游戏，我则在镜子后面观看。我注意到他们之间有了一些积极的互动。正常的游戏时间应当是 30 分钟，但基于我对他们过去 3 周的观察，我把他们的游戏时间缩短了，因为我认为对她来说，更多的情绪支持和鼓励比技巧练习重要得多。游戏结束后我马上向她提供了反馈意见，我称赞了她付出的努力，并和她一起扮演了她在与儿子游戏时难以应对的几个情景。她当即接受我提出的再进行 10 分钟游戏互动练习的建议。我们对游戏进行了录像，之后我又与她看着录像交流了约 15 分钟。我再次肯定了她在和儿子互动时做得不错的地方。虽然内特对妈妈的新举动用言语和非言语的方式表现出不信任，不过有时他对妈妈游戏时的全神贯注还是很满意的。由于 C 小姐坚持认为内特比其他孩子"更难驾驭"，因此她问我可不可以把后面几个星期的游戏互动仍安排在诊室进行，我同意了，因为我觉得一对一的督导对她来说帮助更大，同时我建议在小组治疗外，她还应当接受额外的情绪关怀。

第 4—10 次治疗：在督导下小组展开游戏互动

通过督导和小组讨论对亲子游戏互动的技能进行精练是第 4—10 次治疗的主要内容。每次治疗开始时，所有家长逐一分享他们与孩子

游戏互动的经历，然后大部分时间用于观看他们录制的录像，每次大家主要针对两个家庭给出反馈意见。大家共同回看录像可以让他们重视与孩子游戏这项任务，也有助于他们更深入地认识自己。它为替代学习提供了机会，并且让家长能够看到游戏互动对孩子产生的影响。与此同时，治疗师可以借助录像强化一些技能，并在必要时提出替代反应或行动。更重要的是，以小组形式观看游戏录像能够让治疗师为家长提供更具体和有意义的支持和鼓励，同时在家长分享自己遇到的困难并彼此提供帮助时，小组的凝聚力也得到了加强。在第 4—8 次治疗时，除了继续强调基本技能外，还增加了设置限制、给出选择、鼓励和树立自尊意识的技巧。为了确保这个阶段实践的成功，家长只能在 30 分钟的游戏时间里使用以儿童为中心的游戏治疗的技能，这样可以避免家长因急于在日常生活中试用新技能导致遇到问题而引发的挫败感。在最后两次治疗时，家长被允许将学到的技能扩大到平时与孩子的互动中。

在第 4 次治疗时，C 小姐的行为发生了微妙的变化。当其他妈妈在讲述她们第一次与孩子游戏时发生的事情并称自己感到很紧张时，她松了一口气。她选择最后一个讲述她的经历。虽然她仍像以往一样对自己持批评的态度，但她还是分享了两个值得肯定的地方。按照计划，C 小姐继续每周把内特带到诊室进行游戏互动。在接下来的两周里，C 小姐在让内特主导游戏内容方面有所进步，可是她对内特的非言语态度显示出她仍然没有完全接纳孩子，而这是儿童－父母关系治疗成功的根本。此外，在游戏室里 C 小姐也无法有效地对内特的行为设置限

制，她只会重复地对内特说"不能那么做"或者"我告诉过你停下来"，其结果自然是引起内特的反感。大多数这类事件都是因为内特玩一种会发出很大响声的玩具枪，而 C 小姐对此很不喜欢，可它显然是内特最钟爱的玩具！内特很懂怎样"激怒妈妈"，这样她就会用他熟悉的方式做出回应。

C 小姐在第 5—8 次治疗期间取得的最显著进步就是她开始自我接纳了。由于她从我这里以及其他妈妈那里总是得到接纳，她的自我批评减少了，而且有时候也开始对内特的行为表现出接受。但是对于内特那些具有攻击性的行为，C 小姐仍不能接受。比如，每次游戏时内特都会用玩具枪射击，C 小姐认为这是对她的攻击性行为，因此继续做出批评的回应。到第 5 次游戏时（即在第 7 次儿童 – 父母关系治疗后），C 小姐虽然已经学会了克制自己激烈的情绪，但当她认为内特在游戏中出现攻击性行为时，她仍无法用言语或非言语表达接受。

C 小姐和内特最具颠覆性的转变发生在第 6 次游戏互动过程中。前一天 C 小姐刚刚结束第 8 次儿童 – 父母关系治疗，治疗时妈妈们自发地讨论起关于无条件和有条件接纳的话题。我对她们强调了在每周 30 分钟的游戏时间里接受孩子的积极和消极情绪的重要性，并且让她们把孩子的需要与自己的需要结合起来，接受所有的情绪。当妈妈们讨论她们曾被孩子拒绝的经历以及她们同样需要我要求她们给予孩子的那种接纳时，C 小姐显得很情绪化。她虽然没有在小组里分享她的感受，但其他妈妈对她很理解，并且依然给予了她支持和鼓励。

第二天她与内特一起做游戏时，C 小姐接受了内特的攻击性行为，认为这是他内在情绪的反映。内特行为的变化也很大，他立即变得很安静，而且在玩枪的时候变换了一种新玩法，不那么具有攻击性了，嘴里还轻声哼着歌。几分钟后，他对枪不再感兴趣了。他邀请他妈妈和他一起在画架上画画，直至游戏结束。C 小姐自然也更加放松，在回应孩子时表现出非常明显的同理心、接纳和喜悦。游戏结束后，C 小姐对内特行为的改变表示很惊讶，她还说与儿子一起做游戏让她感到很开心。

我对她与儿子关系的改善和她能够发现儿子行为的变化给予了称赞。我让她反思一下这次游戏互动与以往有什么不同。她说一周来她一直在思考接纳孩子消极情绪的重要性这一话题，因此当与内特做游戏时，她就发自内心地接受了他，包括他的攻击性行为。与往常一样，在交流结束前我们回看了一遍他们游戏时的录像。当我把录像定格在她向内特表述他对她很生气的场面时，C 小姐的情绪变得非常激动，因为她观察到她的这句话对孩子产生的巨大反响。后来 C 小姐与我分享了她没能在上次小组讨论时讲述的内容。她对我说："在我成长的过程中，从来没有人关心过我的情感。而且我不可以生气或难过，我只能把它们藏在自己心中。我掩饰得很好，吃东西是能让我感觉好一点的唯一方法，可是最终我还是会爆发的。"当父母开始将自己的情感和经历与养育孩子遇到的困难联系起来时，许多人都会表达类似的观点。

在第 9 次儿童 – 父母关系治疗中，C 小姐首次在小组里播放了她与孩子游戏互动的录像。在得到其他妈妈的积极反馈和支持后，她流着泪与大家分享了她"总觉得自己不够好"的早期经历，特别是在她父亲和其他男人眼中。她把这一经历与自己以前无法接受儿子的状况联系在一起。接下来的一周，在第 10 次治疗开始前，C 小姐第一次将与儿子的游戏时间安排在自己家里，之后她告诉我，她和内特玩得非常开心。他们在互动时最显著的改变还体现在他们最后两次来诊室的表现。C 小姐的大吼大叫和内特的不服从消失了，取而代之的是他们在一起兴高采烈、有说有笑的样子。

在小组治疗结束后，C 小姐又来诊室接受了一次督导。通常小组里的家长都会要求后续治疗，确保他们与孩子的游戏互动进展顺利。C 小姐参加了一个为期一个月和一个为期 3 个月的治疗。在此期间，她选择了个人咨询来继续探究自己在儿童 - 父母关系治疗过程中浮出水面的个人情感问题。在最后一次后续治疗时，C 小姐告诉我，内特在家中和学校的行为在持续改善，而且他们的关系也有了很大改变。我再次对她为改变的发生所付出的努力给予了鼓励和肯定。

在此后的 3 年里，C 小姐偶尔会打电话给我，因为内特步入了新的发展阶段，生活也面临着一些变化，所以她还是有一点儿担心。我和她见过几次面，继续给予她支持和鼓励，后来她由于换了一个新工作搬到了其他州。虽然在为期 10 周的治疗结束时，C 小姐的技巧操作能力在家长中属于最弱的，但她却是所有接受儿童 - 父母关系治疗的家长中进步最明显的一位。从我的观察看，她最大的变化是对自己和内特的接纳，而最重要的是他们之间建立了更紧密、更亲热的母子关系。借助在儿童 - 父母关系治疗中获得的信心和技能，以及她与儿子

形成的亲密关系，C 小姐现在已经能够很好地应对作为单身母亲遇到的各种挑战了。

儿童 - 父母关系治疗和亲子治疗的证据基础

儿童 - 父母关系治疗是一种已经得到深入研究的儿童治疗模式，现在仍有许多研究在探讨它的疗效。由于儿童 - 父母关系治疗源自最初由 Bernard 和 Louise Guerney 开发的亲子治疗模式，因此对其的研究也大多基于他们所建立的实证基础。从 20 世纪 60 年代他们开创亲子治疗开始，Guerney 夫妇及其同事就一直致力于研究其作为一种治疗模式的实际效果（Guerney & Ryan，2013；Guerney & Stover，1971；Stover & Guerney，1967）。虽然早期的亲子治疗研究尚缺乏当代研究方法论的严谨性，但 Guerney 夫妇开创性的研究还是提供了令人鼓舞的发现，它们为现代研究机构设计出为期 10 次的儿童 - 父母关系治疗模型起到了促进作用（Bratton，Landreth，& Lin，2010）。

自从几十年前第一份研究报告发表以来（Bratton & Landreth，1995），随着研究方法的严谨程度的提高，儿童 - 父母关系治疗的证据基础也得到了加强。有近 1100 名来访者参与了 36 项相关研究，同时还安排了对照组来检查儿童 - 父母关系治疗的效果。在这 36 项研究中，19 项以实验设计为基础，被称作"关于治疗效果的最高标准"（Nezu & Nezu，2008，p.vii）；其余的研究则属于准实验设计，这主要是由于在现实世界中进行研究时随机分配会受到限制。

在儿童－父母关系治疗研究领域，这些研究对治疗效果做出了最精准的评估。36 项研究中有 32 项是由接受过儿童－父母关系治疗规程培训和督导的调查人员亲自进行的（Bratton et al.，2006）。

在儿童－父母关系治疗研究方面，Bratton 及其同事（2010）提供了迄今最全面的审核和回顾。虽然大多数的研究结果集中在培训和督导家长作为治疗代理人的效果，但也有近三分之一的研究考查了由老师或导师传授的这一模型本身所具有的益处。绝大多数的研究显示，与对照组相比，儿童－父母关系治疗的效果处于绝对优势。考虑到大量的研究和众多的参与人数，从其研究发现中可以得出一些可靠的结论。总体结果表明，儿童－父母关系治疗能有效地减少儿童的问题行为，减轻父母的压力并增强他们的同理心（Bratton et al.，2006）。特别值得指出的是，研究显示儿童－父母关系治疗对各种问题和人群都具有疗效，包括遭受性虐待的儿童；因家庭暴力而生活在庇护所的儿童；存在依恋问题的领养儿童；父亲或母亲被羁押的儿童；患有慢性病的儿童；被诊断有学习障碍、普遍性发展障碍、语言障碍、适应障碍以及各种内、外在行为问题的儿童。儿童－父母关系治疗的广泛适用性和灵活性还通过其在各种现实环境中的成功应用得到了进一步证明，包括在医院、教会、庇护机构、开端计划、监狱、公立和私立学校以及社区中。

针对儿童－父母关系治疗的研究还发现，多元文化是这一治疗模式的另一优势。多项研究证实，儿童－父母关系治疗的功效在不同种族、社会经济和文化群体中都表现得很明显，包括拉丁裔移民、第二代拉丁裔移民、非洲裔美国人、美洲原住民、中国和韩国移民、韩国人和以色列人。最后，儿童参与者的年龄范围在 2—11 岁，这说明儿童－父母关系治疗能够满足从幼儿到青春前期青少年的不同发展需求。参与者的平均年龄为 5 岁 3 个月，儿童－父母关系治疗似乎对幼儿的治疗需要尤其敏感，不过，对他们的治疗效果还缺乏足够的证据支持（Chorpita et al.，2011）。

荟萃分析研究支持并证实了儿童－父母关系治疗和亲子治疗研究的发现（Bratton，Ray，Rhine，& Jones，2005；LeBlanc & Ritchie，2001）。研究人员发现，与专业游戏治疗师提供的游戏治疗相比，照料者在经过亲子治疗方法论的培训和督导后，将其用于自己孩子身上的治疗效果更加明显。利用 Bratton 及其同事的荟萃分析数据（2005），Landreth 和 Bratton（2006）只分析了那些采用儿童－父母关系治疗模型的研究来计算整体的效果规模，结果发现，儿童－父母关系治疗的效果非常明显，达到了 1.25（Cohen，1988），也就是说，相较于未接受过儿童－父母关系治疗的儿童和其照料者，接受过儿童－父母关系治疗的儿童和其照料者的平均表现高出 1.25 个标准差（Bratton et al.，2010）。

总之，目前的循证研究支持儿童－父母关系治疗作为干预措施的有效性，并且鼓励对儿童的照料者进行相关技能的培训，使他们可以用它解决自己孩子的治疗需要。根据美国心理学会制定的标准（Chorpita et al.，2011），儿童－父母关系治疗获得的强有力的实证支持对于治疗一些人群出现的一些问题可谓"大有前途"。儿童 - 父母关系治疗投入使用的时间虽然不长，但通过仔细调查目标人群的目标行为、遵循程序化的规则和精准化的治疗步骤并且采用大量样本进行对照试验，它的严谨性得到日益增强。不过，要使儿童 - 父母关系治疗真正成为公认的治疗特定儿童疾病的有效方法，还需对其持续关注，包括研究人员对其精心设计的相关研究。

结论

健康的亲子关系的重要性对于儿童整体发展的重要性已被充分证明。以加强亲子关系为重点的儿童治疗干预措施，因其在治疗儿童的各类问题方面的有效性也得到认可（Eyberg et al.，2008；Landreth & Bratton，2006；Powell et al.，2013；Webster-Stratton et al.，2011）。儿童 - 父母关系治疗是一种以游戏为基础的治疗干预方法，它通过聚焦游戏过程帮助父母了解儿童的发展需要并与之进行交流，也能够为儿童提供安全、可预知的照料体验。有些父母会因为孩子在社交、情绪和行为方面出现了问题而自己却不能对其给予帮助而感到内疚和无助。如果通过成功地使用以儿童为中心的游戏治疗的技能，父母就可以很好地了解儿童并对其需求做出回应，这样他们也就会变得有信心和能力，相信自己能够在孩子遇到困难时伸出援手和提供帮助。此外，小组集体治疗的形式还能为照料者给予情感支持，这不仅对照料者本人的身心健康非常有益，而且可以化作一股治疗动力。

对于儿童 - 父母关系治疗取得的积极的研究结果也证实了其有效性，并且确认用以儿童为中心的游戏治疗的方法对照料者进行培训是解决儿童心理健康问题的一个明智之举（Bratton et al.，2010）。儿童 - 父母关系治疗坚实的研究基础可以令那些感觉应当在道义上对来访者负责的儿童治疗师放心。因为美国所有主要的心理健康专业机构都呼吁成员使用有实证支持的干预措施。儿童 - 父母关系治疗的规范式手册可以让从业人员和研究人员轻松地掌握它的使用方法。而相关的研究结果表明：（1）在大量的人群、情境和出现的问题中都有效果；（2）儿童 - 父母关系治疗在不同环境下具有可复制性及在多种临床人群中成功应用的潜力。而且，通过对一些非主流群体的研究，发现儿童 - 父母关系治疗在跨文化背景下也得到了广泛使用，并且取得了极其显著的积极效果。此外，荟萃分析的结果显示，受过以儿童为中心的游戏治疗技能培训的父母在应对孩子出现的问题时比专业治疗师更有效力，而且这样的培训只需 10 次即可完成。Landreth 和 Bratton（2006）强调了在研究治疗结果时关注治疗准确性的重要性，并且提出了以下几个培训时的核心要素，它们对儿童 - 父母关系治疗的整体成功和疗效至关重要。

- 要求治疗参与人员首先得到以儿童为中心的游戏治疗原理和技能的培训和督导；然后再接受为期 10 次的有关儿童 - 父母关系治疗程序的培训和督导（Bratton et al.，2006）。

- 要求参与的父母每周需要把与孩子游戏互

动的过程进行录像，然后接受已获培训的专业治疗师的直接督导。

- 在小组范围内观看游戏互动的录像，并在治疗师的督导下进行角色扮演，这样父母对于自己在使用儿童－父母关系治疗技能方面可以获得支持和具体的建议反馈。

儿童－父母关系治疗的实证研究进一步显示，照料者在经过从业人员督导后对儿童提供治疗的效果已得到确认，而且这一做法对照料者来说是经济实惠的。儿童－父母关系治疗在有限的时间里以小组集体治疗的形式进行，这样可以提高从业人员的工作效率。此外，很显然，对父母进行儿童－父母关系治疗培训还能起到防止问题发生的作用，因为他们会将学到的技能融入平时与孩子的互动中，从而帮助他们在任何时候都能对亲子关系中可能出现的问题及时做出有效回应。

虽然这些研究结果很有说服力，并且明确支持了游戏治疗师对其来访者使用儿童－父母关系治疗的方法，但是在一些特殊情况下，儿童出现的问题或者儿童及其父母的性格决定了由专业治疗师对其进行游戏治疗效果更好，或者儿童－父母关系治疗只能被作为辅助手段使用（Landreth & Bratton，2006）。如果父母本人缺乏动力或者不具备这一方法所需的大量时间和精力时，儿童－父母关系治疗在他们身上同样行不通。不过，儿童－父母关系治疗针对各类人群和各类问题的有效性的研究结果建议，如果儿童及其父母都适合这一方法，它作为治疗时的一种选择是值得考虑并予以大力推荐的。

第 10 章

治疗性游戏：修复关系、帮助家庭疗愈

Phyllis B. Booth
Marlo L.-R. Winstead

9 岁的林赛对来接受治疗没什么兴趣。她的父母桑迪和吉姆清楚，他们的"宝贝女儿"出现的问题行为与她早期在由亲生母亲照料时被忽视和遭受性虐待有关。可是，当林赛反抗和与他们对立时，或者当她表现出源于焦虑的强迫性特征时，又或者她在学校向其他同学做出性暗示的动作时，他们却束手无策。当林赛的父母发现她在伤害自己时，比如她不停地咬自己的指甲直到手指流血，他们想安慰她并给予她关爱，但是她对此表示拒绝，马上躲开了。当他们向她说一些充满爱意和关心的话时，她会捂住耳朵。

由于林赛对她的养父母非常排斥，在头几次治疗时，我（Winstead）让他们先在旁边观看我与林赛的互动，因为我认为这是能让这个女孩感到安全并接纳游戏治疗的最佳方法。根据她父母提供的信息，不出我所料，开始时她的确不愿意配合我与她的接触。她似乎总在破坏我发起的活动。当我们玩气球比赛时，目的是让气球

尽可能长时间地待在空中，可是她总是把球拍到我的肩膀上或者地板上。而在玩叠手游戏时，林赛和我应当交替把自己的一只手放在另一个人的手之上，直到我们的手都高过头顶。可是她完全不按程序操作，早早地就把自己的手高举起来，然后又随意地把叠放顺序颠倒过来。

随着治疗的继续，林赛对我的信任增加了，她的控制欲也减少了，虽然始终存在。可是当她的父母主动参与游戏时，林赛对他们却仍很排斥。她贬损她母亲的体重，嘲讽她父亲戴的"厚眼镜"。我在与她父母交流时，他们都对林赛能否取得他们期望的进步表现出疑虑。

在第 7 次治疗时，进展出现了，这让桑迪和吉姆放心了。当时我们 4 个人在一起玩气球游戏，大家都极力用胳膊肘或膝盖让气球待在空中，我们定的目标是要在它落地前至少触碰它 50 次。我们试了 6 次都没有成功，林赛有些泄气，但我鼓励大家继续努力，不要放弃。到第 9 次时，我

们已经触碰了气球 45 次，这时游戏室里的气氛高涨起来。林赛用胳膊肘触碰气球并喊出："49，我们就要成功了。"就在她接着想用膝盖触碰气球并取得最终胜利时，她突然摔倒了。她的脸上露出了失望的表情，可说时迟，那时快，桑迪用她的膝盖把气球又顶了起来。林赛立刻跳起来，跑到妈妈身边，搂住她的脖子说："你做到了！我们做到了！我们太棒了！"

鲍尔比（Bowlby，1969/1982）的依恋理论是治疗性游戏体系和模式的基础。他的理论催生了大量的研究成果，帮助我们将工作重点放在亲子互动的质量上，因为有品质的互动才能带来安全的依恋，促进大脑的正常发育并保持长期的心理健康。

儿童出现的导致父母寻求帮助的问题行为大多与亲子关系有关，因此减少问题行为的前提应当是先改善彼此的关系。由于治疗性游戏具有普遍的适用性，在世界各地的许多文化中，它对于生活在不同家庭环境中的各年龄段儿童遇到的各式各样的问题都有所帮助。德国（Wettig，Coleman，& Geider，2011）、中国（Siu，2009）、韩国（Kim，2010，2011）和美国（Weir et al.，2013）都已完成了证明该治疗模型有效性的研究。通过对时机的敏感掌控和高度调节的互动，治疗师引导父母和儿童经历形成安全依恋关系的过程，从而帮助他们建立或重建健康的关系模式。

在本章中，我们将详述治疗性游戏的工作程序。首先，我们要介绍支撑这一方法的理论和研究。然后我们会用一个案例来说明治疗性游戏的操作过程。

理论与研究

治疗性游戏以父母与他们的婴幼儿之间自然产生的敏感、回应、嬉戏的互动关系为模型。治疗的目标是建立一种安全的依恋关系，包括父母和孩子积极的内部工作模式、自我调节能力、良好的社交技能、学习能力和长期的心理健康。[1]

核心概念

治疗性游戏的核心概念或基本原理均对我们的工作有所支持和引导。因此这里我们简要叙述一下每个概念，以及与依恋、大脑发育和导致治疗改变的因素有关的支持理论和研究。

互动与关系基础

在进行治疗性游戏时，治疗的重点是父母与孩子的关系。我们要求父母与他们的孩子共同参与并对他们进行引导，这样他们就能共同调节和享受快乐，这对长期心理健康是必不可少的。健康的亲子关系需要依靠两个重要的内在动力：一个是为了安全而保持亲密关系的动力；另一个是为了分享亲密关系所产生的意义和乐趣的动力。

当我们试图建立一种新的或更健康的关系时，对内在动力的理解能够对我们起到引导作用。婴儿通过哭泣、微笑、凝视和紧握发出他们需要安慰或保护的信号，而慈爱的父母会本能地对此做出回应。可是在许多情况下，这种自然反应会受到干扰——比如，疾病、压力、贫穷、药物滥用或者父母自己没有得到足够的养育。治疗的一个目的就是帮助父母对孩子有时发出的令其感到困惑的信号做出反应，并为孩子营造安全感。

另一个重要的内在动力能够提升我们分享和陪伴的能力，它与治疗性游戏方法的要素是一致的，即与他人的情感产生共鸣的能力（Trevarthen & Aitken，2001），以及反射与协调我们与他人行为的能力（Iacoboni，2008）。如果父母具备这些能力，他们就能够了解孩子的需要，与孩子共同调节其行为，并在关系出现问题时重新建立连接（Tronick & Beeghly，2011）。连接良好的神经回路支持共享的社交参与行为，以及对抗、逃离或僵化的应激防御策略（Porges，2011）。这些能力使得婴儿和会做出反应的父母能够达到 Trevarthen 和 Aitken（2001）所称的主体间性，即对外界的共享看法。他们相互呈现，具有相似的活力水平和一致的意图（Hughes，2007；Siegel，2006）。可是对于那些遭遇过忽视、虐待或者正在经历创伤的儿童来说，他们会认为接近他人是不安全的，因此就无法体验这种连接和陪伴。

治疗性游戏的目标是为父母和儿童营造安全感，这样他们就能开放自己来感受连接和陪伴这种新体验。我们的游戏虽然简单，但为父母与孩子提供了共享、同步的互动机会，并且使他们处于高度"同在"的状态（Tronick et al.，1998）。我们要求父母亲自参与治疗性游戏，旨在帮助他们理解孩子的感受，同时能弥补他们童年时可能缺失的主体间体验。作为治疗师，我们会在治疗性游戏过程中尽自己所能

对父母和孩子的意图产生共鸣、保持同步、做出解读并进行调节。

直接、当下的体验

改善关系的最佳方法是聚焦当下的情感互动。依恋模式及其与之相伴的内部工作模式存储在非言语的、以动作为导向的记忆中。嬉戏的接纳式回应，即使不符合儿童的期望，也会挑战其消极的内部工作模式，为改变提供可能性。因此我们在治疗时要做到风趣、接纳、好奇和共情（Hughes，2007）。我们引导父母提供孩子能够适应的回应，借此修复被破坏的关系，重新形成积极连接。这些细微的不易察觉的瞬间会一点一点地改变神经回路（Hart，2008）。或者，就像我们在林赛身上看到的那样，孩子会突然改变，即刻与父母进入快乐的连接状态，那无疑是激动人心的时刻。这些紧密连接和同步的时刻，被称为"当下"，它会导致内部组织和自我意识的重大改变（Makela，2003；Tronick et al.，1998）。

由成年人引导

因为调节是依恋过程的核心，治疗性游戏治疗师会仔细引导和组织儿童的体验，让其在感到安全的同时又能得到很好的调节。我们也会为父母提供指导和调节框架。父母为婴儿提供的共同调节——保持体温、提供食物、抚慰孩子烦躁不安的情绪——只是共同调节过程中向自我调节能力发展的第一步。儿童会逐渐减少对外部调节的依赖，但在调节其兴奋程度、处理自己的经历和认识世界方面他仍需得到大量的帮助。成人不应鼓励孩子养成依赖的习惯，

但要为其提供指导和支持，这是孩子走向独立的基础。

适应、共情、回应和反思

治疗性游戏模型需要基于具有适应、共情和回应特点的健康的亲子模式，它同时是安全依恋关系和发展积极内部工作模式的基础。持续的同在经历可以让父母了解并且适应孩子的情绪强烈程度和特点。这种适应等于向孩子发出信号，让他明白自己的感受已得到理解，与此同时，他开始懂得别人也有自己的感受。

当父母和婴儿在一起感到很放松愉快时，他们彼此都会做出连接的手势。这种连接或许很短暂，然后分开，但一会儿又会连接起来。反应敏感的父母能够创造这样一种体验：父母和孩子都有信心以积极的方式互动并保持健康的关系（Tronick & Beeghly，2011）。当父母没有回应时，婴儿会不知所措。如果这种状况一直持续，孩子就会放弃建立连接的希望。林赛童年时被忽视的经历导致了她后来无法再信任别人。

为了做出适合孩子的回应，父母必须认真思考自己和孩子的内在状况（Fonagy，Gergely，Jurist，& Target，2002）。这种思考和洞察能力能够使父母理解孩子行为与潜在心理状态之间的联系，从而对孩子发出的信号做出灵敏的反应（Slade，2002）。我们与父母一起工作的一个主要目标就是帮助他们更深入地洞见自己和孩子经历的意义。通过交流、观看他们与孩子互动时的录像以及他们在治疗性游戏时的表现，治疗师帮助父母觉察自己的感受，同时理解孩子的感受。

前语言期、社交、聚焦右脑

Schore 和 Schore（2008）认为，有效的治疗必须"根植于对早期二元调节中心性的认识，对右脑情绪发展的全面了解，以及对内隐、程序性记忆动力学的深刻理解"（p.17）。这就要求我们应将工作重点放在满足儿童早期的情绪需要和找到让情绪失调或感到恐惧的儿童平静下来的方法。

在出生的头两年，也就是依恋的形成期，神经细胞迅速生长，特别是负责社交和情绪的右脑。与照料者的互动体验创造了儿童的神经连接并对发育中的大脑进行管理。右脑边缘系统随着眼眶前额皮层的发育而适应社会环境并调节身体的内部状态。"爱的连接和安全的依恋有助于构建健康和具有灵活性的大脑，而忽视和不安全的依恋则会导致大脑容易受到压力、失调和疾病的影响"（Cozolino，2010，p.180）。

基于对大脑发育的理解，我们将治疗性游戏的重点放在儿童当下的唤醒状态和情绪发展水平上。这样我们就可以借助提供互动体验，对出现问题儿童的大脑进行重新组织。在提供这类体验时，我们会充分利用儿童非言语的右脑——声音、面部表情、目光接触、动作、节奏、摇晃、唱歌和抚摸——刺激深层次的神经整合，并为后期的心智化能力和表达能力创造可能。

多重感觉，包括抚摸

父母给予婴儿的丰富活跃的养育照料会对其所有感官产生刺激。这些触觉、耳前庭和本体感受体验可以帮助其对自我和怎样与他人互动逐渐形成清晰的认知（Williamson & Anzalone，1997）。在进行治疗性游戏时，我们会提供大量安全、适宜的治疗师与儿童或者父母与儿童的触摸和身体游戏，并让他们体验平静和抚慰的感受。通过肢体接触，我们能够与儿童的自主神经系统产生共鸣，这对于培养儿童自己的情感意识是非常有益的。我们也鼓励父母积极参与这类肢体游戏，让他们的抚摸能够在平时让儿童感到安全和放松。

触觉是人类体验的基础（Brazelton，1990）。婴儿从一开始就需要身体接触的温暖来支持他们尚不成熟的调节系统。抚摸和温暖能够提升催产素的水平，而催产素对成人和儿童都有镇静作用，有助于缓解压力（Tronick，Ricks，& Cohn，1982）。

趣味性

游戏是治疗性游戏方法的重心。我们鼓励父母和年幼的孩子之间进行自然、快乐的互动游戏，从而缔结牢固的情感关系，并营造充满活力的氛围。值得注意的是，这类游戏与象征性游戏有很大的不同。在象征性游戏中，玩具和表现性艺术材料为象征性表达提供了机会。而在进行治疗性游戏时，游戏针对的是在早期依恋关系中经历过痛苦或干扰的儿童的发展需要，因此游戏是创造安全和快乐气氛的第一步，它对儿童的最终治愈可以起到帮助作用。

带着喜悦和兴趣与儿童游戏的父母能在儿童的神经系统中产生共鸣，从而帮助儿童产生连接意识和同理心，并在遇到压力时表现出自然和灵活（Sunderland，2006）。而且游戏还能实现情感同步，促进大脑突触的发育（Hart，

2008）。

什么促成了林赛的改变

通过了解治疗性游戏的核心概念，我们可以明白林赛早期的经历（在本章开篇已有叙述）对她后期的行为产生了影响，而治疗性游戏使她发生了改变。在林赛出生的头两年里，她的生母不仅忽视她，还虐待她。她必须自己找到生存下来并感到安全的方法，其中包括一切都要在自己的控制中。她没有得到父母给予的调节体验，更重要的是，她觉得自己无法与他人建立安全的关系或保持互动。

刚开始玩气球游戏时，由于缺乏对他人的信任（"如果让别人引领，我会安全吗？"）；缺乏与他人良性互动的经历；以及缺乏自我调节的能力，她玩得很不顺利。她在触碰气球时毫无章法，并不是因为她故意要这么做，而是因为她不知道应当怎样与他人配合。

鉴于这种情况，在头几次治疗时，治疗师将重点放在帮助她学习一种新的互动方式上。治疗师把活动安排得井井有条，确保可以安静有序地进行游戏。只要她注意到林赛有任何细微的不安全表情时，都会及时调整自己的行为或活动内容。这样在与治疗师的游戏互动中，林赛渐渐获得了能力感和自尊感，因为她发现治疗师能够欣然接受她的失误，这不仅让她感到自己的价值，也非常愿意和治疗师建立连接并一起玩。在这样的基础形成后，治疗师立即邀请林赛的父母加入，并帮助他们学习怎样才能和孩子玩到一起。当林赛最终高兴地喊出"你做到了！我们做到了！我们太棒了！"时，他们一家人真的玩到一块儿了，而且林赛成了

这个团队中的一员，这有助于她进一步发展自我和能力。

一段时间后，林赛已经能够将她在治疗时学到的技能运用到生活中的其他场合，她不仅变成了一名令人喜爱的学生、女儿和朋友，而且还是学校足球队和舞蹈团里出色的成员。结束治疗两年后，林赛的妈妈意想不到地怀孕了，生下了一个男孩。她的父母很担心林赛对此的反应。她的确因为新生儿的到来而对自己在家中的安全地位产生了一丝担忧，表现也有些退步。不过，桑迪和吉姆充分使用了在进行治疗性游戏时学到的方法和技能，在迎接家中新成员时也非常注意满足林赛的需要。

临床案例

为了清晰地呈现治疗性游戏的过程，下面我们以雅各和他的养父母丽贝卡和菲利普的案例为例，[2] 详细叙述治疗的策略和技巧。

治疗性游戏包括评估和治疗两部分。前3—5次属于评估期（视参与的照料者人数而定），期间治疗师会收集信息并使用马谢克互动法（Booth，Christensen，& Lindaman，2011）。治疗期包括向家长反馈评估意见、与家长交流以及数次对儿童的治疗。治疗时长因人而异，主要取决于儿童问题的严重性以及家长主动参与的程度，从24次到一年多不等。每3—4次治疗后要与家长单独进行交流。在最后几次治疗时应当用倒计时的方法告诉儿童，并在结束时举行一个小聚会。

评估

治疗性游戏的评估程序包括旨在收集信息的接案晤谈，涉及所有家长关切的问题以及有关孩子及其父母的过往经历，特别是与依恋相关的经历。接着我们使用马谢克互动法观察父母与孩子的互动（Booth et al.，2011）。此后我们会单独与父母交流，向他们反馈评估结果，目的是让他们知道我们所观察到的现象以及我们对孩子问题的理解。我们会给他们播放一些他们与儿童互动时的录像片段，并重点讨论他们与孩子之间的关系。接着我们会与他们共同制定治疗方案，以满足其对孩子有所改变的期望。在与父母交流反馈时，我们的总体目标是与父母建立一种支持性的合作关系，为日后的共同工作奠定基础。

接案晤谈

在我（Winstead）与雅各的养父母进行接案晤谈时，我得知丽贝卡和菲利普见到雅各时他已经快3岁了。当时他们对他的第一印象是漂亮、欢乐、很懂规矩。但是在准备领养的过程中，他们渐渐看到了隐藏在他迷人表面之下的早期经历带给他的影响。他被遗弃后换过好几个领养家庭，这使得他对成年人心存戒备。他很难服从要求，也不愿接受或向他人提出帮助。有时候他会大发脾气，而且谁哄他也没用。

丽贝卡和菲利普意识到如果要成为雅各的养父母，他们将面临很大的挑战，他们对此有些担心。不过他们并未动摇收养他的决定。在此之前的好几年里，这对夫妇一直希望能有一个自己的孩子，他们还为此接受过治疗。但希望一次次落空，领养一个孩子成了他们结束痛苦的唯一选择。因此他们打算全心全意地爱这个期盼了许久的孩子，并会将他视如己出。

当雅各终于开始与丽贝卡和菲利普一起生活时，他已经 3.5 岁了。很快他的行为就越来越让人难以接受。他会在什么也没有发生的情况下突然情绪失控，而且这种状态能持续 3—5 小时。那个场面把丽贝卡和菲利普折腾得筋疲力尽，也让他们感到很害怕和难过。而且最糟糕的是，他俩对此完全无能为力。他们尝试过许多方法（比如，转移注意力、安慰、哄劝、警告、让他一个人待着等），目的都是为了平复他暴躁的情绪。

我在结束了第一次接案晤谈后，又分别与他们进行了成人依恋访谈（Adult Attachment Interview，AAI；George，Kaplan，& Main，1985），这让我对他们各自的童年经历有了更多的了解。丽贝卡和菲利普无疑都很爱雅各，他们彼此也很相爱，但他们的依恋经历中的一些因素对他们作为"爸爸""妈妈"的身份构成了挑战。丽贝卡的内在工作模式导致了她用控制和结构化的方式对待雅各；而菲利普自身的成长经历则使得他在与雅各互动时显得有些回避和被动。他们在抚养孩子方式上的明显差异导致他们的婚姻产生了冲突，也让雅各在试图了解这个家庭的背景时感到困惑。

马谢克互动法

为了更多地了解雅各与父母的关系，我（Winstead）让他们参加了马谢克互动法测评。我向他们解释道：

"我想通过观察雅各和你们在一起的活动来了解更多他和你们之间的关系。我会告诉你们做些什么。这个测评通常需要 30—45 分钟。我会把你们的互动过程录像，这样之后我们可以一起回看。下一次我们将讨论评估的结果，我也会告诉你们我从观察中对你们产生的认识。我会给你们播放一些录像片段，这样我们可以一起理解雅各的感受和反应。最后，我们将根据评估结果制定治疗方案。"

马谢克互动法是一种评估照料者与儿童之间关系质量的基于游戏的结构化技术方法。父母与孩子的多方式互动可以归纳为 4 个维度：结构、参与、养育和挑战。马谢克互动法设计的活动或任务都很简单，主要是为了激发父母与孩子在每个维度的互动。我们会观察父母的引导、孩子的反应以及他们在每个维度的情绪表现。我们尤其对孩子应对压力的方式和父母调节压力的能力感兴趣。

父母需要分别与雅各进行马谢克互动法评估，先是菲利普，一周后是丽贝卡。当菲利普和雅各接受马谢克互动法评估时，他们并排坐在桌子旁，我事先在桌子上放了一套 9 张指令卡片以及活动需要使用的材料。我对菲利普说："请大声读出每张卡片上的指令。活动的方法没有对错之分，而且你可以决定什么时候开始进行下一个活动。"之后我离开了房间，在一面单向镜后面观察他们[3]。测评结束时，我再次走进房间，问了菲利普下面的问题。

- 当你们两人在一起的时候，我看到的一切都是真实的吗？

- 有什么令你吃惊的事情吗？
- 你觉得雅各最喜欢什么活动？为什么？
- 他最不喜欢什么？
- 你最喜欢什么？
- 你最不喜欢什么？

一周后我又让丽贝卡和雅各按照同样的程序把上述活动重复了一遍。

用治疗性游戏的维度分析马谢克互动法结果

每次马谢克互动法测评结束后，我都会认真回看录像，准备把我的观察与雅各的父母分享。我按照治疗性游戏的维度整理了自己对他们互动的分析并制定出治疗方案。我们先确认了每个维度，然后讨论了雅各与父母在各个维度的互动模式。

结构

懂得安全的父母会用多种方式精心安排自己孩子的体验，并为他们营造安全规范的氛围。因此这一维度中的任务是评估父母在承担责任、设置限制和为孩子提供安全、有序、正常的环境方面的能力。活动时是父母安排互动的内容还是指望由孩子来安排？孩子会对父母的安排做出怎样的反应也是我们会关注的地方。孩子接受父母的引导还是坚持按照自己的方式行事？

结构事例。任务——成人和孩子各拿一张纸和一支笔，成人快速画出一张画，然后要求孩子"照我的画画一张"——在对雅各提供结构上，父母二人表现出了明显的差异。菲利普在读这一任务指令时，雅各已经急速地从信封

里取出了纸和笔，然后开始画画。爸爸对他重复了几遍指令要求，怯懦地试图让雅各配合。可是雅各已经在画长颈鹿了，而且还建议爸爸也和他一起画。爸爸几乎没有犹豫就答应了雅各的要求。爸爸和雅各都很开心，但他们没有完成任务。在整个父与子的测评中，还有许多类似的事例，即雅各对任务都是按照自己的意愿去做。

而当丽贝卡在读任务指令时，她把纸和笔都攥在自己手里，这样雅各就无法自行开始了。妈妈对他说："我要画一张画，然后你模仿我的画。你知道模仿是什么意思吗？它的意思就是你要和我做的一模一样。我会一直拿着笔，直到该你画了，不过你可以先拿着你的纸。"当妈妈画前两个图形时，雅各很认真地看着。可是当他妈妈在画6个图形中的第3个时，他的腿开始晃动，脸上也流露出烦躁的表情。妈妈把笔递给了雅各，并要求他模仿她画的图形。雅各画了几个图形，但没有一个和他妈妈的图形一样。当妈妈要求他重新画时，他开始抱怨，说那些图形太难画了。但他又接着说："我只想画我想画的，不想画你让我画的。"意识到雅各不确定自己能画出那些她要求的图形，妈妈建议他一次只画一个图形。虽然他的画与她的画相距甚远，她还是认可了它们并继续进行。就在他们要将纸放回信封时，雅各快速地在纸上画了几笔，说道："我又画了一只老鼠。"在整个执行任务的过程中，妈妈都通过语言和肢体动作对雅各提供了高度的结构化管理，雅各接受了其中的一些，不过只要有机会，他还是想自己做决定。

参与

父母可以用多种方式参与孩子的活动，包括表现出兴奋、惊讶；激励孩子；创造互动的机会以及与孩子分享积极感受等。反应敏感的父母会及时调整孩子的情感状态，使其总是保持在最佳唤醒水平。因此这一维度的任务是评估父母参与互动的能力，并且互动是适合孩子的发展水平和情绪状况的。同时我们也会关注孩子对父母参与的反应。虽然趣味性是任何互动都需要的，但它无疑是父母与孩子快乐互动的一个最重要因素。

参与事例。任务——"大人和孩子一起玩一个熟悉的游戏"——旨在让我们了解父母和孩子创造互动的能力。雅各提议和菲利普一起玩捉迷藏游戏，因为他们对它预设的游戏规则都很清楚。可是游戏时他们并没有太多的对视或肢体接触。大多数时候都是雅各在做决定，比如谁先藏、谁来数数、爸爸应该藏在什么地方、什么时候游戏就该结束了等。当雅各找到菲利普时，他显得很兴奋，立即跳到爸爸的背上。虽然菲利普的脸上露出了不舒服的表情，但他对雅各的举动什么也没说。

轮到丽贝卡时，她不知道雅各和菲利普玩的是捉迷藏的游戏，结果她也提出玩这个游戏。雅各藏的时候很高兴，并且耐心地等他妈妈数到 10，而当他被发现时他也很高兴。接着他开始找妈妈，两人同样都很开心。在这个他们都很熟悉的游戏过程中，他们表现得十分放松，互动亲密——彼此配合、眼神交流、身体接触、你来我往。

养育

在父母与婴儿的关系中，有许多养育的机会，它们能带给孩子安慰、平静、被爱和受到呵护的感觉。因此这一维度的任务评估的是父母对孩子的成长需求做出反应的能力，以及能否觉察到孩子紧张或感到压力的情绪，并通过能够安慰孩子的养育反应帮助孩子调节情绪。我们也会评估孩子接受父母养育行为的能力和他们是否具备向成人寻求安慰的能力，以及他们适当的自我安慰和自我调节的能力。

养育事例。与在参与活动中表现出的放松和兴奋相反，雅各对于马谢克互动法中的养育任务感到难以接受。这些任务包括"父母和孩子互相涂乳液""父母和孩子互相喂饭"，以及"父母告诉孩子当他刚开始与他们共同生活时的情形"。与爸爸在一起时，雅各对每项任务都处于绝对掌控的地位：他从爸爸手中抢走了乳液瓶，并且只允许爸爸在他指出的地方给他抹乳液。雅各要求自己吃饭，当爸爸坚持喂他时，他使劲咬了爸爸的手指。每当雅各做出消极反应时，菲利普就马上改变他的态度，他会说："好的，好的。你想怎么做？我们一切都按你说的做。"这时雅各就会安静下来，然后按自己的意愿改变活动内容。

雅各同样不能接受丽贝卡的养育提议，但是丽贝卡不会改变自己的态度，她似乎下定决心要找到呵护儿子的方法。她选择了不急不躁但非常敏感的做法，通过轻拍雅各的后背、拥抱他、和他温柔地讲话或者轻声给他唱歌等方式抚慰他，让他平静下来，同时继续活动。当妈妈竭力关心他时，雅各时而哭哭啼啼，时而大喊大叫，并且不停地扭动身体。在每项养育活动结束时，丽贝卡都要长出一口气，好像为了从被自己孩子拒绝的伤害和困惑中振作起来，虽然其实她清楚孩子一直都需要她的关注。

马谢克互动法中还有一项任务"成人独自离开房间一分钟",旨在让我们评估依恋关系,包括孩子怎样管控压力。我们将注意观察父母会为暂时的分别做什么准备,以了解父母对孩子可能出现的焦虑的敏感性,以及重新团聚后其将怎样修复中断的关系。孩子在分开期间的行为能让我们掌握其应对之道及自我调节策略。

当爸爸离开房间时,他让雅各从 1 数到 60,"然后爸爸就回来了。"刚开始时,雅各在房间里转来转去,看了看下一个任务要用的材料,然后快速走到门口,喊道:"爸爸,你在外面吗?""是的,雅各,我在这里。"雅各要求说:"那你大声数数,这样我就能听到你的声音!"菲利普遵照雅各的吩咐开始数数,在他数到 60 时重新走进房间,这时他发现雅各站在门口,耳朵紧贴在门上。显然,当他一个人待在房间时,他很焦虑,急着尽快和爸爸重新连接。

当妈妈大声读这项任务时,她的脸上流露出关切的表情。她迅速想了想,选择了一个她知道可以帮助他应对分离的活动。她对雅各说:"你找一个地方藏起来,我到房间外面数数。等我再进来时我要设法找到你。"雅各听了很兴奋,他立刻躲到一棵大盆栽后面,一直待到妈妈回来。当妈妈回到房间后,她把雅各抱起来,问他刚才都做了什么,同时亲吻他的额头并轻拍他的后背。雅各允许妈妈把他放在她的膝盖上,与他重新连接,但对妈妈的关心和体贴却没有做出回应。丽贝卡对雅各的需求非常敏感,她用了一个孩子熟悉的游戏填补了她离开的那 60 秒时间。

虽然菲利普意识到应当为雅各应对分离找到解决办法,但他选择的数到 60 的方法显然不足以帮助雅各应对焦虑,后来是雅各自己向爸爸提出了他所需要的帮助。妈妈则利用雅各熟悉的捉迷藏游戏维持了她离开期间与雅各的持续连接。父母在回到房间后都主动与雅各重建连接,并让他知道他们都想念他。尽管雅各接受了他们的举动,但并没有与他们两人中的任何一个主动接触,也没有表现出兴奋。

挑战

挑战这一维度的活动鼓励能力和信心的发展。健康的父母会支持孩子学习、探索和变得更加独立的想法。他们为孩子提供了支撑,保障孩子在向前迈出的每一步都能取得成功。适当的挑战能让孩子逐渐形成掌控感,并产生比较现实的自我期望。这一维度的任务评估成人在激励孩子的社交、情感和身体发展、帮助孩子设定符合发展的期望以及对孩子取得的成就感到欣慰等方面的能力。我们也会注意观察孩子是否愿意尝试一些新东西、做一些不确定一定能成功的事情和为了实现目标而坚持不懈。

挑战事例。"成人教孩子一些孩子不知道的东西"这一任务再次体现了父母两人采用的方法明显不同。菲利普选择教雅各怎样换车胎,可是雅各对这一成人的工作完全不感兴趣,因此他提出他们一起唱"车上的轮子"这首歌,爸爸愉快地接受了这一建议,结果他的任务没有完成。

妈妈对雅各说:"嗯,教你什么呢?哦,对了,你听过'小蜘蛛'这首歌吗?"雅各回答说:"没有。"妈妈接着说:"太好了,我来教你唱。先听我唱一遍,然后咱们一起练习。"当妈妈手舞足蹈地唱歌时,雅各目不转睛地看了一会儿，然后就开始扭动身体。当妈妈让他跟着唱时，他没法做到一边唱，一边做动作。妈妈仍在教他，可他却拿起装材料的袋子对妈妈说："咱们玩别的吧。"妈妈回答说："我们需要先练习唱这首歌，之后才能玩别的。"雅各放下袋子，但在他妈妈膝上转过身，背对着她，开始唱另一首歌。丽贝卡把他的身子转过来，非常慢地又唱了一遍"小蜘蛛"，同时把手的动作也比画得很清楚。雅各跟了一会儿，但随着难度的加大，他开始哭泣，嘴里说着："这太难了，我学不会。我什么也学不会。"妈妈对他说："好了，我们现在干点别的，但待会儿我们还是要练习这首歌。"丽贝卡很愿意教雅各学新的东西，并且尽量将学习过程变得有趣，让他能对学习产生兴趣；而当雅各遇到困难时她会放慢节奏——这些都是极具价值并且有效的方法。雅各对挫折的低容忍度和他对失败的恐惧使丽贝卡和菲利普有必要按照更年幼的发展水平对其提供帮助。

治疗和结果

反馈

评估结束后的第二周我安排了与雅各父母的反馈交流，我打算用 1.5 个小时与他们讨论马谢克互动法的结果。在准备反馈时，我把两人的录像又仔细看了一遍。我发现在评估过程中两人各有长处，但也都遇到了困难。菲利普用有创意的方法与雅各互动，并且总是与儿子同在。但他缺乏结构性，互动时多数时候都任由雅各做决定，这样当然也避免了与雅各的冲突。菲利普对雅各的期望也有些不切实际（比

如"我离开后你数到 60"），这很可能由于他平时缺乏与孩子的互动。

丽贝卡在与雅各连接时明显使用了许多好方法。她在组织活动时很有技巧。当雅各不服从她的指令时，她表现出了极大的耐心。她通过许多抚慰的动作来帮助雅各调节他的情绪和行为。可是她要求雅各必须非常准确地完成任务，这有时导致其调节努力会前功尽弃，而且她对雅各的期望太高，有点儿不切实际。

虽然雅各早年有过负面经历，但他还是与现在的父母建立了许多连接。不过，在以下几个重要方面他仍需要得到帮助。

1. 除非按照他的意愿，否则他对接受养育的举动感到不自在。
2. 他很难接受成人的指令或结构。
3. 他不能接受太多的信息，这点可以从当妈妈要他长时间从事一项活动时他扭动身体的样子看出来。
4. 他缺乏自信，遇到挑战性的任务时会把注意力转移到其他活动上。

为了准备给雅各父母的反馈，我从录像中精心挑选了一些片段，它们具有多重用途：（1）展现丽贝卡和菲利普作为父母已经使用的有效技能和策略；（2）向他们显示通过改变方法就能增进他们与雅各的关系的例子；（3）进一步了解丽贝卡和菲利普分别和共同对儿子及其需要、困境和长处的理解；（4）对即将开始的针对雅各进行的治疗与其父母就合作治疗方案展开讨论。不过与他们会面的主要目标是与他们建立良好的关系，并让他们看到希望，相信经

过我们的共同努力，他们能够得到所渴望的幸福的家庭关系。

我选取的与菲利普有关的任务是："画一张画""玩一个熟悉的游戏"和"喂饭"。我充分肯定了菲利普的创造性和愿意与雅各做游戏的态度，而且他们在互动时有许多目光接触和笑声。由于菲利普已经表示自己对做父亲没有信心，因此我决定不让他看"喂饭"的那段录像，而只是就这一任务与他进行讨论。我问他，"我注意到雅各开始时拒绝你给他喂饭，可是你坚持要完成任务，你当时是怎么想的？"菲利普告诉我，他当时很害怕雅各会生气。他说："我经常'退缩'，让雅各按自己的意愿行事，就是为了避免他发脾气。"在讨论时我了解到菲得普的担心，他担心他无法成为自己内心期望的"完美父亲"。他也惧怕如果他在雅各生气时继续坚持，可能会引发或者重新制造雅各早年的痛苦经历。这些信息帮助我理解了为什么爸爸在指引雅各和提供结构方面有困难。

对于丽贝卡，我挑选的用于讨论的任务是："教孩子学一样新东西""离开房间"和"涂抹乳液"。我将重点放在丽贝卡对雅各的耐心、她可以给予他清晰的指令以及她能持续使用手势保持与孩子的身体接触和调节上。但是在他们互动的一些片段中，对于妈妈过高的期望，雅各流露出缺乏的自信的特点（比如"画一张画""教孩子学一样新东西"）。我委婉地与丽贝卡探讨了这个问题，目的是更多地了解她对雅各成功的渴望，也想看看她是否觉察到了雅各表现出的非言语的痛苦迹象。妈妈具备结构和养育的能力是她的长处，可是什么时候向雅各提供结构和养育对她来说却颇具难度。因此，

学会与孩子协调一致是她的首要任务。交流时，丽贝卡谈到她为在生活的几个不同方面尽量保持平衡所付出的努力，这让我了解到她所面临的挑战，也就理解了为什么妈妈有时会过度强调结构，并与雅各展开权力之争，导致雅各的行为变得更加令人无法接受。

治疗的首要目标是加强雅各与父母之间的连接。我们共同讨论了实现这一目标的治疗措施，包括：（1）加强雅各接受父母养育行为的能力；（2）通过带有挑战性的活动增添雅各的自尊意识和信心；（3）通过结构活动帮助雅各接受来自父母的引导；（4）增加菲利普和丽贝卡作为雅各父母的信心。为爸爸提供成功执行结构活动的机会；训练妈妈及时察觉雅各发出的暗示并做出协调性反应。我还计划对他们提供有关儿童健康发展的知识普及，这样有助于他们对自己儿子形成合理的期望。因为我非常想让爸爸、妈妈和雅各三人间有更多互相分享快乐的体验。

与父母的会面

按照治疗程序，接下来就是我与孩子父母的单独会面。我与菲利普和丽贝卡一起做了我打算在雅各第一次治疗时做的活动。

1. "体验"：让雅各感觉自己被关注，并且是重要的。
2. "涂抹乳液"：通过特别关照他的雀斑和伤痛让他感受养育的温暖。
3. "轮流吹喇叭"：鼓励互相参与并提供结构要求。
4. "吹泡泡"：继续练习遵守规则和结构。

5. "吹羽毛"：给他一个小小的挑战，同时让他学习互相配合的方法。

6. "喂饭"：帮助他感受自己得到了很悉心的照料。

7. "唱'小星星'这首歌"：让爸爸妈妈用一种温柔的方式表达对雅各的爱。

这次会面的目的是让丽贝卡和菲利普先体验一下他们儿子即将参与的个性化和协调的活动；听取他们认为雅各可能产生的反应；回答他们有关治疗方式的问题；以及发现他们对参与和雅各的互动感到适应和不适的地方。

爸爸、妈妈都很愿意参加活动，他们都表示在养育活动中感觉有点不适应，但同时又很需要被关照。以"喂饭"这个活动为例。我喂了妈妈一块饼干，然后喂了爸爸一块。接下来我让爸爸妈妈也互相喂对方几块饼干。丽贝卡说："起初我感觉怪怪的，但我对自己说'没事，就让别人照顾照顾你吧'，之后我就放松下来了，并且很享受。"这对我来说是个好机会，于是我立刻说："当我们给雅各喂饭时，你们认为他会有什么想法？他会做出怎样的反应？"会面结束时，我告诉他们我在治疗时对雅各有哪些期待；如果他想回避与我（或他们）建立关系，我会对他可能的行为怎样做出回应。

雅各的治疗

按照计划，爸爸妈妈都参加了每次的治疗性游戏。前几次治疗时，我让雅各坐在他妈妈的腿上，这样可以给他提供一种安全感，也有利于控制结构。爸爸则坐在妈妈和雅各的旁边。一开始我与雅各互动，他们只是观看。从他们

一走进等候室，我就向雅各发出了游戏的信号，我蹲下来对他说："雅各，我们现在要去大厅尽头的那个房间里玩。咱们手拉手，数数一共需要多少步能够走到那里。爸爸妈妈和我们一起去。咱们走吧。"雅各同意了，我们手拉手沿着大厅向前走，口中数着迈出的步数："1、2、3……我们用了 12 步就走到了，太棒了！"

不出所料，在前两次治疗时，雅各对我试图与他建立连接的许多做法都很抗拒。当我想数他的手指时，他把手缩了回去。可是当我转向妈妈或爸爸去数他们的手指时，他又把手伸了出来，好像是重建连接的邀请。这更证实了我基于马谢克互动法所做的推测，即雅各其实是渴望亲密关系的。我对他说："我把这根羽毛吹进你的手里，然后你再把它吹进我的手里。"雅各马上说："其实你可以把它扔过来，我再把它丢回去。"我回答他说："你的想法不错，不过我们还是要吹羽毛。开始吧，你把手准备好。"对于活动他总会提出一些他的建议，而且认为我所做的都很蠢，他的想法更好。

由于他害怕失败，又缺乏自信，因此雅各不愿意尝试新的事物，对有挑战性的活动更是极力回避。比如，在第 4 次治疗时，我让他模仿我拍手的节奏，他却跟我讲述他的生日聚会。当我再次试图让他跟着我拍手时，他开始紧张地在他妈妈膝上扭动身体，同时告诉我他在人行道上发现了一块大石头，还有他在柜台上把一个鸡蛋打碎了。为了帮助他克服总想回避的毛病，我让丽贝卡抓住雅各的手，并对他说："现在我拍 3 次手，你和妈妈也照我的样子拍 3 次。"在妈妈的帮助下，他终于成功地做到了。

正如我们在马谢克互动法评估时看到的，

养育对雅各来说是最难接受的。在前3次治疗时，每当我给他唱歌时，他就会把一个枕头放在头上。我料想他的爸爸妈妈已经事先想到他的这种反应了，而且他们知道，虽然他没有看着我，但其实他在听我唱歌。因此提供养育时不能被他行为的假象误导。在喂饭时，雅各张着嘴，嘴里塞满了食物。他大声咀嚼着，然后问我：“你不觉得恶心吗？我爸爸妈妈觉得很恶心。”我没有对此做出消极反应，相反，我对他说：“哇，你的牙齿很整齐啊。我可以看到你所有的牙齿、你的舌头还有你嘴里的食物。咱们看看我再喂你时，你是张着嘴咀嚼还是闭着嘴咀嚼。”

尽管雅各多次试图拒绝我和他的父母，但我们仍继续努力在合适的时机用与其协调的方式和他建立连接。当我想给他的手涂乳液时，雅各把手藏到了身后。这时我唱起了儿歌“南瓜去哪儿了？”作为回应。这首儿歌不仅可以帮我和雅各一起玩一个很有趣的找拇指游戏，而且更重要的是，他经历了一种耐心和尊重的回应，这与他从生母那里得到的批评和拒绝形成了鲜明的对比。一个可控的环境、一种治疗性的修复氛围和我的共情反应结合在一起，为他提供了一个安全的场所，让他可以处理那些拒绝他父母和我试图与他建立连接的情感。

随着治疗的继续，我让雅各的父母更多地参与到治疗中。这极大地促进了爸爸能力和信心的增长。我还在治疗的间隔时间里给他们布置了家庭作业。丽贝卡和菲利普对怎样当好父母的态度有所改变。雅各对成人的信任程度在治疗时和在家中都慢慢有了改善。当父母接近他时他也很少抵抗了。他笑的时候越来越多，哭的时候越来越少，发脾气的次数和时长大大减少，对父母给予他的爱的关注和照料也越来越能接受了。在第17次治疗快结束时，他在菲利普的怀中睡着了，当时他们正对他小声哼唱一首歌。菲利普和丽贝卡目不转睛地看着熟睡中的儿子，然后菲利普抬起头来，眼里含着眼泪，说道：“我是他的爸爸，我现在真的是他的爸爸了，我以前从没有过这样的感觉。”

丽贝卡、菲利普和雅各用了近一年的时间接受治疗性游戏[4]。他们之间的关系越来越亲密，达到了治疗的目的。虽然雅各早年的经历无法抹去，但与父母积极、疗愈性的互动使他的内在工作模式发生了改变，从以前的不信任、焦虑地试图自立，发展到现在的信任、快乐和愿意接受来自父母充满爱意的照料。

结论

许多生活境遇都会造成家庭破裂，几乎没有一个家庭能够一点儿不遭遇日常生活中的痛苦——来自物质、情绪、心理、精神或关系方面。试金石测试的就是家庭成员之间相互支持、连接和关心的程度。如果父母无论出于什么原因不能为孩子提供支持、连接和关心，孩子身上的伤口就会越来越深，而不是渐渐痊愈。作为一种治疗方法，治疗性游戏可以给予家庭成员帮助，修复他们受损的关系，让他们重新感受和体验快乐、连接和爱。

注释

1. 对于完整的描述和支持性研究，请

阅读 Booth 和 Jernberg 所著的《治疗性游戏》（*Theraplay*）一书的第 2 章（2010）。

2．为保护来访者的隐私，案例中均使用化名。

3．为了完成评估，单向镜是理想的，但并不是必需的。

4．有严重创伤病史的儿童需要使用专门针对处理创伤设计的模型来应对其早期经历（Booth，Lindaman，& Winstead，2014）。当雅各准备好后，我们会将其他治疗模式也引入治疗中。

第 11 章

游戏治疗中的沙盘和讲故事

Theresa Kestly

发现沙盘游戏对我来说是一次愉快的经历，我立刻知道它将成为我游戏治疗实践中的一种重要方式。当我第一次把沙盘放进游戏治疗室时，8 岁的乔治[1]证实了我对它的直觉。他问我："这是什么？"我回答说："噢，在这里如果你愿意，你可以建一个世界，或者讲一个故事。"带着明显的怀疑表情，他又问："什么能生活在沙子里？"与此同时，他看到了我第一次收集的小模型，于是伸手拿了几个，嘴里说着："对了，树！动物也可以生活在这里。"他把 4 棵树牢牢地插在沙子里。无须我的解释，他自己会讲故事的大脑就知道该怎样让沙盘带给动物生命。事实上，在经过数次这样的沙盘游戏后，他也懂得了怎样让自己康复和开始"新生活"。

我立刻就对沙盘游戏着迷了！显然乔治在治疗中发生了改变。作为一名刚入门的临床工作者，在我的第一份游戏治疗工作中，我就找到了一种可以对像乔治这样的有语言沟通障碍的儿童产生疗效的方法，这让我松了一口气。我情绪高涨，开始对它进行研究，并寻找进一步培训的机会。我阅读了所有我能找到的关于沙盘和沙盘治疗的书。我向他人请教，并找了

一位导师和督导，他接受过广泛的培训，包括荣格派沙盘游戏的创始人 Dora Kalff 组织的短期集中实践研讨会。遵照沙盘游戏的创始人 Margaret Lowenfeld 的传统思想，我进行了系统的学习和观察，同时我从乔治以及我的其他儿童来访者那里了解到，在儿童能够自由地讲述自己的经历并获得支持的情况下，沙盘游戏可以发挥很大的作用。一次又一次，我见证了沙盘世界中讲故事的力量和疗效。

现在，从我在游戏室里第一次使用沙盘游戏疗法开始已经有 27 年的时间了，这期间我还向许多其他治疗师传授了这一方法，但我对它的激情丝毫未减。当我坐在那里目睹儿童或者成人使用沙盘和模型讲述他们的生活经历时，我仍会倍感喜悦，因为这个过程将他们的心灵和思想融为一体。我喜欢传授这一方法的一个原因是看到它带给其他治疗师的兴奋和欢喜。当他们发现通过儿童在沙盘上无声地摆弄那些模型，就能了解到他们深层的生活经历和感受时，他们都会欣喜若狂。不过，另一方面，临床工作者第一次见到沙盘时的激动也让我变得格外谨慎，因为我也听说了许多案例，由于从业人员准备不当或者对这类游戏的深度理解不

足，结果反而对儿童造成了伤害。一位学校的辅导老师告诉我，她曾向一个 7 岁的孩子建议使用沙盘游戏治疗，没想到那孩子的回答令她大吃一惊，他说："我不想玩沙盘，因为我在以前的学校和辅导老师玩过，可她从头到尾就是在说教、说教、说教。"庆幸的是，这个孩子有边界意识，懂得怎样保护自己。可遗憾的是，他可能失去了一个通过讲故事治愈自己的机会。

一种强大且极具价值的治疗方法

不伤害

从好的一面看，所有的心理健康专家（咨询师、心理学家、精神病医生和社会工作者）都受到"不伤害"的伦理原则的约束，这有助于避免我们在上述例子中看到的因为培训不足而出现的问题。Dora Kalff（1980）清楚地知道沙盘可能造成这种伤害，因此她在著作《沙游在心理治疗中的作用》（_Sandplay: A Psychotherapeutic Approach to the Psyche_）中给出了应对之道。下面就是她书中第一页序言前的一段话。段落的小标题用了"谨慎"一词，它对于喜欢使用沙盘模式的治疗师来说很适合。

谨慎

在一位训练有素的治疗师手中，沙盘游戏是一种强大且极具价值的治疗方法。这里的关键词是"强大"。事实上，任何方法都可能具有治愈作用，但也可能造成伤害。

因此，我强烈建议，即使对于那些在使用其他方法时经验丰富的心理治疗师，如果考虑操作沙盘游戏，都应当先以来访者的身份接受一位资深沙盘游戏治疗师的治疗，从而对沙盘游戏的过程有亲身体验，再接受相当一段时间的督导——缺少任何一部分都是不负责任的。（Kalff，1980，p.8）[2]

虽然 Kalff 的警告针对的是荣格派沙盘游戏疗法（sandplay，这一术语是 Kalff 创造的，指的是一种基于荣格理论的治疗方法）的从业人员，但在我看来，她的话对所有出于治疗目的而使用沙盘和模型的临床工作者都同样重要。在本章中，我会探讨 Kalff 对沙盘的高度重视以及我们应当怎样看待她关于谨慎的忠告。我不认为她是在吓唬治疗师，让大家回避使用这一强大的方法。我相信她确实了解它的潜在危害，因此希望我们在使用沙盘时能够负责任并且合乎道德准则。我还想从 Kalff 的老师 Margaret Lowenfeld 的工作中汲取经验，加深我们对在沙盘游戏背景下大脑是怎样工作的理解。尽管这两位女性创始人都未接触过当代神经科学的发展成果，但她们为我们提供的指导原则与现代科学研究对大脑和思维的发现是完全一致的。从直觉上，我们许多人与 Lowenfeld 和 Kalff 一样，都认识到作为获取内心智慧的核心方法，非言语的沙盘游戏所具有的力量。而且有意思的是，由于大脑对讲故事的热爱，又会将这一智慧转换成言语形式。因此我们现在可以更容易地用科学的术语清晰地表达出这种非言语过程的力量。

对我来说比较困难的是在我刚开始使用沙盘游戏工作时，我不具备解释为什么这一方法如此有效的能力。我看到了它的疗效，可我很难找到准确的语言对其做出解释。曾经有一位妈妈联系我，说她 11 岁的女儿希拉接受过精神科医生的治疗。那时精神科医生告诉她，她需要为女儿再找一位沙盘游戏治疗师，她说这能让希拉取得更加明显的进步。现在她的女儿已经不再治疗了，可是也不再有改善了。当这位妈妈第一次向我叙述情况时，她好像对那位精神科医生有些不满，她说她当时之所以没有采纳给女儿找沙盘游戏治疗师的建议，是因为那位医生不能向她解释沙盘对她女儿能起到什么作用。对于她提出的疑惑和问题，那位医生只是说："你就相信我好了。"这位妈妈对我说，只有相信是不够的，她需要知道为什么。

当时我刚写完一篇关于大脑功能单侧化的论文，因此我尽我所能，向她解释了沙盘游戏能在治疗时让我们使用大脑的两个半球，而这是一个决定性的优势，可以使治疗进展得更快。我告诉她，人的右脑是用非言语和感官图像来解决问题的。我对她说："比如，如果你的女儿能在一个安全、无危险的环境中玩沙盘和模型，而我会通过与她建立正面关系给予她支持，这样就可以很容易解决她与伙伴在日常生活中出现的一些冲突。然后我们可以帮助她用左脑把她的想法表达出来。如此，就不会只运用她一半的大脑了。"妈妈听后说："哦，很好，我就是想知道原因，你说得很有道理。"其实我的解释很简单，但的确有助于让她对这一方法背后的科学知识略知一二，同时感到比较放心。尽管我在这方面仍有很多东西要学习，但我肯定我们前进的方向是正确的。对我来说幸运的是，我们当时正在迎接脑科学新纪元的曙光。随着

十多年来对大脑研究的不断展开，我越来越清楚地感觉到，我们会找到更多的方法来说明沙盘游戏疗法是如何帮助大脑和思维实现整合的。我们对人际神经生物学的新理解也要求我们应符合伦理道德、有效地使用沙盘游戏，这与 Kalff 关于谨慎的提醒是吻合的。

在本章中，我会涉及神经科学的一些发现，它们会让我们知道遵循不伤害的道德原则拥有坚实的科学基础，有助于我们在使用沙盘游戏疗法时格外小心。利用许多神经科学家的研究成果，我总结了沙盘游戏过程之所以强大的一些成分和方面：（1）沙盘、模型和大脑的讲故事能力之间的"契合"；（2）拥有一个自由和受保护的空间；（3）被唤起的隐喻思维；（4）手与脑的连接。我也将讨论正念对于坐在那里见证沙盘游戏过程的重要性，以及当我们在关注大脑怎样单侧化工作时，游戏过程会自然真实地加速进行。我还会谈论科学知情这一概念，将其作为发展基于实证的实践基础。我不会把它们分开来单独探讨，而是交织在一起，用标题的形式提醒读者，我将引入一个新观念。本章会借用 8 岁的乔治的案例来呈现当代神经科学的观念如何以道德和有效的方式为该方法的使用提供了指引。

什么是沙盘疗法

在讨论是什么使沙盘游戏疗法强大之前，我们先简单地描述一下什么是沙盘游戏疗法（Kestly，2004），我在接受培训时感觉这非常有帮助：

沙盘游戏疗法是一个动态过程，在此期间来访者使用模型、沙盘和水（有时候）来创作一个体现其世界观的景观。治疗师会见证这一过程，并为来访者营造一个安全的环境，使其能够自由地探索和表达。由于沙盘游戏过程是非言语的，它可以传递出语言无法获得的体验。通过在沙盘中进行带有表现力的游戏，来访者可以将其思想和情感用具体的形式显现出来，实际上就是在他们能够控制、组织并最终整合的环境里反映他们的生活经历。利用大脑左、右脑的独特视角，来访者可以将右脑的具体经历与左脑的叙事能力交织在一起，把自己的人生故事连贯地讲述出来。这样的整合通常能够产生更健康的感知、行为和关系。

许多来访者都会使用这一非言语、有趣和无危险的方式探索和表达其内在恐惧、冲突、疑惑以及未得到解决的经历，并从中获益。当来访者把这些经历讲给一位有爱心并且非常专注的治疗师时，他往往可以对自己现存的问题产生更深刻的洞见。而且当来访者面对训练有素的治疗师，用模型创建或者重塑他们的世界时，他们通常可以将以前支离破碎、混乱不堪的东西重新整合在一起，并且获得掌控。简而言之，来访者可以在一个舒适的范围内处理自己对外在世界的看法，直到把所有的碎片都重新镶嵌在一起，这时内在变化也就发生了。正是这种内在的转变为新的体验和与世界的互动清除了障碍。

正念见证沙盘过程

在过去 20 年中，跨学科的研究已经引起了我们对心理健康中实践正念的关注（Baer，2006；Siegel，2007）。我们开始认识到正念意识，即不做判断地意识到我们周围和内心发生的一切，是我们前额叶皮层的一个功能，它帮助我们将所有内容整合为一个整体。Daniel Siegel（2007）这样写道："意识到经验的丰富性和完整性能够唤醒我们的内心世界，让我们完全沉浸在自己的生活中。"（p.3）。他这样描述正念的好处：

对正念练习的一些方面的研究表明，它们能极大地增强身体机能：康复、免疫反应、应激反应和身体健康都能依靠正念得到改善。我们与他人的关系也会得到改善，这或许是因为我们感知他人非言语情感信号的能力提升了，这样我们感知他们内心世界的能力也随之增强了。通过这些方式，我们能够对他人产生感同身受的情感，并在理解他们的观点后与他们共情。

我们可以看到正念的力量能为我们的生活带来许多不同的改变，而且这些改变对我们是有益的。同时正念也会直接对大脑中负责人际关系、情感生活和应对压力的生理反应的部分形成影响并促进其发展。（p.6）[3]

对乔治的正念：内观和深度倾听

当我第一次读到 Daniel Siegel 所著的《正

念的大脑》(*The Mindful Brain*，2007)一书(包括上面所引的两段话)时，我充满感激，因为它帮我解释了许多年前当我刚开始从事游戏治疗时遇到的 8 岁的乔治的经历。当乔治的妈妈第一次带他来找我接受游戏治疗时，我并没有沙盘，但我的游戏室里有许多其他可供游戏治疗使用的材料。尽管我认为游戏室对孩子来说应该很有吸引力，可是乔治却总是不愿意和我进去。他似乎更喜欢待在等候室里，坐在他妈妈腿上。我必须承认这令我多少感到有些沮丧。虽然我对是怎样让他参与游戏治疗的已经记不清了，但我永远不会忘记在乔治第 5 次治疗时，我作为游戏治疗师所学到的。

那次治疗成了转折点，因为我终于说服他走进了游戏室。他虽然进来了，但没有和我说话，甚至都没有看我一眼。他拿起一大张纸和一支黑色的记号笔，他画了一座大房子的轮廓，占了大约半页纸。然后他又选了一支红色的记号笔，在剩余的时间里一直很费力地用它把轮廓里面填充上颜色。他看上去很难过。我试着在不打扰他的情况下做出反应，可是他没有回应！我又试了一次，还是没有回应。于是我开始做出激烈的反应(也对他造成了干扰)，可他仍然毫无回应。我持续做出反应，而他也始终拒绝与我建立连接。最后我明白了，他就是不愿意和我说话，也不愿意看我。

这时我开始感到很痛苦。不知不觉中，我满脑子想的都是自己作为治疗师的失败。我变得很安静——安静地接受我内心产生的感受。我真的不喜欢和这个孩子在一起。可是当这个想法刚冒出来时，我立刻感到很羞愧，因为在这里，我身为儿童治疗师，怎么可以不喜欢这个孩子。这种想法吓坏了我，我陷入了更深的痛苦中，认为自己或许选错了职业。"是什么让我觉得我可以成为一名儿童治疗师？"

在痛苦中，我开始仔细关注自己的痛苦感受，这时我意识到，生活在一个没有人喜欢他的成人世界里，这些感觉很可能也是乔治每天生活中的感觉。当我想象他的境况时，我的心中对他充满了慈悲。我什么也没有说，只是深深地感受着。直到那次治疗结束，我都一直满怀慈悲地坐在那里。我现在明白了，当我除了内观和倾听自己内心的声音外不知该做什么的时候，慈悲就油然而生，这对我来说就是正念练习的开始。

在下一次治疗时，乔治带来了一些自制的由面粉和盐做成的面团。这是他在学校做的，当他走进游戏室时，他把它拿给我看了看。他开始用它捏一只小狗，当他递给我一块面团时，我开始用它捏一只小猫。看到我捏的东西，他就让他捏的小狗追我的小猫。我能够看出来我们都做好了建立关系的准备(因为我们已经能玩到一块儿了)。或许就像 Siegel 所言(见前文的引文)，当我带着正念和同情心专注于关注乔治的状态时，我们的关系就建立起来了，因为我感知他在情绪方面的非言语信号和内在状态的能力得到了提升。无须语言交流，我很清楚乔治理解并接受了我内心的转变。

治疗关系第一，方法和技术第二

大约 10 次治疗后，当我首次在游戏室里引入沙盘游戏时，乔治开始更活跃地用非言语的方式讲述他的故事。在他反复创造的沙盘世界里，脆弱幼小的动物不得不四处躲藏，保护自己免受捕食者的伤害。他在沙盘上挖洞，让兔子可以安全地待在里面；他还用栅栏把小猪、鸡和山羊围了起来。他特别喜欢小兔子，在他塑造的每个世界里都会有它们，而且他会让它们巧妙地应对响尾蛇和野狼出没的危险环境。

回首往事，我对乔治充满感激，因为是他让我明白，治愈可以不用语言。在治疗的大多数时候乔治虽然没有说话，但通过我的正念练习和慈悲，他找到了建立人际关系和治愈的方法。最重要的是，他帮助我认识到治疗关系应先于方法和技术。我在那时就理解了良好的治疗关系永远是治愈的核心，而且预感到根植于人际关系的沙盘游戏会对乔治的康复产生重要作用，因为它能让他无声地讲述自己的人生经历。

我曾经常询问乔治有关他的经历，可多数时候他都会耸耸肩膀，摆出一副"我不知道"的样子。如果他不肯说，我从来不强迫他，因为在沙盘游戏引入游戏室后，我已经了解了非言语交流对治疗的重要性。Linda Hunter（1998）对于沙盘游戏给出了非常到位的评价：

沙盘游戏提供了一个机会，即通过一个有形的、可见的过程来处理生活中的经历，这个过程既有趣又有强烈的意义，既揭示出一些亲密关系，又有象征性的隐藏。治愈就发生在玩沙子和模型的过程中，期间不需要语言、解释或意识。沙盘就是游戏治疗时的反射，当恐惧、愤怒或伤害这些情感在场景中显现时，无须像言语治疗时那样痛苦地表达出来，沙盘就消化

了它们。（p.4）

这段文字我自己读过无数次，每当我试图使用左脑急着出现的语言思维时，它都能帮助我保持镇定。而且，现在有大量的科学证据支持 Hunter 描述沙盘游戏时表达的观点。在下一节中我们借助会讲故事的神经科学来探索在游戏治疗实践中使用沙盘游戏意味着什么。

讲故事的大脑

Antonio Damasio（1999）是一位很有影响力的神经科学家，他探讨了不用语言讲故事的自然性，以及大脑如何天然具备对环境中遇到的事物进行选择、分类、组合和集中的能力。他说："讲故事先于语言，因为事实上，故事是语言的一种前提条件，它不仅存在于大脑皮层，而且还存在于大脑的其他地方，包括左、右脑。"（p.189）Damasio 认为，讲故事起始于非言语形式（对我们所有人来说都是如此，而且贯穿我们的一生）。每次当我们遇到（或者经历）环境中的事物时，我们都会试图把我们"活过"的瞬间组合成一幅连贯的画面。当我们在环境中与某物（或者某人）邂逅时，我们会体验到一种"发生了什么的感觉"，我们的大脑将这些身体感觉提供给右脑（Damasio，1999），它就开始创造具体的内隐记忆。

Damasio 的观点与 Margaret Lowenfeld（1979）对直觉的理解完全一致。Lowenfeld 认为我们先在形象中思考，之后，也只有之后，这些"形象思维"才能进入语言层次，我们在

那里彼此分享自己的人生经历。Damasio 指出，这个概念可能很难理解，因为一旦我们可以熟练地使用语言进行表达，我们所用的单词会紧跟在"形象思维"之后，以致看上去我们是在用文字进行思考，但事实上，我们是从形象思维开始的。

Daniel Siegel（2012；Siegel & Bryson，2011；Siegel & Hartzell，2003）认为，讲故事可能是大脑整合自身的主要方式之一。我经常建议父母读一下《由内而外的教养》（*Parenting from the Inside Out*）一书的第 2 章（Siegel & Hartzell，2003），因为它叙述了我们如何通过构建生活故事来感知现实，而且它有助于我们理解大脑的讲故事功能。从这一视角出发，我就可以解释通过沙盘游戏讲故事的自然性，以及在各种可能帮助儿童用健康的方式整合他们的大脑和思想的方法中，沙盘游戏会对游戏治疗起到怎样的作用。而且从这里切入，也有益于我们理解将大脑的不同部位整合好是心理健康和保持适应能力的关键这一概念。Siegel（2012）指出，讲好故事要求思维在许多方面实现整合：左、右脑的配合（水平方向）；自下而上和自上而下的处理（垂直方向）；跨越时间把自己的过去、现在和未来编织在一起（时间上）；讲故事的人与听众的社会背景（人际关系）；以及将内隐和外显记忆连接在一起（记忆方面）。

在治疗过程中，我还会向父母推荐另一本书：《全脑教养法》（*The Whole-Brain Child*）（Siegel & Bryson，2011），因为它对 Siegel 提出的建议给予了解释，有助于我们从大脑（思维）子系统的分化和连接方面理解心理健康和适应能力（复杂性理论的应用）。举例来讲，Siegel 和 Bryson（2011）认为：

孩子通常需要的，特别是当他们经历强烈的情绪时，是有人帮助他们用左脑搞清楚所发生的事情——把事情理顺，让他们知道右脑出现的那些庞大而可怕的感觉是什么，这样他们才能有效地处理它们。讲故事就能起到这一作用：它让我们通过同时使用左、右脑来理解我们自己及周围的世界。要把一个故事讲得有意义，左脑必须使用词语和逻辑把结构安排好；右脑则需调动身体感受、原始情绪和个人记忆，这样我们就可以看到整个画面并交流自己的体验。这也是为什么记日记和讲出令我们陷入困境的事件能够非常有效地帮助我们治愈的科学解释。事实上，研究显示，仅仅给我们的感觉起一个名字或贴上一个标签，就可以平复右脑情绪回路的活动。（p.29）

这一叙述与 Lowenfeld 关于沙盘的多维性观点是一致的（Lowenfeld，1979）。她对帮助受创伤的儿童获得康复很感兴趣，但是她认为单凭语言无法完成这一任务。而沙盘游戏却能够做到，因为它允许来访者在游戏的同时调动身体的触觉、视觉和其他感官、内隐记忆、原始情绪、个人记忆以及影响幸福感的有关方面。由左脑形成的语言只是线性的，不足以产生治愈的结果，因为治愈需要多个维度同时参与，包括非言语部分。

Bonnie Badenoch（2011）从众多研究中总结了讲故事的神经生物学特性：

我们天生就是讲故事的人，对意义的倾向存在于我们的基因里。我们的大脑会驱使我们总结经历的意义、解决冲突并为未来做好准备。我们的神经网络会把我们的过往与它将对未来产生的影响编织在一起，而且这一内在过程会一直持续下去，但发生在意识层面以下。（p.83）

与 Damasio 一样，Badenoch 也明确指出，人讲故事的能力早于使用语言。Damasio（1999）认为，从我们被唤起的那一刻开始，每次当我们遇到事情时，我们的大脑就会开始讲故事，而这时语言尚未在我们身上形成。而且正如 Badenoch（2011）所言，这一切都是在我们未意识到的情况下发生的。我曾用了很长时间观察进行沙盘游戏时讲故事的过程，对它的深层生物性深信不疑。甚至在儿童看起来没有专注于沙盘游戏时（比如，跟我讲一些似乎与沙盘无关的话题），我仍坚信科学研究发现的大脑在讲故事时的连贯性。遇到这种情况时，我不会要求儿童或者成人把话题转向沙盘游戏，而是选择静静等待，为这种深层次、非言语、无意识的叙事方式留出足够的余地。

乔治的 10 秒沙盘——我差点错失的机会

我差点错过了乔治治疗中的一个重要转折点，它发生在一次不寻常的治疗中。当时乔治走进游戏室，指着我放棋类游戏架子上"糖果乐园"游戏的盒子。那段时间，他对沙盘非常着迷，通常都选择玩它，根本不玩其他游戏。出于某种原因（显然这是我在治疗时犯的一个错误），我拿起"糖果乐园"的盒子，大声念道，"适合 3—6 岁的孩子"（我只有那个游戏的老版本）。他双手叉腰，摆出一个顽皮又挑衅的姿势，回答说："那我就是 6 岁！"其实那时乔治快 9 岁了，但他想让我知道，不管那个游戏是不是适合他，他一定要玩。从那一刻起，每当我的棋子被困或者不得不后退时，他都会嘲笑我。获胜是他不惜一切代价的唯一目标。有一次他面带笑容地看着我，调皮地拿起他的一枚棋子，在棋盘上穿梭一番后替换了我的一枚棋子，然后对我说："该你了。"通常根据治疗目标，我会在结构化游戏中指出儿童的作弊行为（当然是用治疗的方式）。但这一次，我感觉到游戏室里出现了一股不同寻常的能量，因此我决定将错就错。我只是抱怨说又得从头再走一遍。他扬扬得意地举起双臂，表示自己胜利了。整个治疗过程就这样进行着。他每次都要赢，因此他会千方百计地让我输。当我告诉他游戏时间结束了时，他走到门口，就在我给他打开门的那一刹那，他突然跑向沙盘，急切地把双手都伸进沙盘，他从沙子里挖出两个模型，然后把手取出来。他强调说："眼镜蛇。"我能清楚地看到眼镜蛇的头冲着我。我问他："这么说，你打算把眼镜蛇留在我的办公室里？"他回答说（这次又是得意扬扬的表情）："是的！"

一开始我以为这只是他结束治疗的一种方式而已。我看不出眼镜蛇在沙盘里的形状，所以我不打算对它拍照，虽然平时我都会对他的沙盘内容做详细的记录。那时候还没有数码相机，因此拍照比现在贵多了。不过，后来转念一想，为了以防万一，我决定还是拍一张吧。

后来我很庆幸自己那时改变了想法，因为几个月后，在我为其他一些同事准备沙盘案例时，我才意识到那 10 秒钟沙盘里真正发生了什么。我认为乔治的经历能够很好地说明在游戏治疗中使用大脑的非言语部分的益处。当我为演讲准备相关的照片和记录时，我看到了那张眼镜蛇的照片，我发现它是整个治疗过程中的一个重要转折点。因为在此之前，他在沙盘里一直都是为弱小的动物搭建安全的世界——比如给兔子挖洞或者用栅栏和灌木把小动物圈起来。可是在那个眼镜蛇沙盘里，他却把危险呈现了出来，留给我去处理。他似乎很确信我能应对——我能经受得住危险世界中的杀伤力。事实上，在他只有 2 岁的时候，他的父母就因为争吵不休离婚了，这给他造成了很大的创伤。因此乔治想知道我是否具备与他一起或者为他处理死亡的力量。对我来说，这是对沙盘游戏效果和我作为治疗师的一次测试，因为按照 Dora Kalff 的说法，治疗师的任务就是要为来访者提供一个自由、受保护的空间。

一个自由、受保护的空间

从比喻的角度讲，沙盘就是这个自由、受保护的空间。Dora Kalff（1980，2003）对她的沙盘装置，以及她如何在游戏室里运用它的描述与 Margaret Lowenfeld 在她所著的《世界技巧》（World Technique）一书中的介绍是一样的。Kalff 对 Lowenfeld 的做法大加赞誉，她说："Lowenfeld 博士懂得怎样将自己置身于儿童的世界中。她用敏感的直觉创造了一种游戏，使儿童能够在沙箱里构建一个属于他自己的世界。"（2003，p.16）接着她更详尽地阐述了她对自由和受保护空间的理解，包括沙箱的规格

和儿童选择物品的自由度。她是这样写的：

> 沙箱的大小应当在眼睛聚焦的视线内。在众多物品中，儿童挑选对他特别具有吸引力和意义的。他用它们在沙箱里搭建山丘、隧道、飞机、湖泊和河流，就如同他在现实生活中看到的那样。他让这些模型扮演他在幻想中经历的角色。儿童有绝对的自由决定搭建什么、选择哪些模型以及如何使用它们。现实世界中真正自由的先决条件也通过沙箱有限的范围体现出来了。它只能供一个人使用，这就是一种局限性，而且改变也只能在这一框架内发生。这样在不知不觉中，儿童就感受到了我所称的自由、受保护的空间。（2003，pp.16–17）

自由并且受保护的空间不仅指沙箱本身，也存在于治疗师与来访者建立的关系中。Kalff（1980，2003）在谈到这一点时说："当治疗师能够完全接纳儿童时，自由空间就呈现在治疗环境中。因此，治疗师作为一个个体，与儿童一样，都是房间里所发生的一切的一部分。当儿童无论在痛苦还是快乐中都不觉得孤单时，他就会感到自己可以自由地表露所有的情绪，因为他会受到保护。"（p.7）

当人们走进乔治世界的那一天

我认为这个自由、受保护的空间是乔治在接受游戏治疗时必不可少的部分。用比喻的说法，就是他需要这个小沙盘[4]（通常的规格是 72 厘米 × 50 厘米 × 8 厘米）给予他在情绪和心理方面所需的保护，从而使他能够放心地表达内心感到危险或恐惧的方面。他父母带他来

参与治疗的一个主要原因就是他在学校教室里表现出了暴力行为。他无视老师的权威，推翻了一张桌子。除了沙盘的物理限制外，他还需要我能够成为一个接纳他的负面关系、情绪和心理的容器，并且不会被它们摧毁。这点在他下一次来治疗时发现我安然无恙就得到了证明，因为他记得在我的办公室里留下的眼镜蛇。不过我们都没有提及这件事。他的这一转折点是在无意识状态下发生的。我也是在有意识地使用自己的左脑时（为给同事演讲准备照片和记录），才意识到发生了什么。

在眼镜蛇之前，他的沙盘里从未出现过人物，但此后不久，他的沙盘里有了一个农夫，手里还拿着一些粮食。这个农夫的脚一碰到沙子，乔治就让所有的兔子躲进他事先为它们准备好的洞里。每只兔子都待在离洞口不远的地方。在他玩沙盘时，我通常很少和他说话，因为他几乎从不开口，但我会从他的举动中获得暗示（因为我想与他的情感同步）。不过，这次我主动说道："它们在洞里感觉更安全。"他停顿了一下，然后看着我说："它们其实没那么害怕。"接着他就把它们一个又一个地从洞里取了出来。渐渐地乔治的沙盘世界里出现了更多的人物。先是一个提了一桶水的小女孩，然后是爷爷妈妈，接着是一个拿着钓鱼竿的小男孩。他的世界里仍然有危险的主题，但与此同时，他已经开始体验关爱和养育他人会是怎样的感受。

隐喻与分裂的大脑

前文我们一直在谈论讲故事的大脑，以及沙盘游戏如何成为自由和受保护的隐喻容器。为了更深入地探讨这一隐喻在分裂的大脑中的意义，我们现在要谈谈 Iain McGilchrist（2009）在这方面所做的工作。他是一位精神病学家和哲学家，他从大量的科学研究中得出结论，解释了我们的两个不对称的半球（左、右脑）所具有的智慧，以及为什么隐喻是语言的一个重要方面。在他的著作《主人与使者：分裂的大脑和西方世界的形成》（*The Master and His Emissary: The Divided Brain and the Making of the Western World*）中，McGilchrist 不仅非常详细地解释了大脑的左、右脑在思维方式上极其明显的差异，也指出了它们之间的相似之处。他还叙述了它们如何相互协作，但有时又如何相互抑制。他承认我们所思、所感和所做的每件事都会激活两个脑半球，但他更关注的是两个脑半球对外在世界的反应。他以鸟为例让我们明白为什么我们需要一个分裂的大脑。他这样解释，鸟需要左脑的聚焦能力，才能在碎石地里挑出一粒玉米，同时它又需要右脑观察整个环境，发现捕食者。相对来讲，鸟需要它右脑的巡视功能更强大，这样才能避免成为别人的午餐。二者的功能结合在一起，确保了有机体的生存和繁衍。对人脑而言，右脑让我们即刻体验外面的世界和感受人际关系，而左脑则重在组织我们获得的经验，使其更加准确和系统化。

McGilchrist 对两个脑半球的关系的叙述有助于我们理解大脑拥有的讲故事的能力。由此我们就可以意识到充分调动两个脑半球的功能并让它们之间互相配合的重要性。由于左、右脑的功能各具特质，无可替代，因此要想讲出一个连贯的故事，就不能孤立地依靠某个大脑半球。此外，McGilchrist（2009）还认为，讲故事需要我们在左、右脑间不断地来回穿梭。他解释说，语言主要发展于左脑，但并不是全部。右脑仍是表达新体验、诗歌，特别是隐喻的重要领域。我在前面提到，Damasio（1999）说讲故事源于右脑，即当我们在环境中遇到事情时产生的感受。McGilchrist 也持同样的看法，他说语言来自我们身体对环境的体察。但是当语言在左脑进化成现在的形式时，它就变得抽象化了。McGilchrist 说，这种抽象使我们能够"随时获取当下体验不到的东西，也就是说，语言具有重现的功能"（p.125）。

　　我们分裂的大脑允许语言（确保参考和规划的精确性）的外延元素在左脑发展，却将内涵和情感功能留在了右脑。当我们从以经历为中心的右脑（无言故事的起源）进入以关注为中心的左脑时，我们经历的点点滴滴就会被精准的语言以线性方式加以处理和命名，从而具有了时间和计划的意义（用语言重新表达了我们的经历）。

　　但是，重要的是要记住，如果我们要体验语言的最高层次，我们必须再次回到右脑，了解语言及其所表达含义的语境，从而保持与现实生活和世界的连接。语言与生活经历的融合孕育了潜在的故事，它也会在沙盘上呈现出来。McGilchrist（2009）的主要观点是，左、右脑虽然用各自独有的视角看待同样的经历，但最终又会对另一方产生影响。他向我们证明了"隐喻是语言的一个重要方面，它保持了与世界的联系"（p.125）——即一种经过右脑处理让我们感知自己经历的方式。他把隐喻与可能在左

脑处理的语言进行了对比。左脑的语言已经与来自右脑的现实经历切断了联系，在这种情况下，它就失去了活力，处于"死"的状态。接着他叙述了我们可以通过隐喻穿梭左、右脑的特殊旅程，它使得大脑的两个半球可以在更高层次上展开协作。他说："这里有一个很重要的路径，我们会不断地经过它。它先始于右脑的现实经历，然后在中间层经由左脑处理，最后又回到右脑，到达最高层。"（p.126）

游戏的逐渐升级

　　按照 McGilchrist（2009）的观点，左、右脑之间存在着潜在的互动关系，如果希望语言能够在最高层次以鲜活的形式得到理解，右脑的经历在经过左脑处理后必须再回到右脑。这种右 - 左 - 右的发展，是 McGilchrist 的一个重要理论，它对我们探究来访者的大脑及其思维方式时非常有帮助。如果我们认同思维过程的非言语起源，也就是说认同它源自我们的身体体验，我们就可以邀请它进入基于注意力的左脑，通过手势、声音或文字逐渐将其身体体验重新呈现出来，同时仍不失对体验的感觉。当来访者的身体体验向语言发展时，我们可以在治疗关系背景下对其这一过程进行引导。对左、右脑关系的持续关注能够使右脑的经历始终与左脑的语言保持连接状态。

　　举例来讲，我认为当乔治用眼镜蛇这个词告诉我他在 10 秒钟里在沙盘上画出的形状时（可能同时出现在他的左、右脑，也可能只是来自右脑[5]），他试图向我揭示内心极其危险和

恐惧的感受（来自他右脑的身体体验）。作为回应，我用开玩笑的口吻对他说"看来你要把眼镜蛇留在我的办公室里了"，这样就帮助他把右脑的危险体验用语言表述出来了，使他可以再以隐喻的方式回到右脑，在那里的更高层次上（更完整）处理他的体验。而我对他的隐喻回应则向他传递出这样的信息，即我能够在不被摧毁的情况下应对他的危险感觉，因为我们"只是在做游戏"。在更广泛的背景下，我们在游戏时是"安全的"。在我看来，这种右－左－右的进展也是游戏的升级。在意识的帮助下，我在观察时可以知道应当在什么时候、以怎样的方式介入他走向最高层次的行程。左、右脑之间的流动和连接有助于我们理解身体的体验和叙述的内容，以一种具体并且连贯的方式讲述我们的生活故事，而不至于被卡在某个脑半球里。大脑的两个半球在具备连贯性后，我们在适应、人际交往和专注方面的能力都会得到提升。这样的逐渐发展也会让我们的生活在不断流动和扩展的背景下变得越来越有意义。

手－脑连接

在思考乔治说出的眼镜蛇时，我的脑海中浮现出另一个想法："用你的手思考"。我第一次接触到这个说法是在阅读有关"乐高认真玩（Lego® Serious Play®，LSP）"的说明时，它是一种在企业、商业机构和政府部门中使用的乐高游戏，旨在帮助成年人针对重大问题想出具有创意的解决办法。具体来讲，就是一位接受过培训的游戏顾问让"严肃"的成人"认真地"

玩一套乐高积木，即让他们用自己的双手搭建一些东西，以期他们在此过程中发现潜在的解决方案。游戏顾问会对他们说："如果你不清楚该做什么，就只管动起来。"这一指令是有科学依据的，即神经元遍布人的全身，每只手都与大脑的另一半相连接，右手与左脑相连，左手与右脑相连。神经学家 Frank Wilson（1998）为此写了一整本书，解释了手的使用对大脑、语言和人类文化形成的影响。他这样写道：

这本书探讨了这样一个假设：手和大脑一样是人的生命的核心……手在人的学习过程中发挥着重大作用……对许多人来说，手是多年专业训练的重点，并且是人一生专业工作中呈现思想、技能、情感和意图的关键工具。（pp.277–278）

因此，"我们用手思考"或者"我们用身体思考"这样的说法一点没错。至少"乐高认真玩"就是按照这一观点用游戏的形式帮助企业家、建筑师、工程师和政府官员重新思考那些遇到的严肃问题。在搭积木时他们身处一个需要实际动手操作的环境。在这个游戏过程中，游戏顾问从来都不允许参与者只是坐在那里，不动手搭建任何自己构思的东西就开始记录或谈论他们目前遇到的问题。构建，然后再讨论是对"乐高认真玩"最简单和准确的定义。

我认为乔治突然快速地用手在沙盘上画出一个危险的眼镜蛇形状也是用手思考的结果。他是用双手画的，这说明他的左、右脑都参与了。正如 McGilchrist、Damasio 和 Badenoch 指出的，有意义的故事是从右脑开始的。我们可以想象到，乔治迅速地将他的感觉体验转移到左脑并且把它说了出来。McGilchrist 认为，我们会在左脑"打开"转移过来的体验，然后对其进行分析、排序、归类和命名。左脑的处理帮助我们理解了自己感觉体验的意义，如果我们能够不止步于左脑的命名，我们可以再回到右脑，在更高层次以更整合的方式与我们的身体感受再次连接。或许卡尔·荣格（1969）的那句名言用在这里非常恰当，"通常双手知道如何解决一个被思维缠绕而解不开的谜题。"（p.180）

沙盘游戏的治愈能力

到目前为止，我们一直在谈论沙盘游戏是一种"强大的、极具价值的方式"（沿用 Kalff 的原话）的一些原因。但或许很多人会问："你是怎么知道的？"有什么科学依据能证明沙盘的有效性吗？虽然我们已经开始看到一些研究试图证明其符合基于证据的实践的严格标准（即针对随机实验组与对照组展开的实验研究），但对于沙盘游戏确实还有待于更深入的研究。不过与此同时，千万不要因为这一方法尚缺乏足够的实验研究来证明其有效性，而看低其具有的价值。现在有很多的科学数据不仅能够帮助我们阐明这一方法的合法性，而且能证明这样的实践方式与大脑或大脑的工作模式是相吻合的。

在本章以及其他文章中（Kestly，2014），我引用了大量的神经科学方面的研究来支撑我们使用沙盘游戏的必要性。由于我们非常渴望

被行为科学主流所接受，因此或许我们获取的"证据"还有点儿为时过早。而且我们的努力也可能在无意间造成研究的方面不够均衡，有时会忽视大脑或思维中不易测量的地方，比如觉察到关系对治愈的力量；获取语言无法触及的生活体验；以及通过提供最佳的社交区域为神经系统创造安全感，从而使大脑和思维能够最有效地发挥作用。如果我们能稍微改变一下我们的用语，同时使用科学知识和循证实践这样的术语，我认为这对我们科学理解这一方法是有益的。因为假如我们略过科学知识直奔基于证据的预测能力，我们可能会只关注左脑的独立工作，就好像右脑不存在一样，在这种情况下会导致判断失误。McGilchrist（2009）在他所著书的导言中引用了尼采讲的一个关于大师和使者的故事，可以帮助我们理解这一点。故事是这样的：

从前有一位非常有智慧的大师，他是一个面积不大但很繁荣兴旺的领地的统治者，他以无私地为百姓奉献而闻名。随着百姓的数量不断增多，领地的面积也不断扩大。在这种情况下，他觉得需要安排可信任的使者去偏远的地方，以确保那里的安全。因为一方面他不可能亲自处理所有的事情，另一方面他也想保持一定的距离，佯装他不知道那里的情况。于是，他精心培养和训练使者，旨在他们能够被信任。可是，后来他最聪明、最雄心勃勃的大臣，也是他最信任的大臣，开始把自己当成主人了，并且利用他的地位为自己敛财和增加影响力。他把大师的克制和宽容视为软弱，而不是智慧。在代表大师执行任务时，他开始僭越和蔑视大

师。最终大师的权力被他篡夺，百姓受到欺骗，领地在他的暴政下变成了一片废墟。（p.14）

按照 McGilchrist 的观点，是隐喻把我们带到右脑中语言处理的最高层次。那么我们就借大师和使者这个隐喻，来说明我们确实需要明智地选择怎样确保大脑的完整性和发挥两个大脑半球的合作潜力。对于左、右脑的关系，McGilchrist 是这样说的："如果它们的关系能够保持，大脑就具有不可战胜的力量；可是如果它们的关系被乱用，那么两者都要遭殃，而不只是大师受苦，因为使者本来就是属于大师的。"（p.428）因此在我们的个人生活中、职业工作中以及我们对待科学研究的方式方面，我们所做的决定都应当有意识地尊重和培养左、右脑间的协作潜能。正如 McGilchrist 所言，关系是不可战胜的，如果缺乏合作，我们会深受其害。

治愈乔治的伤痛

随着时间的推移，乔治逐渐会用更多的词来描述他的沙盘作品，不过他更喜欢的仍是不出声地自己玩。但通过他选择的模型和他对它们的动作我能清楚地领会他所传递的无言的故事内容。Lowenfeld（Urwin & Hood-Williams，1988）对儿童的这种表达方式是这样阐述的："动作，而不是语言，是儿童的自然表达方式，使用物体来表达和感受比使用语言对他们来说更自然"（p.357）。乔治常常把沙盘摆弄得像舞台上的布景一样。比如，他会在把农夫拿进沙盘前给兔子挖好洞，然后让它们非常精准地躲入洞里。

危险在乔治的世界里始终存在，即使到最后一次沙盘游戏，但是他应对危险的方法却发生了很大变化。在最后一次玩沙盘游戏时，他在沙盘上搭建了一片非常美丽的风景：一片茂密的树林，中间有一个宁静的池塘。树林中的野生动物很多，包括熊、臭鼬、狐狸、许多小兔子和一条响尾蛇，池塘里还有许多鱼。池塘边有一根大圆木，乔治让一只小兔子待在圆木上。他让兔子面朝沙盘的右上角，响尾蛇就盘绕在那里。乔治说："现在兔子可以知道危险在哪里了。"兔子不必再躲在洞里，因为它已经想出了一种新方法，即留意并跟踪危险，然后在必要时迅速跑进树木中。

我很清楚，乔治已经找到了一种摆脱痛苦的方法，因为他大脑中曾被切断的体现自我表达能力的那部分重新得到了连接。他曾因焦虑和恐惧而变得孤独，但现在他通过意识找回了信心，因为他在沙盘游戏自由并且受到保护的空间，以及我们建立的关系中得到了表达自我感受的渠道。虽然他仍然不爱说话，但他已经能够用为数不多的词语和连贯的方式讲出他的故事，这样一来，痛苦就被嬉戏和欢乐取代了。

注释

1. 本章中的临床案例是从多个个案中提取组合而成的。我这样做是为了保护来访者的隐私，同时能确保案例的真实性。

2. 这句话出现在 Harold Stone 博士所写的前言之前。2003 年，当 Temenos 出版社重新出版 Kalff 的书时，这段话的前面被加上了"来自 Dora Kalff 的建议"。出版社还添加了其他几句话，或许是为了更清晰地阐明国际沙盘游戏治疗协会对沙盘游戏治疗的认证程序。

3．Siegel（2007）在这段引文中还提供了以下参考资料，作为其研究信息的来源：Davidson，R.，Kabat-Zinn，J.，Schumacher，J.，Rosenkranz，M.，Muller，D.，Santorelli，S. F.，et al.（2013）。Alterations in brain and immune function produced by mindfulness meditation. *Psychomatic Medicine*，65（4），564–570。

4．Kalff（1980，2003）解释说，沙盘规定的尺寸（72 厘米 ×50 厘米 ×8 厘米）可以限定来访者的想象力，从而起到调节和保护的作用（p.8）。

5．语言通常被认为是一种左脑的处理方式，但它并不总是产生于左脑。我们平时所思、所感、所做的每件事都会激活大脑的两个半球，而右脑始终是表达新体验、诗歌以及最重要的隐喻的词汇领域。

第 12 章

故事游戏治疗：一种叙事游戏治疗方法

Joyce C. Mills

讲故事被认为是最古老和最受尊重的跨文化交流方式（Campbell，1991；Mills & Crowley，2014）。无论是通过艺术、音乐、舞蹈还是戏剧的表现形式，吸引注意力、唤起情感和转换成意识都需要依靠故事的叙事内容。

寓于故事中的象征意义让听者进入自己的世界，并发现与其相关的意义。这是最终以来访者为中心的方法，即邀请儿童进入充满想象力的花园，然后就像在冬天霜冻后寻找绽放的花蕾那样找出问题的解决办法。

毫无疑问，叙事和讲故事对大脑的健康发展至关重要（McGilchrist，2009；Mills & Crowley，2014；Ramachandran，2011；Siegel & Bryson，2012）。Brown 曾公开表明："讲故事已经被视为人类理解能力的一部分"（2009，p.91）。本章围绕着隐喻、创造力和游戏，将重点介绍故事游戏治疗（StoryPlay®）的 6 大根源。这是一种埃里克森（Erickson）式的、具有恢复能力的、间接的[1]游戏治疗模式，它主要关注如何将内在资源、技能和天赋作为宝贵的财富进行识别、获取和使用。故事游戏治疗的目标不仅是诊断，而是要使那些经历过创伤和困境的儿童和青少年发生改变（Mills & Crowley，

2014）。与治疗师提出问题是为了获取来访者"对亲历的生活事件的生动描述"的叙事疗法（White，2007；White & Epston，1990）不同，故事游戏治疗师利用来访者的症状和故事的各种形式来引发其行为和情感的转变["利用（utilization）"是埃里克森工作体系的重要基石]。

本章还包括两个带隐喻性的活动案例，它们被称为"故事工艺"，意在为来访者提供一条走向康复的道路（Carey，2006，pp.207–213；Geary & Zeig，2001，pp.507–519；Mills，1999，2011；Mills & Crowley，2014）。

故事游戏治疗的 6 大根源

就像树的根为其苗壮成长提供支撑和储存养分一样，游戏故事的 6 个根基中的每一个都承载了宝贵的原理、资源和指导，它们为这一模式奠定了坚实的基础（见图 12.1）。

1. 主根——来自 Milton H.Erickson 的原理。
2. 跨文化智慧和治疗理念。

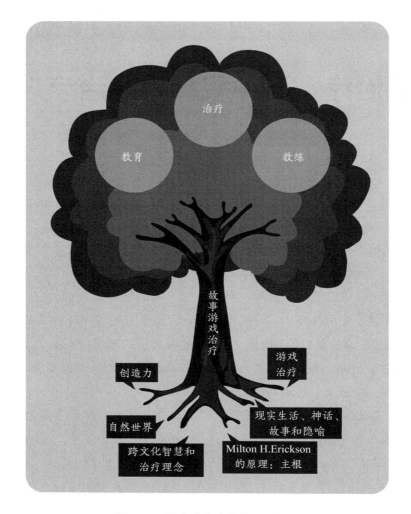

图 12.1 故事游戏治疗的 6 大根源

摘自：Mills（2011）. Reprinted by permission.

3．现实生活、神话、故事和隐喻。

4．游戏治疗。

5．自然世界。

6．创造力。

故事游戏治疗延伸出去的分支已经超出了游戏治疗的范围，可以被用于教育和教练领域。

根源 1：主根——来自 Milton H. Erickson 的原理

如同大多数树木在成长时先从主根开始，确保它的其他新树根能够长得牢固一样，故事游戏治疗模式首先发端于埃里克森（Milton H.Erickson）的聚焦恢复能力的原理——这是它的主根，所有其他的树根都从这里开始生长（Mills，2011；Mills & Crowley，2014；O'

Hanlon，1987）。

埃里克森的治疗原则建立在对内在治愈潜力的信念基础上，他认为觉察、激活和利用来访者的技能、内在资源和天赋就能够取得"通往未来的小成功"（Short，Erickson，& Erickson-Klein，2005，p.xx）。埃里克森的研究方法并不侧重于分析来访者的过去或病理，相反，它关注的是来访者的当下以及怎样利用潜在的能力和内部资源推动其发生积极的改变。用埃里克森自己的话来说："儿童具有驱动其学习和发现的需求，对他们来说，每一个刺激都可能是一个促使其用某种新方法做出回应的机会"（1958/1980a，p.174）。认真思考一下他的说法，就会清楚地发现，他的观点与基于大脑的关于神经可塑性的新发现是一致的（Siegel，2012；Doidge，2007；Ramachandran，2011）。

临床案例：冲浪

当我住在夏威夷的考艾岛时，我接待过一个 13 岁的名叫彼得的男孩，他在身体和情感上都遭受过严重的虐待。彼得因触犯了法律被学校除名，甚至可能要被送往少年管教中心。为了让他的生活有发生改变的机会，他被安排参加一个提供住宿的项目，学习怎样做出正确选择，我当时恰好也参与了这项工作。

在我们第一次见面时，我注意到彼得穿着大多数孩子都穿的普通背心、冲浪短裤和拖鞋。在做过自我介绍后，我把手放在我面前的一个厚厚的文件夹上，告诉他我还没有读过里面的文件，它们都与为什么安排他参加这个项目有关。我对他说，我真正想知道的是，他自己希望做些什么。彼得皱着眉头，好奇又不相信地看着我。过了一会儿，他回答说："冲浪。"这次轮到我好奇了，于是我问了他一系列问题："你想用什么样的冲浪板？""你最喜欢的冲浪地点是哪里？""在海上你怎样了解波浪的状况？""如果你遇到强大的逆流时你会怎么办？"

彼得立刻兴奋起来，告诉我他使用的冲浪板、他冲浪的地方以及他怎样掌控波浪。那次见面我们的谈话一直都聚焦在冲浪这个话题上。在我对冲浪有所了解后我又问了他一个问题："当你被巨浪打翻时，你会怎么做？"彼得笑着回答说，他会再站在冲浪板上，接着划，迎接下一个波浪。

在那一刻，我抓住机会，利用冲浪作为一个隐喻性的叙事主题对他说："彼得，听上去你对冲浪懂得比我多多了。你了解海浪的情况，知道应该什么时候划出水面。当巨浪袭来时，你并不感到恐惧，而是把它看作一次挑战，细心勇敢地去面对。你还说当你被打翻时，你会重新站起来，继续向前划。对了，彼得，我想问你，在生活中你会怎样冲浪？"彼得笑着用洋泾浜英语[2]问我："阿姨，你会怎么做呢？"

"彼得，波浪有许多不同的形式。有些会把你打翻，有些会载你很长的距离，让你感到很享受。在我看来，重要的是要能发现它们的不同。"我接着说："或许下一次当你拿着冲浪板，站在大海面前时，一些能够帮助你的重要想法会出现在你的脑海中。你要欣喜地接受你的发现。"

在那次见面结束时，彼得用右手做了一个夏威夷人冲浪时常用的手势，点了点头，似乎表示听懂了我的意思。我们一起为彼得制定了一个"冲浪生活"的计划。在接下来的数周里，当涉及他小时候经历的痛苦时，他的情绪会出现波动，并经历了起起落落。不过，他始终与冲浪这个隐喻保持连接，这让他感到镇静、稳定，而且做好了随时迎接海浪的准备。

根源 2：跨文化智慧和治疗理念

近 30 年来，我都直接参与美洲原住民、夏威夷人、非洲裔美国人以及其他跨文化的智慧教学，涉及生命、精神和治疗（Mills，1999）。通过参与不同文化的仪式和活动，了解他们的礼节，并且在考艾岛生活和工作了 9 年，我学到了许多东西（Hammerschlag，2012；Mills，1999）。他们所遵循的原则看似简单，但每一种文化都蕴含着深厚的文化治疗理念和智慧。

历史创伤

在介绍这 3 种跨文化智慧和治疗理念前，我必须指出，在谈到治疗时的文化问题时，历史和代际创伤所造成的影响往往被低估，甚至被完全忽视了（Brave Heart，1998；Duran，2006；Duran & Duran，1995；Glover，2005，pp.168–179；Hammerschlag，2012）。对此的解决之道不仅仅是要在游戏室里准备多元文化的玩具，更重要的是，要让人们普遍认识到历史和代际创伤对儿童、青少年、家庭和社区曾经和仍在造成的影响。致力于恢复"灵魂愈合"的感觉（Duran，2006）也是故事游戏治疗模式的核心。

平衡轮[3]

在 Robert S.Drake（2004）撰写的一篇综合性文章中，他写道："平衡轮涉及健康、长寿、幸福、智慧、知识、和谐、平凡和神圣。"

因此，正如我在前面所说的，我们要面对的第一个治疗理念"存在于美洲原住民的医药轮（Medicine Wheel）中，自我在心智、情绪、身体和精神方面必须保持平衡，这样才能达到和谐。如果某个方面被忽视了，那这个人就失去了和谐，也就不会幸福。"[4]

在故事游戏治疗模式中，首先需要制定一个计划，确保在与儿童、青少年和家庭互动时，所有这 4 个方面都要有所涉及。我设计了图 12.2，就是为了评估来访者的优势和需要引起关注的方面。我通常会给儿童、青少年和家庭一份这张图的复印件，这样他们也可以对自己进行评估。

此外，平衡轮也可用于沙盘游戏治疗。我会使用一个圆形的沙盘，让来访者选择各种不同类型的模型，从中可以反映出他们在这 4 个方面照顾自己的状况。完成之后，一个与所选模型相关的故事就诞生了，他们也了解了他们对自己的关照情况以及需要引起注意的方面。

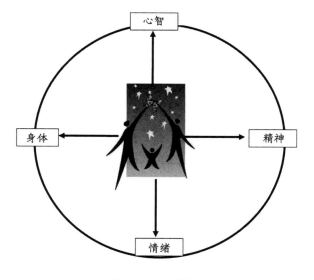

图 12.2　平衡轮

夏威夷文化价值[5]

接下来的一套理念是夏威夷土著人所固有的[6]。这些价值观是"盛开的花朵（Na Pua No' eau）"的基础，它是一个夏威夷土著天才儿童中心。在那里父母、儿童、老师以及其他工作人员都被提倡记住并践行它们。

当我第一次听到下面这些价值理念时，我意识到它们不仅是夏威夷文化的重要方面，也是加强所有儿童和家庭关系的关键要素。从那时起，这些文化价值观就成了我所使用的故事游戏治疗模式中的重要组成部分。

- Aloha——"生命的气息"。Aloha 这个词有许多意思，包括"爱"和"精神"。它体现出人与人之间的连接（生命之根）。父母被建议在早上叫孩子起床去学校时用这个词，而不要用闹钟，这样可以为一天的生活从一开始就奠定积极的正能量。

我在与当地一位倍受尊敬的老师 Kalani Flores 一起工作时，他告诉我，"alo"还有"我面对面问候你"的意思。"ha"这个音节的意思是"所有生命的呼吸"。因此，把两个音节放在一起，这个词就有了更深层的意思，即"我面对面地带着生命的气息问候你。"

- Ho' omana——宗教用语（每日祷告用语）。父母和孩子在得到祝福时都应这样回应。此外，每个人都要有信仰，因为它能使他与更大的善连接在一起，并传递给别人。

- Laulima——合作和支持。人们被鼓励注意倾听他人的话和感受，也要分享自己的感受。

- Pa' ahana——奉献与勤奋。为家庭做出奉献和努力实现目标是受到高度赞赏的品格。

- Kokua——积极、乐于助人。在儿童、家庭和社区中倡导积极的行为。

- Le' sle' a——娱乐。不要太严肃很重要，要让生活充满乐趣。

- Ho' oponopono——保持纯洁和正义。遇到问题及时处理。不要让自己的灵魂受到伤害，它是夏威夷最初的家庭疗法。

下面是我在儿童和家庭中实践这些价值观的两种方法。

1. **家庭价值评估**。在分享了上述价值理念后，我会给家庭成员一份评估表（见图 12.3），让他们对自己的各个方面做出评估。0 代表没有价值，5 代表最高价值。这样家庭成员就能看到自己的长处和需要获得帮助的地方。

2. **创建拼贴收藏**。家庭成员可以在一起使

家庭价值评估	0 1 2 3 4 5
Aloha——给予和得到爱	
Ho' omana——信仰	
Laulima——合作与支持	
Pa' ahana——奉献与勤奋	
Kokua——积极、助人为乐	
Le' ale' a——娱乐	
Ho' oponopono——及时处理问题	

图 12.3　家庭价值强、弱评估

用体现每一种价值的图片创建拼贴收藏。这个活动旨在将词语用象征性的图形表现出来，从而加深大家与每一种价值观的连接。

Nguzo Saba 的 7 项原则

在讨论通过文化视角帮助问题青年的重要性时，青年倡导者项目（Youth Advocate Programs，YAP）[7]副总裁 Alexander Sutton 博士分享了非洲裔美国人遵循的 Nguzo Saba（宽扎节）的 7 项原则，它们是由 Maulana Karenga 博士（Asante，2009）制定的。Sutton 博士解释说，这些原则是该组织帮助青少年培养性格和学习积极行为计划的一部分，而这些行为对尊重所有人的生命都极其重要。在他们众多基于品格培养的项目中就包括了讲故事和认可身份和成就的仪式。

与夏威夷土著人的价值理念一样，我觉得这些原则也应当成为一个标准框架，帮助来自不同文化背景的儿童、青少年和家庭重新认识他们生活中真正重要的东西。与此同时，它们也是文化疗愈的核心，并且能够帮助理解局部不会优于整体的道理。

1. Umoja（oo-mow-jah）——**团结**。要努力争取和维护家庭、社区、国家和种族的团结。

2. Kujichagulia（koo-gee-cha-goo-lee-ah）——**自我决定**。即自己定义自己、确定自己、创造自己和为自己发声，而不要等着别人定义、确定、创造或替我们说话。

3. Ujima（oo-gee-mah）——**集体协作和承担责任**。共同建设和维护我们的社区，把兄弟姐妹的问题当作我们自己的问题一起解决。

4. Ujima（oo-jah-mah）——**合作经营**。大家共同创建商店或其他业务并一起经营，分享利润。

5. Nia（nee-ah）——**使命**。为了恢复我们的传统文化并使其发扬光大，大家要共同致力于我们的社区建设和发展。

6. Kuumba（koo-oom-bahj）——**创造力**。永远都要竭尽所能，使我们的社区能够变得比我们继承时更加美丽、美好。

7. Imani（ee-mah-nee）——**信任**。全心全意地相信我们的人民、父母、老师、领导，相信我们所从事的事业是正义的，并且必将取得胜利。

如果我们要在治疗中提供范式转换，那么非洲裔美国人的这些神圣原则的每一条都是不可或缺的。故事游戏治疗模式的核心就是尊重文化的多样性，这样才能实现人与人之间的彼此连接。

根源 3：现实生活、神话、故事和隐喻

"很久很久以前……""从前……"一听到这样的开场白，我们的注意力就会被吸引。它们会带我们穿越时空，进入充满冒险、发现和掌控的象征性世界。神经科学家 Ramachandran（2011）告诉我们，"隐喻的使用和我们领会其类比的意思是所有创造性思维的基础"（p.105）。

著名神经生物学专家Daniel Siegel也解释说，"我们天生就是讲故事的生物，而故事也是把我们联系在一起的社会黏合剂。"（2012，pp.31–32）

故事和隐喻通过间接的、貌似离奇但颇具含义的方式传递信息和想法，并且打开了接受沟通的大门（Erickson & Rossi，1979；Mills，2011；Mills & Crowley，2014）。埃里克森在他50年的职业生涯中创造性地运用隐喻，被认为在这方面技艺精湛，堪称大师。而且，他还被视为第一个明确使用隐喻作为特殊种类干预措施的临床工作者（Erickson & Rossi，1979；Short et al.，2005）。

分享个人生活经历、隐喻、喜爱的神话和幻想故事，有助于儿童探索新的方式来面对困难、应对问题、唤醒内在资源和开发创造性的解决方案。在使用故事游戏治疗模式时，儿童不会被要求以任何方式重温故事或创伤，取而代之的是隐喻，它会被用来反映问题以及解决问题的途径。就像蛹保护了蝴蝶的蜕变一样，隐喻保护了改变的过程。在整个过程中，不会对任何事情从认知层面进行分析、解释和说明，动作、模型和游戏主题会被当作具有象征意义的成虫盘[8]出现在故事游戏治疗中，帮助儿童探索自己所有的潜能（Mills，1999，2007）。

对讲故事的人的几点建议[9]

下面4点建议对提升讲故事的人的技能很有帮助。

1. 把你的珠宝饰品、照片或某件特殊的物品收集在一起。
2. 找一个安静的时间，思考怎样把它们串成一个故事。
3. 当故事基本成形后，把它写下来。
4. 将故事与你的同事或者你生活中某位特别的人分享，听取他们的反馈。

我对参加培训的学员说："要享受发现能成为故事的种子，它们会增添你生活的内容和意义。"

根源4：游戏治疗

故事游戏治疗的另一根源来自游戏治疗的理论和原理，因为游戏治疗鼓励儿童通过游戏的媒介表达其经历、想法、渴望和情绪，最终达到解决问题的目的（Allan，1997；Axline，1947；Brody，1997；Crenshaw，2008；Freud，1946；Gil，1991，1994；Guerney，1997；Jernberg，1979；Kestly，2001；Landreth，1991；Lowenfeld，1979；Moustakas，1959/1992；Norton & Norton，1997；Oaklander，1998，2007；O'Connor & Schaefer，1994；Schubach De Domenico，1988；VanFleet，1994）。在他极具创新思想的著作《游戏》（Play）中，Stuart Brown这样写道，"当我们在游戏时，困境和挑战会自然在无意识中过滤并自行得到解决"（2009，p.128）。

传统上，游戏治疗被分为两种：指导性和非指导性（以儿童为中心）的游戏治疗。最近又新增了综合游戏治疗（Drewes，Bratton，& Schaefer，2011），它是一种更加兼收并蓄的方法。

如前所述，故事游戏治疗是一种新的以恢复为中心、埃里克森式的、间接的游戏治疗模式。它不会让受过创伤或虐待的儿童叙述自己的创伤经历，而是通过各种形式创作基于增强力量的故事，包括讲故事、做游戏、艺术隐喻、故事技巧和治疗程序等（Carey，2006；Mills & Crowley，2014）。儿童遭遇的创伤事件当然不会被忽视，它会被使用或重构，这样无意识的联想模式就会被激活，从而找到新的反应路径。

故事游戏治疗始终以来访者为中心，但在必要时也带有指导性。它是一个综合过程，遵循埃里克森的原理，它会将其他治疗模式中的重要元素吸纳进来，作为穿插建议（Erickson，1966/1980b；Lankton & Lankton，1989；Lankton & Matthews，2008；Mills & Crowley，1986/2014；Short et al.，2005）。Rossi 将埃里克森非凡的沟通技巧称为"二级沟通"（Erickson & Rossi，1976/1980）。Rossi 指的是埃里克森有能力在意识层面提供一个信息，同时又在无意识层面的更大范围里穿插进去"治疗信息"（比如，一个故事、隐喻、游戏）。这些"治疗信息"是来访者希望其生活中能够得到的（Erickson，1966/1980b，p.271）。举例来讲，在我们写的《大象萨米和骆驼先生》（*Sammy the Elephant and Mr.Camel*）一书中，为了帮助有尿床问题的儿童，就穿插了诸如"你自己可以很容易地控制一切""相信你能做到"和"现在就开始学习"一类的建议（Mills & Crowley，1988，2005）。

在故事游戏治疗模式中，治疗师对儿童游戏行为的反应并不是指导其应当怎么做，也不是重复儿童所说或所做的。治疗师会以一种清晰、易理解的方式向儿童的潜意识传递信息，以此作为回应，意在扩展治疗过程和挖掘儿童

自带修复能力的内在核心部分。就像维生素会释放出人体保持健康所需的基本元素一样，这种间接信息也旨在被儿童的潜意识所吸收，进而促进其恢复能力，并帮助其康复（Geary & Zeig，2001，pp.507–519）。

根源 5：自然世界

除了互联网、书籍和玩具，我们还拥有一个自然世界图书馆，它被证明是另一个宝贵的信息来源，它不仅能为我们提供生活的经验，也能对治疗起到抚慰作用。故事游戏治疗利用季节、天气、树叶、羽毛、贝壳、蝴蝶、动物、花朵，甚至烦人的昆虫，比如苍蝇，作为教育和治疗的工具，帮助促进儿童的转变。

临床案例：蚂蚁药

"乔伊斯医生，我再也受不了了！我的生活糟透了！"这是 15 岁的奥利维亚冲进我的办公室，瘫坐在沙发上时大声说出的话。然后她把我的玩具熊巴斯托搂在怀里，哭了起来。

奥利维亚在学习上遇到了很大的挑战，这使得她在每次测验前都感到难以承受和极其恐惧。其实她完全有能力完成 504 计划，但在她被诊断为阅读障碍之前的 6 年里，她经历了多次考试失败，由此产生的挫败感一直缠绕着她。

奥利维亚对大自然和摄影有着浓厚的兴趣，她也很喜欢徒步旅行和露营。在交谈时，我们曾互相分享了许多与生态学和自然世界有关的美洲原住民人生哲学的故事。小时候她经常听祖母讲有关纳瓦霍人的故事，直到后来她从新墨西哥州搬到凤凰城。

奥利维亚马上要期末考试了。她把巴斯

托搂得更紧，对我说她不知道自己能不能通过。无论她多么努力地准备，她都感到"太沉重了"。

就在那一刹那，一个故事突然出现在我的脑海中，就像一粒玉米在加热时突然爆裂一样。我对她说："奥利维亚，你知道吗，就在我听你说话的时候，我突然想到一个故事。记得我告诉过你我以前住在夏威夷吗？"奥利维亚点点头，我接着说。

"那会儿我也遇到过一次非常重要的考试，我必须通过它才能重新获得治疗师的资格。我上一次参加这样的考试是在 1979 年。奥利维亚，我也是个失败者，因为我也有阅读障碍，而且我离开学校已经很多年了。当然，我认真复习了所有的材料，可是考试前一天的晚上，我还是吓得要命。因为如果我考不过，我就不能继续工作了。"

"最后，我知道我必须睡觉了。我的学习资料摊在地板上、沙发上和桌子上，我做了个祷告，祈祷自己一定能通过。然后我上床，闭上眼睛，睡着了。"

"第二天早上 6 点 30 分，我被闹钟叫醒后赶快起来，打算把那些散落的学习材料收集到一起。奥利维亚，令我大吃一惊的是，那些纸上都爬满了密密麻麻的小黑蚂蚁。"听到这里，奥利维亚做了个鬼脸，说："真恶心！"

"我一开始也是这么想的。可是，奥利维亚，你知道我这人有点儿怪，我总觉得大自然的各方面都是我们的老师，用许多不同的方式与我们交流。于是我对自己说，'好吧，小蚂蚁，你们来想告诉我什么？'然后我想到蚂蚁可以承载比自己体重重 100 倍的东西，而且它们能

穿越各种地形，不惧任何天气到达目的地。什么也不能阻挡它们，因为它们意志坚定。"

"奥利维亚，可以说，这些蚂蚁就是我要寻求的启示。它们在告诉我，'别担心，你能够应对的。为了通过这次考试，你已经做了所有准备。丢掉疑虑，大胆地往前走吧。'"

讲到这里，我停了一会儿，然后接着说："我不知道这个故事对你是不是有意义，但对我来说，现在每次当我再看到小蚂蚁时，我都会忍不住露出微笑，因为我记得就在我需要安慰的时候，它们是怎样出现在我面前并给予我鼓励的。顺便说一句，那次考试我通过了。"

奥利维亚看上去明显地放松了，她问我们能不能一起看一下医药卡（Sams & Carson，1998），了解更多有关蚂蚁的知识。以前治疗时，她也经常看那些卡片。果然，在第 165 页我们看到"耐心……属于你的终会到来。"

在那次治疗结束时，我从我收集的小虫子里挑了一只小塑料蚂蚁给她。我让她给它找个特别的地方，相信在考试前它会对她对有所帮助。

两周后，奥利维亚又来接受治疗。这一次她面带微笑，递给我一幅她从网上和自然杂志上找到的各种蚂蚁的拼贴画，她在画的上方写下了蚂蚁药几个字。她对我说："乔伊斯医生，我考试通过了。"我们都开心地笑了，开玩笑地说沃尔格林药房是不是很快会开始出售蚂蚁药。

根源 6：创造力

所有新想法和解决问题的核心都是运用我们富有创造力和想象力的头脑，帮助来访者发生改变。故事游戏治疗倡导创造性想象力的激

活和使用，然后借助它探索、发现和创造与治疗、思考和存在有关的新途径。著名神经科学家 V.S.Ramachandran 指出："事实上，隐喻的使用和我们理解其隐藏的类比能力绝不仅仅起修饰作用，而是所有创造性思维的基础。"（2011，p.105）

故事工艺的目的是在隐喻和创造力这两个世界之间搭起一座治愈的桥梁。它最初的设计宗旨是激发与内在修复能力的重新连接，因为这一能力被生活中经历的暴风雨和乌云遮盖了（Mills，1999，2011；Mills & Crowley，2014）。

下面是为应对灾难性事件而设计和使用的众多故事工艺活动[10]中的两个案例——这些灾难性事件包括伊尼基飓风（发生在 1992 年 9 月 11 日，是 20 世纪袭击夏威夷岛最严重的自然灾害）和美国纽约世界贸易中心爆炸事件（发生在 2001 年 9 月 11 日）。从那时开始，所有故事游戏治疗基础培训机构、游戏休养营地[11]和海龟岛女性康复之旅休养基地[12]等都采用了故事工艺活动这一方式。

故事工艺案例 1：人生故事拼图[13]

我们能够给予孩子的最丰富的遗产就是我们的人生故事，它们可以帮助我们在这个支离破碎的世界里变得完整。这些故事有悲剧，也有喜剧。就像所有的拼图游戏一样，每个故事都是由若干个生活片段组成的。这些片段中没有哪一个比其他的更重要，因为它们必须紧密衔接在一起才能构成一个完整的画面（Mills，1999，2011）。

人生故事拼图练习可以用于单个来访者，也可用在团体和家庭的游戏治疗中。它能帮助儿童创造出一种属于他们自己的独特的叙述形式。

建议使用的材料

各种尺寸的张贴纸或泡沫板，视个体或团体人数而定；记号笔、颜料或蜡笔。可考虑选择的其他物料：胶水、装饰用的发光饰品、背面可粘贴的彩色小水钻和羽毛。

操作指南

首先，我建议画 5—7 条互相交织的线来代表拼图的各个部分。接下来，我让来访者把每一小块都剪下来，这样它们就分开了。对于年幼的儿童或者为了节省时间，也可以在治疗开始前让来访者提前把它们剪好。

我要求儿童在每一小块纸上画出反映其生活的象征符号，这些符号无须按顺序排列。画的时候，色彩、形状、笔画和线条都没有要求，只要它们对来访者来说有意义就可以。

最后，我让来访者把这些小纸片拼合在一起，并且建议他认真看看拼后的完整画面，注意自己会有怎样的感受。

对于团体或者家庭，我会要求参与者从已经画好并剪下的拼图中选择一块，然后在那张小纸片上画上一个象征符号。画完后，我让他们在群体中互相分享。团体或家庭治疗结束时，可以将这些纸片重新拼合在一起，以体现其整体性。人生故事拼图可以制作成各种形状（比如海龟、蝴蝶、心脏）。

图 12.4 是一张在三年级学生的教室里拍摄的照片，他们正在故事游戏治疗的从业治疗师 Joy Rigberg 的指导下创作他们的人生故事拼图[14]。

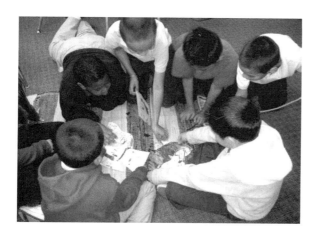

图 12.4 创作一个人生故事拼图

故事工艺案例 2：梦幻罐 [15]

很多年前，当我在亚利桑那州参观我最喜欢的一个景点（赫德博物馆）时，我偶然发现了一个来自米姆布雷斯部落的展览，展品中有一些底部有洞的漂亮的彩绘罐。虽然人们对这些罐的具体细节知之甚少，但据推测，它们被放置在墓地里是为了给死去的人带去善灵，罐底部的洞可以让逝者的亡灵自由地流动（Mills，1999；Mills & Crowley，2014）。

我在展览前沉思冥想了一会儿，之后我有了一个想法，即与那些来找我治疗的儿童和家庭一起创作一个我称之为梦幻罐的游戏故事。我会给儿童一个小陶罐，让他用美好梦想中的象征符号来装饰它。罐底也有一个洞，为了把儿童脑海中的噩梦赶走。如果接受治疗的是家庭，我会给他们一个更大的罐子，每位家庭成员分别用自己想象的象征符号装饰它。故事就从这些符号中诞生，并且展开积极的对话。当时在我自己尝试这一活动时，我并未意识到，对于遭遇过灾难性事件的儿童或社区来说，梦幻罐竟然成了一个不可多得的故事工艺形式。

飓风伊尼基肆虐考艾岛后，孩子及其家人只能睡在别人家或帐篷的地板上。他们不敢睡觉，而且经常做噩梦。作为考艾岛西部"家人救助项目"[16] 的一部分，梦幻罐成了社区提供的自然疗伤的一种方法。它的用意是让那些制作梦幻罐的人把它们放在睡觉的地方，这样他们在睡觉时就会想起自己幻想的美梦。梦幻罐赋予了他们一个有形的东西，当他们将注意力集中在它上面时，他们会感到安慰，并产生一种内在控制感。

美国纽约世界贸易中心爆炸事件发生后，为了帮助那些受创伤的人们，我被邀请加入一个团队，参与创伤后治疗与康复（Healing and

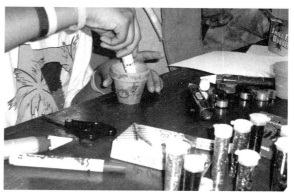

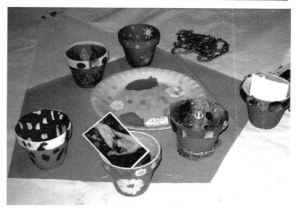

图 12.5 制作梦幻罐

Recovery after Trauma，HART）——这是一个特殊的社区项目，旨在为大批在纽约及其附近居住或工作的年轻人以及年青的志愿服务人员提供免费的服务。我们设计了 9 种治疗模型，其中一个就是梦幻罐。参与者制作自己的罐子，然后彼此分享他们的愿望。每个人都对我们这个聚焦正面力量的模型表示感激。

梦幻罐也被用于其他各种场合，包括教室、家庭暴力协助团体、安抚伤痛团体以及其他经历自然灾害后的治疗场合。

结论

我的希望和愿景是创建一个以恢复为中心的社区，在那里我们都能超越平时目之所及的现状，学会用心中的期盼对待生活；鼓励讨论并设计方案，让儿童能够与自身的力量和内在天赋连接起来，这样他们就具备了战胜创伤，拥抱前方美好生活的可能性。

注释

1. 间接建议的提法在 Erickson & Rossi（1981）；Gilligan（1997）；Landreth & Lankton（1993）；和 Lankton & Matthews（2008）的著作中都有出现。

2. 洋泾浜语指的是两种或多种文化所使用语言的混合体。夏威夷人说的话常被认为是洋泾浜语。

3. 创伤后治疗与康复（Healing and Recovery after Trauma，HART）是第一个聚焦恢复的项目模型，它是专门为那些深受 9·11 事件影响的儿童和青少年设计的，旨在为他们提供免费的社区服务（Hines，Mills，Bonner，Sutton，& Castellano，2007）。因为该项目的首字母缩写是 HART，所以活动时就用了"心（heart）"的图案作为标识。

4. 想获取更多有关"医药轮"的信息，可阅读《神圣之树》（The Sacred Tree）（Bopp，Bopp，Brown，& Lane，1984/1985）。

5. 经 Mills（2011）许可编辑和摘录。

6. 这些夏威夷人的价值观曾于 1994 年 2 月 5 日在夏威夷考艾岛召开的夏威夷康复会议上分享过。

7. 青年倡导者项目是一个致力于帮助城市问题青年的组织。

8. 成虫盘是休眠在毛虫体内的特殊细胞。在蛹中毛虫在结构上分解，并在分解时释放出变化的种子。这些细胞把毛虫变成了蝴蝶。

9. 经 Mills 许可改编（1999，p.207）。

10. 故事工艺活动最初是在伊尼基飓风过后为夏威夷考艾岛西部的儿童、青年和家庭设计的，由考艾岛青年、儿童和家庭服务中心提供资助。自那以后，它就在全球范围内被用来治疗遭受过虐待、创伤和伤痛事件的儿童、青少年、家庭和社区（Hines et al.，2007；Mills，1999；Mills & Crowley，2014）。

11. 与 Teri Krull 共同领导，她是一位获过奖的心理治疗专家、作家和注册游戏治疗督导。

12. 海龟岛项目是一个致力于研究、教育和治疗的非营利组织。

13. 经 Mills 许可改编（1999，pp.136–138）。

14. Joy Rigberg 是一位双语教师、顾问和成瘾生活教练。我和她共同撰写了一份助学金提案，提议将故事游戏治疗生活技能丰富方案引入校园。

15. 经 Mills 许可改编和摘录（1999，pp.17–21 ）。

16. 一个由三部分组成的方案，为需要消除常见的创伤后应激障碍的年轻人和家庭提供直接服务和可接纳的机会，它将重点放在了创伤后的应激治疗上。

第 13 章

家庭游戏治疗：实用技术

Greg Czyszczon

Scott Riviere

Dianne Koontz Lowman

Anne L. Stewart

萧伯纳曾经说过："幸福的家庭就是一个早到的天堂。"对一些家庭来说，成长过程中的经历是一个人一生中最美好的记忆，但在另一些家庭中，儿童很难获得积极回忆，而且在他们长大成人并试图摆脱早期家庭的思维、感觉和行为模式时，也会遇到极大的挑战。大多数家庭会留给孩子各式各样的记忆，它们有的对孩子后期待人接物和应对压力的方式很有益处，有的几乎没有帮助。作为一种将游戏融入家庭治疗模式的相对较新的干预措施，家庭游戏治疗（family play therapy，FPT）邀请家庭成员以互相满足和互相启发的方式共同参与。

美国斯特朗国家玩具博物馆（Strong National Museum of Play）的 Scott Eberle 描述了这类家庭游戏的功能，并认为它们能够满足家庭动态变化的需求，包括期待、惊喜、愉悦、理解力和沉着自信（引自 Brown，2009）。作为家庭生活的理想元素，它们可以在简单的游戏过程中获取——对于因遭受创伤或承受压力而陷入困境的家庭，他们无法在平时的生活中享有它们。家庭游戏治疗有助于这样的家庭消除障碍，体验快乐，同时对家庭结构和环境得到更深层次的理解和盼望。

理论基础与现实环境

旨在解决家庭成员和整个家庭问题的治疗方法已经有很久的历史了，这其中就包括家庭游戏治疗。按照 Nichols（2012）的说法，大多数资料显示，第二次世界大战后是家庭治疗的发展阶段。4 种不同的临床和科学发展促成了家庭治疗的出现。Bateson、Schism 和 Bowen 等研究人员非常关注家庭在精神分裂症发展中的作用，他们提出了一个新的有争议的概念，即家庭关系的混乱导致了精神障碍（Nichols，2012）。专门解决夫妻关系问题的婚姻咨询师和婚前顾问也认为，家庭在决定成年人行为方面发挥了显著作用。Bion 和 Klein 关于团队工作过程和动态的研究也指出即刻解决问题的必要性，并且特别强调团队必须被视为一个承载着改变的整体（Goldenberg & Goldenberg，2007，p.112）。

在 20 世纪 90 年代，不同的思想流派开始逐渐走向融合和折中，不同的观点之间也出现了重叠和借用的趋势。与此同时，管理式医疗也推进了对简单技术的探索。建构主义者鼓励家庭治疗师帮助家庭审视他们的信仰体系，而不是试图改变其潜在的结构或行为模式（Goldenberg & Goldenberg，2007）。现在的家庭治疗师则更关注阶层、种族、性别、文化和宗教对家庭成员生活的影响。此外，研究人员、消费者和保险公司也强调基于证据的干预措施，认为这样才能提供有效（和节省成本）的临床服务（Nichols，2012；Stanton & Welsh，2012）。

正是在这种当代背景下，家庭游戏治疗作为一种将游戏的力量引入家庭的方式应运而生。与她在美国这一领域的领导地位非常吻合，Eliana Gil 在其所著的《游戏在家庭治疗中的作用》（*Play in Family Therapy*）一书中首次提到了家庭游戏治疗（Gil，1994）。Gil 非常详尽地记叙了这一模式的历史发展脉络，同时为从业人员提供了具体的干预措施。在她之后，其他研究人员撰写的相关著作也纷纷出版，包括 Lowenstein（2010）、Mullen 和 Rickli（2011）以及 Munns（2009）。与家庭游戏治疗相关的是其他以游戏为基础的家庭和亲子治疗方法，它们也要求儿童的父母参与治疗过程（参考 Ariel，1992；Booth & Jernberg，2009；Landreth & Bratton，2006；Schaefer & Carey，1994；VanFleet，2005）。Higgins-Klein

（2013）归纳了被她称为基于正念的家庭游戏治疗（mindfulness-based play-family therapy，MBPFT）的 9 大特点：对家庭状况进行评估；在讨论重大问题时让父母陪着孩子；调动儿童对游戏的想象力；发展多项能力；多元文化视角；使用家庭情境治疗；召集父母以及家中其他重要成员开会；以及保持与其他专业人员的合作和协作（pp.23–27）。

在我们的概念中，家庭游戏治疗确实在家庭治疗领域做出了贡献，因为它让家庭成员共同参与，并且一起想象他们期盼的家庭生活愿景，然后在知情的基础上进行系统运作（Waters & Lawrence，1993）。前来接受治疗的家庭往往是生活中出现了危机，因此他们只看重"灭火"，却没有想到应当让家庭从此进入更令人满意的行动模式。家庭治疗方法以不同的方式为家庭提供帮助，可能会让家庭成员参与更深层次的行动模式训练。比如，结构式家庭治疗以鼓励家庭创建一个更令人满意的家庭角色分工而闻名，因为这样家庭成员可以体验到应当以怎样的方式保持相互间的连接和交流。家庭游戏治疗则提供了一种代际根植性，它可能会对父母业已模式化的连接方式发起挑战，因为家庭成员通常不认为游戏对家庭具有至关重要的作用。出现这种情况时，家庭游戏治疗的干预措施要求儿童的照料人员重新审视其家庭价值观，从而为他们的实质性改变发挥影响作用。而家庭观念的转变必将使其日常生活中的思维模式、结构、规律和事件也发生相应的改变。我们可以想象，一个家庭的愿景就像一颗种子，所有的想法和行为都源自它。如果种子里没有嬉戏、爱、接纳、关怀和共情，那它结出的果实也不可能包含这些成分。

　　带孩子前来接受游戏治疗的父母常常是因为孩子的挑衅行为令他们束手无策，所以指望治疗师能帮他们把孩子"调教好"。虽然个体游戏治疗是一种非常重要和有用的治疗模式，但通常情况下，系统地了解孩子出现的行为或情绪方面的问题很有必要，而且全家人共同参与的效果也更理想（Stanton & Welsh，2012）。当父母处于极度沮丧和愤怒的情绪中，并且已经穷尽了自己的能力而寻求解脱时，他们很可能会陷入非常不满的状况，导致其忽视了自己家的优势、家人团聚在一起的欢乐时光以及家庭具有的修复能力。家庭游戏治疗会应对这些现象，激励父母带头为家庭营造一个有趣热闹的当下和未来。

临床应用

　　人们说能玩到一起的家庭才能和谐地生活在一起。临床上，治疗师一定要考虑家庭游戏治疗在什么时候和怎样的情况下能够对家庭产生帮助，这样游戏才能在改善家庭成员关系方面发挥最具效果的作用。

基本技能

　　治疗师应当具备的基本技能包括以下几项。

- **与儿童及其家人在一起时充满兴趣。**对为他们提供治疗感到有信心和能力，这样的感觉能够对治疗产生积极影响。
- **喜爱家庭治疗这一方法。**家庭治疗有时带

有一定的挑战性，因为要在给定的时间里针对不同的家庭关系、人员结构和问题提供帮助。

- **适应含混不清的状况。**特别是如果家里孩子的年纪较小，很可能会出现不确定的现象，这就需要治疗师保持开放和好奇的态度。
- **具备始终保持注意力和参与的能力。**留意那些能反映家庭成员间关系模式的瞬间，这需要治疗师在整个治疗过程中保持专注和敏锐。
- **表达尊重的能力。**可以理解的是，让家庭做出接受治疗的决定和参与治疗过程是很不容易的。有些成员会比较积极，有些则不会（有些成员可能还是被迫参加的）。作为临床治疗师，无论他们在治疗时的参与程度如何，一定要自始至终尊重每一位家庭成员。
- **情绪耐力。**接待整个家庭比接待个体来访者需要治疗师更多的情绪能量。
- **真正的幽默感。**用轻松的方式应对一些家庭遇到的沉重严肃的问题有助于他们改变观点，并对治愈产生信心。
- **诙谐风趣的风格。**治疗师工作的一部分内容就是学习适应自己，并发现自己独特的治疗风格，因为它是促使家庭发生改变所需的重要因素（Hughes，2013）。

对家庭的考虑

　　治疗师在治疗过程中应当考虑使用家庭游戏治疗所要达到的具体目标，也要注意有些家庭可能无法适应这一治疗模式。因此，对治疗

师来说，事先评估家庭的生理和心理安全水平至关重要，下面是治疗师在考虑采用这一治疗模式时应向家庭提出的一些问题。

- 家庭成员能否接受家庭游戏治疗需要的开放程度？或者家庭的界限过于刻板，公开讨论会令其感到心理威胁？
- 家庭成员间是否已有足够的情感互动能力？因为家庭游戏治疗的目的就是要提升他们的这一能力。
- 家庭成员中是否有人经历过创伤或虐待，以致他无法与他人建立安全的信任关系？
- 家庭成员中是否有人充满敌意和愤怒，以致除了说脏话和威胁他人，他无法与别人正常互动？

最后，家庭游戏治疗主要聚焦的是"过程"而非"结果"。我们在本章后半部分介绍的也是达到目的的手段，而不是目的本身。在家庭游戏治疗过程中，重点是每位成员发挥的促进作用以及家庭作为整体的"走势"。有时对家庭成员发起挑战也会有帮助，因为这可以迫使他们去做以前认为自己做不了的事。治疗师的作用就是捕捉那样的瞬间，及时给予家庭成员一点建议、一个点头鼓励或一句感同身受的话语，从而使其试着摆脱旧的模式，进入家庭新的生活方式。这样的时刻通常会出现在家庭游戏治疗的后期。接下来我们就要介绍治疗的各个阶段。

家庭游戏治疗的阶段

我们在工作中已经接待过数百个家庭，他们的情况各不相同。不过，他们在接受治疗时经历的过程却是基本一样的。由于治疗师需要在治疗过程中跟踪家庭的整体进展，因此保持治疗过程的一致性是必要和有益的。我们在这里对治疗过程进行概括，当然每位治疗师在实际工作时的处理方式都略有不同。我们希望治疗师能够将自己的理论基础、临床技能，以及对原生家庭对自己的影响的认知结合起来，形成一个独特的、有意义和有效果的家庭游戏治疗方法。

初始阶段

在治疗的初始阶段，家庭成员步入一种对他们来说或许是全新的体验。无论习惯与否，家庭成员的参与程度都不尽相同，并且会对预期感到迷茫。此外，家庭成员可能对治疗的效果持怀疑态度，而且在治疗过程中投入和信任的程度也很有限。父母可能会强烈地认为孩子才是问题所在，自己只需承担角色扮演的任务。在这一阶段，对治疗师来说，至关重要的是保持冷静，同时让家庭成员感到家庭游戏治疗对他们的情绪而言是安全的。治疗师还应让家庭了解治疗的预期结果，并对治疗结构给出清晰的说明，这些对治疗都是有帮助的。

临床案例

迪安先生和夫人带着8岁的儿子杰弗瑞前来咨询，因为他在应对焦虑、控制愤怒情绪、尊重长辈和自我价值感等方面都出现了问题。对他的评估发现，杰弗瑞没有建立起与其发展相吻合的同伴关系，因此他无法与邻居家的男孩和自己的弟弟好好玩耍。他在家里表现得非常霸道，而且不服管教。观察显示，他很难正确地阅读或模仿非言语行为，包括面部表情。这些障碍使他没有能力应对基本的社交活动。他全神贯注于卡车和救护车这类与其年龄不符的玩具，并且喜欢重复动作，比如踮着脚尖走路和挠痒痒。但是，没有证据表明他在语言和认知发展方面有迟缓的迹象。他的父母说，他最近被学校认为存在自闭症症状，因此需要接受特殊教育。

第一次治疗时，迪安夫人说她丈夫觉得杰弗瑞的表现不好，应当对其行为加以管控。此外，她还说她丈夫认为她对孩子"太宠爱"了。迪安夫人承认，杰弗瑞在他爸爸面前表现得好一些，因为显然他对孩子十分严厉，有时甚至有些专横。按照他们的说法，在家里主要是妈妈和孩子们一起玩，爸爸很少与他们互动。

案例分析。 在初始阶段，我们首先对这个家庭做了一个全面的评估，包括与父母的单独访谈，了解孩子的症状和成长经历。在接下来的两次治疗中，我们分别对父母和孩子使用了马尔沙克互动法行为评级量表（Marschak Interaction Method Behavior Rating Scale；Booth & Jernberg，2009；McKay，Pickens，& Stewart，1996），同时我们向他们全家人介绍了游戏治疗模式的过程。从他们的互动中我们得到的初步印象是杰弗瑞与爸爸和妈妈分别都有许多令人满意的、非常协调的互动。此外，我们还注意到，杰弗瑞的弟弟似乎也存在发展问题。父母二人好像都过于关注完成任务，以致他们在各种游戏活动中都显得缺乏自发性。这一阶段的重大发现是，迪安夫人总感觉自己不是孩子的好玩伴，而迪安先生则表现出对杰弗瑞的极度失望。

我们的目标是通过与杰弗瑞和他的父母一起做游戏，让父母觉察到孩子在游戏过程中的快乐。我们还希望挖掘父母未得到充分利用的能力，在安全、愉快的环境中为孩子提供指导，并让他们从中感受到对孩子情绪调节的重要体验。对父母来说，这种体验包括更清晰地感知到孩子发出的信号，并且及时提供指导作为令其感到安慰的陪伴。对孩子来说，这种体验是一种安全感，让他们能够得到安慰。然后我们会引导父母逐渐学会在孩子需要他们帮助调节恐惧、悲伤或愤怒情绪时，能够采用同样的调节经验。

转变阶段

随着家庭对这一治疗过程的渐渐适应，他们会进入转变阶段，它也有可观察到的明显的行为表现。在这个阶段，家庭成员，特别是孩子，可能会违反治疗师制定的规则、边界和限制。对于怎样（或者是否）进入新的家庭体验方式，家庭成员可能会对参与程度感到纠结。尤其是父母，当面对现实生活中的彼此互动时，他们可能很难相信游戏气氛中产生的情感的安全和有效性。

在这一阶段，治疗师的注意力应当集中在家庭成员新的态度和行为可能出现的敏感时刻。此时，治疗师可能会遇到这样的风险，即在保持家庭完整性的同时，家庭成员或许会挑战长期持有的、但错误的对权力和权威的认知。治疗师仍然要让儿童在游戏时随性而为，同时建议父母更深入、更真诚地参与游戏过程。当治疗师为真正的游戏创造必要的安全性时，父母对其是否信任可能会表现得很公开。

冲突在这个阶段可能会以一种特殊的方式出现，表现为"卡壳"。虽然有时对此直接说出来就能够让家庭向前发展（比如，"好像我们被卡住了？"或者"现在还有什么没说出来的？"），但对一些家庭来说，大家聚在一起直截了当地解决冲突会很困难，这时就需要单独或者在子系统下（父母、夫妻、兄弟姐妹等）与他们了解情况。治疗师要先核实每位家庭成员想传递的信息，并为其提供适当的表达方式。治疗师应与他们分别沟通和练习，帮助他们都能够有效地将自己的愿望和需求说出来。

临床案例

我们现在发现迪安一家已经进入了家庭游戏治疗的转变阶段。作为依恋方式的一部分，治疗游戏活动需要父母和杰弗瑞共同参与，旨在提升父母对孩子行为的敏感度，确保依恋的安全性，并且培养孩子在游戏时发自内心的愉悦感。杰弗瑞的妈妈与他进行了 5 周的游戏治疗，爸爸参与了 1 周的游戏治疗，之后他们与治疗师进行了交流。他们说，虽然他们承认杰弗瑞在游戏时很愿意和他们一起玩，可是他在家里的行为并没有发生任何变化。作为一个团队，他的父母与治疗师讨论了前几天在当地一个活动中心发生的一件事。治疗师很好奇杰弗瑞怎么能够应对那种非常活跃又缺乏结构化的环境。迪安先生说，了解一下杰弗瑞如何思考和看待这个世界也许会有一些帮助，因此他觉得自己应当多花点时间与杰弗瑞一起做游戏并给予他关注。

案例分析。由于我们注意到在这个阶段许多挑战都与杰弗瑞有关，因此我们决定将工作重点放在家庭中他与父母的关系上。我们仍然认为，家庭作为一个整体受益于父母与孩子关系纽带的牢固。但遗憾的是，爸爸的工作安排使他很难像大家期望的那样经常参加与孩子的游戏互动。不过我们在与家庭的子系统（父母－孩子、兄弟姐妹、父母）互动时，还是尽量保持家庭的完整性。如果爸爸不能参加某次家庭游戏治疗，我们也会在治疗结束后向其提供有关治疗的信息，并始终与他保持联系。

在这个阶段，杰弗瑞的父母一直想知道他们为游戏治疗的付出能否取得效果。对他们来说，能够在家里摆脱与杰弗瑞问题行为的纷争是最重要的。对他们的关切我们非常理解并做出了回应，我们一方面继续家庭游戏治疗，另一方面也针对杰弗瑞给他们造成的困扰提供了一些具体建议。我们还与杰弗瑞的学校老师进行了交流，把一家很有名望的儿童发展诊所推荐给杰弗瑞的父母，对他们进行了全面的心理评估，并给出了个性化的意见。对于他们开始思考每个孩子的想法和感受我们给予全力支持。我们不仅鼓励他们发现孩子快乐和满足的时刻，也帮助他们增强注意到孩子开始表现出不易察觉的愤怒和受伤害的迹象的能力。与此同时，我们也充分考虑了每个孩子的自闭症症状，识别出他们每个人独特的需求。

产生作用的阶段

在家庭游戏治疗的这一阶段，治疗师与家庭成员的信任和连接增强了，彼此间的交流也越来越公开和准确。权力和权威开始共享，家庭成员愿意承担风险，同时得到接纳。对于冲突，他们可以及时发现并马上公开解决，治疗师也能自由地不加评断地给出反馈意见。家庭成员越来越感到在他们努力改变的过程中得到了彼此的支持。

　　虽然家庭在这一阶段朝着实现目标的方向取得了明显的进展，但治疗师仍需保持警惕，注意发现任何一名家庭成员可能出现的退步。治疗师应当继续为他们提供适当的行为模式，同时帮助他们解决仍存在的障碍。对治疗过程的全身心投入是促进家庭发生变化的重要因素。对全身心投入必要性的理解可以进行公开讨论，包括家庭对家庭游戏治疗的期望、坚持参加每次治疗的重要性、治疗时聚精会神于治疗过程，以及治疗时尽可能最大限度地开放和坦诚。一个或多个家庭成员难以做到全身心投入的情况并不少见，因此治疗师在整个治疗过程中要对此特别加以关注，并在适当的时机给予引导。治疗师应当鼓励家庭对其工作的有效性提出质疑，并且全力以赴地帮助他们实现改变。促使家庭成员认真对待治疗的另一个方法是向他们灌输希望，同时让每一位家庭成员对治疗过程中的时间安排发表意见。

　　在这一阶段接近尾声时，治疗师可以试着置身事外，向家庭发起挑战，即让他们自己安排能够增进家庭凝聚力的活动（比如，"今天你们想做什么？"）。除此以外，治疗师应当帮助家庭成员将治疗时收获的认知转变为实际行动。下面我们再来看看迪安一家，看看他们在这一阶段有了哪些改变。

临床案例

　　在这个阶段，迪安一家的一系列治疗需要父母一人或二人（当爸爸不工作时）与杰弗瑞和他的弟弟共同参与。在此期间，迪安夫人提出对杰弗瑞的弟弟也提供一些帮助，因为他似乎表现出了自闭症谱系障碍（autism spectrum disorder，ASD）的特征。治疗师建议在其学校的个性化教育方案（individualized education program，IEP）中加入一些具体措施（比如，为其提供视觉时间表、选择板、等候卡）。他们一家人一起创作了一个家庭愿景拼图，显示了一个既不落俗套又开心快乐的家庭情景。他们还用头脑风暴的方式想出了一些方法，使爸爸妈妈既能有时间陪伴每个孩子，还能有时间享受二人世界。展望未来时，迪安先生和夫人发现两个孩子都找到了他们各自热爱的事情并打算以此作为自己的职业。

　　案例分析。 经历了转变阶段后，这个家庭已经做好准备，开始更具体地解决他们之间的二元和三元关系，以及整个家庭的生活状态的问题。此时父母变得更加开放，并且努力探索怎样帮助孩子应对他们在关系方面遇到的挑战。对于自闭症谱系障碍这一诊断，夫妻二人的意见不一致。迪安夫人愿意公开承认两个孩子确实出现了那些症状，或许因为她照顾和接触他们的时间更多。迪安先生对此却不愿承认，他更倾向于认为孩子的行为（特别是大儿子）有问题，需要严加管教。读者或许还记得，迪安先生在第一次见面时就指出，妈妈对孩子太溺爱了。因此，这一阶段的部分工作就是要帮助迪安夫妇今后在处理孩子的问题行为时能够尽量达成一致。

　　在这一阶段，我们还通过下面的练习帮助家庭清晰地表达他们渴望的令其满意的家庭愿景。从他们创作的那个"既不落俗套又开心快乐的家庭情景"拼图中可以看出，迪安夫妇期望一种轻松灵活的生活方式，对此我们一直用基于优势的方法培养家庭成员的互动能力。迪安夫妇对两个孩子今后的发展做出了规划，这在治疗开始时是难以想象的，因为那会儿他们被家中的诸多问题搞得焦头烂额，根本无暇考虑孩子的未来。

此外，父母对家里出现的问题行为的叙述也发生了改变，以前他们总是抱怨孩子给他们惹麻烦，而现在他们关切的是两个孩子在各自发展过程中的独特需要。迪安先生和夫人的共情能力都得到了提升，能够从每个孩子的角度考虑他们的想法和感受，并在回应时给予他们充分的理解。他们夫妻俩不仅脾气变好了，而且掌握了一种新的育儿方法，能够用理解、支持和互动的方式和孩子们相处了。

终止阶段

家庭游戏治疗的最后一个阶段是终止阶段，这是一个令人五味杂陈的时刻。治疗师在这一阶段给予家庭的指导对于其日后保持已经发生的改变至关重要，也能为治疗画上一个圆满的句号。家庭成员对于治疗的结束既会感到兴奋，也会觉得紧张和难过。有的家庭成员对此没有特别的感觉；有的会担心他们今后能否继续使用在治疗期间学到的技能；有的甚至不同意结束治疗。

在这一阶段，治疗师应当继续帮助家庭成员觉察和表达他们的情绪，特别是那些与即将结束的治疗有关的情绪。此外，治疗师和家庭要共同制定一个维护计划，确保家庭成员在治疗期间的努力和成果不会前功尽弃。在此期间如果能安排一些增进家庭成员信心的活动会对其后期持续改变起到帮助的作用。

临床案例

迪安一家在治疗期间发生了显著的改变，因此他们很希望这些改变能继续。两个孩子与治疗师建立了很亲密的关系，他们都不愿结束治疗。在临近尾声的治疗时，治疗师在游戏室里与他们讨论了接纳自己是独立的个体并按着自己的轨迹成长的话题。治疗师还为他们提供了一个在全国各地展开的有关自闭症活动的联系方式。在这项活动中，越来越多的自闭症患者将自己定义为"神经非典型"，并且坚决抵制那些"神经典型"的人对其加以限制。通过这种方式，治疗师帮助迪安夫妇认识到，他们的孩子对周围世界的看法独特并且重要，其中包含了"我喜欢我是谁"的自信。治疗师与迪安夫妇共同制定了一个计划，让他们夫妻二人加入当地一个为自闭症儿童的父母设立的支持小组。治疗师要求所有家庭成员都参加他设计的一个结束仪式（具体细节在后面的"策略和技能"一节中讨论）。在仪式上他一方面强调治疗的重要意义，并高度称赞每位家庭成员付出的努力；另一方面也欢迎大家畅谈对未来的期望。迪安一家在告辞时说了许多感谢的话，并承诺他们会继续成长。

案例分析。与迪安一家的治疗终止阶段进行得非常顺利，治疗师帮助每一位成员巩固了自己业已发生的改变，并使他们对自闭症有了新的认识。在整个治疗过程中，游戏始终是他们自身和家庭改变的工具。在最后阶段，治疗师考虑到大家共同创作一个基于优势的康复故事所能产生的强大效果，并在深思熟虑后做了这样的安排，它对迪安夫妇的新权威体验可以起到支持作用。治疗师与父母的关系和父母与孩子的关系同步形成，作为父母，他们现在可以化控制于无形中。

治疗师对特殊人群的考虑

治疗师可能会遇到一些因收养、用药问题或家中孩子发育迟缓而产生压力的家庭。考虑到它们在家庭游戏治疗实践中非常重要，因此我们这里为治疗师提供一些一般性建议。首先，治疗师应当对家庭遇到的问题性质有很好的了解，包括问题持续的时间，以及家庭对问题儿童的需求所采取的方法等。对家庭进行全面评估可以获取这些信息。治疗师还应了解父母对孩子出现的问题的看法，以及他们对孩子带给他们的挑战的接纳程度。有时可能会出现这样的情况，即孩子的真正问题并未被确诊，结果家庭在不了解实情的情况下拼命管控孩子的行为和情绪。如同前文列举的案例，家庭游戏治疗的部分效用就是帮助父母保持一致地、有效地满足自己孩子的特殊需要。治疗工作的一部分就是教育和指导父母怎样应对孩子的挑战行为或疾病（比如前文案例中的自闭症），并且帮助他们控制自己在遇到孩子因疾病引发的问题行为时按捺不住的激烈情绪。治疗师对父母情绪的接纳非常具有示范效应，可以让父母在关注和调节孩子的情绪需求时效仿。

策略与技术

我们在这里提供了一些供治疗师考虑的活动，它们可在家庭游戏治疗时帮助实现治疗目标。这些活动可以安排在治疗过程的不同阶段，满足不同的需要。治疗师需要牢记，每个活动的目的都是为了发展关系，所以治疗师应当在家庭互动和游戏时提供协调一致的支持、指导和鼓励。

"规则第一"活动

规则重要的原因有许多，不过这个活动的最大好处是让家庭成员明白他们对于治疗的过程和时间安排是有发言权的。在规则的框架里也是允许提出需求的，而且规则可以在治疗时提供一种安全感，让家庭成员认识到可预期的意义。

为了完成这个活动，需要为每位家庭成员提供一支不同颜色的记号笔，同时在墙上贴一大张纸。治疗师先告诉大家规则的重要性，可以这样说："我们已经准备好我们的家庭游戏时间了，这意味着我们需要决定从哪些规则开始。每个人都有机会发表意见。爸爸妈妈，你们先告诉我们你们认为的规则是什么，请把它们写在纸上。"然后治疗师继续在房间里走动，直到每个人都说出他的想法。如果需要，治疗师可以让父母帮助年幼的孩子写下他们认为的规则。接下来治疗师组织家庭成员进行交流，选择或修改最终用于家庭游戏治疗的规则。这里有一点非常重要，就是家庭通常会在互动中记住规则，同时总有人在不经意间违反了对他人来说很重要的规则。

在规则确定后，治疗师可以这样问："你们觉得这里谁应当遵守这些规则呢？"大多数孩子会认为是他们，但实际上最理想的回答应当是"我们所有人"。确认他们的回答，并强调每个人都要遵守规则；同时告诉他们，后期他们还可以再讨论这些规则和提出修改建议。

另一种方法是，治疗师或许想在介绍这一活动的同时就告诉家庭一些供他们考虑或增减的规则。那么他可以向他们解释，如果大家希望在活动时感到舒服自在，遵守这些规则是非常重要的。治疗师可以先将它们写好，放在一个篮子里，然后让家庭成员拿出来阅读；或者直接说给他们听，并与他们一起讨论。我们发现，把规则写在留言板或者纸板上效果比较好，因为这样他们可以看见，起到视觉提醒的作用。治疗师与家庭成员一同阅读和考虑这些规则的可行性。第一条规则或许应当是不能让任何人受伤。它能够确保大家在一起互动时的人身安全。简要地告诉他们身体的界限和互动的时长，让每个人都感到安全和心中有数。另一条规则是，不能拿严肃的事情开玩笑，它有助于保障治疗过程中的情感安全。治疗师可以列举一个这方面的例子，即当涉及情感的话题被提及时，如果有人随便开玩笑，就会对他人产生负面影响，也会削弱治疗效果。我们可以在治疗时讨论任何事情也是一条必要的规则，这样家人在一起时就可以述说那些他们在家里不被允许说的内容。当治疗师提出这条规则时，最好获得每个家庭成员的口头同意。比如，治疗师可以问父母："爸爸妈妈，我们可以谈论让你们感到开心的事情吗？如果每个人谈论让他伤心的事情可以吗？让他生气的事情可以吗？让他害怕或紧张的事情可以吗？我们可以谈论过去发生的事情吗？现在的事情呢？未来的事情呢？"大多数父母都会同意，在问过一些问题并得到父母一遍又一遍肯定的回答后，孩子们会发出轻松的笑声。

说实话也是一条应当提出的规则，因为它强调了彼此诚实相待的重要性。如果一个家庭成员知道另一个成员做了什么，要有勇气告诉他，而不是问他。同样，治疗师在与家庭交流时也要公开坦诚。另一条可以考虑的规则是：我们要开心。治疗师需要花点时间向家庭解释，家庭遇到的一些问题通常不会有趣，但这并不意味着家庭不能从学习如何应对和克服这些困难中获得乐趣。在每个人都说出并认同能够让其感到安全的规则后，所有人（包括治疗师）要在文件上签字，承诺将遵守这些规则。

虽然规则有助于家庭成员感到安全，但可靠性也是家庭在治疗时必不可少的重要因素。可靠性源自一致性和可预测性，也就是说，既要有规则，也要在规则被打破时及时觉察和指出来。首先，治疗师需要发挥重要作用，即向家庭示范怎样得体地处理某位成员的违规行为。当然，这应当在尊重文化习俗的背景下进行。家庭成员可能试探规则是否会真的被执行。违反规则的例子包括取笑另一个家庭成员；威胁要跨越身体界限，或者议论其他成员在治疗以外说的话。当规则被破坏时，重要的是有人立即将其指出来。开始的时候这一责任可以由治疗师承担，但逐渐应当鼓励家庭成员自己及时应对违反规则的人。承认违反规则看似一件小事，但它对建立安全性和治疗效果有着重大影响，因为它能给违规者提供一个承担责任和改正的机会。理想的情况是，所有家庭成员都能从此开始维护他们为自己制定的规则。

蜘蛛网活动

家庭成员有时面临的一个挑战是意识到自

己在令人不满意的家庭环境中所扮演的特殊角色。蜘蛛网活动不仅有助于阐明家庭系统理论的概念（Bowen，1978），而且可以让家庭成员认识到家中的每个人都对家庭的现状负有责任。

要安排这项活动，治疗师需要一个用 30—46 米长的纱线缠绕而成的球。这个球应当足够大，活动时需要几次才能把它完全拆散。一家人围坐在房间里，治疗师可以给他们这样的指令："这项活动叫作蜘蛛网。首先我把线头缠在我的手上，同时向你们问一个问题。接着我会把这个线团轻轻抛给你们中的某个人，然后他需要回答我的问题。之后他把一些纱线松散地缠在自己手上，再把线团抛给另一个人并向他问同样的问题。我们就持续这么玩，直到每个人都至少回答了一次这个问题。接下来我会问另一个问题（或者引入另一个话题）。"这项活动可以持续 30—60 分钟，取决于治疗师打算问多少问题、参与儿童的年龄以及每个家庭成员回答问题的时长。治疗师本人最好也能参加这项活动，从而增进与家庭的连接和互动。第一轮问题一定要容易回答并且聚焦正面的内容。比如："你做什么能让家庭生活更快乐？"或者"你在家里愿意做什么？"又或者"家庭带给你最美好的记忆是什么？"

在每一个人回答完首轮问题后，告诉他们第二轮问题可能更私密，比如"你做过什么给家庭造成压力的事情？""你做过什么在家庭中引发冲突的事情？""你做过什么令家人生气的事情？"或者"你做过什么让家里其他人担心害怕的事情？"

第三轮问题会更具挑战性。比如"哪件事情是你无法释怀的？""你认为如果想让家

庭气氛快乐，家人必须做什么或者停止做什么？""你做过哪些事情，却故意责怪别人？"或者"哪些方面是你觉得自己很难改变的？"每个人每次回答问题时都要把一点纱线缠在自己手上。最后一轮问题应涉及号召家庭成员做出改变。比如"这周你愿意做点什么令家人开心？"或者"这周为了家人更和谐相处，你愿意不再做什么？"

在几轮的问答后，整个家庭和治疗师都和这条看起来像一张大蜘蛛网的纱线连接在一起了。蜘蛛网可以用来说明家庭的概念，即家庭作为一个系统，其中任何一个人的行为都会以某种方式影响所有人。活动继续进行，现在治疗师要求每个家庭成员假装他过得很开心或者很不好（每个成员可以自行选择）。然后，治疗师让家庭中的每一个成员拽一下绳子（一次一个人），如果家庭中的另一个成员感觉到了，他就举一下手。这样玩几轮，让每位家庭成员都感受到自己的行为对家中其他人的影响。接下来，治疗师与家庭开始讨论大家希望对他人产生怎样的影响，是积极影响还是消极影响。这项活动有助于父母对家庭现状的深度认识，即应将其视为家庭的整体问题来对待，而不要简单地将某个成员当作主要障碍。

"我喜欢你什么"活动

这个活动要求每个家庭成员列出他喜欢其他成员的哪些地方，因此需要为他们准备写字的文具，纸卡片比较适合。这个活动的指令是："我希望你们每人拿一张卡片，在卡片的一面写上你的名字并对它按任何你喜欢的方式进行装饰。大家都完成后，我们就要开始这个被称为

'我喜欢你什么'的活动。"在看到每个人都装饰完卡片后，对他们说："请把你的卡片交给你左手边的人，这个人接过卡片后，把卡片翻过来，写下他喜欢你的地方。比如，他可以回忆一件为了帮助他，你曾经做过的事情。在每个人都写完后，把卡片再传递给下一个人，活动就这样继续，直到家中的每个成员都在上面留言。"在卡片在所有家庭成员中传递过几轮后最终回到签名人本人手里。这时卡片上应当已经写满每个家庭成员对其的肯定。让他们把这张卡片带回家，放在一个自己能看到的地方，起到提醒他们家人喜欢他们做些什么的作用。

积木活动

这个活动需要两套完全一样的包含 7—10 个的积木（各种不同的形状）。活动的规则很简单，大多数家庭都可以在 30 分钟内完成。具体的指令是："我需要你们中有一个人认为自己善于沟通并自愿担任一个角色；需要另一个人认为自己善于倾听也担任一个角色；还需要一个人自愿提供服务。这个活动旨在让善于沟通的人用积木设计一个作品，让善于倾听的人在没有看到设计过程的情形下还原沟通者的设计。"在家庭成员里出现 3 个志愿者后，治疗师让善于沟通的人坐在桌子的一边，让善于倾听的人坐在桌子的另一边。治疗师在他们两个人之间设置一个简单的屏障，这样他们就不能看到对方在做什么（我通常喜欢把棋类游戏的盒子盖侧立起来）。屏障设立好后，治疗师将两套同样的包含不同形状的积木分别交给他们。

治疗师让善于沟通的人取出一块积木，放在桌前，然后在卡片上写下这块积木的形状，并将其交给那个自愿服务的人。自愿服务的人再把卡片交给善于倾听的人。善于倾听的人阅读卡片上的内容，并按照叙述从积木中选出与叙述相符的一块积木。接下来善于沟通的人开始选第二块积木并写下第二张卡片，交给提供服务的人。提供服务的人再次把它交给善于倾听的人，后者拿到后与上次一样，阅读并选出第二块积木。这个活动就这样持续，直到善于沟通的人把他手里的积木都放在桌面上，并且每次都写下一张描述积木形状的卡片，而善于倾听的人也按照卡片上的内容选出所有的积木。

这个活动结束时，如果两个人配合得当，那他们每次拿出的积木都应是一样的。但是，通常情况下，他们所选的积木不可能全部吻合。治疗师在这个活动中的角色就是静静地观察他们完成自己的任务，注意他们是否遵守了规则；是否有人想偷看对方；是不是屏障放得不准确，导致他们之间有不易觉察的、非言语暗示。活动一结束，治疗师就把卡片从倾听者那里拿过来，大声朗读，所有家庭成员共同检查沟通者和倾听者对积木的摆放顺序是否一致。之后治疗师把屏障拿掉，再次朗读卡片上的内容，这时沟通者和倾听者也可以看到自己和对方积木的摆放顺序。如果他们的摆放顺序完全一致或者基本一致，家庭成员的脸上都会露出开心的微笑。

接着治疗师利用这一机会向家庭成员简要介绍一下 3 种类型的交流方式，以及活动的每一部分的象征意义。善于沟通者挑选的积木体现了"我想表达什么"；他写在卡片上的属于"我实际说了些什么"；屏障另一边的倾听者拿出的积木则是"我听到了什么"。然后治疗师让每个家庭成员对自己的长处和短处进行自我评价："你擅长表达你真正渴望或需要的东西吗？""你是否善于理解别人所说的话，或者你有时会曲解别人所说的话？""你能准确地说出你实际想要表达的意思，还是对你的需求或希望难以清楚地阐明？"

在家庭所有成员都说了自己的长处和短处后，治疗师可以花一点儿时间向他们介绍一些能够帮助他们提升沟通水平的技巧。比如，如果一个成员发现自己不能找到合适的词来表达自己的想法或感受，他可以准备一个情感词汇表，从中找出对应他正在经历的情绪的词语。如果一个成员感觉难以准确地传达自己的所想和所感，他可以尝试写信或者找一首歌曲来表达其想法或感受。如果一个家庭成员总是误解别人所说的话，那他可以练习反思性倾听和重复别人的话的技巧。

之前和之后活动

这个活动需要的材料是一个沙盘、一套模型、两张卡片（一张卡片写着"之前"，一张写着"之后"）以及置于沙盘中心的围栏。治疗师将围栏垂直地置于沙盘中间，把写着"之前"的卡片背对着围栏插在沙盘左侧；写着"之后"的卡片背对着围栏插在沙盘右侧。这个活动的指令是："我们即将进行的是一个被称为'之前和之后'的沙盘活动。我需要有人愿意第一个开始。使用这些模型在沙盘左侧搭建一个场景，呈现出你们家在事件发生前的生活状况（事件是家里发生的一件大事，比如，父母离异、失去一位家人或朋友、搬迁到一个新家或一个新城市等）。然后，在沙盘的右侧，搭建一个体现

事件后家庭生活的场景。"

第一个成员完成后，其他家庭成员都进入游戏室，倾听他对沙盘两侧搭建的场景的解释。在他讲完后，治疗师征求他的意见，是否愿意回答别人提出的问题。如果他愿意，家人和治疗师就开始向他提问。治疗师可以问一些有关两个场景中的情绪问题。比如，"你在这边和那边分别有怎样的感受？""你在这边想释放哪些情绪？""在之后的场景中，你感到最难过的是什么？""在之前的场景中，最美好的部分是什么？""在之前和之后的场景中，最不好的部分是什么？""你现在的生活是更好了还是更糟了？"在回答大家的问题时，这个成员可能会觉察到自己以前未曾意识到的体验，并且有助于其口头表达一些在其他场合或许很难启齿的感受。

回答提问结束后，治疗师可以问这个成员是否想要一张照片，并用手机的摄像头记录下这一值得纪念的时刻。随后治疗师应整理沙盘，使其恢复原状，准备好让下一个家庭成员使用。下一个成员的操作过程与上一个成员完全一样，对于回答问题则需征得其同意。这个活动就这样持续直到所有家庭成员都有机会参与一次。

家庭愿景拼图

这个活动需要的材料包括几本杂志、一把剪刀、胶水和海报或留言板。鼓励家庭成员在这个活动中玩得开心，并共同创建一个他们愿意挂在家中某个地方的拼贴画。这个活动的指令是："我希望你们所有人一起创作一张拼贴画，把你们对家庭未来1—5年的希望和愿景反映出来。"然后，家庭成员决定他们希望拼贴画

包含的时间范围。让家庭成员浏览杂志，把那些最能体现他们对未来家庭生活渴望的词或图片裁剪下来。这个活动可能需要 60 分钟，也可能需要 2—3 次的治疗时间。在裁剪文字和图片的过程中鼓励家庭成员进行交流。可供考虑使用的语句或问题包括："说说你为什么选那张图片""这个词代表了你对家庭怎样的希望？""为了实现这一目标，你需要做些什么？"这类问题可以促使每个家庭成员敞开心扉，将自己对家庭的希望、期盼和愿望都表达出来。

拼贴画完成后，治疗师可以问家庭成员，他们打算把它张贴在哪里。建议他们最好选择一个每天都能看到的地方，这样就能提醒他们想要达到的目标，比如，把它放在咖啡桌的桌面上；把它装裱起来挂在墙上或者贴在冰箱上。家庭愿景拼图的价值在于，它有助于家庭将关注点放在对未来的憧憬上，并为实现梦想而努力。家庭成员一起制作拼图不仅为他们营造了一个快乐、积极的环境，还能让他们每个人在互动过程中发现自己需要改进的地方。家庭愿景拼图也非常适用于家庭治疗的结束或终止。它有助于所有相关方创建一个过渡对象，把注意力从治疗室里预定的治疗时间转向他们家中的真实生活。

告别活动

终止治疗是治疗过程中非常重要的一部分，因此在这一阶段找到对家人有益的方法对他们的帮助很大。告别活动的指令是："有时候在生活中，我们没有机会与他人认真告别。发生这种情况时，我们常常会后悔自己当初应当说点什么，或者告诉对方我们的真实感受。所以在这个活动中，我们将借此机会告诉彼此，我们喜欢对方的哪些地方，以及我们看到其发生的哪些改变。你们中的某个人先开始，他需要选出一个家庭成员，并分享他喜爱这个成员的地方、他看到这个成员的改变之处以及他对这个成员的希望。在他评论结束后，这个成员只需说一句'谢谢'。然后他再选出另一个成员，对其进行同样的分享，直到他对每个家庭成员都说出了自己的想法和感受。然后你们中的第二个人也开始做同样的事情，接着是第三个人，直到每个人都有机会参与分享。"治疗师最好亲自参加这个活动，表达自己在治疗结束时的感受，这样可以起到示范作用；也给家庭成员一个机会抒发他们对在一起的想法和感觉。

结论

家庭游戏治疗是一种令人兴奋并且很有用的治疗方法，可以用于各类家庭。这一方法要求治疗师和家庭改变对游戏的看法，应将其作为家庭生活中的一个持续、有建设性和非常重要的方面。虽然家庭游戏治疗是一种相对较新的与儿童和家庭互动的方法，但它强调游戏对促进人际关系的作用这一理念是人们早就认可的。

第14章

动物辅助游戏治疗

Rise VanFleet

Tracie Faa – Thompson

在罗比的前10次治疗中，他几乎没有说话，只是试探性地自己玩一会儿。由于遭到他妈妈的男朋友的多年虐待，罗比看上去不相信任何人。他似乎对自己和环境都缺乏确定感。每次他走进游戏室时都显得小心翼翼，玩玩具时的动作也不像一个6岁男孩那么熟练。作为罗比的治疗师，虽然我（VanFleet）在游戏治疗方面已经积累了大量的经验，但由于他始终表现出的多疑，我仍无法与他建立很好的关系。其实他看上去挺喜欢我，可是在游戏室这么安全的地方他仍不知道怎样让自己放松下来。他遭受残忍虐待的时间太长了，导致他对所有成年人都心存戒心。

有一天，我带着我的游戏治疗搭档基里一起为罗比进行治疗，罗比之前已经见过基里了。基里是一只训练有素的游戏治疗犬，它曾是一只被营救出来的边境牧羊犬，特别喜欢玩。罗比想起上次掌握的技巧，就告诉基里坐下，基里果然照办了。然后罗比又伸出他的左手，手掌冲着基里，对它说："吻我！"基里就用它的鼻子触碰罗比的手。罗比咯咯地笑了，说道："基里记得我！"在接下来的治疗中，罗比一直很兴奋地和基里说话，而且为了让它做一些动作，比如，钻圈、捡起玩具放进篮子里、在游戏室绕圈跑（先顺时针跑，再逆时针跑），他还会给它一些小奖励。当罗比让基里做这些动作时，看不出一点儿以前的畏缩，他面带笑容，并且非常自信。我对他做出了回应："你真的很高兴基里还记得你……你觉得基里绕圈跑的样子很有趣……当它听你的话，按你的要求做时，你很开心。"后来，罗比和我又教会基里一个新本领，跳进一个大箱子里躺下。

当治疗结束时，罗比问我，他是否可以让他的养母看看基里跳箱的动作。在得到我的同意后，他让她看了，并且向她解释是他教会基里的。他的养母很惊讶，禁不住说："他简直像变了一个人！"事实上，罗比的行为的确发生了显著的改变，这一切都要归功于基里的出现和它对罗比的回应。在两次与狗一起治疗的过程中，狗都表现出对罗比产生的社交润滑作用。很显然，动物辅助游戏治疗（animal-assisted play therapy，AAPT）看起来是一种非常好的方法，通过它罗比学会了信任并且开始成长。

背景

动物辅助游戏治疗体现了两种获得经验支持的方法的完全整合：游戏治疗和动物辅助治疗（animal-assisted therapy，AAT；参见VanFleet，2008）。动物辅助游戏治疗被定义为"动物参与游戏治疗，在此过程中，经过培训的治疗师和动物主要通过系统的游戏干预与儿童及其家庭进行互动，目的是改善儿童的发育和心理健康并确保动物的健康。游戏和嬉戏是互动和关系的基本要素"（VanFleet，2008，p.19）。动物辅助游戏治疗适用于儿童、青少年和成人，治疗时可以以个体、团体或家庭的形式进行。游戏、娱乐和幽默有助于为来访者营造情感上的安全感，这样才能在治疗时解决他们遇到的情绪困难和问题。虽然治疗时采用的游戏方式因来访者的年龄不同而有所不同，但对于任何年龄段的来访者来说，轻松的氛围对治疗的进展无疑都是极其宝贵的。

动物辅助游戏治疗可以作为一种非指导性的，或以儿童为中心的方法；也可以配合指导性的认知－行为游戏疗法，用于传授技能或者解决具体的问题。儿童的家庭可以通过各种方式参与进来。由于动物辅助游戏治疗以游戏治疗为基础，因此它与基于游戏的干预措施具有相同的多功能性。

在过去 10 年中，动物辅助游戏治疗的实践已经越来越普及，尽管一些游戏治疗师早在25 年前就开始将狗系统地用于工作中（Marie-Jose Dhaese，2012，personal communication）；也有一些治疗师将他们在这方面的工作和研究写成了文章或书（Crenshaw，2012；Parish-Plass，2008，2013；Thompson，2009；Trotter，Chandler，Goodwin-Bond，& Casey，2008；VanFleet，2008；VanFleet & Coltea，2012；VanFleet & Faa-Thompson，2010，2012，2014；Weiss，2009）。狗和马是最经常参与治疗的动物种类，不过，猫、兔子、驴、乌龟和其他动物也曾被用于治疗（VanFleet，2007）。

在采用动物辅助游戏治疗时，治疗师会让一只经过训练的狗参与来访者的治疗，或者安排来访者去农场或马厩，让马介入治疗干预。这些动物作为治疗师的搭档，在治疗过程中可以发挥多重作用，有助于治疗向前推进。采用动物辅助游戏治疗的从业人员必须是游戏治疗师或者家庭治疗师，他们懂得怎样与动物搭档有趣地合作，默契地应对治疗中可能出现的问题，并实现各种期许的目标。

采用动物辅助游戏治疗对来访者有诸多好处，但也需面对一些重大风险。因此，治疗师本人和动物首先必须接受相关的培训，以确保动物辅助游戏治疗过程的安全性，这一点至关重要。下一节简要概述了动物辅助游戏治疗的理论原理，在此之后，本章的其余部分详细地介绍了采用动物辅助游戏治疗时应具备的能力、具体方法、道德考量、可供参考的资源和所需的证书，其中还穿插了几个案例。

理论原理

采用动物辅助游戏治疗旨在提升游戏治疗和其他心理治疗干预的质量，但同时一定要保护动物的需要和健康，认识到这一点极其重要。除了考虑动物本身的健康外，也要确保动物与儿童的互动方式是得当的。治疗师在使用动物采取措施时，首先必须尊重动物，并且充分考虑和观察其状况和反应，这样才能与其建立并呈现出积极关系。比如，当儿童闯入狗的空间时，它发出了紧张的信号，那么治疗师就要解决这一问题，使狗恢复舒适感。这一干预本身也是对来访者的一种治疗。事实上，治疗师可以通过各种方法处理来访者与动物之间的界限需求。如果动物已经表现出疲倦、焦虑或厌烦的情绪，而如果治疗师仍要求其继续配合，就等于向来访者展示了一个非常不人性化、缺乏同情心的反面示范。VanFleet 和 Faa-Thompson 在其著作中（2010）阐述了指导动物辅助游戏治疗实践和决策的原理。（虽然它们非常重要，但因受篇幅限制，这里无法把它们一一列举出来。）

动物辅助游戏治疗需要具备的能力

治疗师必须在其能力范围内工作，这是大多数心理健康职业道德规范的一部分。这意味着对于任何新的治疗方式，治疗师一定要获得适当的培训和在督导指导下的实践。对于动物辅助游戏治疗来说，不仅治疗师要经过培训获得新技能，而且要对动物进行仔细挑选，并让其做好充分的准备。虽然把自己的爱犬带到游戏治疗中去看看儿童对其的反应可能很有诱惑力，但这很可能会给狗、来访者、治疗师以及

整个动物辅助治疗和动物辅助游戏治疗领域带来严重的问题。（如果外科医生没有经过足够的培训和指导，我们大多数人都不会想成为其手术的第一个病人！）大多数动物辅助游戏治疗的从业人员都能意识到，他们所学习和实践的是最复杂的一种治疗方式。接下来就具体列举一些治疗师必须具备的关键能力，它们是确保治疗师能够有效并且符合道德规则地使用动物辅助游戏治疗的前提条件。

游戏治疗方面应具备的能力

治疗师必须对所有主要的游戏治疗方式都很熟练和有经验，而且在治疗时他们需要能够彰显出自发性、创造力和娱乐化，此外他们还应当知道根据儿童和家庭的需要选择适当的干预方法。

对动物了解方面应具备的能力

治疗师必须对与他们一起工作的动物有相当全面的了解，包括理解和尊重它们作为某一种类和个体的独特性，以及它们行为的驱动力。治疗师还要能够读懂动物平时的肢体语言和交流信号，并根据不同的环境准确理解它们传递出的实际意义。虽然许多治疗师在生活中一直与动物打交道，但当他们采用动物辅助游戏治疗时，会发现他们需要了解一个全新的世界。能够即时读出动物的肢体语言是确保动物健康和防止潜在伤害发生的关键技能。

在动物选择、饲养、训练和应对方面应具备的能力

就狗而言，治疗师必须学会挑选合适的狗

配合其工作，使它们适应社交场合，并用对它们友好和爱护的方式训练它们，然后在为来访者治疗时，教会他们训练或与狗互动。使用马做辅助治疗的治疗师也需对马有同样全面的了解和训练，并且掌握怎样与马既活跃又安全地互动的方法。治疗师如果具备了这些领域的能力，就可以利用动物帮助儿童发展人文方面的观念和行为。

在促进来访者与动物互动和关系方面的能力

在采用动物辅助游戏治疗时，治疗师这方面的能力最为重要，同时它也最有难度。因为治疗师在治疗过程中必须同时关注来访者和动物，确保他们二者都处于安全状态。他们还要能够在任何时候和不同类型的游戏治疗中做出最有效的反应，并且这些反应都应有助于治疗目标的实现。治疗师需要具备多项技能，反应灵活，有时候应帮助儿童了解动物及其情感；有时候则需通过共情反应识别其隐喻和游戏主题；还有些时候要鼓励儿童用适当的行为与动物互动。所有这些不同的策略都旨在促进儿童的自我理解、自我调节和行为的改变。动物辅助游戏治疗的从业人员需要一方面紧盯治疗过程中的所有细节，另一方面牢记治疗的目标，捕捉治疗中的适当时机强化目标的达成。

应对动物辅助游戏治疗独特性挑战的能力

将动物带入游戏室增加了治疗时的关系组合。治疗师或许已经与动物建立了关系，因为大多数情况下动物平时可能就与治疗师生活在一起。可是儿童不仅需要与治疗师建立关系，还要与动物建立关系。有时候，对于不愿相信成人的儿童来说，与治疗师的关系是通过动物所起的润滑作用建立起来的。与此相关的另一个问题是反移情问题，它在治疗师让自己的动物参与治疗过程时变得更加有可能发生。对治疗师来说，觉察这些关键动态变化并且考虑动物的出现对其治疗工作的影响非常重要。

发展这些能力需要时间、培训、经验和督导。此外，要对参与治疗的每只动物进行评估、训练和做好准备工作。为了确保动物辅助游戏治疗的安全有效，治疗师需要进行全面大量的准备工作，但这是必要的、值得的。

动物辅助游戏治疗的目标领域

通过使用动物辅助游戏治疗可以解决 5 个目标领域的问题（VanFleet & Faa-Thompson，2010）。在很多情况下，可以同时为来访者解决不止一个问题。这 5 个目标领域是：（1）自我效能；（2）依恋关系；（3）共情能力；（4）自我调节；（5）解决问题。它们在 VanFleet 和 Faa-Thompson 的著作中有非常详尽的叙述（2010，2014）。

以儿童为中心（非指导性）的动物辅助游戏治疗

以儿童为中心的游戏治疗的原理和技能（Landreth，2012；VanFleet，Sywulak，&

Sniscak，2010）是实践动物辅助游戏治疗的基础，包括更多的指导性方法。即使治疗师主要以指导性为原则，或者进行小组治疗，共情、协调、想象游戏和设限的使用都极具价值。不过，在本章中，我们侧重于用非指导性方式使用以儿童为中心的游戏治疗，即儿童可以自己挑选玩具并决定游戏方式，治疗师只需为其提供一个安全、接纳的环境，让儿童可以在游戏室里自由放松地探索、游戏和应对其生活出现的挑战。Landreth（2012）和 VanFleet 及其同事（2010）均认为狗是以儿童为中心的游戏治疗时的一个主要选项。

用于非指导性动物辅助游戏治疗的狗

在动物辅助游戏治疗时需要使用一种特殊类型的狗。用于非指导性游戏治疗的狗必须具备这样的特质，即对游戏治疗室里儿童选择的各类活动都很感兴趣并且参与其中，同时在儿童不希望它介入时也能静静地躺在房间的一角。参与治疗的狗还必须接受相当程度的训练，学习和掌握许多儿童可能会使用的技巧或发出的信号。在几乎没有治疗师提示的情况下，狗要能主动加入各类游戏主题，同时基本不受玩具的移动和声音、儿童的惊险动作以及游戏快速变化的场景的干扰。但这并不意味着狗必须忍受它实在不喜欢的东西。在任何时候都不能要求狗忍受令它感到恐惧或威胁的动作、给它穿上令其非常不舒服的服装或者对它进行侵扰性的触摸。在狗与儿童互动的过程中，自始至终都要对儿童采取结构和设限措施，这样才能帮助儿童人道、尊重地对待狗。总而言之，在以儿童为中心的游戏治疗中，狗同样需要在动作、情绪、参与或不参与方面感到舒服自在。容易焦虑的狗不适合参与治疗，因为这份工作只适合安稳和以人为主的狗。

非指导性动物辅助游戏治疗过程

在没有动物参与的以儿童为中心的游戏治疗过程中，儿童选择游戏时使用的玩具和玩法，游戏的顺序和主题也由儿童决定。在动物辅助游戏治疗时，治疗师不仅要跟踪儿童的行动，带着同理心倾听儿童的游戏主题和感受，并在需要时参与儿童的想象游戏和必要时对儿童的游戏设置限制；同时要协助狗做儿童希望它做的事情。这就要求治疗师既要密切关注儿童及其游戏过程，也要观察狗的动态，确保它能在安全、舒适的状态下按照儿童的要求与其一同游戏。有时候，治疗师可以"和狗说话"或者在需要干预时"替狗说话"。比如，治疗师可以假装与狗说话对儿童的行为做出反应："基里，马丁正在戴警察帽，看上去他要去工作了……哎呀，基里，你看到了吗？马丁正在追那些坏人！那里的情况看起来很危险……马丁抓住他们了！哦，基里，马丁很骄傲他抓到了那些坏人。"

在想象游戏中，治疗师应当帮助狗扮演儿童想象中的角色。比如，如果萨莉说她是老师，基里是她的学生时，治疗师就要让基里待在教室里，坐在自己的"座位"上。如果萨莉老师问基里是否知道一个问题的答案，治疗师可以暗示基里做一个动作，就像学生在课堂上举手一样。与此同时，治疗师可以在继续保持共情倾听的状况下回应说（如果治疗师在游戏中也扮演了一个角色，那应当先完成自己角色的任务）："萨莉老师问了一个很难的问题，但是好像基里举手了。"如果儿童要求狗和治疗师分别扮演不同的角色，情况就会变得较复杂，因为治疗师既要完成自己扮演角色的任务，又要帮助狗完成它的任务。

在以儿童为中心的游戏治疗中，为了确保狗的安全，需要设置一些限制，但这些限制的设置方式应与其他类型的限制一样。治疗师首先明确地说出限制，然后再重申一遍一般规则，旨在让儿童清楚他可以做什么，不能做什么。比如，治疗师可以这样说："琼，你对基里的耳朵很好奇，但你不可以掐它的耳朵。此外你可以做任何事。"这样可以避免琼做出伤害基里的行为。如果儿童有可能第二次违反同样的限制，要对他发出警告，比如："琼，记得我已经告诉过你，不可以掐基里的耳朵。如果你再这么做，我们今天就要离开游戏室了。不过，你可以做其他事情。"这里治疗师再次重申了限制，并且警告他违反的后果，给了儿童又一次自我引导的机会，同时治疗师将一般规则也重复了一遍。如果儿童第三次试图违反同样的限制，治疗师就要按照警告来执行后果。治疗师可以说："琼，记得我说过如果你再掐基里耳朵，我们就要离开游戏室了吗？你又掐它了，所以现在我们必须离开。"走出游戏室后，治疗师可以让儿童放心，下一次他还会带狗一起参加治疗。

对于游戏治疗犬，另一个需要考虑的是，教会狗一个暗示，让它在看到暗示时立即跑到治疗师身后以防不测——即一种"紧急提示"，当觉察到狗即将受到伤害时向它发出。这样在给儿童设限的同时能确保狗能迅速摆脱危险。

在有狗参与的治疗过程中，治疗师仍需遵循没有狗在场的以儿童为中心的游戏治疗的原理和技巧。儿童在处理各种问题的同时，自己与狗建立起独特的关系是有益的，不过这种非指导性的动物辅助游戏治疗对于能力欠佳的治疗师来说是不适合的，因为它要求治疗师必须具备非常娴熟的技能，能够将注意力在儿童与狗之间快速地来回转移。可以说，能稳妥得当地使用动物辅助游戏治疗是治疗师面临的最严峻的挑战。

临床案例（治疗师：VanFleet）

9岁的杰基上四年级了。前一年由于遭遇车祸使她有好几个月没能去上学。当她重新回到学校时，或许是由于身体仍感到疼痛和忍受治疗带给她的压力，她对同学变得非常挑剔，并且没完没了地提出各种要求。刚开始时她的同学对她还有些同情心，但时间一长，她的求助就没人理睬了。到学期末时，她几乎成了孤苦伶仃的一个人。虽然她的同学没有欺负她，但没有人愿意和她一起玩或者吃饭。她的父母带她来接受游戏治疗，希望她能从车祸事件的经历中调整过来，并进而改善与同学的关系。当她父母听说可以有狗参与治疗时，他们立即同意让基里参与杰基的治疗。

头两次治疗时只有我和杰基，旨在让她先熟悉环境和体验非指导性治疗的气氛。考虑到她在事故和治疗时失去了控制能力，在学校的人际关系又很差，我认为以儿童为中心的游戏治疗对她是有帮助的，因为它可以让她在游戏时自己做出选择。她的父母也计划在暑假后期提前把工作安排好，然后一同参加亲子治疗（Guerney & Ryan，2013；VanFleet，2014a）。

在前两次游戏治疗中，杰基在游戏室里东瞧瞧，西看看，每样玩具都没有玩很长时间，这是接受游戏治疗的儿童刚到游戏室时的典型特征。她听说了基里，因此问我什么时候能见到它。在第二次以儿童为中心的游戏治疗进行了 30 分钟后，我们用剩下的时间讨论了她想怎样与基里互动。我教给她怎样安全地与基里打招呼，并且交给她一封基里"写的信"，信上贴了它的照片，表示它非常愿意和孩子一起玩。我还告诉她一些基里经常会发出的暗示信号所代表的意思，我们用一只和真狗一样大的玩具狗练习了那些信号，杰基感觉挺开心。

后面的游戏治疗中基里出现了。杰基很高兴，她轻轻抚摸它，并且在基里按她的要求摆出不同的姿势时给了它奖励。然后杰基告诉基里，她是一个"给狗狗看病的医生"，基里就是它的患者。当杰基拿着听诊器和医生的药箱走近基里时，我做了共情倾听的回应："基里，杰基要给你检查一下。你看上去有点问题！……这位是杰基医生，她是专门给狗看病的医生。她已经准备好检查的器械了。"我没有告诉基里坐下，因为如果需要，杰基自己知道该怎么做。可是杰基并没有向基里发出那些信号，而是一直跟着基里在游戏室里转。我从她的非言语交流中看出了她的沮丧，于是我回应说："基里没有安静地坐下来，这很让你生气！"杰基点点头，继续追着基里在游戏室里绕圈。最后她转向我，说道："你能告诉基里让它别再走了吗？"我回应说："你想让基里安静地待着，这样你才能给它检查。"她又点点头，充满期待地看着我。我问，"你希望我帮助你是吗？"她再次点头。由于她已经通过言语和非言语的方式

直接向我求助，因此我答应了她的请求。我把基里招呼到杰基放医药箱的桌子旁边，告诉它坐着别动。然后杰基开始非常认真地给基里检查。检查后她看着我说："你的狗病了，非常、非常、非常、非常严重。"既然她下意识地让我扮演了一个虚拟的角色，我就按她的愿望扮演了这个角色，我回答说："噢，杰基医生，我很难过它生病了，我真的特别、特别担心。"杰基继续看着我说："夫人，不要紧的，我知道该怎么做。"这时治疗时间到了，杰基平静地离开了游戏室，她去了等候室，告诉她妈妈她现在是杰基医生了，专门给狗看病的医生。后来她妈妈私下告诉我，她很惊讶杰基这么快就开始扮演医生的角色了，因为以前在医院时她拒绝玩任何医疗器械类的玩具。

下一次治疗时，杰基与上一次一样，继续扮演医生的角色。这次她说她得给狗开药，然后要设法让基里"吃药"，因为药太难吃了。她说她可能要"拍打"基里，逼着它吃药。我回应说："让基里服这种很难吃的药很困难，它肯定一点儿也不喜欢它的味道。"杰基假装从一个小塑料瓶里拿出一些药给基里，然后走到它的背后，她说："基里，我现在要拍打你，你必须把药咽下去！"说着她举起手，我看出她马上就要击打基里的背了，于是我迅速用平静但坚定的语气对她设置了限制："杰基，我看到你想打基里，但这个游戏室里的一条规则就是你绝对不能打基里。此外你可以做其他想做的事情。"杰基听了有些失望，但之后她开始环顾房间。我共情地回应她："你对不能打基里逼它吃药很失望，现在你四处张望，寻找别的办法。"这时杰基发现了门旁边的桌子上放着一小瓶狗

粮，她把它拿起来，问我是否可以给基里吃它。我回答说："你想把它给基里吃，想知道可不可以。可以，你可以拿一些给它吃。"杰基听后笑着说："它是药！"随后她给基里吃了一些狗粮，并且宣布它已经好多了。

这个游戏在接下来的两次治疗中重复进行，只是治疗方式从吃药改成了拍 X 光片（基里需要躺下，杰基在它上方约 30 厘米的地方水平举起一张绘图纸）和包扎它的腿（杰基找到并使用了一条自黏的紫色绷带）。杰基与基里有了越来越多的接触，她轻轻地抚摸它，并且安慰它："没事"。这两次治疗结束时，她都会坐在地板上，让基里躺在她旁边，轻抚和按摩它的脖子。她与基里在一起的第 4 次治疗快结束时，杰里宣布基里确实已经好多了，不必再看医生了。扮演着杰基分配的角色，我和基里向狗医生表示了感谢。我当着杰基的面回应说："医治好你的患者让你很高兴！"杰基微笑着说："是的，有时候他们会被治好，不再需要看医生了。"我带着感情回答她说："如果他们都好了，不再需要医生了，该多好啊。"

杰基的妈妈报告说，在第 2 次与基里一起治疗后，也就是她整体的第 4 次治疗后，杰基在家里的状况有了很大改变，她看上去比以前开心和放松了许多。与基里的第 4 次治疗后，她妈妈反馈说她已经"回到了从前的样子"，几乎不再抱怨，也不挑剔了，同时在家中玩耍和跳舞的时间明显增多了。

基里继续参与杰基的治疗过程，但杰基再也没有让它看医生了。她与它不仅成了朋友，而且杰基假装基里是她最好的朋友。这之后不久，我们开始了亲子治疗，渐渐地基里不再参与治疗，我和杰基的单独治疗也并入了亲子游戏治疗的过程中。当杰基不得不面对最后一个阶段的医疗治疗时，她的父母已经做好了准备，并且通过亲子游戏和共情，帮助她克服了恐惧和不适。后来我从她妈妈那里听说，她在学校的行为也有所改变，一切都进展顺利。

如果没有动物辅助游戏治疗，杰里完全可能通过其他游戏方法来克服自己的恐惧，并在生活中重新获得控制感。我曾经借助游戏疗法和亲子关系治疗帮助了许多遭遇医疗问题的儿童。通过游戏干预，他们能够更好地处理自己的问题，克服与疼痛、治疗、失控、感觉"与正常人不一样"以及许多其他与疾病或受伤有关的困难。这个案例令人瞩目的地方在于杰基在治疗时很快就开始了与基里的互动，而且她能专注于游戏并将自己对于身体受伤和治疗的感受全部表达出来。她的问题持续了数月，可是 6 次治疗后就减轻了，其中 4 次有狗的参与。虽然后续还有一些治疗，但据她父母讲，她的情况已经得到了明显改善，并且保持了下来。

杰基之所以能够有如此迅速的反应，有两个原因，第一，游戏治疗过程中固有的安全性；第二，一只活生生的治疗犬愿意在游戏时配合她扮演患者的角色。基里会偶尔舔一下杰基的胳膊，或者当他们一起坐在地板上时靠在杰基身上，以此作为对杰基照料的反应。基里不仅让杰基有机会把自己对医疗经历的感受表达出来，它还为杰基提供了重要的接触媒介。由于自己受伤的身体出于治疗需要，不得不接受侵入性的，有时甚至令人恐惧的操作手段，这使得抚摸狗和被狗抚摸的能力对杰基来说非常重要。或许由于基里表现得比她更脆弱，因此她需要照顾它，就像她希望别人也能如此照顾她。她选择扮演了医生的角色，这使得她能够有能力给别人治疗，而不是被别人治疗。在非指导性动物辅助游戏治疗时，许多互动方式都是有益的，而基里无疑对它们起到了促进作用。

指导性动物辅助游戏治疗

指导性动物辅助游戏治疗是指，治疗师在选择玩具和安排儿童、青少年、家庭或团体参与的活动方面有更大话语权的各种类型的干预措施。而且在众多指导性游戏治疗方案中，其指导原则是连续且保持不变的。一方面，治疗师会在治疗开始时提出一个简单的结构和一些温和的建议，此后在治疗过程中基本上就只扮演非指导性角色，仅对来访者的感受做出回应并给予支持。另一方面，治疗师可能会建议一个非常具体的活动，旨在发展来访者的心理社会技能，或者帮助他们解决某些方面的问题。在一些情况下，彼此间的频繁互动是治疗师的首要考量，比如，当儿童学习训练狗或马时，这个时候干预之所以重要是为了避免给动物造成困扰，也能帮助儿童获得成功的体验。在这类指导性游戏治疗方案中，动物辅助游戏治疗是非常适合的。

指导性动物辅助游戏治疗中的动物

相较于其他种类的狗，某些种类的狗更适合用于动物辅助游戏治疗。这通常是由于它们更具活力、更具有参与游戏活动的倾向或者更需要受到人们的注意。在指令干预下，许多犬类都可以参与治疗，但也有一些类型的狗是绝对不适合的。游戏治疗师可以参加一些在线课程，它对于怎样挑选更适合参与治疗的狗或被营救的流浪狗提供了具体的指导建议（VanFleet，2014b）。

由于马的体量较大，因此它需要在户外、牲畜棚里或者竞技场活动。相较于游戏室，这就要求治疗师对其做出更严格的结构性安排，同时与其他动物一样，也需要考虑马和儿童的安全。一些活动的结构性安排能够增添其对来访者身体和情感的安全保障，但如果对安全的考量过度，可能会让来访者产生更强的焦虑。一些种类的马非常适合与儿童或家庭互动。通常来讲，它们应当比较沉稳，不容易受到惊吓，而且在有噪音和人员不停移动的情况下也能保持冷静，同时它们很容易、也有兴趣与人接触。与对待狗一样，治疗师如果想让马作为其治疗搭档，必要先对它的性格秉性有充分的了解，包括马的种类和个性，其中个性是最重要的。在任何情况下，治疗师都要先与动物搭档建立信任、互助的关系。动物辅助游戏治疗的认证项目包括用动物适宜性量表对每只动物进行评估、动物接受训练后的行为表现和治疗师对动物的规划。规划中应当充分体现该动物独特的长处和需求与设计的治疗方案高度契合（International Institute for Animal Assisted Play Therapy Studies，2013）。

指导性动物辅助游戏治疗的过程

指导性动物辅助游戏治疗的形式可以针对个体，也可以针对团队或家庭。它既可以近乎无结构和极少指导性，也可以结构严密和带有很强的指导性，比如教儿童或团体一种与狗、马或其他动物互动时的特殊技能。治疗师选择一项有动物参与，并且能够帮助来访者朝着特定的治疗目标努力的活动。儿童可以通过教游戏治疗犬一个新的技巧来增强他们的能力和信心；只用一根丝带引领马穿越障碍赛跑场地，从而发展他们的沟通和解决问题的技能；关注并回应动物的肢体语言，进而提高自己的情感意识和敏感性；与狗玩一些动作游戏，但中间要穿插休息时间以增强克制冲动的能力；为马梳理或按摩，旨在与其建立关系和产生共鸣；或者家庭成员或团体与治疗动物一起完成一项没有集体合作和互助就不可能完成的有趣的挑战。

游戏治疗师在使用各种游戏治疗干预技能时，创造性地将动物纳入其中。而且游戏治疗与动物辅助治疗的结合可以贯穿治疗的全过程：包括设计活动、设法让活动过程变得更加轻松有趣，以及在结束时用很短的时间对活动进行简要回顾，旨在了解来访者的印象、仍存在的问题、学到的经验以及获得的成就感和幸福感。有时候干预措施很简单，就是让来访者与动物站在一起或者坐在一起。比如我（Faa-Thompson）就曾在游戏室里建议来访者："站在马旁边也许不能解决所有问题，但是一个好的开始。"但有些干预措施则需设计极具挑战性的任务，显示出对儿童解决问题能力的信心。努力完成任务、坚持克服困难、勇于面对恐惧、创造性地解决问题和团队合作所带来的成就感和掌控感能够产生巨大的治疗效果。有不少这方面的书籍都对这一方法从深度和广度给出了许多事例（参见Faa-Thompson，2012a，2012b；

Trotter，2012；VanFleet，2008；VanFleet & Faa-Thompson，2010，2012，2014）。

一些游戏治疗师可能对使用马辅助游戏治疗很感兴趣，但却苦于找不到合适的马匹。一个能对此提供帮助的机构是马科动物辅助成长和学习协会（Equine Assisted Growth and Learning Association）。在这方面，经过认证的心理健康专家可以与经过认证的马科动物专家合作，共同作为治疗师对来访者进行治疗干预。

临床案例（治疗师：Faa-Thompson）

有时在进行动物辅助游戏治疗时，如果由动物引领治疗过程，能够产生人类治疗师达不到的效果。当治疗师与动物搭档建立了牢固、亲密的关系，就可能产生一种互让和信任，在这种情况下，治疗时彼此扮演的角色有时会发生变化。治疗师如果能仔细倾听动物发出的信号，或许会有自己绝对想不到的结果和收获。下面的两个案例让马参与了动物辅助游戏治疗的干预过程，但采用的具体方法完全不同。至于是不是某种方法一定好于另一种，则需考虑儿童的具体情况。下面两个案例中分别使用的方法的确更适合每个案例中的儿童来访者。下面我先阐述采取的干预措施，然后再介绍两个案例的情况。

情感球

情感球是动物辅助游戏治疗中的一项指导性活动，它的使用方法极其简单。对于那些在觉察、识别、叙述、分享和释放情感方面有困难的儿童和家庭来说，它是一个非常好的活动。

该活动需要使用的设备是一套彩色塑料涂

层的软泡沫塑料球，形状可以类同小型棒球、足球或橄榄球，游戏前将它们散落在游戏室里的各个角落。每个球上写上一种情感，比如快乐、兴奋、害怕、孤独等。同时在游戏室里摆放 3 个颜色鲜艳的大塑料容器，在距离每个容器约 1.8 米的地方放一个呼啦圈。3 个容器上分别写着：有时、经常和从不。对于尚不认字的儿童，则可以画上一张脸，然后分别画上上翘的嘴、低垂的嘴和呈直线的嘴。

活动时，治疗师让儿童挑选一匹马，再选择一个情感球。然后要求他们告诉马他们什么时候会出现那种情感。完成后他们必须走向呼啦圈，站在呼啦圈里，把情感球扔进符合他们状况的塑料容器里。这能够有助于他们摆脱那些不好的情绪。

案例 1

15 岁的桑德拉是双胞胎姐妹中的一个，现在与养父母住在一起。他们兄弟姐妹 3 人分别居住在 3 个不同的家庭。她曾与她的孪生姐姐和妈妈联系过，可是她们的交流常常充满争执，不能满足她的需要。一年前她被介绍来接受治疗，因为她有自残行为（曾用刀片割腕），在学校的学习很吃力，而且与成年人和同龄人的关系都很差。她的哥哥曾对她有过性虐待，她已经起诉了，并正在提供对他不利的证据。

桑德拉很快与一匹马建立了密切的关系，这匹名叫"水手"的吉卜赛大马吸引了很多人的注意。从第二次治疗开始，她的自残行为就明显减少了，而且她主动把刀片交给了她的养父母。她得到的资金赞助可以使她参加 6 次治疗，每次 1 小时，隔周 1 次，这期间她表现得

越来越好。与此同时，她在学校的学习成绩也有了提高。

由于资金的问题，6 次治疗后她不得不暂时中断，而在等候恢复期间，因为缺乏实证，她对她哥哥的诉讼也失败了。于是在她的第 11 次治疗时，我启动了情感球活动。

那天天气特别冷，所以我们的活动只能在室内进行。桑德拉立刻决定选择"水手"，并朝它走过去。可是，罕见的是，"水手"却总在躲避她。与此同时，另一名叫"查理"的阿拉伯马则一直企图挡着桑德拉接近"水手"，而且它不停地用头贴近桑德拉的头饰。大约 8 分钟后，我问桑德拉这是怎么回事。她回答说她认为可能是查理想和她玩。然后她决定与查理一起玩，她开始挑选球，并告诉查理她的每一种感受发生的时候。一切都进行得很顺利，直到她捡起那个写着"很坏"的球。桑德拉默不作声地走向标着"经常"的那个容器，查理被丢在身后。目睹这一切后，我让她告诉查理她因为什么而感到很糟。她摇着头说："不，我自己就是个坏人！"我问她为什么这样看待自己，她回答说，因为法院的诉讼失败了，她哥哥被判无罪，那就一定是她自己的过错了。

就在她走近那个"经常"容器时，查理突然超过她，拦住她，不让她把"很坏"那个球扔进"经常"容器里。桑德拉尝试了 4 次，查理拦了 4 次。我问桑德拉怎么回事，她说查理不让她把球扔进容器。我大声地问，查理是不是不同意她是坏人的说法，所以才阻止她把球扔进容器里。桑德拉耸了耸肩，然后拥抱了查理。

桑德拉在又尝试了两次后终于把球扔进了

容器里，可是查理却不肯离开。桑德拉用了5分钟的时间才通过各种办法让查理离开。当他们开始寻找下一个球时，另一匹一直在房间另一端打瞌睡的名叫巴斯特的阿拉伯马突然大步走了过来，它把头伸进容器里，用牙齿咬住桑德拉刚才扔进去的球，然后把它扔在了地上。我马上回应说，巴斯特也不同意桑德拉是坏人的说法，现在是二比一。桑德拉笑了笑，叹了口气，试探性地又把球扔进了容器里。巴斯特也又一次从多个球中选出那个球，用嘴衔着拿出来，丢在地上。然后它走开，与水手站在一起。桑德拉这次真正笑了，而且她再也不理会那个球了。当治疗结束，我们给马进行梳理时，我对她说，或许马知道你不是坏人，它们能看出你的伪装。桑德拉笑着再次拥抱了查理，回答说："我想是吧。"

有时在这类意义深刻、令人震惊的治疗过程中，治疗师很可能会忍不住与来访者有更多的语言交流。然而，正如大家在这个案例中所看到的，马完全意识到了来访者的需要，并以一种治疗师永远不可能做到的方式帮助了她。巴斯特并没有接受过挑选球的训练，而且它以前也从未这样做过，因此怎么会发生上述现象对我来说仍是个谜，但我要做的就是信任马所做的一切，然后将桑德拉可能的感受和马可能想表达的反映出来。桑德拉无须多说，因为她给予查理的拥抱就说明了一切。

案例 2

8岁的乔治是5个兄弟姐妹中的一个，他们都被分开寄养在不同的家庭里。法院正在受理的一个案件将决定乔治的未来。当地儿童服务机构为他制定的计划是长期由寄养家庭抚养，与兄弟姐妹分离。乔治参与了一个为遭受家庭暴力的儿童举办的项目，分配给他的社会工作者为他提供了长达18个月的帮助，最终为他和其他6个儿童争取到了一笔资金，使他们可以在指定的一周时间里，接受3次马辅助游戏治疗（隔天1次）。

这7个男孩和女孩的年龄在7—9岁。由于他们以前从未见过面，因此他们必须尽快互相了解，因为一共只有3次治疗的机会。与大多数遭遇家暴或创伤的儿童受害者一样，乔治不会轻易相信成年人，也不愿表达自己的想法和感受。

作为集体活动，在他们第一次接受治疗那天上午，我在室外的运动场安排了情感球活动。有几个孩子选择了两人结伴与马一起玩，但是乔治选择了单独和查理玩。活动进行了几分钟后，乔治拿起一个标着"害怕"的球，站在那里看着查理。我对乔治建议说，查理想听听他什么时候感到害怕。乔治点点头，开始告诉查理，当他听到楼下发出尖叫声时他非常害怕，因为他下楼后发现他爸爸正用双手卡住他妈妈的脖子，企图勒死她。我回应说那个场面一定很令人恐惧。乔治点点头，说他当时以为妈妈要死了，所以他吓坏了。我问乔治，当爸爸妈妈之间发生这样的事情时，他是不是都会害怕。他点头承认，然后走到"有时"那个容器，把球放了进去。

之后，乔治又拿起了标着"难过"的球，我再次让他告诉查理，他会在遇到什么事情时感到难过。乔治说："查理，和刚才一样。"他指的是他先前提到的家庭暴力事件。活动结束时，所有的孩子都与马拥抱，感谢它们能让自己把心中的感受表达出来，其他的语言交流已经没有必要了。

在活动进行过程中，我与帮助了乔治 18 个月的社会工作者站在一起。在这次情感球活动前，乔治从未向他披露过自己家中发生的那些事件。这位社会工作者很惊讶，乔治能够这么快就与有马参与的游戏治疗团队建立了信任关系，并且消除了交流障碍。

游戏治疗师通常认为，在环境和治疗设施适宜的情况下，儿童会用令人难以置信的方式处理痛苦或忧虑。正如这两个案例所反映的，在治疗时增加一只动物能够使治愈过程更快、更明显，也更愉快。这两个案例说明，如果能够拥有一个搭配得当、准备充分的由治疗师和动物共同组成的团队，那么简单的活动就能产生显著的效果。动物和治疗师都应善于观察他人的行为，并且可以很好地适应儿童和家庭的动态变化。动物天然就会这么做，而治疗师却需要付出很大的努力才能做到。因此，治疗师与动物搭档的时间越长，就越能从动物身上学到许多有关协调、谦卑、敏锐观察、选择时机和建立信任的技巧。

资源和论证

在动物辅助游戏治疗领域可供利用的资源越来越多。本书的参考文献中包含许多相关的参考资料，以及对所有动物辅助治疗从业人员来说非常重要的经典著作（比如，Arkow，2012；Chandler，2012；Fine，2010；Jalongo，2014；McCardle，McCune，Griffin，Esposito，& Freund，2011）。在撰写本章时，已经有大约 225 位美国游戏治疗师、25 位英国治疗师以及一些来自其他国家的治疗师接受了强化的动物辅助游戏治疗培训课程，而且对此感兴趣的治疗师日渐增多。2013 年，一套专门针对动物辅助游戏治疗从业人员的严格的认证计划被制定出来，并经过了测试，已经开始实施了。虽然关于这一治疗方法的初步研究令人充满了希望，但仍需展开更多的研究。而且随着训练有素的从业人员和动物的数量的增加，研究的可行性也在与日俱增。

我们会定期在美国和英国举办培训研讨会。此外，在线课程也为治疗师在使用动物辅助游戏治疗时应当具备的一些关键技能提供了指导。

结论

让非人类的动物参与游戏治疗是一项艰巨的任务，它需要复杂的知识、技能和督导，即使对高素质的游戏治疗师来说也是如此。不过，它的学习过程是充满乐趣和令人着迷的，而且在游戏治疗时与狗、马及其他动物的互动能力对心理健康从业人员本人也很有益处。Jalongo（2004）曾评论说，"动物不仅对儿童意义重大，而且对成年教育者来说也很重要。"（p.17）这句话当然也适用于治疗师！

我们知道儿童很容易与动物相处（Jalongo，2014；Melson，2001；Melson & Fine，2010；VanFleet，2008）。在与治疗动物建立健康、相互满意的关系的过程中，儿童能够获得自信，感受到关爱，发展同理心，解决重大问题，敞开心扉和通过独特的方式被感动。有时候，合适且训练有素的动物可以对儿童及其他各年龄段来访者起到治疗师无法起到的作用。还有些时候，儿童可以从治疗师与动物的搭档关系中学习关系模式。最后，动物能够有助于我们感受到更大的自然世界，而且它们会把它们的生存意识、社会交往、娱乐和活在当下的心态带入治疗过程。这不仅对来访者有帮助，而且如果我们能以谦虚、尊重的态度对待它们，与它们建立搭档关系，它们也会促使我们认真思考怎样成为更好的治疗师。

第二部分
游戏治疗的临床应用

内容概要

现在游戏治疗师的工作在临床和教育领域已经相当广泛和普及，但是他们都承认，具备一个明确的理论框架和方法来指导他们的工作是最重要的前提条件，而且干预需要建立在科学的基础上，所以从业人员还应当在儿童发展方面拥有充实牢固的基础知识。不过，另一方面，由于大多数游戏治疗师身处的工作环境迥异，因此谈到临床应用，还需要根据实际情况而议。

本书的这一部分涵盖了大量的由该领域一流的从业人员提供的临床应用技能，一共有 17 章。第 15 章是 David A. Crenshaw 撰写的有关针对"愤怒小孩"的游戏治疗。第 16 章的作者 Steven Baron 则将重点放在欺凌现象上，包括内化的欺凌。许多游戏治疗师在学校工作，因此第 17 章的作者 Angela I. Sheely-Moore 和 Peggy L. Ceballos 聚焦了与学校问题有关的游戏治疗。在第 18 章中，作者 David A. Crenshaw 和 Kathleen S. Tillman 探讨了在个体游戏治疗和团体游戏治疗中，怎样帮助收养机构的儿童进行创伤叙事。第 19 章的作者 Debbie C. Sturm 和 Christopher Hill 关注的是对无家可归儿童的游戏治疗这一引人瞩目的问题。

在游戏治疗师的办公室里，或许没有比离婚更常见的临床问题了。因此，在第 20 章中，Sueann Kenney-Noziska 和 Linda Lowenstein 非常娴熟地探讨了这一话题。William Steele 撰写的第 21 章讨论了通过游戏治疗处理儿童的哀伤和创伤性丧失。J. P. Lilly 在第 22 章中讨论了怎样对遭受性虐待的儿童使用荣格分析性游戏治疗的方法。Janine Shelby 和 Lauren E. Maltby 在第 23 章中探讨了儿童受虐待这一严重问题，特别是对治疗师来说应采取的基于安全的临床策略。第 24 章的作者 Eliana Gil 是一位声望极高的治疗师，她着重讨论了游戏治疗文献中经常被忽视的一个话题：游戏治疗师在整合中的作用。

第 25 章的内容很有趣，作者 Anne L. Stewart、Lennie G. Echterling 和 Claudio Mochi 聚焦的是基于游戏的灾难干预。第 26 章的意义重大，并且切合当下的时机，Jessica Anne Umhoefer、Mary Anne Peabody 和 Anne L. Stewart 这几位作者关注的是军人家庭中儿童的游戏治疗。Kevin Boyd Hull 则在第 27 章中探讨了与自闭症儿童有关的游戏治疗。另一类经常出现在学校和诊所的人群是被诊断为注意缺陷 / 多动障碍的儿童，Heidi Gerard Kaduson 在第 28 章中提及了对他们的游戏治疗方法。Louise F. Guerney 是该领域一位德高望重的治疗师，他在第 29 章里介绍了针对焦虑障碍的儿童如何使用亲子治疗，这是游戏治疗师经常需要进行干预的一大问题。第 30 章非常具有创造性，读起来很令人兴奋，它的作者 Brijin Johnson Gardner 讨论的是怎样对青少年使用游戏治疗的方法。最后，第 31 章的作者 Diana Frey 将着眼点放在了怎样对成年人使用游戏治疗。

我们很高兴在这些作者中有 3 人获得了美国游戏治疗协会（Association for Play Therapy，APT）颁发的终身成就奖，他们是：Louise F. Guerney、Diana Frey 和 Eliana Gil。此外，Garry Landreth 作为本书第一部分第 1 章 "以儿童为中心的游戏治疗" 的一位合作撰稿人，是获得美国游戏治疗协会终身成就奖的第一人。这些游戏治疗领域杰出的引领者和推动者与其他撰写这一部分各章的优秀的治疗师携手合作，为游戏治疗事业向前发展做出了开创性的贡献。

第 15 章

对愤怒儿童的游戏治疗：处理背叛的创伤

David A. Crenshaw

愤怒的孩子

哦，愤怒的孩子，有多久没人能打动你的心了？

语言可能是无用的，但或许你可以通过游戏和艺术表达你的痛苦。

太多的眼泪锁在你的心里，难以言说的压力让你不堪重负；

亲爱的孩子，你有多久没有流泪了？

我知道，太久、太久了！让那些眼泪流出来吧。

你的心多久没有被一个拥抱、一个温柔的抚摸或一句贴心的话点燃了？

哦，愤怒的孩子，全身心地投入游戏和绘画吧，让你撕裂的心慢慢愈合。

——David A. Crenshaw

愤怒的儿童通常不能用语言来表达他们经历过的各种类型的背叛以及由此引发的愤怒，因为他们的愤怒已经超出了语言表达的范围和能力。但是，这些儿童可以在语言派不上用场时，用绘画、染色、在沙盘上创作场景或者使用黏土和木偶来宣泄他们的愤怒情绪。愤怒儿童并不仅仅指那些总是表现出愤怒的儿童，实际上，它更多用来指那些由于看不见的情感创伤而心中暗藏愤怒和仇恨的儿童。在某个环境下，由于外部或内部事件的触碰，导致他们的愤怒情绪突然爆发出来。

在游戏治疗师需要应对的所有问题中，除了或许会在游戏室里出现的带有性倾向的行为外，儿童身体表现出的攻击性最令治疗师感到紧张和焦虑。因为他不仅需要确保儿童和自己能够处在安全的环境中，而且还要面对来自儿童父母、学校和转介机构不断催促其迅速解决问题的压力，因为儿童的攻击性行为令父母和学校感到很不安，并担心会危及其他儿童的安全。在讨论儿童时期的攻击性时，我特别牢记 Jerome Kagan（1998）的告诫，即我们在选用词语时一定要谨慎。虽然有时这让人很为难，但我总是尽最大可能严格遵守他的建议，即作为临床工作者，我们永远不要使用攻击性儿童这样的说法。Kagan 解释说，没有一个孩子会一直带有攻击性，即使是最暴躁的孩子。有些儿童可能在家里表现出攻击性，但在学校时却没有；也有些儿童可能正好相反。而且那些在家里有攻击倾向的儿童也不会总是如此，很可能是在他的哥哥嘲笑他时，他才会那么做。因此，在谈论儿童的攻击性行为时，一定要说清楚当时的环境。

儿童的攻击性是多重因素共同作用的结果。1998 年 Kagan 在心理治疗网络研讨会上发表了一个题为"我们如何成为我们自己"的演讲。他在演讲中使用由许多线以复杂的方式编织而成的挂毯做比喻。这些线包括生物因素（遗传学和神经生物学）；社会影响，包括家庭和家庭灌输给孩子的价值观；身处的文化及其价值观；以及我们成长的历史背景。今天成长中的儿童面对的世界与我小时候经历的世界截然不同。除了诸如贫困、父母精神障碍、父母药物滥用、儿童遭受虐待（身体或性或两者兼有）、父母受到刑事监禁以及儿童被忽视等风险因素需要重视外，儿童表现出的另一面也应认真对待，即有些儿童具有非同寻常的韧性和适应性（Crenshaw，2013），比如，乌干达前儿童兵忍受了难以想象的暴行就说明了这一点。考虑到所有这些风险和特点，以及它们之间的相互作用，确实堪称编织一幅复杂的挂毯！

临床应用说明

综合方法

在治疗愤怒儿童时采用综合方法一直是我在游戏治疗工作时的指导方针，无论在特定环境下，还是在私人门诊诊所，36 年来对待各类极具攻击性行为的儿童，我始终秉持这一方法。

以儿童为中心的游戏治疗

以儿童为中心的游戏治疗是在努力与儿童建立牢固的治疗关系的同时，根据儿童的实际情况选择不同的治疗方法。它强调的协调、好奇、倾听、共情、真诚和温暖能够使各类问题儿童建立信任、不断发展和走向治愈。对于表现出攻击性的问题儿童，以儿童为中心的游戏治疗尤其有效，因为大多数这类儿童不会轻易相信治疗师。以儿童为中心的游戏治疗在小学生中被证实取得了积极成果（Ray，本书第 32 章；Ray，Blanco，Sullivan，& Holliman，2009）。参加了为期 14 次以儿童为中心的游戏治疗的儿童的攻击性显著下降，而对照组中儿童的攻击性行为却没有明显减少。对破坏行为的探索性研究显示，从统计数据上看，以儿童为中心的游戏治疗极大地降低了儿童的攻击性行为和注意力问题（Bratton et al.，2013）。

童年时代依恋关系的破坏是导致攻击性的一个因素。以儿童为中心的游戏治疗被证明可以增强儿童与治疗师依恋的安全性，即使他与自己父母的依恋关系仍处于不安全状态（Anderson & Gedo，2013）。在 Anderson 和 Gedo（2013）提供的案例中，儿童的母亲由于语言障碍无法参加治疗，可是儿童在接受以儿童为中心的游戏治疗后，其攻击性行为的强度大大减弱了。以儿童为中心的游戏治疗方法在进行适度调整后应用于极具攻击性的青少年，结果同样取得了令人满意的效果（Cochran，

Fauth，Cochran，Spurgeon，& Pierce，2010）。Cochran 及其同事（2010）认为，以人为本的方法强调温暖、真诚和共情，它们非常适合那些在治疗时不愿用语言表达的青少年。

感觉－运动疗法

以神经科学的发现为基础的感觉－运动疗法对治疗具有攻击性行为的儿童提供了令人振奋的新机会。对于早期受过创伤的儿童，传统的治疗方法可能不起作用，除非能够在治疗时注意到其高度兴奋的状态和对抚慰脑干的需要（Gaskill & Perry，2014）。一项针对可能遭受过伤害的学龄前儿童治疗措施的探索性研究发现，使用神经序列治疗模型（NMT；Gaskill & Perry，2014）来确定亲子关系游戏治疗时治疗活动的时间、特点和"剂量"（Barfield，Dobson，Gaskill，& Perry，2012）能够使调节情绪和管控冲动起到明显的作用。神经序列治疗模型强调，我们所做的事情本身或许没有我们选择什么时候做重要。该模型是一个很有帮助的框架，可以整合到游戏治疗中，指导游戏治疗师根据对大脑的研究确定干预的时间和顺序。

格式塔游戏治疗

在使用格式塔游戏治疗方法时，Oaklander（2006）将其对愤怒的处理分成了 3 个阶段。她将第 1 阶段称为"谈论"愤怒情绪。这项最初的工作不仅涉及使用情感方面的词汇，而且还可以通过绘画或涂色来表达各种愤怒的情绪。她还在游戏治疗时利用音乐，比如鼓点，帮助儿童表达不同程度的愤怒。在第 2 阶段，Oaklander 将重点放在新的、更能让人接受

的表达愤怒的方式上。她认为在这一阶段让整个家庭参与治疗非常重要，因为家人表达愤怒的方式，从略微的生气到失控的暴怒，会深刻影响儿童对愤怒情绪的处理。在第 3 阶段，在治疗师已经与儿童建立了安全信任的关系后，Oaklander 会继续通过游戏寻找儿童身上是否还有被阻止或隐藏的与未解决的创伤或悲痛有关的愤怒。有时候这类愤怒埋藏得太深太久，以致儿童自己都彻底意识不到了，因此这类愤怒需要少量逐渐地释放，否则可能会吓倒儿童或者令其无法承受。Oaklander 对格式塔方法给出了最好的诠释，她说它能为游戏治疗师在治疗儿童的攻击性行为时提供很大的帮助，也可以与其他方法结合起来使用。

心理动力游戏治疗

心理动力游戏治疗强调动力，比如无意识的动机、感觉和冲动，它有助于对儿童的象征性游戏和创造性作品产生深刻理解，包括沙盘游戏、艺术作品和绘画以及使用黏土或其他材料（参见 Crenshaw & Mordock，2005a，2005c；Mordock，本书第 5 章）。心理动力学理论还可以用于指导不同层次的共情陈述和解释，作为对儿童象征性游戏和创造性作品的回应（Crenshaw & Mordock，2005a，2005c）。

关键概念和策略

认同攻击者

因攻击性行为而被带来接受游戏治疗的儿

童通常对其在游戏时的攻击者身份是认同的，至少在治疗的早期阶段。对此，从心理动力学的角度很容易理解，因为目睹或遭受过暴力的儿童总会感到无力、恐惧，并且不愿意发声。于是，在幻想游戏中，他们就会扮演一个强大的角色，让自己从受害者变成加害者，从而在心理上获得满足感，这是完全可以理解的。可是当儿童沉溺在攻击者角色中时，问题就出现了，因为如果他们无限期地持续这种行为，就会坚固他们对攻击者身份的自我认同。许多欺凌事件都是由此引起的（参见本书第 16 章，Baron）。如果儿童将自己的身份定位成攻击者，那么游戏治疗师就应当采用指导性措施，帮助其转向其他更具建设性的方式来体验力量。比如，在一些游戏中，治疗师可以建议他们扮演警察长、市长、法官或者任何其他可以通过正当、有益的方式行使权力的角色。在这方面，游戏治疗师需要积极主动并且持续给予儿童指导，防止他们重新呈现出攻击者的身份。鼓励儿童扮演一个具有建设性和有权力的角色是有帮助的，随后要对其进行表扬，这样可以促使其彻底扭转对身份的认同（非常感谢 Kevin O'Connor，1995 年在我参加的一个研讨会上他给出了这一干预建议）。

基于共情的干预

无论采用哪一种理论方法，基于共情的干预都是必不可少的。研究已经一再证明，缺乏同理心是儿童严重攻击性行为和暴力的主要特征（Andershed, Kerr, Stattin, & Levander, 2002; Kolla et al., 2013）。如果没有基于共情的干预，社交技能培训和愤怒管控策略很可能起不到作用。在前面的篇章中，我们已经提供了一些在针对个体或团队治疗时所采用的基于共情的干预案例，并且介绍了旨在增强共情能力而开发的具体项目（参阅 Crenshaw & Mordock, 2005a, 2005c）。

理论与研究

造成儿童攻击性的因素是多种多样的。出生和成长在贫困中、在充满危险和犯罪猖獗的社区长大，或者在学校受到欺凌都会导致儿童巨大的缺失感和愤怒情绪。当悲伤被隐藏，没有机会表达或解决，它就会变成怒气，并进而发展成暴怒。一些儿童由于其自身的尊严和人格受到侵犯，从来就没有发展出应有的同理心。因为自己的性别、种族、阶级、民族、所属地区或所属国而受到不公正的对待也会让人遭受不人道的经历。虽然社会毒素（Garbarino, 1999）会对许多儿童产生影响，不过在他们长大成人后真的成为暴力罪犯的比例还是很小的（Kolla et al., 2013）。但是对于那些受教育有限的儿童，如果每天都面对暴力威胁，那他们很可能就会向帮派寻求帮助和保护。导致极少数儿童在成年后成为暴力罪犯的关键因素是与精神病综合征有关的冷酷或无情的特征（Kolla et al., 2013）。

精神病患者往往不能准确地解读出他人痛苦或悲伤的信号。与其他罪犯相比，成年罪犯中的精神病人格模式会使其更早出现犯罪行为、犯下的暴力罪行更多，并且在羁押期间也会参与更多的暴力事件（Andershed et al., 2002;

Decety，Chen，Harenski，& Kiehl，2013）。记住这一点非常重要，因为大多数前来接受临床治疗的攻击性或问题儿童并不会走向暴力犯罪的道路，虽然儿童的父母，甚至临床工作者有时会有这样的担心。我们在临床治疗中最常遇到的是反应型攻击而不是主动型攻击。

反应型攻击（Reactive aggression）被定义为对感知到的威胁或挫折采取敌对、冲动的行为作为回应，它与主动型攻击（proactive aggression）截然不同，主动型攻击实施的侵略性行为是无端的，目的就是要占有或控制他人（有时也被称为工具性攻击；Dodge & Coie，1987）。反应型攻击——而不是主动型攻击——被发现与儿童受虐待有关（Kolla et al.，2013）。已经有进一步的研究表明，精神病是导致主动型攻击的一个关键因素（Kolla et al.，2013）。了解这一点对治疗师和正在接受治疗儿童的父母非常重要，因为他们可能过度担心儿童会因愤怒而走上暴力犯罪道路。

儿童如果在 3 岁前有攻击性或者破坏性行为，那预示着他很可能在青春期前出现问题，因此应当及早觉察并进行干预（Pihlakoski et al.，2006）。儿童在 1 岁时就有可能表现出攻击性，但在非临床情况下通常到 2—3 岁时才会被发现（Alink et al.，2006）。肢体攻击性行为的发生率会在儿童 2 岁时增多，但 3 岁以后又会下降（Alink et al.，2006）。

传统观点认为，与女孩相比，男孩会表现出更大的攻击性，这是由于我们所处文化中男孩和女孩社交方式不同的结果。但加拿大研究人员的研究（Zoccolillo et al.，2007）发现，在 17 个月大的时候，身体攻击的现象就出现了明

显的性别差别。具体来讲，5% 的男孩会表现出攻击性行为，可是只有 1% 的女孩会这么做。到 29 个月的时候，这一差别仍未发生变化。Zoccolillo 及其同事（2007）认为，儿童在这么小的时候就出现了如此明显的性别差异不太可能与社交方式有关。但是，他们的这一观点受到了依恋研究人员的挑战，因为这些研究人员发现，儿童的确会在早期就因性别差异而选择不同的行事方式，同时成人也会基于性别差异与他们分别采用不同的互动方式（Weinberg，Tronick，Cohn，& Olson，1999）。

依恋安全感在儿童攻击性中也起着一定的作用。相较于拥有安全依恋关系的儿童，依恋关系混乱的男孩和依恋关系存在矛盾的儿童都更可能（或者更频繁和更严重）将其问题外化（Moss et al.，2006）。与对照组相比，如果学龄前男孩有明显的多动表现，而且其与母亲的互动也很糟糕，这预示着他在入学后会表现出更多的攻击性、不服从和非社会行为，同时被同学接纳的比率也更低（Keown & Woodward，2006）。与正常家庭的儿童相比，学龄前儿童如果遭遇家庭危机（比如，父母酗酒、父母抑郁、反社会行为、婚姻冲突），那么他在 18 个月大的时候就会表现出明显的攻击性（Edwards，Eiden，Colder，& Leonard，2006）。不论家庭是否存在危机，各年龄段男孩的攻击性都多于同龄的女孩。媒体曝光的内容也是造成攻击性的另一个因素。一项为期两年的跟踪调查发现，受媒体内容的影响，女孩在学校容易遭到关系性攻击，男孩则会产生身体攻击（Ostrov，Gentile，& Crick，2006）。

还有一个因素也与儿童早期的攻击性有关，

那就是母亲在孕期接触可卡因，并且因性别而身处危险的环境（Bendersky，Bennett & Lewis，2006）。子宫内留存可卡因、与男性不正当交往以及身陷高危环境都可能使生出的孩子在 5 岁时表现出攻击性。

用于解释干预原理的隐喻

如果没有一个源自理论和研究的连贯的理论基础来指导治疗方案和干预措施的选择，游戏治疗师就无法对愤怒儿童进行合适的治疗。下面介绍一些有助于对儿童攻击性问题界定和归类的方法。

"穿着大猩猩衣服的小鹿"

"穿着大猩猩衣服的小鹿"这一隐喻非常适用于寄养儿童，特别是寄宿儿童。这些孩子通常在刚一出生时就经历了关系方面的创伤（Schore，2012），之后又不得不面对各种各样的社会问题（Hardy & Crenshaw，2008；Hardy & Laszloffy，2005），比如，贫困、虐待和忽视，以及由于性别、阶层、国籍、种族或异性偏见造成的歧视或轻视。我曾用这个隐喻来形容许多儿童福利院的孩子（Crenshaw & Garbarino，2007；Crenshaw & Hardy，2005；Crenshaw & Mordock，2005a，2005b，2005c），因为我认为它捕捉到了儿童遭受复杂或发展性创伤的基本动态（van der Kolk，2005）。除了社会文化方面的创伤（Hardy & Laszloffy，2005），生活在收容治疗中心的儿童大多都有着不良童年经历（adverse childhood experiences，

ACES），包括身体或性虐待、被忽视、家庭或社区暴力、父母中一人或两人患有严重精神障碍、父母中一人或两人被监禁、父母中一人或两人存在滥用药物的问题以及父母分居或离异（Anda et al.，2006）。一份未公开的调查显示（Crenshaw & Alstadt，2011），在一家收容治疗中心，刚刚收容的 100 名儿童中 87% 的儿童至少遭遇了 4 种上述的不幸经历（Anda et al.，2006）。以前针对不幸的童年经历的研究发现，有 4 种或以上这样的经历就会使一个人面临身体健康受到严重影响，并产生一系列破坏性行为的高风险（Anda et al.，2006）。

防御策略：大猩猩的衣服

"穿着大猩猩衣服的小鹿"通常都遭遇了复杂的或发展性的创伤，创伤来源于 3 个方面：（1）关系创伤；（2）社会文化创伤；（3）仍在持续中的不幸的童年经历。"穿着大猩猩衣服的小鹿"的一个共同并且不断遭遇的经历是对其尊严的侵犯（Crenshaw & Hardy，2005；Hardy & Crenshaw，2008；Hardy & Laszloffy，2005）。"大猩猩的衣服"隐喻的就是他们的防御策略：它反映了他们对攻击者身份的认同。攻击能够使他人保持距离，这样就可以保护脆弱的、经常遭受创伤的"小鹿"代表的核心自我。生气、愤怒和攻击是对日积月累的创伤做出的反应，这些创伤源自多种原因以及大量前文指出的诱发因素。

防御策略：隔绝的砖墙

需要指出的是，不是所有的儿童都会将攻击性作为防御策略来保护受到创伤和脆弱的自

我（小鹿）。另一种现象在儿童中也很常见，即他们用砖墙把自己与外界隔绝开来。采用这一策略的儿童几乎不可能与他人在情感上进行交流。即使治疗师努力与其建立有意义的连接，他们也表现得漠然、疏离和无动于衷。对于这类用砖墙把自己与外界隔绝开来的儿童，治疗师和他身边的成人一定要锲而不舍，面对拒绝不灰心泄气，坚持不懈地对其做出回应。

"愤怒儿童"

我已经渐渐意识到，虽然"穿着大猩猩衣服的小鹿"大多出现在收养中心，特别是寄宿家庭，或正在住院接受治疗，但他们绝不是游戏治疗师遇到的愤怒儿童的全部。游戏治疗师的工作范围很广，包括医院的住院部、日间治疗中心、门诊、学校、早期教育中心、预防机构和私人诊所。被我称为"愤怒小孩"的儿童在这些场合都可以碰到，他们的核心心理问题是亲密背叛。在人类生活中遇到的所有经历中，背叛——无论是自己认为的还是实际发生的——往往会激起人最强烈的愤怒。有时这种经历被称为背叛创伤（Gobin & Freyd，2013）。按照背叛创伤理论，早期有过被亲密的人侵犯或背叛经历的儿童可能不会发展出某些社会能力，包括针对应当信任谁做出正确决定的能力。结果，这些儿童会变得很脆弱并且反复遭遇背叛，导致他们心中的愤怒情绪越积越多。

各种类型的背叛

下面对亲密背叛形式的叙述并不全面，因为这类创伤以及伴随而来的愤怒既可以由不易觉察的小事，也可以因公然的行动引发。背叛

可能是无意的，也可能是有意为之。在理解因遭背叛而引发的愤怒时，重要的往往是背叛的主观感受，而不是事实是否确凿。比如，如果父母中有一方酗酒或吸毒，但儿童与另一方清醒的家长原本一直保持很好的关系，可是当酗酒或吸毒的家长出现时，他就会感到背叛和愤怒。与之形成对比的是，在重点聚焦儿童照料者的《背叛创伤理论》（*In Betrayal Trauma Theor*，Freyd，2008；Freyd & Birrell，2013）中，由于儿童的生活中离不开照料者，因此即使照料者对其虐待、忽视或者以某种方式严重破坏其信任感，儿童对这样的背叛行径也会表现出麻木的反应。也就是说，对照料者的生存依赖迫使受害者对背叛只能"视而不见"（Freyd & Birrell，2013），保持沉默。虽然在我接待的来访者中，有些遭遇了 Freyd（2008）界定的背叛创伤，特别是那些受到照料者性虐待的来访者，可是当儿童迫于威胁而不敢发声时，大多数时候我的临床经验告诉我，背叛不会是一个无声的伤口，至少不可能永远这么保持下去。

我曾接待过许多家庭，他们有一个共同点，就是需要承受因一位家庭成员长期患病带给他们的极端压力和困难。临床经验表明，不管家庭里有多少爱，慢性病的摧残都可能激怒其他家庭成员。由于家庭资源会不均衡地分配给患病的家人，留给其他成员的时间、精力、金钱和活动就会很少。家庭生活遭遇的这种巨变也会让人感觉背叛并产生愤怒情绪。儿童可能对自己生出这样的情绪感到内疚和羞愧，因此他们很难说出真实感受并解决它。这一现象同样适用于家庭成员的离世。从情感上讲，亲人的离世让其他家庭成员感觉像被遗弃或背叛，同

时他们会因自己产生这种感觉而自责，导致陷入更深的痛苦中。在这种情况下，愤怒通常会被深埋在秘密的角落，然后在某个最意想不到的时候突然爆发出来。

儿童如果遭到本应爱和保护他们的成年人的虐待或忽视，肯定会经历一种背叛感。对一个小学生来说，如果他曾经最要好的朋友现在与其他同学一起嘲笑和欺负他，那他会因这个朋友的背叛而心生持久的愤怒。对中学生来说，背叛感则更多出现在自己的女友或男友有了新恋情的时候。这时他的愤怒可能是针对自己的前女友或前男友，也可能是针对那个取代他的新恋人。

不遵守承诺也是一种背叛形式。我经常在收养机构看到怒气冲冲的儿童，就是因为他们的父母没有兑现承诺去看望他们。同样的情况也出现在那些父母离异的儿童身上，如果父母中没有承担抚养权的一方不能按照承诺定期打电话或者探望孩子，那无疑会令孩子感到背叛和愤怒。如果一个原以为值得信赖的朋友没能替我们保守秘密，也会引发我们的愤怒，而且愤怒之情可能不亚于被情人抛弃。老师如果当着全班同学羞辱一个儿童，这个儿童会感觉老师背叛了他曾经对其的信任。

虐待、忽视和背叛在社会的各阶层都相当普遍。我遇到过许多来自富裕家庭的愤怒儿童。他们的父母可能在职场很有声望或者在社区倍受尊敬，而且他们对当地的慈善机构也非常慷慨，对社区工作尽心尽力，可是他们的孩子却有一种背叛感，并且心怀怒气，有时他们甚至认为自己的父母是"骗子"。他们说，虽然他们的父母用不懈的努力获得了事业的成功，得到

了社会的认可，可是他们对自己的孩子却不愿投入时间和精力，导致这些孩子觉得自己被遗弃了。这些儿童的愤怒程度有时实在令人震惊，当家庭被邀请参与治疗时，他们的父母也吓了一跳，因为他们早就忽略了孩子的需要和感受。

根据我的经验，在所有对儿童的背叛中，最严重，也是最难治愈的就是父母对孩子的背叛。这其中一个很难让大多数人想象到的例子是，父母中的一方虐待了孩子，而另一方却选择站在自己的伴侣而非孩子一边。遭受这种背叛的儿童通常会在儿童保护服务机构干预后被安置在收养中心（Webb，2007）。在这类案例中儿童的愤怒情绪是无法用言语描述的，有时甚至会达到杀人的程度，至少是在其复仇的幻想中。可悲的是，一些这样的儿童会将愤怒投向自己的内心，采取企图自杀或者非自杀的自残形式。或者他们开始轻视自己，觉得自己不配得到他人的爱，就像父母对待他们那样。

被游戏治疗师背叛

游戏治疗师也会犯错误，引发儿童的愤怒，并让他们感觉遭到背叛。接受游戏治疗的儿童常常会用各种各样的方式试探治疗师，看看他们是否值得信赖、可靠和真诚。因此在游戏治疗时保持安全、可靠的结构和框架对儿童来说是必不可少的，对那些之前曾遭遇过毁灭性背叛的儿童，这点就更加重要。比如，儿童会非常关注细节，包括：（1）治疗师是否守时；（2）当治疗师因生病、假期或开会而不得不暂停治疗时，他是否会有针对性地为儿童提前做准备；（3）如果儿童未如约前来治疗，治疗师是否会关心地了解情况。儿童也会密切关注，治疗师

是否真能做到对治疗内容保守秘密。他同样会对治疗师与家长、学校、老师或转介机构分享的信息极为敏感。

治疗师与其他普通人一样不可能是完美的，因此他们不可避免地会出现失误。重要的是，当犯了错误时，一定要真诚地向儿童承认，并努力修复治疗关系出现的裂痕。游戏治疗师必须意识到，对于之前曾多次遭背叛的儿童，修复可能需要相当长的时间，甚至是不可能的。

治疗"愤怒儿童"的重点：修复受损的信任感

既然信任感受损是遭背叛后的通病，那么在治疗关系中逐渐培养和发展信任就可以成为一种强有力的修复性情感体验（Gobin & Freyd，2009）。尽管游戏治疗领域的治疗师会采用不同的理论流派和方法，但工作时的一个共同点就是要以治疗师与儿童结盟的形式提供安全的依恋关系。在鼓励使用循证治疗的过程中，没有什么比治疗关系的质量更能得到经验支持了（Stewart & Echterling，2014）。在寻找"突破性技术"时，治疗关系的质量同样是促使治疗发生变化的最有效因素之一。如果儿童在与游戏治疗师的关系中感到安全和可靠，并且认为治疗师是值得信任的，这将是治愈受损信任感的重要一步，对于矫正情绪可以起到帮助作用（Alexander，1961）。当愤怒儿童在治疗师那里得到了足够的信任和安全感后，他就会开始放心地做游戏，而且或许一段时间后，他可能用语言讲出自己以前遭背叛并导致其处于愤怒情绪的经历。当年轻人开始披露和释放他们愤怒的根源时，它相当于"一个积极的信任宣言"

（Bonime，1989），对于那些遭受背叛之痛的人来说，这是治疗的重要组成部分。

"在愤怒中生存"

Heather Butt 是我的一位同事，他受温尼科特的影响，向我介绍了"在愤怒中生存"这一概念。为了帮助愤怒儿童和青少年，作为游戏治疗师，我们首先必须要能忍受他们的愤怒。即使他们的愤怒程度可能会令他们自己和治疗师都感到有些害怕，我们也得面对它，并且仍与他们保持关系。在愤怒中生存确实是一大挑战。通常这类儿童正在接受治疗，因为他们身边的许多人已经无法忍受他们的愤怒了。如果儿童在治疗时不能表达和处理其愤怒，他会怎么做呢？他可能会感到很不舒服，于是一气之下，他会毁坏治疗室里的玩具。处于愤怒状态的儿童也可能用积木砸房间的窗户或灯泡。显然，针对这类行为需要有效地设置限制并采取预防措施，以确保儿童和治疗师的安全。愤怒中生存的基本要素是始终保持与儿童治疗关系的完整，这样儿童就能知道他的愤怒不会摧毁治疗师，也不会让自己被驱逐。

即使儿童没有在游戏室里故意损坏玩具或家具，看到他们使劲儿在桌边摔打洋娃娃，把娃娃的头都摔掉了，也会让人感到很难过。目睹虐待狂般的愤怒确实令人不安，但是，如果能将愤怒控制在象征性的游戏情境中，那么它远胜过在平时生活中重现这些行为，因为那样很可能会伤及自己或他人。对治疗师来说，重要的是要记住，儿童的这种愤怒不是凭空出现的，它是在遭受背叛，特别是多次背叛后才发生的。

在愤怒中生存也是证明治疗品质和可靠性的一个方面。在游戏治疗时建立安全感不仅需要依靠不断地针对不安全行为设置限制，也要通过采用能使儿童平静下来和得到抚慰的技巧。这些技巧，包括正念训练和呼吸练习，可以在儿童即将失控或者无法管控愤怒时使用，它们还能帮助儿童培养对这些情绪状态的意识。最重要的是，在游戏治疗时，建立安全感靠的是与儿童建立起的牢固、信赖的关系。治疗关系中的心理安全能够缓解儿童的焦虑，使其可以直面自己看不见的伤口，并经历处理愤怒情绪这一艰难过程。

尊重"斗争精神"

游戏治疗师不应忽视愤怒儿童呈现出的韧性和不屈服的精神，因为这说明他没有放弃自己，仍在为尊严而战，并且觉得这样的斗争是值得的，同时他也渴望灼热的伤口能有机会愈合。因此，这种以愤怒形式表现出来的力量，可以通过采取有效措施以恢复其尊严的建设性方式将其引向正确的方向。但只有在儿童看不见的伤口及由此引发的愤怒被确实并得到充分理解后，才能对愤怒进行正向引导。严格的认知干预是不够的，因为儿童首先需要表达情绪并获得共情。

尊重与尊严

在对愤怒儿童的治疗过程中，如果想对其愤怒情绪进行矫正，首要的前提是自始至终给予其尊重和尊严。愤怒儿童对任何对其尊严的冒犯都极其敏感，无论是他们以为的还是真实发生的。在治疗时接听别人的电话、让他在等候室待的时间过长却没有向他真诚道歉，或者治疗过程中不够全情投入都会影响治疗效果，因为在愤怒儿童看来，这些细节严重阻碍了其与治疗师建立依恋关系。

临床案例

背景

我第一次见到曼尼（化名）时，他是一个8岁的愤怒儿童。他是一个西班牙裔孩子，被一对同是小学老师的夫妇收养。在曼尼看来，他遭遇的第一次背叛来自母亲，她因为年轻又没有钱，就把他送给别人收养了。那时她觉得自己无法给曼尼提供一个像样的生活，而曼尼的父亲同样很年轻，不能或者是不愿给予帮助，而且他后来也与曼宁的母亲断绝了关系。

曼尼的养父母都是好心人，他们自己有3个孩子。当他们最小的儿子上高中后，他们决定再领养一个孩子。当曼宁被转介到我这里接受治疗时，3个孩子都已大学毕业，开始独自生活了。最大的儿子在一所中学任教，女儿是一家法律事务所的助理律师，最小的儿子是一名工程师。3个孩子对他们父母领养曼宁的决定都表示支持，虽然两个大一点儿的孩子考虑到他们父母已经40多岁了，有点儿担心他们是否能有充沛的精力抚养一个陌生的小孩，特别是如果这个孩子有些特殊需要或者问题行为就更麻烦了。尽管这3个孩子最终支持父母的决定，可曼尼却认为他们不欢迎他（想象中的背叛），而且觉得他们不会承认。作为报复，当大儿子或者女儿带着自己的孩子回来探望父母时，曼尼对那些孩子们表现出了攻击性，这令他的养父母，即孩子们的祖父母感到很沮丧和紧张，结果曼尼更强化了他们不喜欢和不接纳他的认知。在曼尼看来，养父母的孙辈不仅得到了自己父母的关爱，而且祖父母（也就是他的养父母）对他们也比对他更偏爱（主观背叛）。

曼尼的养父母都是老师，可是曼尼在学校的表现却令他们很难堪。他经常因为在操场和饭厅的粗暴行为而被叫到校长办公室。如果他想坐在朋友的旁边，他就会把已经坐在那里的其他学生推开。在操场上，曼尼也是其他同学的威胁，因为有时他会不管不顾地快速跑过活动区，把其他同学撞倒在地，甚至让他们受轻伤。这些同学的家长都很震惊，向校长投诉，要求处置曼尼。

但是有时候，曼尼也会表现得很招人喜欢。他的笑容很迷人，而且情绪好时，他很有礼貌。不过，总体来说，曼尼是一个忧虑、爱生气、易怒的孩子。最令学校和他父母担心的就是他的愤怒情绪，因为它会吓到学校里的其他学生，并令他身边的成人感到害怕。其实平均来说，他一个月只会暴怒一两次，可是愤怒的程度和持续的时间让人很不安。有时候，老师、校长、行为专家或者学校的心理专家不得不对他采取身体控制的措施（他们受过这方面的培训），以确保他本人、其他学生以及学校工作人员的安全。但是这种约束做法无疑更加剧了曼尼的愤怒，也延长了他愤怒的时间。由于对曼尼身体的限制并不能让大家安心，校方急切地让我对其进行治疗。在曼尼看来，老师更喜欢班里的其他同学，而不是他，所以他那么做就是为了疏远他们（想象中的背叛）。

综合游戏治疗法

在为曼尼治疗时，我采用了综合游戏治疗的方法，从以儿童为中心的游戏治疗开始，先与他建立牢固的关系。除了为确保安全而必须设定的限制和界限，我在治疗的头几次让曼尼占主导地位，包括他用玩偶、沙盘等玩的战争游戏。

格式塔游戏治疗，特别是 Violet Oaklander（2006）设计的工作，重在使用指导性干预方法。心理动力游戏治疗可以使治疗师了解曼尼游戏背后的情感经历（Crenshaw & Mordock，2005a）。在整个治疗过程中，基于感官的游戏活动（Gaskill & Perry，2014）能够起到镇静脑干的作用，并且可以使曼尼利用大脑更高级的皮层区域应对治疗体验，同时接受适当的情绪调节。

我根据自己在游戏治疗时对愤怒的研究，并针对游戏治疗过程中攻击性表达的发展过程，将对曼尼的治疗分成了 3 个阶段：（1）愤怒的爆发；（2）攻击性行为的象征性转化；（3）通过象征性游戏控制愤怒。下面我详细叙述这 3 个阶段。

第 1 阶段：愤怒的爆发

曼尼在沙盘上呈现出的世界往往表达了极端的愤怒，有时达到了虐待狂的程度。在使用玩偶进行指导性干预时，我拿起一个鳄鱼玩偶，让他把它看作惹其生气的象征，告诉它是什么激怒了他。他听后立刻抓起一个塑料球拍，开始用力拍打鳄鱼玩偶。为了防止受伤，我不得不赶快把鳄鱼放到地板上。我告诉他最好用语言表达他的情绪，作为回应，他开始大声叫喊道："你这个畜生，我讨厌你这个胆小鬼！"同时他继续用尽全力用球拍击打鳄鱼。我问曼尼，鳄鱼玩偶是不是代表了某个令他极其愤怒的人或情境。他没有回答我，继续向鲤鱼挥舞球拍并尖叫着："我希望你下地狱，你这个混蛋！"看得出，他对攻击者实在是怒不可遏。

在玩沙盘游戏时，曼尼在沙盘上摆出的场景非常暴力，并且意在展示强大的力量总会获胜：坦克和喷气式战斗机彻底摧毁了村庄和城镇。在所有的建筑物都被摧毁，所有的人都被杀死之后，轰炸和坦克燃起的大火仍持续了很久。

这种极度的愤怒经常出现在"穿着大猩猩衣服的小鹿"身上，有时也会出现在愤怒的孩子身上。我观察到两者的区别是后者是直接表达的情感，前者是象征性情感。"穿着大猩猩衣服的小鹿"表现出的情感不很明显，而且带有很强的象征色彩。愤怒儿童却几乎总是表现出强烈的、公开的情感，同时在游戏时出现攻击性甚至暴力动作，而且他们总倾向于闹出很大的动静。我在为愤怒儿童治疗时常常会被好心的同事的敲门声打断，因为他们想确认房间里没出什么问题，大家都是安全的。在为曼尼治疗时，他们就曾多次敲门，有时在一次治疗过程中他们会不止一次地敲门，担心我们在激烈的战斗中是否安然无恙。这种强烈的情绪在3个月的治疗中一直持续着。在玩玩偶时，他用鲤鱼象征他的背叛对象；而在玩沙盘时，象征动物变成了蛇或者龙。在第一阶段，每次当

象征背叛的动物出现时，它们都会遭到充满敌意的攻击。

虽然"穿着大猩猩衣服的小鹿"在游戏时倾向于做出攻击性动作，但他们呈现出的愤怒与那些愤怒儿童公开表现出的愤怒程度并不一致。它们间的差异部分源于愤怒儿童所遭遇的背叛以及由此引发的愤怒，而"穿着大猩猩衣服的小鹿"则是经历了一系列错综复杂的创伤，因此对这些曾经的"小鹿"来说，愤怒情绪已经不再那么强烈了。

第2阶段：攻击性行为的象征性转化

曼尼的愤怒程度在第二阶段时有所减弱，游戏时背叛象征出现的频率也少了，而且即使出现，它们受到的攻击也没有以前那么残酷了。不过需要指出的是，这几个阶段的发展并不是呈线性的。治疗时儿童的愤怒程度虽然会呈下降趋势，但有时某个回忆或某个事件还是会强烈地引发他对背叛的愤慨，导致他突然重新回到第一阶段：愤怒的爆发。

同样在这个阶段，曼尼对扮演攻击者角色也不是那么感兴趣了。此外，他精心构思用艺术和创意的方式"发动战争"的表现，也说明他开始越来越多地使用象征手法了。如果战争还是爆发了，那往往是在治疗快结束的时候，而且惨烈程度也比第一阶段减轻了许多。这一阶段另一个明显的改变是曼尼对我的参与或建议呈现出开放的态度。比如，有一次在游戏时我提出了和平谈判的可能性。这样的建议在第一阶段会被他坚决拒绝，可是这次他却同意尝试一下（虽然最终和平谈判还是失败了）。

第 3 阶段：通过象征性游戏控制愤怒

在进入治疗的第 3 阶段后，曼尼在使用玩偶或沙盘游戏时，背叛的象征几乎彻底消失了。从他在游戏时的作战布局和战略规划可以看出，攻击性逐渐减弱了，取而代之的是创造性和象征性遏制攻击的兴趣。他对军队的部署真的非常有创意，令人印象深刻。他让我把他制作的那些战争场景拍摄下来，并且给他打印出来。与此同时，他在学校和家里的攻击性行为也减少了。

曼尼始终没有不用象征的手法直接谈论他因多次遭遇想象中的背叛而令其信任感大受伤害。与大多数和他同龄的儿童一样，曼尼需要借助具有象征性特点的游戏为其提供安全的庇护所和保护罩，来处理和解决他在亲密关系方面所受的伤害。当他到了通过象征性游戏控制愤怒的阶段时，他渐渐对以前吸引他的那类玩偶游戏、家庭游戏和沙盘游戏失去了兴趣。曼尼知道他的问题解决了，他的家人也这样认为，因为他不再期待游戏治疗了，我也建议他可以离开了。除了看不见的伤口逐渐愈合了，攻击性行为得到了遏制，他与收养家庭关系的改善增强了他的依恋安全感。这种增强的关系安全感使他能够扩大自己的社交网络，而在新结识的人中，至少有一部分人是可以信任的，而且他也相信他们不会背叛他。通过治疗关系矫正情感体验的一个主要部分就是"在愤怒中生存"。

结论

在本章中，"愤怒儿童"这一隐喻被用来指生气儿童中的一个亚群体，它与我之前提到的另一个隐喻"穿着大猩猩衣服的小鹿"形成了对比。游戏治疗师几乎在所有工作场合都会遇到愤怒儿童，他们的特点是愤怒的程度特别强烈，而且造成愤怒的原因主要是他们想象中的背叛。与之相比，"穿着大猩猩衣服的小鹿"则大多出现在治疗中心或医院的住院部里，而且在大多数情况下他们都遭受了数次创伤，现在通常被称为复杂创伤。在本章中，我还详细介绍了游戏治疗愤怒儿童的 3 个阶段，即：（1）愤怒的爆发；（2）攻击性行为的象征性转化；（3）通过象征性游戏控制愤怒。本章还提供了一个采用综合游戏治疗方法治疗"愤怒儿童"的实际案例。

第 16 章

对各种欺凌行为的游戏治疗

Steven Baron

欺凌的定义是利用自己的力量或地位，在另一个人并未挑衅的情况下对其进行伤害、威胁或羞辱。欺凌可能是身体上、言语上、间接的或者关系方面的攻击（Carlson & Cornell，2008），而且会多次发生。欺凌者和受害者之间的关系意味着权力的不平衡，因为欺凌者总是试图控制受害者。欺凌包括直接的行为，比如威胁、打击、偷窃或辱骂；也包括间接的做法，比如散布谣言和故意孤立同伴。最新的统计数据显示，每天大约有 16 万名儿童由于害怕被欺凌而无法到校上课（欺凌统计，2010）。从幼儿园到 12 年级，每 7 个学生中就有一个是欺凌者，或者是欺凌的受害者。71% 的学生认为，欺凌是一个一直存在的问题；10% 的学生因多次受到欺凌而不得不转学或辍学（Bullying Statistics，2010）。平均每 20 个学生中就有 1 个在学校看到过持枪的学生。进一步调查显示，在四至八年级的学生中，90% 的学生报告说自己是欺凌的受害者。据报道，在美国的高中，每月有约 28.2 万名学生遭到攻击（Bullying Statistics，2010）。56% 的学生在学校目睹过欺凌犯罪的发生。

这些统计数字反映了发生在校园里的欺凌行为。随着社交媒体的出现，网络欺凌的现象也成为现实。最新统计数据显示，网络欺凌的受害学生人数已经达到 270 万（Bullying Statistics，2010）。在青少年中，每 10 人中只有 1 人会告诉自己的父母他正在或者曾经受到网络欺凌。与此同时，十分之一的青少年在未经允许的情况下常常会被他人用手机拍摄下不雅的或者对其具有毁灭性的照片（Bullying Statistics，2010）。查阅相关文献可以发现，与文化无关，欺凌是一种发生在世界各地的现象（Beaty & Alexeyev，2008；Forero，McClellan，Rissel，& Bauman，1999；Harris & Petrie，2002；Wolke，Woods，Stanford，& Schulz，2001）。

由于这一现象已经越来越普遍，因此心理健康专业人员不仅要为欺凌的受害者提供帮助，也要对欺凌者给予治疗。下面是对导致这一现象发生的心理和社会文化因素所做的分析。

社会心理因素

从社会习得的视角出发，Bandura 提出了生活在好斗环境下的人可能沾染上攻击性行为的观点（引自 Espelage，Bosworth，& Simon，2000）。父母的育儿方式也与儿童攻击性的发展有关（Espelage et al.，2000；Stelios，2008）。爱欺负他人的男孩通常被认为生活在缺乏温暖的家庭中，父母常对其使用暴力并且极其专制，并且对其在校外的活动不闻不问。此外，这些父母会教给孩子报复他人的技巧，同时常常使用严厉、自相矛盾的方式惩罚孩子。相比之下，如果父母能强调用非暴力的方式解决冲突，那么孩子就不太可能表现出欺凌行为（Centers for Disease Control and Prevention，2011；Espelage et al.，2000）。

同样，父母如果能尊重并满足孩子独立的需求，孩子也就不太会想着欺负他人了（Stelios，2008）。家庭成员间保持友爱、接纳的关系，在孩子遇到困难时能够与之共同讨论并提供帮助，也有助于孩子不会染上欺凌的恶习。相反，如果儿童受到同伴的负面影响；有机会接触枪支；对自己居住的社区安全感到担心，就极有可能参与欺凌行动（Van Hoof，Raajmakers，Van Beck，Hale，& Aleva，2008）。

在对欺凌者的一项调查中发现，母亲对孩子的关心少与孩子的欺凌行为之间有着非常明显的相关性（Holt & Espelage，2007；Stelios，2008）。虽然父母对孩子密切关注有助于减少孩子成为欺凌者的可能性，但反之亦然，即当孩子的欺凌行为增加时，父母对其的关注和监督反而减少了。也就是说，亲子关系对欺凌行为的持续发展起着相互影响的作用（Georgiou & Fanti，2010）。父母对儿童问题行为管控的

减少反映出其对此的无能为力，因此索性就听之任之了。调查还显示，单亲家庭也加剧了儿童出现欺凌行为的风险（Yang，Stewart，Kim，Kim，& Shin，2013）。此外，对男孩而言，父亲角色的缺失和母亲的抑郁状态都可能导致其出现攻击性行为（Stelios，2008）。欺凌者承认，与没有此行为的同伴相比，他们的家庭不够团结，冲突不断，并且缺乏条理和章法（Stelios，2008）。而欺凌儿童的父母则认为，他们的孩子给他们添了太多麻烦，很难管教，令他们非常生气（Shetgiri，Lin，Avila，& Flores，2012）。

调查数据充分证明，如果不希望孩子出现欺凌行为，父母必须为其树立正面榜样。这一发现与 Jules Segal 博士提出的"有号召力的成年人"这一概念完全吻合，即儿童需要从一个成年人身上汲取力量（Brooks & Goldstein，2001）。在导致欺凌行为方面，儿童与成人的关系和其受同伴的影响无关（Espelage et al.，2000）。不过，从儿童参与负面活动（比如，毁坏公物、参与非法活动和打架）的程度可以预测他是否存在欺凌行为。欺凌现象的发生也与校方的疏于管理有关，如果老师能够加强对学生的体察和帮助，欺凌行为就一定会减少（Natvig，Albrektsen，& Qvarnstrom，2001）。学生学业成绩下降是老师预测其欺凌行为的一个重要考量（Barboza et al.，2009）。

相关研究均支持这一观点，即欺凌者中以男性居多，他们表现出很强的攻击性、强硬、冲动和缺乏同情心（Christie-Mizell，2003；Flescher Peskin，Tortolero，& Markham，2006；Wolke et al.，2001）。数据也证实，男孩对其

具备的男性特征的认知程度与其出现欺凌行为的数量之间有一定的关系（Gini & Pozzoli，2006；Klein，2012）。而且男孩也确实比女孩更有可能报复他人和通过身体暴力解决冲突（Bradshaw，Sawyer，& O'Brennan，2009）。

对自我的低认知也是导致儿童欺凌行为的一个因素（Christie-Mizell，2003）。如果儿童的朋友中有人有欺凌行为，也会造成其类似行为的增多（Mouttapa，Valente，Gallaher，Rohrbach，& Unger，2004）。欺凌者通常会与同伴组成群体，而且他们与异性约会的经历也更早（Mouttapa et al.，2004）。据报道，很小就开始约会的欺凌者认为，与没有欺凌行为的同伴相比，他们得不到正常并且能够从中获得帮助的人际关系。同时，这些年幼的儿童还很可能对其约会的异性朋友进行身体或社交攻击（Dake，Price，& Telljohann，2003）。

将欺凌行为与儿童在学校的状况联系起来的研究发现，欺凌现象出现在整个小学阶段并且逐渐增多，到中学时达到峰值，之后开始有所下降（Bradshaw et al.，2009；Flescher Peskin et al.，2006）。而且，欺凌行为与学生生活中经历的过渡期似乎也有关系，即在其从小学转入中学，再从中学升到高中时。欺凌者往往会伤害那些与自己同龄或同年级的人，以及那些他们非常熟悉并常在一起玩耍的同伴（Beaty & Alexeyev，2008）。欺凌者在学习上会有很大困难，而且对于学习也没有积极性（Carlson & Cornell，2008；Dake et al.，2003；Shetgiri et al.，2012）。

欺凌行为和精神健康问题之间有着极为明显的关系，比如双相情感障碍、药物滥用、行为失常、偏执狂和表演型人格障碍等（Vaughn et al.，2010）。欺凌者可能会给社会造成长期后果，包括反社会行为、犯罪和被判服刑（Menesini，Modena，& Tani，2009）。事实上，70% 的中学欺凌者在 24 岁前就会被判有罪（Vaughn et al.，2010）。在男性和女性身上，抑郁和欺凌行为之间都被发现有着密切关系（Beaty & Alexeyev，2008；Holt & Espelage，2007；Yang et al.，2013）。欺凌者一方面热衷于暴力行为，另一方面则有着明显的共情局限性（Pontzer，2010）。虽然欺凌者通常表现出外化障碍的症状，但有证据证明，他们也存在内化症状，特别是在青少年时期，比如抑郁症、焦虑症、饮食失调以及心身障碍（Forero et al.，1999；Menesini et al.，2009）。而且欺凌者酗酒和吸烟的风险也很高（Bazelon，2013；Nansel et al.，2001）。

许多欺凌者称他们能够很容易地交到朋友，这说明他们在社交上并不一定是孤立的。不过当他们在关系上出现问题时，许多人会选择用暴力方法解决（Holt & Espelage，2007；Nansel et al.，2001）。社会认同理论（Holt & Espelage，2007）认为，个体的社会认同源于其所属的群体。群体成员喜欢符合群体规范的行为，并试图通过强调自己群体与其他群体之间的差异来维护其特殊的身份。参与欺凌活动就是获得群体身份的一种方法。无论在什么地方，欺凌者都具有一些共同的特征，包括错误地认为别人不怀好意；用愤怒的方式做出过激反应并且迅速使用暴力；固执己见；将自己的形象视为获取权力的途径并且采用攻击性行为维护自身的形象（Hazler，Carney，& Granger，2006）。当被问及为什么欺负他人时，他们给出的最常见的理由就是渴望获得权力以及随之相伴的关注（Beaty & Alexeyev，2008）。

从人口统计的角度看，儿童的欺凌行为与其所属的种族和民族有一定的关系（Shetgiri et al.，2012），非洲裔和西班牙裔美国青少年中欺凌行为的发生率最高（Carlyle & Steinman，2007；Fitzpatrick，Dulin，& Piko，2007；Flescher Peskin et al.，2006）。欧洲裔和亚太裔美国儿童的欺凌行为则明显很少（Shetgiri et al.，2012）。

欺凌 – 受害者

欺凌 – 受害者指的是欺负别人同时自己也被欺负的儿童。最近的一项调查显示，大约三分之一的欺凌者都属于欺凌 – 受害者（Schwartz，Proctor，& Chein，2001）。这类儿童可能对嘲笑、威胁或肢体动作反应过度，造成他们自己不断受欺负。而且他们很难控制自己的愤怒情绪，也无法忍受失败，导致他们总想报复他人，这样就形成了欺凌和受害的不断循环。有证据证明，与纯粹的欺凌者和受害者不同，欺凌 – 受害者呈现出更大范围的情感痛苦（Espelage & Holt，2007；Forero et al.，1999；Isolan，Salum，Osowksi，Hartmann，& Manfro，2013；Menesini et al.，2009；Mouttapa et al.，2004；Schwartz et al.，2001）。他们身上既有受害者表现出的焦虑、抑郁、同伴排斥和缺乏亲密关系的特征；也有欺凌者表现出的违反规则、多动和反应性攻击倾向的特征。这

么多的特征聚集在欺凌 – 受害者身上，使他们更容易遭受情绪紊乱、药物滥用或反社会人格的困扰。欺凌 – 受害者通常是孤独的，这种孤立感使得他们感到无力、愤怒和充满敌意（Gordon，2013；Holt & Espelage，2007）。相较于纯粹的欺凌者和受害者，他们常常更不愿与人合作和与人交往，而且他们也很难读懂人们在社交时发出的信号。这类儿童不遵守课堂规则，学习成绩不好，这些都反映出他们所经历的情感痛苦。如果遇到他人遭受欺凌，欺凌 – 受害者最不可能只当旁观者，他们一定会参与并帮助受害者。

与欺凌者和受害者相比，欺凌 – 受害者会更经常遭受家庭虐待（Centers for Disease Control and Prevention，2011；Espelage & Holt，1997）。此外，这一群体也具有更强的自杀倾向和更多的故意伤害自己的行为。总之，这一群体需要承受的痛苦和病症比欺凌者和受害者都要多。

内在欺凌

对许多儿童来说，羞辱和控制他人，以及对自己过分苛责都源自生活中内在的攻击性因素，比如与父母和同伴破坏性的互动关系。这种可以被称为内在欺凌的内化产物向这些儿童持续不断地传递一个信息，即展示自己的能力、控制他人和接受自己的现状。于是被压迫者变成了环境和自己的压迫者。他们在欺凌他人的同时也在遭受欺凌。不用说，这种混乱的状态对儿童的共情能力、准确解读社交信号和发展

积极的自我认知都会产生极其深远的影响。这些儿童对自己所处的环境以及他们自己都很不满意，因此他们决定对这个严酷的环境发起攻击。他们不仅这样重复地对待他人，对自己也是如此，也就是说他们对自己也毫不留情。这一切都是因为他们内化的压迫者角色在发挥重要作用。

内在欺凌不仅会对儿童产生影响，也会对青少年和成年人产生影响。虽然不是所有内心有这样挣扎的人都会表现出肢体的攻击性，但内在欺凌确实会产生不易觉察却非常强大的影响。比如，无论是儿童还是成年人，都可能高度追求完美，并在遭遇失败时产生深深的自责。即使他们没有表现出明显的攻击性行为，但在与他人互动时仍会显得非常强势。内在欺凌导致个体不太看重自己或他人取得的成就和获得的称赞，相反，他会更聚焦在一些微不足道的不尽如人意的地方。儿童如果有这样的心态，会限制其适当冒险的意愿，因为他们不相信自己能够成功。内在欺凌会内化个体对自己的负面认知，并影响其外在行为。因此，从这个角度看，外在的攻击性表现其实就是内在欺凌的反映，这类人把他们对自己的苛责投射到了外部世界。

旁观者

虽然欺凌是一种会对欺凌者和受害者构成直接影响的现象，但另一个方面也有必要引起重视，那就是目击欺凌事件会对观察者产生怎样的影响，以及观察者的在场会对欺凌有什么

影响。事实上，通常情况下，旁观者的人数远远多于欺凌者或者受害者，因此审视这一群体所扮演的角色及其产生的影响是非常重要的。据统计，85% 的欺凌事件发生在群体中（Oh，2007）。调查则显示，只有 11% 的旁观者会参与欺凌事件；33% 的旁观者承认，他们觉得其实应当帮助受害者；还有 24% 的旁观者则认为欺凌与他们无关（Banks，1997）。

旁观者发挥的 4 个潜在作用已经得到证实（Salmivalli，1999）。

1. **助手。**这类儿童充当了欺凌的助手，他们参与了和欺凌类似的行为，比如抓住受害者、把受害者摁在地上或者参与打架。不过，助手的力量比不上欺凌者。大约有 8% 的旁观者属于这种类型。

2. **煽动者。**这类儿童通过大喊大叫的方式煽动欺凌行为。这一群体中的个体不会亲自参与或者发起欺凌行为，但会借着传递鼓动反馈使欺凌升级。他们似乎对以非直接的方式参与欺凌乐在其中，甚至很兴奋。旁观者中 15%—19% 的人属于这一类型。

3. **局外人。**这类儿童对欺凌事件完全不介入，但是他们的这种冷漠、不作为和不声张的态度助长了欺凌文化的盛行。这类人在旁观者中占大多数（23%—32%）。

4. **捍卫者。**这类儿童会通过各种方式参与欺凌事件。他们为受害者给予支持或安慰，与受害者待在一起或者为受害者寻求成人的帮助。他们甚至可能挑战或者

报复欺凌者。17%—19% 的旁观者属于捍卫者。从统计数据可以看出，大部分的旁观者对于欺凌采取的是消极的方法。

尽管在欺凌事件中帮助受害者似乎是一种无意识反应，但实际上它反映出的行为很复杂。虽然儿童可能是对受害者遭受的痛苦出于同情或者对其持正面看法，但他们在干预时也承担了道德责任。当欺凌事件发生时，如果旁观者都袖手旁观，那等于告诉欺凌者，他可以继续羞辱或欺负受害者。至于旁观者为什么会无动于衷，大致可能有下面几个原因。

1. 他们可能认为欺凌事件与他们无关。
2. 他们害怕如果自己介入，会成为欺凌者攻击的目标。
3. 他们顾虑如果他们向外界寻求帮助，可能会被认为是告密者。
4. 他们对受害者的印象不好，这使得他们不愿对制止欺凌事件进行干预。
5. 他们或许不知道自己能做些什么，担心参与反而会帮倒忙。

还有一些其他因素也会影响旁观者对欺凌事件的反应。比如，女孩比男孩更可能参与干预，这说明性别是一个因素（Oh，2007）。相较于直接的肢体或言语攻击，旁观者在目睹涉及关系或者非直接的言语攻击时，更可能干预或者帮助受害者（Oh，2007）。年龄也被认为是一个重要的因素：从二至六年级，儿童作为旁观者参与干预欺凌事件的次数呈下降趋势，尽管他们自身的欺凌行为从幼儿园到小学二年级是在不断增加的。从小学升入中学后，他们帮助受害者的意愿几乎完全消失了（Oh，2007）。相较于那些自己以前没有过欺凌或受害经历的目击者，曾经的欺凌者或者欺凌－受害者更不可能帮助受害者（Oh，2007）。

作为旁观者，欺凌事件对其构成的影响并不会随着它的结束而终结。旁观者承认，因为目睹了这类事件而越来越担心自己也受到欺凌，导致他们使用药物增加，焦虑和抑郁症状增多，出勤率减少。事实上，研究已经有力地证明，反复目睹欺凌行为会让旁观者在心理和生理上都饱受痛苦，而且时间久了，这种痛苦与受害者遭受的痛苦都相差无几了（Mouttapa et al.，2004）。

遇到欺凌事件时，积极干预和阻止的儿童被认为比那些袖手旁观的儿童更具同理心（Oh，2007）。旁观者如果因目睹欺凌事件而陷入焦虑（而不是本身就有焦虑特质），他很可能表现出帮助受害者的行为。但是之前有过创伤经历的旁观者不太可能对欺凌行为做出积极反应（Oh，2007）。

相关的研究重点聚焦在与旁观者身份有关的不同变量。比如，旁观者的社会地位被认为会影响其对欺凌事件的反应。社会地位高或者在群体中占据主导地位的儿童更可能出手干预并帮助受害者（Oh，2007）。或许那些在同伴中声望较高的儿童不太会受到欺凌者的威慑，而且这种可能性也会对干预形成影响，因为他们的社会地位赋予他们的权力使其能够对减少欺凌事件的发生发挥作用。此外，儿童所受欺凌的性质也会对其反应产生影响。如果欺凌行

为的危险不大并且发生时又有他人在场，旁观
者通常不会施以援手；但如果危险较大，那
么无论是否有他人在场，旁观者都可能给予
帮　助（Fisher，Grietmeyer，Pollezek，& Frey，
2006）。

临床案例

　　下面是我治疗过的一个儿童的实际案例，
为了保护当事人的隐私，所有与其身份有关的
细节都进行了隐瞒。

　　格林夫妇为他们的儿子詹姆斯找到了我，
詹姆斯是一个 8 岁的男孩，正在上二年级。詹
姆斯的父母正在接受婚姻治疗，因为他们的关
系出了问题。他们在治疗过程中，越来越多地
提到了对他们儿子的关注。他们最初的抱怨是
他在完成学校的作业时很吃力。詹姆斯在集中
注意力方面也有困难，正在接受药物治疗。不
过，格林夫妇对孩子最大的担忧是其在社交和
情感方面的问题，特别是他在家中和学校越来
越频繁地针对家人和同伴表现出的攻击性行为。
除此以外，在遭到拒绝时，詹姆斯会表现得特
别愤怒；如果同伴不同意他的意见，他还会对
他们大打出手。而且他一直不愿意去学校上课。
他已经尿床好几年了，可医生始终没能确诊原
因。他的父母说他总是很恐惧，他担心自己会
遭遇严重事故，害怕一个人睡觉，坚持要与他
的弟弟在同一个房间睡觉。此外，很多时候詹
姆斯也担心自己会情绪失控，伤及他人。他尤
其害怕一个人待着，即使在家里，他也常常跟
在父母身后。

　　在出生的头两个月里，詹姆斯曾经是个
"欢乐的婴儿"。格林夫人没有工作，据她介绍，
他的发育指标都与其年龄吻合，可是他却总是
生病。詹姆斯参加过好几个幼儿和学龄前的教
育项目，都没有表现出适应困难。他可以很容
易地与其他孩子建立关系，但分别时也不会出
现问题。在幼儿园和小学一年级时，他的表现
不错，成绩很好，也没有任何问题行为。那时
他能够遵守学校的各项要求，与同伴相处得也
很好。到二年级时，他突然在家里和学校都变
得很叛逆，并且拒绝完成学校布置的作业。他
在学习方面也开始出现困难。他的父母认为，
詹姆斯的行为出现异常是因为某位老师对其过
于严厉。

　　詹姆斯的父母一直在接受婚姻治疗，意在
解决他们极不稳定的关系问题。他父亲的工作
时间很长，把抚养孩子的责任都交给了妻子。
而且他变得越来越孤僻，在家时也只喜欢睡觉
和看电视。他的这种表现导致夫妇间的关系变
得紧张，而这一切詹姆斯都看在眼里。他们都
服用过治疗抑郁和焦虑的药物，他们的家庭治
疗师说，如果不是出于经济上的考虑，这对夫
妇多年前就会分手了。造成他们分歧的一个主
要原因是在抚养孩子方面采用了完全不同的方
法。他父亲总是用言语训斥儿子，还常常没收
他的游戏机作为惩罚，而那是儿子最喜爱的娱
乐消遣方式。相比之下，他母亲对孩子最初还
算有耐心，不过最终也会被激怒，并且发脾气。
当被问及詹姆斯有哪些长处时，他们两人想了
好长时间，最后回答说他喜欢写作和绘画，也
爱运动。

　　在游戏治疗开始前，他父母的婚姻治疗师

建议先对詹姆斯进行心理教育评估。评估的结果显示，詹姆斯的智力处于平均水平，他的非言语推理能力比言语推理能力发展得更充分。在学习方面，所有被评估的领域都达到或超过了年龄预期。他不符合注意力缺陷/多动障碍（attention-deficit/hyperactivity disorder，ADHD）的诊断标准，也没有学习障碍。在评估时，他的学校老师认为他的攻击性行为远远超过其他同龄儿童，尽管他的父母不认为他的攻击性、冲动行为和社交能力缺陷有如此严重。评估确实建议詹姆斯应当接受治疗，以解决他父母已觉察到的那些问题。

初始评估

在最初与詹姆斯的父母见面并了解情况时，他们二人间不和谐的程度极其明显。他们公开指责对方的育儿方式不合适，导致孩子出现了问题。他们对孩子的不满也很强烈，两个人都认为他不尊重别人，故意与他人做对，同时承认他们对他已经没有耐心了。

詹姆斯是一个挺敦实的小家伙，看上去和他的年龄很相符，但我们第一次见面时他都没有与我打招呼。进入我的办公室开始游戏治疗后，他坐在自己的座位上，对我的询问总是给出非常简短、略带敷衍的回答。他似乎对所有的游戏材料都没有兴趣，只是静静地坐在那里，很少说话。唯一比较明显的例外之处就是当我问到他喜爱和擅长做的事情时，他证实了父母之前对他的介绍，即他喜欢画画和写作，此外他还补充说，他"爱"搭建乐高积木。我告诉詹姆斯，办公室里有一箱乐高积木，如果他想玩，他可以玩，但是他谢绝了。我对此回应说：

"当你想做某件事时，它其实就在那里等着你呢。"詹姆斯没有反应。在第一次治疗时，他始终没有离开他的座位，很少讲话，和我也几乎没有目光接触。

第二次治疗开始时，詹姆斯仍然表现得对任何游戏材料都没有兴趣，也不说话。由于当时我还在为其他一些更年幼的接受治疗的儿童准备一套投影材料，因此我问詹姆斯，他是否愿意参与其中的一些绘画和讲故事的部分，他欣然答应了。虽然多数时候他给出的回答都很简洁，但有时候他的回答内容很丰富。他对主题统觉测试的反应尤其积极，并且主动创作了一些故事来回应强调家庭主题的提示卡，比如父母因父亲不关心家庭生活而争吵。在他创作的所有故事中，家庭生活都被描绘得一塌糊涂，并且带有攻击性，而家里的孩子总是试图逃离。没有任何迹象可以看出他生活在一个充满关怀、支持和呵护的环境中。最能说明问题的是他绘制的詹姆斯家庭情景插图。当我让他画一幅他们一家人在一起做事情的插图时，他画了4个彼此分开的小人，其中父亲正在掷飞镖。他把自己画在房间的一个角落，他的前面还画了一个大箱子，用它把他与家里的其他人隔开。他的位置和父亲掷飞镖的隐喻令人印象非常深刻。画完以后，他解释说："在这张画上，我们正在庆祝爸爸赢得冠军。他特别擅长扔飞镖。"

詹姆斯在完成投射性评估时也很配合，他的回答让我了解了他的感知和恐惧。看来他表现出的攻击性在一定程度上是一种防御反应，为了应对非常不平静，甚至令人感到恐惧的家庭生活。詹姆斯似乎把从他父母身上看到的挑衅和威胁的态度都结合起来了，这可能会对我们之间的治疗关系产生影响，我将此铭记在心。

治疗过程

治疗的早期阶段颇具挑战性，因为詹姆斯不愿与我有太多的互动，而且他在家里和学校的问题行为日趋严重。在治疗过程中，他不爱说话，也拒绝玩任何游戏，在治疗室里长时间处于沉默状态。不过，我没有给他施加任何压力，相反，我只是告诉他，当他感到有兴趣时，他可以玩任何玩具，也可以画画或从事其他活动。有几次在治疗时，他就默不作声地坐在那里，看上去昏昏欲睡，有时真的会打个盹儿。在有过几次这样的举动后，詹姆斯的父母跟我说，他拒绝继续治疗了。为此格林先生调整了自己的工作时间，亲自带着他来参加治疗。虽然父亲的干预确保了治疗的继续，但看得出来，詹姆斯仍然极不情愿。

两个月后，有一次我去等候室迎接詹姆斯，结果发现只有他妈妈在那儿（那次因为他爸爸的工作走不开，是妈妈陪他来的）。他妈妈告诉我，詹姆斯把自己锁在车里，拒绝来治疗室。我出去走到车旁，但他不肯摇下车窗，也不看我。而且他把车里收音机的声音开得很大，这样我说的话他根本听不见。这样僵持了几分钟后，我决定放弃努力，因为詹姆斯干脆躺在车里了。那天晚上格林夫人打电话告诉我，她丈夫取消了詹姆斯所有原有的待遇，他们俩吵得不可开交。格林夫人还说，詹姆斯攻击同伴的行为越来越严重，甚至还偷拿人家的东西，而且他的成绩也一落千丈。

这时我建议采取家庭治疗的方法，詹姆斯的父母同意了。家庭治疗开始时，詹姆斯坐在

座位上，身体蜷缩成一团，好像做好了最坏的准备。一家人默默地坐了一会儿，然后格林夫人开口说，詹姆斯一直说他想自杀，因为他觉得他的生活没有一点儿意思。格林先生则认为他这样说是在吓唬他们。我回应说，看起来全家人都很痛苦。这时詹姆斯打断我，他说他真的很不开心，因为无论他做了什么，爸爸都会惩罚他，所以他现在已经无所谓了。他父母承认他们对詹姆斯的惩罚似乎没有起到任何作用。我向他父母建议，他们应当考虑一些其他方法，而不能总是惩罚孩子。其实我之前也给过他们这个建议，但未被他们接受。不过，这次他们表示愿意尝试一下其他更积极的方法。我还对他们建议，考虑到詹姆斯的问题行为在升级，有必要让他的心理医生重新评估对他的药物治疗。对于游戏治疗，詹姆斯承认他对此有一种复杂的感觉。我回应说他的这种感觉很正常，来访者一般都需要一段时间才能适应。在被问到对家庭治疗的看法时，格林先生说他不能保证每次都能参加。有意思的是，詹姆斯说他愿意参加家庭治疗，不过他更希望能单独和我见面和交流。

对于之后的治疗，詹姆斯每次都乐于参加。他在治疗时还从家里带来了道具，其中有他最喜欢的口袋妖怪游戏。詹姆斯非常得意地把他收集的卡片一一陈列出来，并对每一个人物都进行了详细的解释。这是他第一次尝试主动与我沟通。他对这个游戏十分熟悉，在描述那些人物如何获取力量并战胜敌人时他瞬间变得兴致勃勃。我想这是因为战胜敌人这一主题引起了詹姆斯的共鸣。接下来他邀请我和他一起玩这个游戏。当他教我怎么玩时，很明显他已经

开始发生改变了。他不再紧绷着保持警戒了，因为他终于找到了一个可以随意表达自己争强好胜和渴望掌控的场所，同时他也尝试着与治疗师建立联系。在好几次治疗时，詹姆斯和我都在玩口袋妖怪这个游戏。几个星期后，我试图挖掘他的另一个强项。我对他说："既然你对这些人物这么了解，你完全可以把他们都画出来。"他欣然接受了我的建议，于是，在此后的几个星期，他一直在画那些人物。

正当我对治疗取得的积极变化感到欢欣鼓舞时，我接到了格林夫人打来的电话，她在电话中说詹姆斯的行为仍然带有攻击性，这令我又有了挫败感。格林夫人说他现在在完成作业这件事上公然对父母和老师撒谎，同伴也继续告状说他打他们和偷他们的东西。此外，格林先生也没有按之前约定好的那样对詹姆斯改用积极的方法。一连几个星期我试着与格林先生沟通，但都被他拒绝了。格林夫人报告说，詹姆斯故意堵塞了学校的马桶，导致洗手间地上全是水。他起初不承认是自己干的，不过后来还是承认了。格林夫人在挂电话时质问我，治疗到底能不能对她儿子有所帮助。显然格林先生更是对治疗不抱任何希望了。

在电话后的那次治疗时，詹姆斯没有带他的口袋妖怪的游戏卡片，他对继续画那些人物也没有兴趣了。治疗开始后，他坐在那里，一言不发。我暗自猜想是不是格林夫人告诉了他她给我打电话的事。詹姆斯静静地坐了一段时间后，又开始在纸上画了起来。不过这次他画的是一个大块头的男人对着一个孩子大喊大叫。然后他在每个人物上方写下了文字。那个男人对孩子说："混蛋！你没有做对过一件事。"孩子回答说："我恨你。"他坐在那里，看着自己画完的画，什么也没说。我强烈意识到这幅画反映了他与他父亲刚刚发生过的争吵（他父亲的身材很魁梧）。沉默了几分钟后我问詹姆斯画中的人物，他回答说："这幅画已经表现得很明显了。"我又问他画中的人物到底发生了什么事情，这次他没有理我，而是又拿起一张纸，在上面画了两个人物，一个比另一个高一点。高个子那个人举着枪对着另一个人，子弹从枪里飞出来。他嘴里说道："去死吧！"另一个人却在问："为什么？"我竭力想弄明白詹姆斯在这幅画里想表达的意思。他是攻击者还是受害者呢？或者两者都是？他是想传递他对自己刚刚与父亲发生的争吵的感知吗？那一刻我有不少问题回答不了，不过，有一点可以肯定，那就是詹姆斯对治疗采取了积极的态度。他在通过一种安全的模式表达自己的情绪，虽然这些情绪令其很痛苦。

在接下来的几次治疗中，詹姆斯或认真或随意地在纸上画各种人物，但他不愿谈论他们。格林夫人报告说，她丈夫与詹姆斯的争吵还在升级，而且格林先生也拒绝再见治疗师。又一次治疗时，詹姆斯从他的背包里取出了一张学校老师发给他的纸，上面印着"优秀证书"和詹姆斯的名字，上面还说他因为"各种优秀表现"而获此证书。他把它拿给我看，我向他表示祝贺。正当我要问他因为什么而获得这一证书时，他拿起一个记号笔，划掉了上面"各种优秀表现"这句话，并在它的上面写下了"因为是个白痴"。然后他在纸的空白处写满了"白痴"和"笨蛋"。我能想到的就是詹姆斯内心的愤怒和绝望，以及它们可能会引发的他的攻击性行为。他在纸上疯狂地写那些词语时反映了他无助和无可奈何的心情。我对他说，我很难过他接到这样一个证书，并且问他发生了什么事情。他没有回答我，而是拿起一张纸，在上面画了一组彩色的组合物。他在借此表达他的愤怒、沮丧和无望——这是他在治疗时发生的重大改变。

在此后的几次治疗中，他又画了曲棍球队的标志。我知道这是他喜欢的一项运动，但他不愿多说。他母亲报告说，他近来的表现时好时坏。一次詹姆斯来治疗时提出我和他一起玩"疯狂填词"游戏（即一种故事接龙游戏，一个人说一句不完整的话，另一个人将其补充完整，然后再顺着线索说另一句不完整的话让对方补充，如此循环往复）。我同意了，他的脸上露出了笑容——这是以前治疗时从未有过的现象。接着他向我口述一个故事梗概，并告诉我在某些地方留出空白，由他来完成。他创作的故事关于一个没有权力的国王。这位国王后来遇到了皇后和皇帝，告诉他们自己一点儿也不像个国王，因此感到很难过，希望能够得到他们的帮助。可是他并没有从他们那里得到帮助。于是国王决定在全国发表一个讲话。在他这么做了之后（詹姆斯没有特别说出讲话的内容），"人民就开始重视我了"。

最后那句话是詹姆斯创作的所有故事中第一个具有积极结果的例子。它带有希望和乐观的情绪，也说明治疗取得了进展。或许詹姆斯想表达他的希望，即一旦他能把自己的想法说出来，他就会得到重视。这个类型的游戏似乎很能发挥詹姆斯的想象力。他可以借着隐喻的方式谈论故事中的人物，并且特别强调国王最

后很高兴。在此之后的治疗过程中，詹姆斯又创作了一个故事，故事中的孩子在一次测试后特别担心，他非常详细地描述了那个小孩焦虑的情绪。不过在故事结束时，他回到家，他妈妈告诉他，他得到了一个近乎完美的成绩，并向他表示祝贺。这充分证明他渴望能与自己的父母有这样的互动。这是他创作的第二个具有积极意义的故事，与他早期的创作形成了鲜明的对比。同时这是对治疗的一个肯定反馈，因为他已经接纳了与治疗师的关系，并且能够展开积极的互动。

第三次也是最后一次玩这个游戏时，在詹姆斯创作的故事里，他面对面地遇到了一位著名的歌唱家。虽然他的第一反应是"大叫"，但他克制住了自己，选择了"闭上了嘴"。我对这个角色能够做到自我控制感到很震惊。实际上，这说明詹姆斯自己在控制冲动方面有了明显的改变。更令人感到欣慰的是，与此同时，格林夫人报告说，詹姆斯在学校和家里的攻击性行为已经有所减少。

詹姆斯在治疗时表现得越来越主动和活跃。他开始向我提及学校、家里和同伴发生的事情。这似乎表明他的治疗进入了一个新阶段。一路走来，他能有现在的表现实属不易，要知道，刚开始治疗时，他几乎睡着了，而且什么也不肯说。詹姆斯对我办公室里的便捷式打字机很感兴趣（我买它也是为了给儿童提供另一种实现自我表达的方法）。他开始创作另一个故事，这个故事比较长，延续了好几次。他有时自己打字，有时口述给我。这个故事的角色是许多水果，内容则是它们在学校的冒险经历。这个故事突出了它们遭遇到的各种冲突，包括它们

之间的冲突以及它们与老师和家长的冲突。詹姆斯把角色的性格和动机刻画得细致入微，充分显示出他在创作方面的才华。他的故事很生动，还用了双关语，同时又发人深省。我告诉了他我对他所创作故事的印象，他兴致勃勃地继续创作更多的故事。

在治疗过程中，詹姆斯继续表达他自己的想法和感受。在这期间他的攻击性行为减少了（虽然还没有完全消除），而且他也不那么恐惧和沮丧了。但是，虽然他的行为有了明显改善，可他的朋友仍很少，而且他的共情能力也不稳定。此外，他家里的紧张气氛依然如故。格林先生和格林夫人中断了他们的婚姻咨询，两个人的关系越来越疏远。令人遗憾的是，就在詹姆斯在治疗外有所进步时，他的父母突然决定终止治疗。我竭力劝说他们再考虑考虑，但遭到他们的断然拒绝。格林夫人在电话里告诉我，她丈夫最近又和詹姆斯大吵了一架，之后格林先生认定，治疗一点儿用也没有，不许再继续进行了。在这种情况下，格林夫人觉得她不能与丈夫作对，而且她也拒绝和我见面。我试图与詹姆斯再有一次结束治疗的机会，但这一请求也被拒绝了。我对以这种突如其来的方式结束与詹姆斯的治疗感到非常失望，可想而知，詹姆斯对此会有怎样的感受。

虽然治疗结束得令人遗憾，但无论如何，詹姆斯在治疗过程中呈现出明显的转变。他不再像治疗初期那么戒备和害怕了。他的进步证明使用游戏治疗作为治疗欺凌儿童的方法是卓有成效的。让詹姆斯按照自己的节奏逐渐适应治疗环境不仅能够使他与治疗师之间建立起重要的关系，而且可以让他们很亲密地互动。

治疗欺凌者：几点思考

25年来在学校和一家私人诊所治疗欺凌者的经历使我获得了一些非常重要的体验和教训。其中最具挑战性的一点就是如何让儿童信任我。这是最难逾越的障碍，但又是治疗能否产生效果的最关键的因素。其实许多欺凌者和具有攻击性的儿童也在努力获得这种信任。因此可以说，建立信任对我和这些儿童来说都是需要面对的考验。当儿童来见我时他们知道自己有麻烦了，因此他们常常觉得努力也没有用了，反正自己已经被定性了。我怎样才能让他们明白，我的工作并不是要处罚他们呢？相反，我希望他们能从内心感受到，我真正在意的不仅是他们应当怎样改变现状，也包括他们该如何应对平时的生活。我发现许多这类儿童用攻击性作为自己的盔甲来保护其内心极度的脆弱感。在为詹姆斯进行治疗的过程中，我有好几次看到他使用了这一防御机制。他的绘画和他提议玩的游戏生动地反映出他在恐惧与他人交往的同时又满怀渴望的复杂心情。虽然詹姆斯在感到足够安全后非常擅于表达他的情感和想法，但显然不是所有年幼的儿童都具备这样的能力。

在第一次与欺凌者见面时，我尽量让他们产生一种这个成人（我）与其他他们接触过的成人不一样的感觉。老师、家长和学校的管理人员在欺凌事件发生后必须在第一时间了解真相，这是完全可以理解的。虽然治疗师也有必要这么做，但他绝不应仅将此作为工作目标。我不希望前来接受治疗的儿童把我看作那些他们已经非常熟悉的成年人的一个翻版。那我应该怎么做呢？我怎样才能将自己与其他成人区分开来呢？

根据我的经验，这些儿童和青少年中的许多人在与治疗师会面时，都试图保持一副拒人千里之外的样子。比如，詹姆斯在治疗的初期竟然睡着了。不过，他们抗拒的形式是多种多样的。我遇到过各种这类行为，包括拒绝进入治疗室；乱扔或者损坏治疗室里的材料；以及对我破口大骂。出现这种情况时，我不得不提醒自己，虽然这一行为很令人恼怒，但它是儿童的一种重要的交流方式，而我实际上正在经受考验。我在此时做出的反应将在很大程度上决定接下来治疗的展开。当詹姆斯拒绝进入我的办公室和躲在他妈妈的车里时，我禁不住感受到他的那种无助。就如同他无法用建设性的方式影响周围的世界，我当时也产生了同样的感觉。而且当着他妈妈的面，我也感到很尴尬，因为她看着我，可我却无能为力。我意识到在许多时候当她不能改变孩子的行为时，这或许也是她经历的感受。詹姆斯也让我认识到，他曾试图管理好自己的生活，但没有成功。在我了解了他和他父母的状况后，我的预感得到了证实。因此我觉得，无论詹姆斯做了什么，对其保持同理心是极为重要的，而且我认为这正是他迫切需要从我这里得到的。

在我与欺凌者见面时，我往往会打破常规，呈现一种意到不到的方式。比如，我不会向他们询问有关欺凌事件的细节，而是了解他们有哪些兴趣和强项。我发现这不仅有助于让他们放松下来，同时向他们传递一个信息，即我并没有只把他们看作欺凌者或者问题儿童。我不想只关注他们存在的问题，而是想帮助他们看

到自身具备的能力。许多这类儿童都没有觉察到他们拥有的优势，而他们的攻击性行为更让他人和他们自己不会发现他们积极的一面，结果他们的自我价值一再被边缘化。在为詹姆斯治疗的过程中，特别是当我努力与他建立关系时，我让他的能力和才华得到了充分的发挥和展现。在玩口袋妖怪和疯狂填词游戏时，詹姆斯充分证明了他完全有能力把事情做好。很可能他生活中的其他成年人没有花时间与他进行这样的互动并发现他的潜力。虽然欺凌者采用攻击性行为掌控他人的做法需要加以纠正，但在对他们进行治疗时，我仍尽量将聚焦的范围扩大一些。这类儿童需要机会去体验怎样建设性地与他人进行沟通，即自己有可供分享的有价值的信息。因此游戏治疗师应当帮助欺凌者发现他们的内在价值并对其给予认可。

对于在学校发生的欺凌事件，应当通过校方的组织机构加以管理。但很多时候校方管理人员和老师要求迅速得到结果，并确保欺凌者吸取教训，不会再有类似行为的出现。在对欺凌和其他不良行为零容忍的时代，被指控欺凌的学生如果被认定有罪，校方就会要求其不得再去学校，但这就使他失去了与学校辅导员沟通的机会。在这种情况下，除了向学生保证等他管教期满后我会为他提供帮助外，再也没有别的办法了。因此对因欺凌行为而被迫停学的学生，我经常会做一件令其感到吃惊的事，就是给他的家里打电话，告诉他我对他的关心并愿意为他提供帮助，这样就为他回来后的治疗提前做好了铺垫。

在管教期满后，帮助欺凌者重新适应学校环境是另一个需要解决的问题。我经常会约见

那些遭受欺凌的学生，倾听他们对欺凌者回归的担忧，并且在校园里找到切实可行的应对方法。作为学校的心理工作者，我会尽力促成欺凌者与受害者之间达成协议，帮助他们缓和关系。这一做法对减少欺凌行为的继续发生极具建设性，同时它也让所有相关方了解到，对于解决分歧除了攻击性行为外还可以有别的选择。

帮助儿童意识到他可以对外寻求帮助并获得安全和接纳始终是治疗师的工作目标，尤其是对那些曾在这方面遭遇过拒绝或伤害的儿童。虽然这一目标并不总能成功实现，但我们仍要致力于帮助这些儿童体验对他们来说或许较陌生的接纳感，并且让他们学会信任，不仅信任游戏治疗师本人，而且信任整个世界。

第 17 章

以儿童为中心的游戏治疗和基于学校的各种问题

Angela I. Sheely-Moore

Peggy L. Ceballos

童年时期在心理健康方面出现的问题会导致儿童日后的心理健康持续存在问题（Richard & Abbott，2009）。统计显示，每年有13%—20% 的儿童会出现心理健康问题，这一数字确实令人震惊（National Research Council and Institute of Medicine，2009）。Langley、Santiago、Rodriguez 和 Zelaya（2013）在调查后公布，大约有 20%—50% 的儿童是创伤性事件的受害者。此外，由于对心理健康问题缺乏重视而导致的自杀是 10—14 岁青少年死亡的第三大原因（Centers for Disease Control and Prevention，2011）。

研究人员特别强调，在移民和生活在城市贫困社区的儿童和青少年群体中，心理健康问题越来越普遍（Alicea，Pardo，Conover，Gopalan，& McKay，2012；Langley et al.，2013）。按照 Eisenberg、Golberstein 和 Hunt（2009）的观点，由于对儿童的心理健康问题没有及时进行干预，会导致其在学校的学习受影响，并且酿成许多可怕的后果。此外，Eisenberg 及其同事还注意到，学业方面受到的影响会对其步入中年后的就业和收入构成不利影响。虽然这些统计数字令人担忧，不过，另一方面，约有 20% 的心理出现问题的儿童已经得到了需要的帮助（Kataoka，Zhang，& Wells，2002）。研究人员和专业机构也呼吁校方相关人员要积极应对，为这类儿童提供高质量的心理健康干预措施（American Academy of Pediatrics，2004；Galassi & Akos，2007；National Association of School Nurses，2008；National Organization of School Psychologists，2012）。

以学校为基础的综合性心理健康服务机构认识到，要想提高学生的学业成绩，迫切需要在学校解决学生的心理健康问题。美国学校咨询协会（American School Counseling Association，ASCA，2012）就为此在全美范围内提供了一个模式。该模式为学校的专业辅导员提供了一个框架，使他们可以通过实施综合性学校咨询方案来积极回应所有学生的需求。美国学校咨询协会的国家模式是一套非常系统的方法，能够解决学生在择业、学习和社会情感方面的各种需求。借助以学生和其他利益相关方（比如教师、管理人员、家长）为目标的这套系统，能够解决学生在发展过程中遇到的这些互相交织的问题，对提高其学习成绩无疑是有利的（American School Counseling Association，2012）。在学生的整体发展中，一些适合其发展的措施，比如游戏治疗和表达性艺术治疗，似乎可以起到至关重要的作用。

Vernon（2004）建议，在学校进行治疗时，可以使用非言语交流的方式进行适合发展的干预。以儿童为中心的游戏治疗被普遍认为是一种有效且适用于儿童发展的治疗方法（Bratton，Ray，& Landreth，2008）。许多研究均证明，以儿童为中心的游戏治疗在文化多样性的学校中治疗儿童的问题行为是非常有效的（比如，Blanco & Ray，2011；Bratton et al.，2013；Cochran，Cochran，Nordling，McAdam，& Miller，2010；Garza & Bratton，2005；Ray，Blanco，Sullivan，& Holliman，2009；Schumann，2005）。此外，如果儿童的父母接受过以儿童为中心的游戏治疗的培训，对儿童的成长也非常有帮助（Ceballos & Bratton，2010；Garza，Kinsworthy，& Watts，2009；Sheely-Moore，& Bratton，2010）。学者还推荐使用表达性艺术治疗的方法，它也是基于以儿童为中心的游戏治疗的原理和准则，可以满足或解决各种心理健康机构和学校环境中青少年的发展需要（Bratton，Ceballos，& Ferebee，2009）。虽然在对青少年使用表达性艺术治疗方面的研究还很有限，但其产生的令人鼓舞的影响是显而易见的（Flahive & Ray，2007；Packman & Bratton，2003；Paone，Packman，Maddux，& Rothman，2008；Shen & Armstrong，2008）。

以儿童为中心的游戏治疗及其研究

由于许可证和认证标准的需要，在学校工作的心理健康专业人员（比如，学校的辅导员、心理工作者和社会工作者）只能对学生采用获得经验支持的干预措施（Bratton，2010）。事实上，这些专业人员不仅要使用得到经验支持的干预措施，而且在评估其工作效果时需要提供实证支持，以证明其做到了尽职尽责（American School Counseling Association，2012）。因此，这就使得学校的心理健康专业人员必须在有实证支持的前提下，找到适合儿童发展同时比较灵活的治疗模式，并以此证明其在促进儿童良性发展方面取得的成效。

Landreth、Ray 和 Bratton（2009）认为，以儿童为中心的游戏治疗"使用时间最长、得到的研究认可也最多"（p.282）。自 20 世纪 40 年代初以来，它一共经历了 84 次基于学校的针对游戏治疗结果所进行的研究（Bratton，2010）。如前所述，许多在学校进行的研究均显示，在小学，针对不同群体及其出现的各类问题，以儿童为中心的游戏治疗都被证明是有效的。而在中学，研究人员正在对表达性艺术治疗的收效展开调查。以儿童为中心的游戏治疗将治疗关系看作来访者发生改变的主要因素，并以人类天性追求积极成长和发展作为基础（Landreth，2012），它和表达性艺术治疗的模式能够满足学龄儿童和青少年在发展阶段的独特需求。

Hess、Magnuson 和 Beeler（2012）认为，儿童和青少年在某些方面的认知发展与"成人是截然不同的"（p.52）。具体来讲，12 岁以下的儿童倾向于用具体的方式组织信息，而不是通过抽象的思维（Piaget，1962）。即使从 13 岁左右开始大脑进入了正常思维的阶段，中学生在运用逻辑思维和演绎推理方面的能力也尚未达到最佳状态（Piaget，1962）。因此，在不需要抽象思维的状态下，游戏和游戏材料的使用成了儿童和青少年充分表达自我的桥梁（Landreth，2012）。除了在治疗和表达性艺术治疗中使用游戏作为儿童和青少年的交流媒介外，这一人本主义的方法还有助于增强人们在情感、社交、个体和认知等方面的体验潜力（Berk，2003；Landreth，2012；Schaefer & DiGeronimo，2000）。

基于罗杰斯（1961）的人本主义心理咨询框架，Virginia Axline（1969）进一步发展了以儿童为中心的游戏治疗，包括 Landreth（2012）在内的当代学者也对这一方法做出了贡献。虽然玩具和游戏时使用的材料对于促进广泛的自我表达非常重要，但玩具和游戏室本身在治疗过程中只处于次要地位，治疗师与儿童缔结的关系才是第一位的（Landreth，2012）。从业人员的共情交流、无条件的尊重以及真诚的态度有助于儿童的内在成长和走向成熟（Fall，Holden，& Marquis，2010）。Axline（1969）概括了从业人员在与儿童互动时具有指导性的 8 个基本原则。它们要求治疗师应当做到：（1）与儿童建立友好和谐的关系；（2）对儿童当下

的状况做到绝对接纳；（3）营造一个自由的氛围，让儿童充分表达自我；（4）发现并确认儿童的情绪状态；（5）相信儿童天生具备解决问题的能力；（6）让儿童主导游戏过程；（7）对儿童的治疗进度保持耐心；（8）只在必要的时候对儿童设限（pp.73–74）。我们认为这些原则也可以很容易地运用到青少年身上。

表达性艺术治疗的使用

在为青少年进行治疗干预时，Slavson 和 Redl（1944）是最早提出使用适合其发展的材料和活动的学者。此后，其他几位专家也建议将游戏治疗调整为表达性艺术活动的形式，以适应和满足心理出现问题的青少年的需要（Draper，Ritter & Willingham，2003；Finn，2003；Flahive & Ray，2007；Ginott，1994；Packman & Bratton，2003；Paone et al.，2008；Shen，2007；Veach & Gladding，2007）。使用表达性艺术材料作为青少年交流的媒介可以增强他们的自我意识，并最终产生积极的变化（Knill，Levine，& Levine，2005；Shen & Armstrong，2008）。虽然表达性艺术材料可以用于许多理论，不过依照以儿童为中心的游戏治疗的原则，我们建议在人本主义视角下使用它。

根据 Corey（2005）的理论，人本主义观点的基础是"尊重来访者的主观体验，信任来访者有能力做出积极和建设性的有意选择"（p.166）。因此，罗杰斯（1961）提出的治疗关系仍然是促使来访者改变的核心要素，而不是

治疗时使用的表达性艺术材料或活动。此外，自我指导活动也有助于满足青少年对自主和控制的发展需求（Bratton，Ceballos et al.，2009）。Gil（1994）建议，在治疗过程中将非结构化和结构化时间结合起来考虑和安排更具效果。作为回应，在将以儿童为中心的游戏治疗用于青少年时，应当做如下的调整：（1）将交流媒介改为表达性艺术材料；（2）鼓励从业人员在组织结构化活动时保持灵活性，从而减少青少年在治疗过程中的焦虑，同时为他们提供参与自我指导活动的机会（Bratton，Ceballos，et al.，2009）。可供青少年使用的艺术媒介包括沙盘、黏土、拼贴画、故事创作、音乐和乐器（Bratton，Ceballos et al.，2009；Gladding，2005；Malchiodi，2002；Oaklander，1988）。

以儿童为中心的游戏治疗和表达性艺术治疗：策略与技术

在治疗时使用游戏和表达性艺术作为媒介为儿童和青少年提供了无须语言就能充分表达自我的机会。虽然语言表达没有被强调或鼓励，但在以儿童为中心的游戏治疗中，言语和非言语技能都是必要的；而在使用表达性艺术治疗时，二者显然都更加重要，值得大力推荐。不过，在为12岁以下儿童治疗时，由于他们更关注具体的理解，对非言语技能的需要或许更为关键（Piaget，1962）。因此在治疗过程中，通过开放式姿势表现出对儿童动作的关注非常重要，而当儿童在游戏区四处走动时，也要始终目不转睛地与其保持连接（Landreth，

2012，p.190）。共情理解指的是治疗师借助感叹词、面部表情、身体姿势和声音鼓励（比如，"嗯！"）等非言语方式传递出与儿童的同在（Landreth，2012）。按照 Landreth（2012）的说法，这种"同在方式"等于向儿童传递出这样的信息："我正在尽最大努力通过你的眼睛去认识和理解这个世界"（p.190）。这样的信息可以说是以儿童为中心的游戏治疗和表达性艺术治疗中言语回应的基础。基于以儿童为中心的游戏治疗方面的重要著作中所提到的基本技能（Bratton，Ray，Edwards，& Landreth，2009；Landreth，2012；Landreth et al.，2009），我们确定了为儿童和青少年治疗时应具备的4大关键技能：（1）对其非言语行为做出回应；（2）对其做出确认回应；（3）对其给予赋权回应；（4）对其提供基于关系的回应。

对非言语行为做出回应（跟踪）

这项基本技能指的是治疗师在不加判断、指导和解释的情况下觉察儿童和青少年在游戏时的行为并做出回应。跟踪行为的目的是表达对儿童的动作的关注和兴趣（Landreth，2012）。比如，第一次走进游戏室时，上二年级的玛丽亚在环顾四周后立刻抓起了洋娃娃。这时治疗师可以回应"你拿起了它"或者"你选择了它"。对于在刚开始制作拼贴画时遇到困难的青少年，学校的咨询师可以这样说："你很难决定从哪里开始。"不过，整体而言，在为青少年治疗时，跟踪应当有所减少，因为在这个发展阶段他们已经表现出了明显的自我意识（Sprenger，2008）。

做出确认回应

一些用于成人的治疗技能同样可以用于儿童和青少年，比如对其表达的内容和感受做出回应。这样的回应是对儿童对其自身经历表达的确认和肯定，有助于提升其自我理解和自我接纳的能力（Landreth，2012）。比如，在迈克叙述了他当天需要完成的许多家庭和学校的任务后，治疗师可以回应说："你今天确实有许多事情要做。"

由于青少年可能会在言语和非言语表达间摇摆不定（Bratton，Ceballos，et al.，2009），因此心理健康从业人员有必要在不跟踪其动作时使用确认回应。比如，当一名青少年一边用黏土捏一颗心的形状，一边述说自己父母离婚的细节后说："我真希望他们能够重归于好。"这时治疗师应当肯定这名青少年的心理感受，因此他可以说："你感到无能为力，因为你无法使他们回到过去的状况。"这里请注意一点，治疗师也可以通过语调和面部表情等非言语方式来体现其对青少年无助感的理解。

给予赋权回应

按照罗杰斯理论的基本原则，人类天生具有朝着积极、向前发展的内在能力（Rogers，1961），许多以儿童为中心的游戏治疗的技能都有助于发展个体业已存在的内在力量，无论他处在哪个年龄段。因此以儿童为中心的游戏治疗中的赋权回应（包括承担责任、激发创造力和建立自尊）能够对其自我引导、自发创造和自尊的发展起到促进作用（Landreth，2012）。当儿童问接下来该玩哪个玩具时，为了让他学会承担责任并加强其自我指导的能力，可以对他说"在这里，你可以自己做决定"，或者"你可以自己选择"。比如，在没有纸巾的情况下，儿童用美术用纸擦去自己手指上沾上的颜料。对他的这一解决办法，治疗师就可以回应说"你找到了擦掉颜料的方法"，或者"啊！你想出了怎样把颜料擦掉的办法"。自尊培养反应则重在突出儿童已经拥有的知识和能力，因此这方面的回应可以包括"你很清楚怎样建一个城堡"，或者"你对恐龙很了解啊"。

在治疗的非结构化活动时间里，让青少年自行决定活动内容也非常重要，因为这能够满足其在这一阶段对独立发展的需要（Erickson，1982）。让一名青少年承担责任可以直截了当地对他说："在今天治疗剩下的 15 分钟里，你自己决定你想做什么。"治疗时有关自尊的回应有助于培养青少年的价值感。比如，当一名青少年夸耀自己创作的拼贴画内容时，治疗师可以说："你对它感到很自豪"。

提供基于关系的回应

在被 Axline（1969）认为对于儿童成长和发展最关键的 3 个要素中（p.16），治疗关系是最重要的。由于儿童来访者与治疗师之间的关系代表了儿童世界中的一个缩影，因此要促进和增强这种动态关系就需要治疗师掌握一些重要技能。以儿童为中心的游戏治疗的两项技能可以满足这些目标：（1）促进治疗关系；（2）设置限制。对由来访者向治疗师发起的言语或非言语互动做出回应有助于建立有效的沟通模式（Landreth et al.，2009）。比如，儿童画了一幅画，然后邀请治疗师在同一张画纸上画一所房子，治疗师可以做出这样的回应："你想让我和你一起画。"如果青少年邀请治疗师参与沙盘制作，治疗师可以对他说："你希望咱们共同完成这个任务。"

为儿童提供参与由其自我指导的亲社会行为的机会是设定限制技能的主要目的之一。为了确保儿童的身心安全，并且保护游戏时使用的材料，设限当然是必要的（Landreth et al., 2009）。设限包括 3 个步骤（简称 ACT）：（1）认可儿童的愿望或情绪状态（acknowledge，A）；（2）用坚定平静的语气表达设限要求（communicate，C）；（3）提供一个社会可接受的替代方案（target，T；Landreth，2012）。举例来说，如果儿童想用颜料刷墙，治疗师就可以使用 ACT 这 3 个步骤对其做出回应。

- 第 1 步："我知道你想用颜料刷那面墙。"
- 第 2 步："可是墙上是不能涂颜色的。"
- 第 3 步："你可以选择在画架上用颜料画画，或者在鸡蛋盒上画。"

相较于年幼的儿童，青少年已经具备了抽象思维的能力（Piaget，1977），因此，面对他们时，最好将第 3 步改为与其共同思索替代方案。也就是说，考虑到他们渴望独立的发展需要（Erickson，1982），可以与他们集思广益，想出社会可接受的表达其情感的方式。比如，治疗师可以说："你很生气，但是你不能损坏沙盘里的模型。除此以外，你还能不能想出其他方法来表达愤怒？"

使用表达性艺术治疗时的特殊考虑

当采用基于人本主义框架的结构化活动时，比如以儿童为中心的游戏治疗，我们建议治疗师遵循以下准则：（1）将结构化活动仅作为建议推荐给青少年，并由他们做出最终的决定；（2）在治疗开始时采用结构化活动，把治疗快结束时的时间留给青少年，让他们自己安排非结构化活动；（3）保持沟通的灵活性，即当青少年在用言语或非言语方式交流时，与之采用同样的方式。学校的心理健康专业人士在选择结构化活动的内容，以及平衡结构化和非结构化活动的时间时，应当充分考虑对学生需求所做的临床评估（Bratton，Ceballos et al.，2009）。比如，对于正在经历高度焦虑的学生，治疗师可以使用表达性艺术治疗的方式选择一个结构化活动帮助其实现自我表达（比如，"让我看看你是否能通过沙盘反映你的内心世界"）。

按照 Landgarten（1987）的观点，艺术模式与来访者对创作的控制能力之间存在着一定的关系，一些媒介形式能够让更多无意识的感觉呈现出来。Landgarten 对此解释说，选择的媒介形式会对来访者的自我表达、防御和情感状态产生影响。遵从他的分析，学校的心理健康从业人员在向青少年推荐艺术媒介时一定要谨慎，首先要确定治疗关系的安全度，然后还需要对学生是否在情感上对使用艺术媒介做好了准备进行评估。Bratton、Ceballos 及其同事（2009）对可用于青少年的各种艺术材料提供了一个总览和概述，包括彩色铅笔、木偶和沙盘等（Bratton，Ceballos，et al.，2009）。

从业人员还应当留意治疗时自我指导的非

结构化活动的时机以及所使用的技能，不要让其干扰整个治疗过程和从业人员推荐的结构化活动。在表达性艺术治疗的自我指导部分，校方的心理健康专业人员需要密切关注学生的创作过程。与之相反，对于那些由从业人员推荐的活动，则一定要在学生活动时为其留出自我思考的时间（Bratton，Ceballos，et al.，2009）。在学生创作过程中，治疗师应保持沉默，直至其创作完成。比如，治疗师可以说："你可以用沙盘来反映你生活的世界，我会静静地坐在这里，不会打扰你。等你创作完成后，咱们可以一起看看你的作品。"这样可以让学生心无旁骛地完全沉浸在创作中，同时为其提供一个自我觉察的机会，能够让其把自己的内在想法和感受都借助媒介表达出来。

根据 Bratton、Ceballos 和 Sheely（2008）的观点，在探究和分析来访者最终完成的作品时，可以通过 4 个层级来处理。每一个层级都需要学生具备比前一个层级更强的情感、心理安全感以及抽象思维能力。下面简要叙述了每个层级的处理方式，并提供了一个示例：

- 层级 1：邀请学生分享他创作的作品（比如，"跟我讲讲你的拼贴画的内容"）。
- 层级 2：治疗师分享自己对学生作品的印象（比如，"我注意到你对拼贴画中间摆放什么物品思考了一段时间，但是你对把汽车放在公路右侧的拐角处很有把握"）。
- 层级 3：邀请学生说出作品中的隐喻（比如，"我想知道假设你驾驶画中的一辆汽车，你会把它开往哪里"）。
- 层级 4：让学生说出作品与自己的关系

（比如，"这个高速公路的拼贴画对你来说似乎很重要，我想知道它和你有怎样的关系"）。

以儿童为中心的游戏治疗和表达性艺术治疗在学校中的应用

在学校环境下工作为心理健康专业人员提供了与管理者、教师、工作人员和家长协同合作帮助学生得到改进的独特机会。Bronfenbrenner（1979）的社会 - 生态框架为儿童世界中各相关方的互相影响提供了清晰的蓝图。由于心理健康专业人士不可能满足学校里出现的各种需求，因此学校、家庭和社区中的主要相关方共同承担责任，对于预防、干预和落实咨询策略是必不可少的，其中当然包括以儿童为中心的游戏治疗的实施。

在对 239 名中小学辅导员进行调查后，Shen（2008）发现，实施游戏治疗时存在着 3 个障碍：缺乏培训、时间有限、经费不足。Ebrahim、Steen 和 Paradise（2012）对 359 名小学辅导员的调查也证实了 Shen 的发现。为学校儿童提供综合性心理健康服务框架，比如美国学校咨询协会的国家模式（2012），能够成为克服这些障碍的潜在助力。具体来讲，为了更好地使用以儿童为中心的游戏治疗方法，学校的心理健康专业人士可以采取以下行动：（1）扩充以儿童为中心的游戏治疗和表达性艺术治疗的知识库；（2）建立大学与中小学的合作关系；（3）积极寻求融资方案。

扩充以儿童为中心的游戏治疗和表达性艺术治疗的知识库

在资金有限的情况下，学校的心理健康专业人员面临着找到能够负担得起的有关以儿童为中心的游戏治疗和表达性艺术治疗的培训以及必要的督导。虽然有财务成本需要考虑，但无论在怎样的环境下工作，专业技能和经验都是必要的。在学校工作的从业人员如果想增加这方面的知识储备，可以考虑下面几个选项。第一，如果报名参加研究生水平的游戏治疗或表达性艺术治疗课程不现实，可以考虑旁听一门这样的课程。通常情况下，旁听一门课程提供了无须完成作业就可以听课的机会。对于更多的短期培训机会，可以通过美国游戏治疗协会的网站查询，那里提供了美国各地、州和国家级别的培训信息，包括会议和网络研讨会，从业人员可以根据自己的财务能力进行选择。

在为儿童和青少年提供治疗服务时，拥有所需的知识储备是第一步，同时向校方的管理者、老师、工作人员、父母以及学生传播学到的信息也非常重要。向主要的相关方介绍以儿童为中心的游戏治疗的基本原则并且强调其能够对学生产生的积极影响可以获得他们对在学校进行的游戏治疗的大力支持。

建立大学与中小学的合作关系

在对小学进行的游戏治疗的回顾中，Ebrahim 及其同事（2012）发现，大多数游戏治疗都是与校外的专业人员共同完成的。与社区相关人员分担责任可以减轻学校心理健康专业人员对于完成任务的压力。具体来说，来自当地心理健康机构的游戏治疗师可以无偿为学校老师和学生家长在学校或者机构提供儿童－教师关系培训（Child Teacher Relationship Training，CTRT）和儿童－家长关系治疗（Child-Parent Relationship Therapy，CPRT）方面的培训。学校的从业人员还可以与专门从事游戏治疗和表达性艺术治疗研究的大学教育工作者交流，探讨将学校作为心理健康专业（比如咨询、学校心理学、社会工作）的硕士和博士生临床实习地点的可能性。此外，学校也要求其从业人员必须达到研究生培训方案的标准才能担任现场主管，因此，对从业人员的培训和督导是极为重要的。

寻求资金渠道

为游戏治疗所需的材料寻求资金支持是一件很耗时耗力的事，因此学校的许多从业人员不得不自掏腰包添置游戏区域的材料。事实上，在小学，大多数接受调查的辅导员都承认他们是用自己的钱购买游戏治疗需要的设备（Ebrahim et al.，2012）。向学校工作人员、家长和社区组织倡议捐赠玩具和游戏材料是减少财务支出的一个选项。与学校和社区负责人协商，为从业人员寻求和申请补助金也有助于减轻他们的负担（Sheely-Moore & Ceballos，2011）。

必要的工具和配置

在学校使用游戏治疗和表达性艺术治疗面临的另一项挑战是获取所需的设备。Landreth（2012）推荐过一个游戏室必备材料列表，其中也包括便捷式游戏包里的材料，后者针对的就是像学校这样的空间有限的环境。Bratton、

Ceballos 及其同事（2008）也提供了一个非常全面的清单，它给出的是适合青少年发展的游戏材料。对于在学校从事心理健康的专业人员来说，拥有一些能够反映学生学校生活的玩具和材料是非常重要的。在为游戏区配置玩具和材料时，从业人员还要将学生来自不同种族、国家、社会经济层级、居住区域和能力状况等文化因素考虑进去。

Landreth（2012）将游戏区准备的玩具划分为 3 大类：反映现实生活的玩具、带有攻击性的玩具以及与创意和情感释放有关的玩具。这 3 类玩具也适用于青少年，不过针对他们还应当再加上黏土、沙盘和拼贴画。由于现在许多学校对暴力行为实行"零容忍"的政策，因此越来越多的校方管理机构很可能不允许在游戏治疗时使用此类玩具（比如，飞镖枪、橡皮刀）。如果遇到这种情况，就只能在与学生建立起稳定的治疗关系后，向其灌输相关的基本原则，让他们学会以建设性的、积极的方式来宣泄自己的情绪。但这并不能保证这样的语言解释能够起作用。如果解释没有奏效，那就要鼓励学生在某些玩具或材料缺乏的情况下，努力通过创造性的策略满足他们的需求。

临床案例

如果让儿童或青少年自己引导游戏或活动的内容，从业人员就无法事先"设计"好针对他们应做出的反应。相反，他只能全然适应和配合儿童或青少年构筑的世界，并根据他们的动作和语言做出即时的反应。下面两个案例说明了在以儿童为中心的游戏治疗和表达性艺术治疗的 3 个阶段，即初期、中期和结束，分别使用的不同技巧。第一个案例中的治疗对象是一个正在上幼儿园的 5 岁儿童；第二个案例中的治疗对象是一个 14 岁的十年级学生。在叙述案例时没有使用他们的真实姓名。

案例 1

在刚上到学年的一半时，5 岁的托马尔转到了另一所幼儿园。在新幼儿园的头几天里他感到极不开心。其实在他被送到幼儿园的那一刻，他就明确表示他不想待在那里。他不肯走进教室，他爸爸只好把他抱进去。因为他爸爸急着去上班，所以他在教室里待了不到 10 分钟就要走。托马尔看到爸爸要离开很生气，开始大喊大叫，并且乱扔东西。他爸爸和托马尔的老师都一致认为需要采用一些措施帮助他适应新环境，于是他们去找幼儿园的心理专家寻求帮助。他们协商的结果是，通过游戏治疗的方法来帮助托马尔。

初期

第二天早上，幼儿园的心理专家在托马尔到教室前就提前等候在那里，她向托马尔做了自我介绍，然后将他带到游戏室。前一天晚上，托马尔的爸爸按照心理专家的建议，给他讲了一个与第一次游戏治疗有关的并且适合他年龄的故事。这样那天早上托马尔的激烈情绪就有所减弱，因为他对游戏室充满好奇。心理专家在见到托马尔后蹲下身，与他保持同样的高度，然后做了自我介绍，并且宣布他们可以去游戏室玩。托马尔的爸爸跟在他们后面走了一会儿，在发现托马尔似乎一门心思想知道游戏室里有什么玩具后，就离开了幼儿园。

到游戏室后，心理专家对托马尔说："托马尔，这是咱们的游戏室，你可以用你喜欢的方式玩这里所有的玩具。"说完后，他就坐在椅子上，开始观察托马尔的行动。从托马尔的眼神可以看出他很高兴，他马上就朝摆放积木的地方跑去。但跑了一半时他突然停下来，回头看着心理专家问："我真的可以玩它们吗？"心理专家回答说："在这里，你可以自己决定。"在第一次治疗过程中，托马尔几次在玩玩具前都要征求心理专家的许可，而心理专家每次都将做决定的责任交给他。有一次，托马尔从积木中找出了彩虹的各种颜色，心理专家看到后回应说："你非常清楚彩虹是由哪些颜色组成的。"

中期

心理专家在接纳、关爱和坦诚的基础上（Rogers，1961），采用以儿童为中心的游戏治疗的技能，与托马尔建立了非常融洽的关系。这种良性关系带来的结果就是托马尔在游戏室里表现得越来越自信，在玩自我指导游戏时，他也不再需要征求心理专家的许可了。此外，他开始用各种玩具来宣泄自己的攻击性情绪（比如，防喷器袋、恐龙、玩具士兵）。心理专家对他表达的情绪给予认可，对他说："你对它很生气。"有时候，心理专家会采用三步设限的方法来保障托马尔和她的安全，并确保游戏室里的玩具不会遭到破坏。比如，托马尔在愤怒的时候想向心理专家扔积木，为了不让他之后产生内疚感，同时为了保护自己的安全（Landreth，2012），她用非常坚定但平静的语气说："托马尔，我知道你想朝我扔积木，可我不是扔积木的目标，你可以把它们扔到地板或者沙发上。"对托马尔行为的设限在治疗的中期阶段一直持续，这为他提供了练习自我控制和选用他人可接受的方式释放自己的愿望和情绪的机会。游戏治疗的结果在教室得到了明显的体现，他爸爸和老师都承认他早上"大吵大闹"的现象减少了。而且，他的老师说他在教室时还非常乐意帮助其他儿童。

结束

看到托马尔每天早上已经从以前的被抱进教室进步到能自己走进教室，幼儿园的心理专家与托马尔以及他的爸爸和老师商量，打算结束治疗。作为提醒，心理专家特意为托马尔制作了一个日历，每次治疗后让他知道剩余的治疗次数。最后几次治疗时，托马尔邀请心理专家和他一起玩。他让她帮忙做饭和照看孩子，或者两人一起演奏乐器。在这些时候心理专家都使用了构建关系的技巧，比如，她对托马尔说"你想让我帮你做汤"或者"我们一起照看孩子"。最后一次治疗时，托马尔画了一张画，画上他和心理专家手拉手一同走向游戏室。心理专家对此回应说："你为我画了这幅画。"

案例 2

十年级的英语老师桑德斯女士把 14 岁的詹妮弗介绍给学校的辅导员，因为她认为詹妮弗的行为和学习都有问题。詹妮弗曾被老师们认为是个善于交际并且门门功课都得 A 的学生，她在课堂上很活跃，还参加了许多课外活动。可是，就在过去的两个月里，老师发现她的行为发生了很大的变化：她看上去很难过，不愿与其他学生在一起，上课时也不爱发言了。桑德斯女士告诉辅导员，詹妮弗的父母最近离婚了。桑德斯女士还注意到，詹妮弗的学习成绩直线下降，她甚至担心她这个学期恐怕会有多门课程不及格。与詹妮弗的老师一样，她的父母也对她很担心，因此他们也同意詹妮弗接受学校的咨询服务。桑德斯女士在与詹妮弗沟通后，詹妮弗同意与学校的辅导员见面，为自己生活中遇到的变故寻求帮助。

初期

在咨询的初期，辅导员采用了拼贴画的方法，这为詹妮弗提供了一个无须语言也没有危险的呈现自己状态的机会。辅导员向詹妮弗介绍了这个活动，告诉她可以用桌上所有的材料（比如，杂志、记号笔、彩色铅笔）来表达自我。这项活动持续了 3 次，辅导员还允许詹妮弗从家中带来她和家人的照片，用在拼贴画里。在詹妮弗制作拼贴画时，辅导员使用了以儿童为中心的游戏治疗的技能，对她的言语和非言语行为做出了反应，这样不仅加深了詹妮弗的自我意识，也进一步发展了她们之间的治疗关系。比如，当詹妮弗把她父母的合照从中间撕成两半时，辅导员对她说："你这样处理照片，表明你对他们现在的看法。"詹妮弗回答说："是的，可是我什么也做不了。"辅导员接着说："你感到无能为力。"

当这项活动结束时，辅导员使用了层级 1 的处理方式，即让詹妮弗分享她的创作内容。她解释了为什么将拼贴画分成两部分，它们分别代表她的父亲和母亲，而她自己好像被卡在

了中间。接着她讲了父母离婚令她感到很尴尬和愤怒，并且对她的生活造成了影响。

中期

治疗进入中期后，辅导员告诉詹妮弗，她可以有这样一些活动选项："詹妮弗，你可以选择使用桌子上（或指定区域）的任何材料来告诉我更多关于你的情况。"詹妮弗选择了沙盘。通常在使用沙盘时，学生能够借助各种模型来反映他们对生活的认知和感受。詹妮弗先在沙盘的中间位置画了一条线，有点儿像她创作的那幅拼贴画。第一个完成的沙盘场景上有一系列攻击性动物，代表她的父亲、母亲和她。沙盘上还有许多东西（比如，灌木丛、栅栏、汽车、建筑物），它们把沙盘分隔成不同的区域。在接下来的 3 次咨询过程中，詹妮弗一直都在使用这一模式。

詹妮弗在制作沙盘场景时，对她的创作内容她可以随意选择多谈或少谈。在辅导员做出基于认可的回应后，她开始公开谈论自己近来的行为表现。而且她在之后的沙盘制作中，逐渐将重点从父母离婚这件事转移到她自己对离婚的行为和情绪反应上。在此期间，辅导员对她使用了不同层级的处理方式。比如，在詹妮弗制作第一个沙盘时，辅导员使用了层级 2 的处理技巧，即与她分享自己的观察。她对詹妮弗说："你把沙盘分隔成了许多块，好像很难把它们整合在一起。"后来辅导员使用了更高层级的处理技巧，比如她对詹妮弗说："你现在在沙盘上的障碍物少了，比以前更完整了。我想知道这一变化是否是你内心感受的反映。"

通过玩沙盘游戏，詹妮弗渐渐意识到她与

朋友疏远的原因（因为她自己觉得很尴尬），她还意识到她非常希望父母能重归于好。这些领悟让詹妮弗再次转移了她的注意力，她在制作沙盘时不再聚焦父母的离婚，转而关注她希望在学校如何被人看待。这一转变在沙盘上表现得非常明显，因为上面的障碍物大大减少了。此外，詹妮弗开始用人类模型取代之前的攻击性动物来代表她的家人——这也表明她有能力用更健康的方式应对她的愤怒情绪。

辅导员向桑德拉女士了解了詹妮弗在课堂上的最新表现和学习成绩，得到的回复是她已经"又回到从前的样子了"。基于这一积极反馈，辅导员考虑结束她的单独咨询，同时建议她参加学校组织的与父母离婚有关的团体咨询。

结束

作为表达性艺术治疗的最后一项活动，詹妮弗同意编一个与自己的生活经历有关的故事。对这个活动，辅导员只给了她简单的要求，她对詹妮弗说："我希望你能编一个有开头、经过和结尾的故事。"与制作拼贴画差不多，詹妮弗使用了从杂志和家庭照片中剪下的文字和图片来反映故事的内容。

故事一开始描述了她目前的状况，中间部分重点聚焦她在父母离婚期间得到的同伴的帮助。故事的结尾是詹妮弗对未来的憧憬，包括她与父母都能开心地相处，以及通过努力学习，她考入了自己梦想的大学。虽然故事中仍有悲伤和孤独的色彩，但与之前相比，这样的感觉已经得到了控制，也不再占据主导位置了。辅导员对她的故事做出了肯定其自尊的反应，她评论说："你对自己打算上大学的计划感到骄傲。""你很喜欢你用这样的结尾结束你的故事。"这样的反应不仅提升了詹妮弗的自信心，而且让她觉得自己通过咨询确实取得了进步。在结束单独咨询后，她决定参加辅导员推荐的团体咨询，继续获得必要的支持和帮助。

结论

游戏治疗和表达性艺术治疗可以满足儿童和青少年的发展需要，并且能够起到发挥其潜力和增进心理健康的作用（Landreth，2012）。由于大多数出现心理健康问题的儿童无法得到专业机构的治疗（Kataoka et al.，2002），因此学校里的从业人员有责任积极应对，扭转儿童因长期得不到治疗导致身心遭受损害的局面（Einstein et al.，2009）。学校里的心理健康专业人士还有一个独特的优势，即他们可以和其他相关方合作，共同促进学生的健康成长。借助于适合其发展的游戏材料，每一个出现问题的儿童都可以在具有共情能力、坦诚相待并且对其无条件接纳的从业人员的陪伴下开启治愈之旅（Rogers，1961）。游戏治疗和表达艺术的使用为学龄儿童和青少年按照自己的方式和语言健康发展提供了极为有效的途径。

第18章

在收养机构对儿童的创伤叙事：个体和团体游戏治疗

David A. Crenshaw

Kathleen S. Tillman

如果儿童遭到照料者的严重虐待或忽视，他通常会从家中被带走，然后安置在收养机构（Pew Commission on Children in Foster Care，2003）。在美国，在儿童保护服务机构调查的所有案件中，超过75%的儿童被忽视，超过15%的儿童受到身体虐待，剩余不到10%的儿童遭遇的是性虐待。2011年，美国收养机构收养的儿童人数已经达到约400540人，这实在是一个不小的数字（Child Welfare Information Gateway，2011）。

这些儿童除了在其照料者手中经历了创伤事件外，由于离家和频繁更换生活环境，导致他们特别容易受到进一步的创伤（Jones Harden，2004；Leslie et al.，2005；Vig，Chinitz，& Schulman，2005）。这种虐待或忽视和离开自己的照料者的叠加结果对收养机构儿童的心理健康造成了极其负面的影响（Dozier，Albus，Fisher，& Sepulveda，2002；Schneider & Phares，2005）。比如，高达80%的寄养儿童都至少存在一种心理障碍（Stahmer et al.，2005）。由于这些寄养儿童都遭遇过不同类型的创伤，因此他们常常会感到害怕和困惑，极有可能患创伤后应激障碍（Racusin，Maerlender，Sengupta，Isquith & Straus，2005）。事实上，他们中患创伤后应激障碍的人数非常惊人：60%遭受性虐待的儿童和42%身体受到虐待的儿童被诊断为创伤后应激障碍，此外，在收养机构，还有18%的儿童虽然既没有经历过身体虐待也没有经历过性虐待，但也被发现存在创伤后应激障碍（Dubner & Motta，1999）。

寄养儿童被从家中带走时，即使不是因为创伤事件，也是由于家庭给他们造成的压力太大（Webb，2007）。因为家庭暴力、忽视或父母中有人滥用药物，有些儿童会被儿童保护服务（child protective services，CPS）机构突然从家中带走。最近，儿童保护服务机构针对波基浦西儿童之家（Children's Home of Poughkeepsie，CHP）的团体紧急寄养（Group Emergency Foster Care，GEFC）项目进行的一项调查显示，他们最新收养的20名儿童都与父母一人或两人滥用药物有关。团体紧急寄养是儿童保护服务机构负责的一个非营利项目，始建于 1847 年。儿童保护服务机构紧急转移儿童的其他原因还包括：父母一人或两人被监禁；父母中有一人患精神病住院治疗；父母中有一人患慢性病或者死亡。儿童遭受暴力的形式可能有许多种，包括语言、身体和性虐待的受害者或目击者。

这些儿童通常会遇到一系列的帮助者，包括当地的社会工作者、社区心理健康治疗师、精神科医生和学校的支持团队。但遗憾的是，收养这些儿童的机构往往负担很重，工作人员的工作也非常繁忙，以致他们没有时间与其他相关方协调怎样共同照料儿童，或者他们没有意识到与其他相关方共同照料儿童的必要性。但事实上，对这些儿童来说，与心理健康专家和学校工作人员交流他们的长处以及遭受创伤的具体事件都是极为重要的，因为对他们的了解越多，对他们的干预也就能越全面。因此，所有的相关人员应当组成一个团队，并且定期见面和沟通，这样才能解决儿童生活中各个方面出现的问题。比如，假设一位社区心理健康专业人员正在帮助儿童找出问题的症结，并且学会使用健康的应对技巧，如果他能与社工、儿童的寄养家庭和学校保持沟通，儿童所有新学到的技能都可以在不同的社会环境中得到应用和强化，这样能够助其获得更快的发展。

此外，同样非常重要的是，精神健康专业人士与收养机构中平时与儿童互动的工作人员应当相互寻求针对儿童的监督和咨询。这样做不仅对儿童有利，而且能使负责他的整个团队获益。当临床工作者因某个儿童或某个事件而倍感压力或不知所措时，与团队中的其他人交流能够帮助其消除负面情绪，发现新的视角，并尝试新的方法。而且，当团队成员协同工作时，他们可以形成统一战线，在儿童面前保持冷静和一致，同时互相支持和安慰。所有这些努力都有利于临床工作者对自己的关照，也能够确保寄养儿童的稳定，并使其得到最佳的照顾。

理论与研究

治疗师能给予这些儿童最好的支持的一种方法是帮助他们处理遭遇的创伤经历，具体做法是通过创伤叙事的方式，将发生在儿童身上的惨痛经历敏感并且适当地反映出来（Amir, Strafford, Freshman, & Foa, 1998；Cohen, Mannarino, & Deblinger, 2012；Cohen, Mannarino, Kleithermes, & Murray, 2011；Gidron et al., 2002；Pennebaker & Susman, 1988；此外，还可参见本书第36章）。创伤叙事实际上是儿童讲述一个关于他们遭遇的创伤经历的故事（比如，虐待、忽视、被迫离家）。这种对所发生的事情的叙述可以让儿童不加评判地表达自己的想法和感受，也能让治疗师和缓地对儿童在创伤后可能产生的负面想法提出挑战。创伤叙事的目的是帮助儿童重新构建一个较少危害、更完整和健康的体验（Cohen, Mannarino, & Deblinger, 2006）。创伤叙事已经被发现有助于儿童减少焦虑和与虐待有关的恐惧，也能缓解父母因虐待而产生的痛苦感受（Deblinger, Mannarino, Cohen, Runyon, & Steer, 2011）。

创伤叙事可以让儿童通过口语、文字或

艺术的形式将自己的经历表达出来（National Child Traumatic Stress Network，2007）："对儿童来说，把创伤事件用故事的方式讲述出来是一个非常艰难的过程，可一旦他们能这么做时，叙述故事的过程能让他们掌控对事件的痛苦感受，并解决其对自己生活造成的影响。"（p.1）为了帮助年幼的儿童轻松地表达其对创伤经历的认知，临床工作者可以让儿童在创伤叙事时使用游戏这一他们的主要语言。临床工作者可以使用几种不同的游戏模式来帮助儿童完成创伤叙事这一艰难过程。沙盘、木偶表演、艺术活动、创作歌曲和编书等都是可供使用的游戏方法，治疗师根据儿童的发展水平以及个体或团队治疗的形式从中选择。还有一点非常重要，即一方面不要忽视治疗师在帮助儿童讲述故事方面所起的作用；另一方面必须牢记，这是儿童的故事，不是治疗师的故事。也就是说，创伤叙事不是治疗师与儿童的共同创作，它绝对只属于儿童。治疗师的角色只是帮助儿童找到与其发展相吻合以及与创伤有关的语言，使他们能够创造一个连贯的故事，并且将自己对生活经历的感受、理解和看法表达出来。

除了因家庭环境紧张而不得不离家会带给儿童创伤外，频繁更换生活地点对他们来说也是一种创伤经历。我们见证过不少儿童在离家几年后仍能清晰生动地回忆起当年的经历。虽然事隔好长时间了，但他们的叙述仍然引人入胜，令我们非常惊讶。这一发现使我们作为临床工作者更加敏感地意识到儿童的内心承担了多么大的压力，而且有时长达几年，直到在创伤叙事时才有机会把这些令人心碎的经历讲述出来。收养机构的大多数儿童，除了那些特别

年幼的，都对当年离家时发生的一切记忆犹新。我们现在知道，在前语言时期有一个负责记录记忆的皮层前记忆系统；我们也知道，年幼的儿童会将恐怖的那一幕以下面某一种或多种形式记忆下来：视觉、听觉、嗅觉、感觉、动作、触觉、动觉和内脏记忆。前语言时期的记忆通常不会被有意识地或者用语言表达出来，但某些信号或提醒会触发它们，结果它们会通过行为反映出来（Gaensbauer，2011；Green，Crenshaw，& Kolos，2010）。

在收养机构和寄宿治疗时使用创伤叙事

避难所模式

在了解这些儿童的原始记忆被恐惧、羞辱以及后期照料者的忽视掩盖这一事实后，波基浦西儿童之家通过多种方式解决了这一临床问题。那里的所有工作人员都接受了一种被称之为避难所模式的创伤治疗模式的培训，它是由 Sandra Bloom（2000）设计出来的。对包括辅助人员在内的所有工作人员的培训确保了校园内与儿童一起工作的每个人都能以相同的知识、框架和语言作为基础，而它们对理解有创伤史的儿童并与其进行交流非常有益。培训的前 3 天重点聚焦对创伤的理解及其对儿童造成的影响，之后则是定期举办创伤知情培训。

个体游戏治疗：一种发展敏感的方法

从 2008 年开始，游戏治疗作为一种对 7 岁

及以下儿童的干预措施已经被运用于波基浦西儿童之家中需要接受单独治疗的儿童（在受到创伤的情况下，甚至青少年有时也需要象征性游戏给予的安全和距离）。许多年幼的儿童无法用语言讲述他们的创伤经历，但是可以通过绘画和艺术作品用象征性的艺术手法将其表现出来。还有一些只有 2 岁的儿童能借助沙盘游戏治疗呈现其遭遇的创伤事件。

实证研究显示，个体如果对其经历的创伤能够有条理并且连贯地回忆出来，他就不太可能患创伤后应激障碍（Dorsey & Deblinger，2012）。游戏治疗提供了许多安全处理创伤记忆的机会，这些创伤记忆是在游戏室里被触发或者是由创伤儿童带入游戏室的。对于那些近期刚刚突然被带离自己家的年龄前儿童，游戏场景整合了经验支持的聚焦创伤的认知行为治疗模型的重要组成部分（Cohen，Mannarino，& Deblinger，2012）。当儿童在演绎其在家中看到或经历的暴力或恐怖的场面时，他将内心深藏的痛苦画面和生动记忆都逐渐安全地展现出来，而这些画面和记忆通常是导致创伤后应激障碍的主要原因。由于游戏的场面是儿童自己构建的，因此他能够对其完全操控——这对于生活在失控和混乱中的儿童来说太重要了。当儿童在游戏时变得过于焦虑，他会立即停止游戏或者迅速改玩其他更安全的游戏。在此过程中，儿童可以学习掌握节奏和自我调节——这些都是极其重要的技能，因为几乎所有患有创伤后应激障碍的儿童的共同点都是调节情绪的能力差。

团体游戏治疗方法

学龄前儿童的团体游戏治疗

我们的团体紧急寄养项目在 2012 年夏天成立了一个学龄前儿童游戏治疗小组，该小组现在已经成为专门为这个年龄段儿童提供服务的固定机构。蹒跚学步的幼童和学龄前儿童（3—5 岁）都需要依赖游戏来分享他们的感受和认知。虽然他们已经能使用语言了，但游戏是这个年龄段儿童更自然和方便的表达方式。游戏本身自带缓解焦虑的属性，也是沟通生活中遇到的恐怖事件的更安全的方法。

在波基浦西儿童之家，每个星期三的上午，我（Crenshaw）和我的实习助手都会按照团体紧急寄养项目的计划在 10 点 30 分见面，准备为儿童进行小组游戏治疗。我们会讨论对儿童治疗时的主题，以及怎样帮助他们通过游戏和艺术表现进行创伤叙事，这是学龄前儿童唯一可以使用的沟通语言。11 点时，孩子们都来了。我们让他们围成一个圈，作为游戏开始时的规矩。当自由游戏开始后，4 岁的本走到沙盘前，把士兵和坦克放在沙子上。士兵开始交战，突然地震了，坦克和士兵都被埋了。3 岁的艾伦过来接着玩沙盘，他让两个强壮的男人打架，然后他把一些酒瓶放在沙盘中间。之后他也不再玩沙盘了，去往表演中心。

5 岁的迈克想在沙子上搭建一个场景。他用了两个摔跤的小人模型和一个像埃尔维斯[*]

---

[*] 埃尔维斯·普雷斯利（Elvis Presley），美国著名摇滚歌手、演员。——译者注

在弹吉他的模型。他让埃尔维斯和那两个人打架并打败了他们，而且把他们打死了。迈克把他们埋在沙子下面后就去玩家庭游戏了。他把房间里的所有东西都拿了出来——所有人和家具——嘴上说他们正在搬家。接着他又说："新家没有玩具。"4 岁的丽塔第一次参加小组游戏。她把所有的东西都从架子上拿下来，又把许多模型杂乱无章地堆在沙盘上，充分显示了她在现实生活中的混乱。每一个孩子都在用自己的方式讲述自己的故事：借助游戏语言创作创伤叙事，这是儿童能够安全地分享内心痛苦的唯一语言。

自 2012 年夏天开始，除了短期的因人员调整而暂停外，我们每周都会定期为学龄前儿童安排团队游戏治疗。人员调整主要与合作的大学和学院的实习人员的变化有关，这些学生为治疗创造了非常有利的条件。

虽然团队游戏治疗是定期的，但参加的儿童常常有变化。重要的是，在游戏治疗过程中我们应当使用一个简洁但高度集中的干预模式，因为它的期限最多只有一个月的时间。这些儿童中的大多数在治疗期间被临时安置在收养机构。由于是儿童保护服务机构认为他们有必要参加团体紧急寄养项目的，因此他们中几乎没有人会回到原生家庭或领养家庭。如果他们的亲生父母想让他们回到自己身边，儿童保护服务机构要对其父母进行一系列严格的审核。首先，他们必须参加一些项目的学习和培训，包括心理治疗、育儿班、儿童虐待预防计划、药物治疗及康复。在一些情况下，全家人还要共同参加家庭治疗。如果儿童离开的是领养家庭，那一定是因为儿童在那里感觉不够安全或者极

其不适应，因此他同样不太可能回到那个家庭。所以说，这个团队中的所有幼儿，有的还不到 2 岁，都有着近期突然被带离所居住家庭的共同背景。

被从家中带走对年幼的孩子来说是一种非常痛苦的经历，尤其是在突如其来和自己不能理解的情况下。3 年前我们的临床工作人员开始向那些年纪稍大一些的儿童收集他们当年离开家时的经历。令他们倍感惊讶的是，虽然事情已经过去多年了，那些儿童的叙述非常清晰生动，也很能在情感上打动人。在我们每周举办的临床讨论会上，我们都会讨论为什么这些被迫离开家庭的儿童有如此强大的叙事能力，可是很少有人愿意倾听他们的分享。作为临床工作者，我们对创伤叙事这一方法越来越关注，因为正如 Cohen、Mannarino 和 Deblinger（2012）指出的，对于经历持续创伤或复杂创伤的儿童来说，他们叙述的是生活经历，而不仅仅是有关分离的创伤事件本身。收养机构的许多儿童，特别是那些需要寄宿接受治疗的儿童，已经将生活体验成一个不会收场的恐怖故事或者一个永远不会结束的噩梦。当然，离家时的情感描述是其生活叙事中的重要组成部分。比如，一个 5 岁的孩子在回忆时这样说："我妈妈躺在地板上，我不知道她是不是死了。邻居打电话报警。救护车把妈妈送去医院了，我不知道她是不是还在那里，也不知道她是不是还活着。一位女士开着一辆白色的汽车把我带到这里。"根据我们的记载，收养机构的儿童来自多达 22 个安置点。

学龄前游戏治疗小组的儿童会在沙盘上创作一个小乌龟徒劳地找妈妈的画面；或者用木

偶表演一个妈妈离家出走的故事。在家庭游戏时，暴力场面会屡屡出现，家具被扔来扔去，人也被打倒在地。在一些游戏场景中，治疗师需要进行有针对性的干预，并提供替代方案，这样做是为了帮助这些儿童改变错误的认知（Dorsey & Deblinger，2012）。比如，游戏治疗师可以扮演成消防员，赶到游戏现场，不容置疑地说："这些孩子现在有危险，我们必须把他们带到一个安全的地方，避免他们受到伤害。"随后这些儿童被转移到一个"儿童安全之家"。儿童到达后，消防员再次肯定地对他们说："你们并没有做错什么。你们被带到这里是因为它对你们来说是一个安全的地方。"

在对这些极端害怕又感到困惑的儿童说话时，语气和内容都要体贴，并充满同理心，因为他们太小了，有些还不到 2 岁。游戏治疗师可以说："离开你的家，离开你的妈妈（有时可能是爸爸）对你来说太难了，可是你的妈妈需要先解决她的问题，然后才能照顾你和保护你。"治疗师应当向儿童明确表示："这里不是你的家，我们也不是你的家人，而且我们知道你很想念你的妈妈和你的家。但我们会尽最大努力关爱你和保护你，直到你妈妈能成功戒酒（或者不再滥用药物；或者不再有暴力行为），这样她就可以继续照顾你并确保你的安全。"这样的认知工作是获得经验支持的聚焦创伤的认知行为治疗模型的重要组成部分（Cohen，Mannarino，& Deblinger，2012）。这一工作应通过适合儿童发展的方式用于游戏场景中，以治疗交流的形式传递给儿童。其目的是提升他们完整的创伤叙事能力，并借助游戏这一自然语言帮助他们理解这种认知的含义。

"妈妈和我"团体

2010 年，波基浦西儿童之家创办了一个年轻母亲项目（Young Mothers' Program，YMP）。许多高危孕妇，以及已经分娩的母亲，都表示她们不希望自己的孩子被带走或者被放在收养机构。于是，2012 年秋天，被年轻妈妈称为"妈妈和我（Mommy and Me）"的团体正式成立了。其目的是创造一个轻松、舒适、安全的环境，让妈妈可以与婴儿进行有趣的互动，从而增强他们之间的依恋关系。

"妈妈和我"这个团体由我和我的同事Stephanie Carnes（她是年轻母亲项目的社会工作者）共同负责，自成立以来它经历了 3 个发展阶段。由于儿童保护服务机构的干预，许多年轻女性被要求前往收养机构接受培训，这导致她们对团体的负责人缺乏信任，因为她们担心自己会遭到公开评价甚至批评。因此，"妈妈和我"团体经历的第一阶段是不信任和疑虑。在此期间，一些年轻的母亲坐在椅子或沙发上，并不参与活动，不过她们会把自己的婴儿放在游戏室里的毯子上，让我们和孩子玩。这些妈妈不仅不和孩子一起坐在毯子上，而且对和孩子以及其他妈妈接触也表现得非常犹豫。一段时间后她们进入了尝试性探索的第二阶段，一些妈妈和孩子一起坐在毯子上，并且与他们以及其他孩子开始互动。到了积极参与的第 3 阶段，母亲们不仅能以嬉戏有趣的方式与自己的孩子和其他孩子一起玩，而且她们之间也开始交流，共同分享一些育儿的心得和困扰。

在团体讨论时，她们普遍提出的最关切的问题就是儿童保护服务机构的监督和审查，包括担心不让她们自己抚养孩子和希望能够保护孩子现在和将来都不会受到有暴力行为的伴侣的伤害。对于大多数年轻母亲来说，后者尤其需要严肃对待，因为她们当下或者过去确实遇到了伴侣有暴力倾向的问题。在第 3 阶段开始时，我们引入了创伤叙事的方法，虽然未成年母亲对此明显表现出否认或尽可能淡化的态度，特别是那些仍处在虐待或暴力关系中的妈妈。她们的态度会让治疗效果受到一定的影响，但值得注意的是，至少她们已经能够公开讨论这一敏感话题了。相较于起初对团体负责人以及彼此的极端不信任，这实在是一大进步了。

已故的 Walter Bonime（1989）是一位著名的精神分析学家，他曾解释说，那些信任感严重受损的人能主动宣布信任是一个重大突破，而且这是走向治愈的重要一步。因此在第 3 阶段，随着信任感的建立，团体负责人可以开始对她们进行心理教育，包括依恋和连接关系及过程。我们将第一阶段与婴儿的玩耍互动、第二阶段鼓励妈妈与自己的孩子以及其他孩子的玩耍、和第 3 阶段在信任基础上的分享和交流结合起来，形成了一个治疗模式。

兄弟姐妹游戏小组

认识到兄弟姐妹之间的关系对那些被迫离开原生家庭儿童的重要性后，我们在游戏治疗时成立了一些兄弟姐妹小组，目的就是坚固和强化他们之间的关系，并且在互相支持的环境中共同完成创伤叙事。有一个家庭共有 7 名兄弟姐妹，他们在一间出租屋里一起接受治疗，波基浦西儿童之家为他们配备了专业的工作人员。

家庭治疗与家庭游戏治疗

一些父母真切地希望孩子能回到家中与他们一起生活，对他们而言，家庭治疗应当成为我们提供服务的重要组成部分。以上面提到的那个有 7 个孩子的家庭为例，由于孩子们及其母亲遭受的创伤极其严重，家庭治疗持续了 3.5 年的时间。如果家庭中的孩子还没有上学，在治疗时可考虑采用家庭游戏治疗的方式（Gil，1994）。

针对复杂创伤采用游戏治疗的临床考虑

虽然没有被《精神障碍诊断与统计手册》（第 5 版）（*Diagnositic and Statistical Manual of Mental Disorder*，DSM-5；American Psychiatric Association，2013）列入正式疾病，但许多临床工作者认为，与单一创伤事件相比，儿童反复遭遇虐待和其他长期压力的影响所导致的复杂创伤更要引起重视（Courtois & Ford，2009）。收养机构的儿童，特别是那些需要寄宿接受治疗的儿童，大多属于复杂创伤的受害者。不良童年经历的研究（Filitti et al.，1998）已经显示，多发性不良事件不仅会对儿童的心理健康产生不良影响，也会对身体健康造成损害。这项研究重点聚焦了儿童时期的不良经历，比如，身体或性虐待、忽视、药物滥用、父母中一人遭监禁、父母中一人患有严重的精神障碍以及父母离婚或分居。这项研究的临界阈值是在童年时期遭遇 4 次甚至更多的不良事件。这些不幸儿童在步入成年后身心健康明显面临高危风险，包括寿命——平均缩短 10 年（Filitti et al.，1998）。一份内部、未公开的调查（Crenshaw & Alstadt，2011）显示，在 2010 年波基浦西儿童之家最新收养的 100 名儿童和青少年中，87% 的人遭遇了 4 种或更多上面提到的 7 种不良经历，有些孩子甚至都经历过。有这样童年经历的儿童常常会饱受复杂创伤的痛苦，因为即使儿童具有最强的应对能力和适应能力，面对如此多的风险因素也会令其难以承受。当然，也有例外。有些儿童虽然在人生之初就遇到了这么困难的环境，可是他们并没有出现创伤后应激障碍的迹象，更不要说复杂创伤了。这类人的恢复能力非常强，值得引起临床关注。

策略与技术

针对复杂和持续性创伤，调整聚焦创伤的认知行为治疗模型的应用

近年来，人们越来越认识到，在收养机构的儿童中（Dorsey & Deblinger，2012）——特别是那些需要寄宿接受治疗的儿童（Cohen，Mannarino，& Navarro，2012），许多儿童遭遇了复杂性创伤（Cohen, Mannarino, Kliethermes, et al.，2012）和持续性创伤（Cohen et al.，2012）。对于他们，获得经验支持的聚焦创伤的认知行为治疗模型需要进行有针对性的调整。调整的内容包括改变不同阶段所投入的时间比例和延长治疗时间，我（Crenshaw）大力提倡这样的改变（Crenshaw，

2006，pp.35–36；Crenshaw & Garbarino，2008；pp.85–86）。比如，在对有复杂创伤的儿童进行治疗时，需要在应对技能和建立安全感方面投入比预期更多的时间（Cohen，Mannarino，Kliethermes，et al.，2012）。此外，在触碰创伤这一主题时，建议采用渐进的方式。同时有必要延长巩固和结束阶段，这样有利于儿童消化因创伤引发的痛苦，并为其学会建立正常的信任留出充分的时间。

我（Crenshaw）至今仍清楚地记得我和 Judith Cohen 的一次电话交谈，当时针对创伤儿童的为期 16 次的治疗方案首次发表（Cohen & Mannarino，2004）。在交谈中我既感到高兴，又有一些失望。高兴的是他们在研究我们在与之打交道的创伤儿童的治疗；失望的是在最初的方案中，只有两次治疗用于创伤叙事。我对 Cohen 和 Mannarino 的研究工作深表尊重，但也直言不讳地告诉 Cohen，根据我与屡受创伤的儿童的工作经验，要求他们在两次治疗的时间里完成创伤叙事是不可能的。Cohen 对此表示完全同意，并且强调临床判断是无可替代的。治疗单一创伤事件（Lenore Terr 将其称为一类创伤）和治疗重复或复杂创伤（Terr 将其称为二类创伤）的区别，类似于用花园里的水管扑灭火灾和用直升机在空中向火灾发生地倾倒泥浆（水和阻燃剂的混合物）。复杂创伤，或称二类创伤，需要一种更全面、更复杂、更深入的方法，它远远超出了最初针对单一创伤事件所设计的方案范围。

对于仍在持续遭遇创伤的儿童，最重要的是确保他的安全（Cohen，et al.，2012）。如果儿童尚处在不安全的环境中，任何治疗都不可

能产生明显的效果。因此在这种情况下，安全应当成为优先考虑的事项，需要与社会和社区网络中的各相关方取得联系，比如家庭、学校，在许多情况下，还应包括儿童保护服务机构和法院（参见本书第 23 章，Shelley & Maltby）。收养机构里还有一种现象，我（Crenshaw）将其称为"父母失明综合征"，它指的是儿童的父母因仍不能面对或解决他们自身的创伤经历，导致孩子屡屡遭遇创伤。许多临床案例表明，一些自身创伤未解决的父母无法保护他们的孩子免受创伤，因为他们根本不努力去发现是否有危险存在。而他们之所以无视孩子面临的风险、危险或威胁，是由于他们害怕直面危险会引发他们自己因丧失或虐待而形成的创伤记忆。

一位母亲曾多次遭到男性伴侣的虐待和殴打，在她十几岁的女儿也与一个有暴力倾向的男朋友发生关系后，她对女儿没有采取任何保护措施。甚至有一次当她走进房间时，那个男孩正用刀指向她女儿的喉咙，她竟然视而不见。如果不解决因"父母失明"导致儿童面临的迫在眉睫的危险，怎么能够期望治疗取得效果呢？对刚才提到的这位母亲来说，要想保护好自己的女儿，首先需要解决自己的创伤，消除"失明"的症状，这样才能看清女儿的真实状况。

在创伤叙事和处理正在遭遇创伤的儿童和青少年时，Cohen 及其同事（2011）建议首先让父母详细了解他们的孩子正在经历的创伤的程度。此外，他们还建议与青少年进行交流，纠正他们对创伤的不当认知。比如，前面提到的那个遭到男朋友残忍对待的女孩子，她曾多次目睹自己的妈妈遭遇男性伴侣的暴力行为，因此她会误以为在男女关系中暴力行为是正常的。而且，她一次又一次发现她妈妈对惹怒对方感到内疚，向他道歉，并最终选择站在虐待自己的伴侣一边。于是这个女孩就认为，与自己的妈妈一样，她也不配得到更好的对待。在这种情况下，察觉、质疑、讨论并最终改变其错误的认知是至关重要的。

最后，长期、持续遭遇创伤的儿童和青少年应当接受治疗性认知学习，学会怎样区分真正的危险迹象和对创伤提醒的一般警报反应。在波基浦西儿童之家，许多因暴力事件而遭遇创伤的儿童在晚上都无法入睡，因为他们害怕听到吵架的声音，原因是在他们自己的家里，吵架后随之而来的就是令人恐怖的暴力行为。对此，心理健康方面的专业人士要帮助他们分清噩梦中可怕的画面和现实中的真实情况。他们需要在得到很多帮助后，才能懂得不是每次听到大嗓门的声音就意味着会有人施暴。否则，他们会长期处于极度兴奋的生理状态，随时准备应对危险。

在收养机构的儿童中，特别是那些需要寄宿接受治疗的儿童中，临床工作者发现他们大多经历了复杂创伤。在针对他们调整聚焦创伤的认知行为治疗模型时，建议治疗师不要让儿童对每一个创伤都进行单独叙事，而是让其将注意力集中在最极端的事件上，同时从他们的创伤经历中寻找根源，并在叙事过程中设法予以解决。

儿童关系世界的重要性

聚焦创伤的认知行为治疗模型最独具特色的一点是它强调要让儿童的父母、养父母或者两者都参与治疗过程。如果这些成人实在无法参加，也可以让儿童的照料者参加，比如他在寄宿治疗时的照料者（Cohen，Mannarino，& Navarro，2012；Dorsey & Deblinger，2012）。让儿童的父母或照料者参加治疗非常有必要，因为这些儿童频繁出现的严重的问题行为常常令其父母、养父母和照料者困惑、沮丧和筋疲力尽。让他们参与治疗过程或许不能帮他们提升培养孩子的技能，但这样做确实为儿童提供了重要的支持，可以打消他们以为自己"不好"，所以要独自面对出现的问题并承担全部责任的想法。

在创伤叙事过程中，儿童的关系支持系统尤其重要，它是聚焦创伤的认知行为治疗模型的基本要素，并且在几乎所有的治疗方法中都发挥着关键作用。当儿童试图用语言或游戏表达以前无法分享的事件时，来自家庭和照料者的支持至关重要。不过，根据我们的临床经验，有一点需要引起注意：除非儿童相信聆听者已经做好了准备，的确愿意并且能够倾听儿童所言，否则他们不会当着治疗师、父母、养父母或照料者的面进行创伤叙事。

一个创造性的干预举措：波基浦西儿童之家天才狗方案

如果寄养安置屡屡失败，那儿童最终只能接受寄宿治疗。到这个时候，原生家庭已不再能给予儿童支持，而另一方面，至少在很长时间里，儿童也不会完全信任照料者，因此照料者也不适于参加治疗。针对这种情况，2010年，波基浦西儿童之家开始尝试一个颇具创造性的解决方案，即让一种四条腿的动物作为儿童的关系支持系统，这种动物就是历史上一直被视为"人类最好的朋友"——狗。波基浦西儿童之家天才狗方案使用了经过培训的狗，因为我们希望这些训练有素的狗能够为那些必须出庭作证的儿童提供支持和帮助。现在已经故去的罗西是一只金色的猎犬，它成为纽约法庭历史上第一只被法官批准陪伴一个15岁的孩子出现在证人席上的狗，这个孩子因遭受性虐待需要出庭作证。从那以后，我们继续在法庭需要时使用得到过训练的狗，我们也经常在治疗室里使用它们。这些狗在复杂创伤儿童的创伤叙事过程中发挥了非常重要的作用。从依恋理论的角度看，相较于治疗师，儿童与这些安静且可爱的狗更容易建立连接，这并不令人感到奇怪，因为通常使他们不断遭遇创伤和痛苦的是人。儿童信任狗，因为他们知道狗不会伤害他们、评判他们或者泄露他们的秘密。而且治疗时如果狗在场并且表现出非常依恋治疗师，那么儿童很快也会开始信任治疗师，并与其建立依恋关系。下面我们给大家举一个临床案例。

在我（Crenshaw）的职业生涯中，我遇到过一个12岁的男孩，他受到虐待的程度最严重，治疗耗时也最长，因为他在治疗时既不做游戏，也不肯谈论自己遭受虐待的惨痛经历。他能够借助一些象征黑暗和无助的艺术作品来反映自己生活中的黑暗面，但不会说出真实事件。他被安排接受寄宿治疗，而且由于他的暴力和高风险行为，包括多次纵火，他不得不住院长达6个月，以稳定他的状况和确保他的安全。可是后来在与我们的狗艾维一同进行游戏治疗时，罗杰（化名）终于能够开始他的创伤叙事了。他和艾维躺在桌子下面的地板上，他用胳膊搂着它，头靠在它身上，开始讲述我听到过的最残忍和暴虐的事件。在艾维在场的情况下，他继续表达了自己多年来因遭受虐待而产生的恐惧和害怕的情绪。罗杰和他的家人都坚信，如果没有艾维躺在他旁边，给予他安慰、信任和安全感，他绝对不可能说出这些令人恐怖的事件，而且这一创伤叙事过程持续了 6 个多月。

临床案例

迈克尔是一名十几岁的男孩，生活在一个寄养家庭，我（Tillman）在给他治疗的过程中与他建立了密切的关系。在他 15 岁时，他父亲因殴打他母亲入狱，而他母亲因滥用药物也无法照顾他，因此他由他的姨妈负责照顾。在离家前，迈克尔经常目睹家中发生的暴力事件，并多次试图阻止父亲虐待母亲。可是每次当他介入时，他父亲就会转而对他开始施暴。他父亲下手很重，使他受到了严重伤害，包括骨折和关节脱臼。

在我们第一次见面前，迈克尔从未接受过任何心理咨询或治疗。当我在等候室见到他和他姨妈时，他的体型马上给我留下了深刻印象。当时他已 17 岁了，身高至少有 1.82 米。他是一个非常结实的非洲裔美国男孩。他的姨妈带他来接受治疗，因为他经常"大发雷霆"。当他愤怒的时候，他会破坏家里的物品——在墙上打洞、踢翻东西、砸坏桌子或者把梳妆台的抽屉拉出来乱扔。迈克尔的姨妈对自己的安全感到担心，提出需不需要把他安置到其他地方。

在头几次治疗时我试着对他有更多的了解。他很安静，也很有礼貌，在治疗室里完全没有表现出暴力倾向。而且我在他身上也没有看出，如果儿童缺乏自我调节和自我安慰的能力，当家庭爆发严重冲突时就会表现出的攻击性行为的迹象。我尽一切可能试图和他建立和谐关系，可是在 3 次治疗后，他仍然只用一个词回答我的各种提问，而且避免与我有目光接触，看上去完全没有置身于互动中。

在我们第 4 次治疗时，迈克尔问起他椅子对面摆放的玩具屋："它是干什么用的？"我向他解释说，有时来这里的一些孩子不愿开口说话，他们就会去玩具屋，用那里的小人模型或家具等把他们的情况表达出来。迈克尔听后没有说话，但他从椅子上站起来，走到玩具屋，坐在它前面的地板上。他对我说："我来给你呈现那些孩子表现的东西。"我立刻表示同意，但说实话，我有点儿好奇，因为我难以想象一个 17 岁的男孩坐在地板上，准备玩玩具屋里的玩具。可是他真的开始玩了。

迈克尔选了一个爸爸、一个妈妈和一个孩子的模型，然后他表演了令人恐怖的一幕：爸爸把妈妈拖下楼，妈妈尖叫着求救，而那个孩子只是站在楼上向下张望，并没有动。接着爸爸开始踢妈妈，妈妈躺在地板上，开始她还在叫喊，后来就变成哭泣了。之后爸爸离开了家。迈克尔对我说："他去喝酒了。"爸爸走后，孩子缓慢地从楼梯上走下来，他帮妈妈躺到沙发上，给她拿了一些饮料和药膏。妈妈对他说她没事，想自己待会儿。于是孩子回到了自己的房间，他躲在一个角落，开始抽泣。这时，迈克尔突然转过身，看着我说："我敢肯定，这是那些孩子表演给你看的，对吗？"在此之前，我没有动，没有跟踪他的行为，没有回应他的动作，也没有用语言重复他所做的——事实上，我没有使用任何游戏治疗的技巧。因为我害怕会吓到他，或者影响他在游戏时的自我意识流露，所以我只是观察他所做的一切。当他问我时，我仍沉浸在对他所呈现的场景的震惊中，因此我没有多说，只说了一句："房间里的那个孩子一定吓坏了。"迈克尔站起来，坐到自己的位子上，回答说："是的"。

下一次治疗时，我还没来得及说话，迈克尔就又坐在玩具屋前的地板上。他说他要再给我展示一些其他孩子展示过的场景。他问我来找我治疗的孩子是不是也是因为他们的父母打架。我告诉他的确如此，而且他们对此难以启齿。这次当他拿起小人模型时，我有了一个想法，我问他，我能否在他游戏时边看边与他交流，他同意了。这次他选的模型和上一次的一样（妈妈、爸爸和儿子）。很快爸爸、妈妈就因为饭没有准备好吵起来了。男孩建议点个外卖，可是爸爸、妈妈没有理睬他，男孩就回到自己房间了。过了一会儿，迈克尔弄出一声巨响，男孩立即从楼梯上跑下来。我回应说，这个男孩一定吓坏了，因为他不知道发生了什么事。男孩下来后发现妈妈躺在地板上，头上在流血。爸爸继续当着孩子的面用煎锅打妈妈的头，孩子跑过去，想从爸爸手里把锅抢过来。父子俩扭打起来，最后孩子被打倒在地，爸爸开始踢他。孩子和妈妈都躺在地上，爸爸跑出去了。迈克尔解释说，妈妈伤得很厉害，孩子

没什么事，他特别强调："他都没有哭"。我回应说："可是他一定非常害怕和恐惧。"迈克尔立即纠正说："他感到生气和难过。"

几次治疗后，迈克尔问我，是否可以把他玩的游戏拍摄下来，然后放给那些父母打架的孩子看。我说录像是个不错的想法，可是我不能把它放给其他孩子看，因为他会出现在录像里，这么做就泄露了他的隐私。他表示理解，但仍想把游戏过程拍摄下来，供我们自己以后观看。于是我打开了摄像机，他看着镜头说："这次情况会发生变化的。"他先将上次的场景重复了一遍，即妈妈和孩子都被打伤了。但是，这次孩子随即拨打了911[*]，告诉了警察家里刚刚发生的一切。警察赶到后，用救护车把妈妈送往医院，然后他们打电话给孩子的姨妈，让她来把孩子接走。我对此回应说，孩子开始保护自己和妈妈了，他想办法帮助了两人。或许他现在不那么害怕了，并且对自己的行为感到很骄傲。迈克尔听后露出了笑容。

此后的几次治疗中，他的游戏开始出现人际暴力以及孩子反击爸爸的内容。有一次他的游戏中还出现了孩子无缘无故变得咄咄逼人的场面。那次治疗结束时，他坐回到自己的椅子上问我："我是不是很像我的爸爸？"我问他什么意思，他说，他爸爸总是令他和他妈妈恐惧，而他现在又令他的姨妈和姨夫害怕。但是他说他并不想成为他爸爸的样子。

在接近尾声的一次治疗中，迈克尔问我是否可以把他的游戏过程拍摄下来，拿给他的姨妈看。由于不能确定他那天游戏时会有怎样

---

[*] 这是美国的报警电话号码，中国为"110"。——译者注

的表现，因此我有点担心。我同意了他录像的请求，但对于是否可以拿给他的姨妈看，我回答说："咱们看看吧。"事实上，他在那次游戏中所呈现的与以前完全不同。恐惧、害怕和无助不见了，取而代之的是一种全新的体验。迈克尔选了 3 个小人模型，两个新的，一个旧的（新的分别代表他的姨妈和姨夫，旧的仍是那个孩子）。他呈现出的情景是，当一家人坐在餐桌旁吃饭时，他们就孩子的成绩发生了争执。但与以往不同的是，孩子没有站起来乱扔或者损坏东西，他仍安静地坐在椅子上。他说他真的努力了，而且他自己也对成绩感到沮丧。姨妈称赞他能一直坐着交谈，姨夫则说他对孩子的表现感到骄傲。然后他们共同探讨怎样能够让他提高成绩，孩子甚至同意姨夫帮他辅导作业。最后，姨妈拥抱了孩子，还在他的额头上吻了一下。迈克尔重新坐到自己的椅子上说："我的游戏结束了，我们可以把它给我姨妈看吗？"我问他为什么想让姨妈看这段录像，他回答说："因为这是家中现在的情况。"显然，他想让他的姨妈知道，他正在努力，他希望自己能够做出更健康（非攻击性）的选择。于是我们把他的姨妈请到了游戏室。她在看了录像片段后哭了，之后拥抱了自己的外甥。我回应说，迈克尔一定感到得到了关爱，并且很自豪。他带着微笑点头同意我的说法。

结论

游戏治疗、艺术活动、沙盘和动物辅助游戏治疗可以让幼儿，有时也包括年纪大一点儿的儿童，按照自己的节奏，安全地处理自己在生活中经历的创伤事件。年幼的儿童不仅缺乏语言治疗所应具备的语言和认知能力，而且创伤事件通常很难用语言表达出来。在收养机构要求儿童使用创伤叙事，或者要求那些经历持续或复杂创伤的儿童使用基于主题的创伤叙事，确实具有一定的挑战性，因为这些儿童不仅遭受了创伤，还经历了日积月累的丧失和中断的依恋关系。本章特别讨论了针对这一群体的儿童，应当对获得经验支持的聚焦创伤的认知行为治疗模型进行适当的调整，并提供了相关案例加以说明。在为这类儿童治疗时，治疗师会感受到各种情绪，包括失望、希望、难过、温暖、沮丧和振奋。哪怕只有一个儿童能够战胜创伤，开启幸福生活，我们也应当全力以赴地帮助他们。

第 19 章

对无家可归儿童的游戏治疗

Debbie C. Sturm
Christopher Hill

根据美国无家可归者联盟（National Coalition for the Homeless，2009）发布的数据，每 35 名儿童中就有一人无家可归，这就是说，在美国，有近 200 万儿童不能生活在稳定、适宜的家中。无家可归有多种表现。一个 6 岁的小女孩，自从 2 个月前被驱逐后，就只能与父母和小弟弟住在亲戚的餐厅里。她知道父母在找工作时遇到了巨大挑战，压力很大，也看到亲戚对他们一家越来越不耐烦。一个 9 岁的男孩和妈妈住在专为妇女和儿童提供的收容所里，而他 16 岁的哥哥和爸爸则被安排住在另一个收容所。一个 4 岁的女孩与妈妈相依为命，颠沛流离，因为她妈妈正在躲避伴侣的虐待，同时还要应对自身存在的抑郁症和药物滥用的问题。这些都属于无家可归的现象。

今天在美国，无家可归到底意味着什么？虽然官方对此没有给出明确的标准，但美国政府问责办公室（the U.S. Government Accountability Office）认为，无家可归者是指那些住在街道上或收容所里、没有固定居址的人。此外，无家可归者还包括突然遭遇经济困难，变得居无定所的人（Cackley，2010）。对于无家可归的儿童和青年——缺乏固定、正常和适合夜间休息的居所的个体，我们在这里引用了 1987 年《麦金尼 – 文托无家可归者援助法》（McKinney-Vento Homeless Assistance Act）的定义（2001），他们包括以下人群。

- 因失去住房、经济困难或类似原因而不得不与他人合住的儿童和青年。
- 居住在汽车旅馆、旅馆、拖车公园、收容所或等待收养机构安置的儿童。
- 儿童和青年夜间的主要居所是一个并非为人睡觉设计的或适合人睡觉的公共或私人场所。
- 居住在汽车、公园、公共场所、废弃建筑物、未达标的住房、公共汽车站或火车站以及其他类似环境中的儿童和青年。
- 生活在与上述情况类似环境中的移民儿童。

如果将范围扩大一点，那些离家出走的儿童也应当被视为美国 200 万无家可归儿童中的一部分，因为这些儿童的现状不明，他们可能是出于自愿、遭遗弃、被家庭拒之门外或其他非本意的原因而失踪（Hammer, Finkelhor, & Sedlak, 2002; National Coalition for the Homeless, 2009）。

导致无家可归的原因往往很复杂，每个家庭的原因都不一样。诸如失业、未充分就业、住房困难、药物滥用、父母的心理出现问题、父母关系破裂以及在某些情况下的自愿选择都可能是造成无家可归的原因（Tischler, Redemeyer, & Vostanis, 2007）。而且无家可归的状况常常具有周期性，导致有些家庭可能不止一次经历这样的遭遇（Thompson, Pollio, Eyrich, Bradbury, & North, 2004）。考虑到有这么多的变量存在，我们应当怎样理解无家可归对儿童的心理健康产生的影响呢？根据Buckner（2012）和他在过去20年中对有关无家可归儿童的文献的历史回顾，无家可归儿童通常面临3种不同类型的风险因素。

1. 与无家可归有直接关系的风险，比如在收容所或临时居住地感受到的压力。
2. 来自低收入或贫困家庭的儿童面临的风险，比如遭遇社区暴力和与安全相关的问题。
3. 所有儿童，无论其家庭收入或生活状况如何，都可能面临的风险，包括生理和家庭体系方面的问题。

对所有为无家可归儿童和家庭进行治疗的临床工作者来说，一个最重要的考虑因素就是意识到这一群体中存在的巨大差异（Cutuli, Wiik, Herbers, Gunnar, & Masten, 2010）。通常情况下，在无家可归的儿童群体中，唯一的共同点就是他们都没有长久的居住地。对此，Buckner（2008）给出了很好的阐述。

正如各种各样调查所显示的，无家可归的家庭并不是一个静态和孤立的群体。他们大多来自低收入人群，由于无家可归只是生活在贫困中的儿童可能经历的众多压力之一，因此，高明的做法是，在理解无家可归儿童出现的问题时，应充分考虑到其身处贫穷环境这一更广泛的背景。（p.734）

在与无家可归儿童和家庭接触并对其进行治疗的所有阶段，全面和历史性的评估都是至关重要的。Cutuli及其同事（2010）还建议在风险和适应能力框架内对儿童和家庭做出评价，因为他们注意到，无家可归的家庭尽管面临着严峻的挑战，但他们仍可能表现出强大的力量和保护能力。

生理和心理挑战

相较于生活在固定住所里的儿童，无家可归儿童的健康状况普遍比较差。他们更有可能患有慢性疾病，包括（但不限于）呼吸道疾病，比如哮喘或慢性支气管炎；胃肠道疾病，比如胃痛或者食欲不振；以及由于缺乏预防性措施而导致的并发症，比如定期的牙齿检查和身体检查。而且，由于无家可归家庭中的儿童大多数负担不起保险、就医、住院等医疗服务，因此他们生病后也得不到及时治疗，缺乏基本或足够的治疗会使其生病的过程延长，甚至可能导致并发症（Schwartz，Garrett，Hampsey，& Thompson，2007）。

此外，食品的匮乏也是无家可归儿童面临的严重问题。美国农业部将食品匮乏定义为"营养充足并且安全的食品供应有限或不确定；或以社会可接受的方式获得食品的能力有限或不确定"（Coleman-Jensen，2013）。以社会可接受的方式获取食物指的是，不会求助于食品应紧供应机构、捡食他人丢弃的食物、偷窃或以其他手段获取，这些现象在无家可归儿童中经常发生。食品匮乏会造成儿童营养不良或处于饥饿状态。在美国，儿童肥胖比率过高是一大问题，而且它在无家可归的青少年中表现得尤其突出。这主要是因为他们担心食物不够而养成了暴饮暴食的毛病，或者只能吃到廉价的低营养食物（Schwartz et al.，2007）。得不到医疗保健与营养不良的因素叠加在一起，成了影响极端贫困和无家可归儿童整体幸福和发展的复杂因素。它提醒我们这些心理健康从业人员，在评估无家可归儿童和家庭的需求时，一定要从整体、发展和历史的角度出发。因为如果只关注在心理和教育方面出现的症状，我们很容易忽视他们存在着饥饿、疼痛、脱水以及其他身体不适的问题。但实际上，我们知道，这些问题是紧密交织在一起的。

心理健康受到的影响

除个别情况外，无家可归通常伴随着一系列其他众所周知的影响发展的危险因素，比如家庭收入微薄、父母受教育或就业遇到障碍、遭遇社区暴力和居住不达标等（Cutuli et al.，2010）。每一个危险因素都可能引发生活中负面事件的发生——长期的或严重创伤，比如"儿童遭虐待、父母间爆发冲突、家庭暴力、父母滥用药物或患精神疾病，以及与家庭居住不稳定有关的其他问题"（Cutuli et al.，2010，p.831）。许多有关无家可归对儿童情感和心理造成的影响的研究得出了与针对生活在极端贫困中的儿童的研究非常相似的结论（Buckner，2012；Schmitz，Wagner & Menke，2001；Zeisemer，Marcous，& Manvell，1994）。尽管存在相似性，但游戏治疗师在工作时仍需谨慎，要找出贫困儿童与因贫困而无家可归的儿童间的细微差别。Ziesemer 及其同事（1994）在调查时发现，相较于生活贫困但尚未无家可归的儿童，无家可归儿童在学习能力和问题行为方面的风险并不高。由此他们得出结论是，无家可归应被视为生活在贫困中的儿童和家庭所经历的一系列压力源中又一个，但不一定更具破坏性的生活事件。

对于生活在不稳定或经常搬迁环境中的儿童，治疗师需要考虑的一个重要因素是儿童自己直接或者通过父母间接感受到的压力的强度和持续时间。研究人员正在探索无家可归儿童皮质醇（压力激素中的一种）升高产生的影响。在调查因经济困难而导致无家可归儿童，与因经济困难和负面事件（比如家庭破裂或受到外部威胁）双重因素而无家可归儿童的区别时，研究人员有一个有趣的发现。那些因双重因素而无家可归儿童的皮质醇水平明显高于只因经济困难（比如因失业或被驱逐造成暂时居无定所）而无家可归的儿童（Cutuli et al.，2010）。这似乎更加验证了在开始治疗前对其家庭体系及其生活中承受的压力源进行全面评估的重要性。简而言之，无家可归或许是许多儿童面对的共同处境，但导致其无家可归的不同根源才是心理出现问题的真正原因。

其他的研究则提醒临床工作者要考虑陪伴无家可归儿童的父母的心理健康状况（大多数研究都聚焦在儿童的母亲身上）。母亲的心理健康状况、羁押历史、受过创伤的经历以及儿童自身是否遭遇过创伤都是与儿童情感和心理健康密切相关的重要因素（Bassuk et al.，1996；Gewirtz，DeGarmo，Plowman，August，& Realmuto，2009；Harpaz-Rotem，Rosenheck，& Desai，2006）。早期的研究（Tischler，Karim，Rustall，Gregory，& Vostanis，2004；Vostanis，Cumella，Briscoe，& Oyebode，1996）也发现，与母亲一起住进收容所的儿童的最常见原因就是父母关系破裂和家庭暴力。在进收容所前遭遇过暴力攻击或创伤事件的儿童更可能出现抑郁和焦虑的现象（Harpaz-Rotem et al.，2006）。

考虑到儿童的幸福与父母心理健康之间的紧密关系，有关的心理健康机构也为暂住在收容所里的母亲提供了必要的心理健康服务，这一做法是非常值得称赞的（Park，Fertig，& Allison，2011）。经历过关系破裂或家暴的女性承认，她们很难向家人或朋友倾诉内心的痛苦，也普遍缺乏支持系统。在接受收容所提供的援助服务后，母亲都反映她们有了一种联结感，同时解决问题的效能也得到了提升（Karim，Tischler，& Gregory，2006）。

有一个现象需要引起注意，在无家可归期间，儿童通常会与父母中的一人甚至两人分离。

儿童的母亲如果正在危险关系或家庭暴力中挣扎、有药物成瘾或依赖，或者存在严重的精神问题，儿童服务机构会暂时剥夺她们看护自己孩子的权利。父母，不论性别，在寻求帮助解决自身问题期间，可以把孩子交托给他们的朋友或家人负责照料。不过，即使这些儿童住在私人住宅，按照美国法律的定义，他们仍被视为无家可归者。虽然对许多家庭来说，将儿童交给亲属看护是一个较稳妥的选择，但它同样可能引发因分离造成的问题，比如导致家庭关系更加紧张、儿童或许会被虐待和忽视，以及亲属企图使儿童长时间不能与其父母团聚等（Barrow & Lawinski，2009）。这些都可能成为影响儿童心理健康和学习能力的额外压力源。

临床工作者还应考虑家庭内部可能出现的分离模式。在纽约一家无家可归者收容所里，25%的女性承认，她们至少与自己未成年的孩子分开过一次（Cowal，Shinn，Weitzman，Stojanovie，& Labay，2002）。而且在收容所里的所有女性中，将近三分之一的母亲没有带自己的孩子（Dotson，2011）。她们没有带孩子同住收容所的原因各异，有的是出于自愿的安排，有的则是因为非自愿的因素。自愿安排指的是自己决定将孩子交给朋友或亲戚看护，这是确保孩子安全和幸福的一个选项。非自愿安置也是为孩子的安全考虑，刻意将其与自己的母亲分开。根据 Dotson（2011）的调查，将儿童与母亲分开的主要原因包括家庭暴力、药物滥用和精神疾病。多数带孩子去收容所的母亲没有这几个方面的倾向，而且她们对目前处境中的挑战有清醒的认知和更多的应对技能。总之，治疗师要对上述因素加以关注，特别是它们与家庭分离和团聚的关系以及在评估风险和优势时占据的一席之地。

此外，在收容所的一些家庭中，缺少男主人以及男性儿童和青少年。兄弟姐妹被收容机构分开的现象很常见，因为有的收容所或收养机构只收留男性。对于收容所将无家可归家庭的成员分开收留是否会对他们造成影响，目前尚未得出明确的研究结果。但是临床工作者应当意识到这种分离确实存在，并注意观察和了解它可能会对儿童构成的影响（Barrow & Lawinski，2009）。每次记着问一句："谁不在这里？"

最后，对于无家可归儿童还需要特别考虑一个因素，就是收容所或其他临时住所的现实状况和条件，因为它对儿童的心理健康和学习能力影响尤其大（Buckner，2008）。收容所或居住环境与儿童的行为、安全感（或者缺乏安全感）、家庭成员间的互动以及其他未知因素都有直接关系。临床工作者还应当花一些时间探究收容机构里的文化，了解儿童对生活在那里的看法，这样才能对影响其幸福的各个因素做出准确的评估。

执行功能

极端的压力和困境，特别是在资源匮乏、支持系统有限的家庭中，会对儿童的执行功能（executive functioning，EF）形成负面影响。特别是他们在认知方面的能力，包括集中注意力、记住细节和指令、从一项任务转向另一项任务，以及给出期望的回应等，都有可能减弱或变慢（Masten et al.，2012）。

开端计划中的一个项目针对学龄前儿童在社交技能和问题行为方面的差异进行了比较，结果显示，在为期 6 个月的调研期内，无家可归儿童和有稳定居住环境的儿童在社交技能方面并未表现出区别（Koblinsky，Gordon，& Anderson，2000）。这一结果支持了之前的另一项研究（DiBiase & Wadwell，1995），那项研究也没有在两组儿童中发现不同。研究人员由此得出结论，虽然与正常的学龄前儿童相比，开端计划中的儿童在社交技能方面整体上存在一定的差异，但这很可能是由于贫穷导致的，而并非无家可归的原因。不过，当研究人员检查问题行为时，确实看出了明显的差异。而且与 DiBiase 和 Wadwell（1995）早前的研究结果一样，研究人员发现，由于无家可归造成的生活混乱和紧张，导致儿童表现出更不成熟、固执或过度活跃的行为，而且他们普遍呈现出更焦虑或抑郁的情绪。

针对无家可归对执行功能的影响，研究人员在学龄前儿童和小学生中进行了调查，之后他们确定无家可归带来的不利条件非常可能对执行功能构成很大影响（Masten et al.，2012）。此外，与执行功能有关技能的可塑性（比如，计划性、注意力集中、解决问题的能力、语言推理能力、自控力和适应能力）如果能在学校得到及时、持续的有效干预，可以大大降低执行功能长期受损的风险，并对其起到保护作用。

最后，如果儿童的母亲无家可归或者存在着无家可归的风险，那么这名儿童入学的可能性极低，而且即使能够入学，也会经常迟到或旷课（Harpaz-Rotem et al.，2006）。遇到这种情况时，一定要遵守麦金尼 – 文托法案。该法案受到伊利诺伊州一项旨在保护无家可归儿童并确保他们始终能够得到受教育机会的法规的影响，将对无家可归儿童的定义扩大到"缺乏固定、长期和适当的夜间住所的个体"。在扩大定义范围的同时，麦金尼－文托法案还规定了无家可归儿童可以免费乘坐交通工具往返学校，并且允许他们在原籍学校（即他们第一次无家可归时就读的学校）上学，无论他们的家庭当下居住在哪里。该法案要求学校必须为无家可归的儿童进行登记注册，即使他们不能提供通常所需的文件，比如免疫记录或居住证明。每个校区要指定当地教育联络人，以确保学校工作人员了解这些规定，同时在收容所和学校向无家可归的家庭发出公告，为他们子女的入学和交通提供便利。对于无家可归可能给学生学习成绩造成的影响，该法案要求学校必须制定相应的制度，及时了解这类儿童的现状并提供帮助。早期发现和采取干预措施对减少他们因生活环境不稳定而给学习和认知发展造成的负面影响至关重要。

评估与心理测量学

正如本章所建议的，临床工作者以来访者为中心，对其进行一个全面评估是非常重要的，评估时既要从发展的视角出发，也要考虑他过往的经历以及他的家庭背景。在理想情况下，评估应当从多领域入手，这样便于诊断和找出适合个体所需的服务。心理社会评估由多层次的领域划分组成，包括心理健康状况、医疗问题、教育程度、家庭背景、犯罪史、以往的药物滥用记录以及精神和文化层面值得引起关注的问题。对个体进行这样全方位完整的评估能够让评估人员为其提供即时反馈、咨询以及必要时寻求帮助的相关机构。此外，评估可以让来访者用自己的语言发声，从而避免临床过程被行业术语垄断的现象。最佳的评估方法应包括来访者自述其优势、应对问题的技能和在逆境下的生存模式。即使在评价生活中消极的一面时，也应使用积极的、能够通过治疗发生改变的语气来表述，而不要用对其批评或指责的口吻（Johnson，2010；McQuaid et al.，2012）。

关注来访者治疗开始时的社会心理状况不仅是评估和监督其治疗进展的需要，而且对向所服务的儿童及其家庭通报其实际需求也很有帮助（Johnson，2010）。游戏治疗师可以考虑使用各种各样的评级量表来评估儿童的行为和情绪，比如《儿童行为评价系统》（第2版）（Behavioral Assessment System for Children–Second Edition，BASC-2）和《贝克儿童和青少年量表》（Beck Youth Inventories for Children and Adolescents）。这些评估量表被公认为是治疗儿童创伤、问题行为和精神障碍症状时最好的工具。

临床方法

当我们思考无家可归儿童已知和潜在的问题时，游戏治疗作为一个治疗选项立刻就清晰地浮现出来。Baggerly和Jenkins（2009）特别提醒治疗师，由于深受诸如虐待、忽视、家庭破裂、药物滥用、家庭暴力和贫困等突发或长期创伤的影响，无家可归儿童的神经发育和依恋关系都受到了损害。而且，这些儿童在生活中还会经常遭遇丧失和重要关系的中断，比如失去与祖父母、老师、朋友、其他重要亲属，有时甚至是自己的兄弟姐妹的联系（National Coalition for the Homeless，2007）。在这种情况下，治疗关系可以成为了解儿童创伤、丧失和生活不稳定经历的有力工具，同时有助于儿童的治愈并帮助其形成新的依恋关系。下面我们就介绍几种适用于无家可归儿童的游戏治疗方法，它们都得到了研究文献的支持。

以儿童为中心的游戏治疗

过去 10 年的几项研究都支持对无家可归的学龄儿童采用以儿童为中心的游戏治疗方　法（Baggerly，2003，2004；Baggerly & Borkowski，2004）。具体来说，以儿童为中心的游戏治疗被定义为：

以儿童与接受过游戏治疗程序培训的治疗师之间的动态人际关系为基础，在治疗时治疗师为儿童提供精挑细选的游戏材料和促进安全关系的环境，使儿童能够通过游戏充分表达和探索自我（包括情感、想法、经历和行为），因为游戏是儿童天生的沟通媒介，有利于其最大程度的成长和发展（Landreth，2002，p.16）。

以儿童为中心的游戏治疗的基本价值体系认为，儿童是自身经历的专家，也是其走向康复的向导。在游戏过程中，通过让儿童而不是治疗师来引导、创造和表达，以儿童为中心的游戏治疗从业人员展示了他们对儿童的信任和信心，即儿童最真实的表达使治愈成为可能。

以儿童为中心的游戏治疗的这些特质对解决无家可归儿童遇到的问题非常有帮助。

在一项针对无家可归儿童采用以儿童为中心的游戏治疗进行干预的研究中，Baggerly 和 Jenkins（2009）试图了解这种方法是否会对这些儿童的发育和诊断产生影响。他们研究的结果显示，接受以儿童为中心的游戏治疗的来访者在课堂上的自我控制能力以及其整体内化的控制力都得到了明显的增强，与此同时，他们在情绪上更趋稳定，对限制能做出更积极的反应，与他人的交流也更具建设性。总体来说，参与以儿童为中心的游戏治疗的儿童在课堂上的问题行为减少了，对依恋关系逐渐不再回避和拒绝，对自我和他人的态度开始变得积极，而且自我的安全意识也得到了发展。虽然研究人员很清楚他们研究的局限性，特别是采集到的样本量有限，而且儿童只接受了 14 次治疗而不是建议的 32 次治疗，但即便如此，这项研究仍可被视为一项支持临床工作者对无家可归儿童使用以儿童为中心的游戏治疗的研究，并且证明在学校环境下采用该方法能够显著改善儿童在课堂上的表现。

兄弟姐妹一同游戏

考虑到没有固定居所家庭所面临的一些挑战，将兄弟姐妹聚在一起游戏不失为一个很好的安排。这一做法的首要考量是，这类家庭中的兄弟姐妹可能由于年龄不同、来自不同的亲生父母或者受临时居住条件的限制，平时无法生活在一起。因此共同接受游戏治疗等于为他们创造了一个团聚的机会，虽然生活中发生了变故和分离，但他们仍可以在这样一个安全的环境下维系兄弟姐妹间的关系纽带。即使对于住在一起的兄弟姐妹，治疗师也可以为他们营造一个互相分享和帮助的气氛，让他们通过与关系有关的主题，倾诉自己在家庭遇到经济困难或不稳定时的困惑和挣扎，并在自我控制、情感表达和游戏互动方面彼此影响（Hunter，1993）。通过增加兄弟姐妹之间的联结，父母——无论他们自己是否在寻求帮助——的压力会减轻，因为家庭冲突减少了，大家的凝聚力得到了加强。正如 Hunter 所言，"赋予兄弟姐妹相互接纳和帮助的能力，有助于消弭孤立和避免代际间的破坏性关系。"（p.69）。无论在学校、诊所还是家庭的临时住房环境中，任何兄弟姐妹间的游戏机会都能够增进家庭成员的团结和适应能力。

亲子游戏

家庭在收容所里滞留的时间各不相同，它取决于每个家庭的具体情况、可利用的资源、收容机构的规定和条件，以及影响无家可归者的其他因素。无论多长时间，当家庭待在收容所时，家庭成员都需要适应新的环境、共享空间、有关规则以及关系变化。家庭平时的生活习惯也深受影响，比如吃饭、游戏和休闲时间（Ray，2006），从而导致父母与孩子以前在这些时候扮演的角色随之发生改变。此外，亲子关系还会因环境中其他父母、儿童和机构中的专业人员的介入而变得更加复杂。

通常，无家可归和适应新的临时生活环境所造成的压力会令父母与孩子的关系受到严重影响。Ray（2006）、Wachs（1987）以及 Vibbert 和 Bornstein（1989）的研究都强调了母亲社会情感行为的重要性，因为它是儿童在社会情感发展、游戏和语言使用方面最强大的预测因子。此外，儿童还会通过与其身边重要的成年人在一起的可预测并且值得信赖的生活来发展能力（Ray，2006；Rovee-Colier & Gulya，2000）。因此，咨询师和其他从业人员应当为父母和孩子提供时间和场所，帮助他们之间展开有效的互动。这样的干预有助于增进父母的能力感，因为他们已经对自己能否成为称职的父母感到怀疑了。从业人员的干预最好借助与社交情感有关的游戏方式，并且安排在适宜的空间，尽量避开收容所这种平时生活的环境。简而言之，亲子治疗可以达到预防和治疗的双重目的，增强父母的自主权，使他们在最具挑战性的情况下也能振作起来，为自己的孩子提供安全和结构。

在研究在收容所环境中母亲与幼子间的社会情感接触时，Ray（2006）特别强调了为父母和孩子提供始终一致、积极和肯定关系的社会情感体验的重要性。也就是说，他的研究非常支持亲子游戏治疗的方法。亲子治疗是从以儿童为中心的游戏治疗中派生出来的，它要求儿童的主要照料者参与治疗，从而能够"在学习有效管理孩子行为的技能的同时，与自己的孩子建立积极关系"（Kolos，Green，& Crenshaw，2009，p.366）。而且关系的改善依靠的不仅仅是技能培训，更重要的是加强和协调与孩子的关系。Kolos 及其同事（2009）在查阅了大量的相关文献后指出，虽然文献中几乎没有提到针对无家可归的家庭使用亲子治疗，但它对少数族裔家庭的治疗效果非常显著——这些家庭同样面临巨大压力，而且许多是单亲家庭，与无家可归家庭的情况很相似。

　　Kolos 及其同事也认为，牢固的亲子关系"为孩子提供了一种保护，使他们可以避免因无家可归造成的负面影响和恶性循环"（Kolos et al.，2009，p.367），同时有助于培养父母即使在压力下也能给予孩子温暖和安全的能力。父母与孩子的积极关系还能对父母起到减压的作用，并在抚养和教育孩子时取得好的效果。而有效的教育无疑可以减少孩子的问题行为，增强其在高风险环境中化解危险的能力，对其学习成绩和社交技能的提高也能产生正面影响（Kolos et al.，2009）。

学校环境中的咨询

　　在充满变化和不确定性的时期，学校为无家可归的儿童提供了一个稳定、正常和可预知的环境（Moore & McArthur，2011；Nabors & Weist，2002）。虽然美国各地的儿童都会因无家可归而出现缺勤、迟到和学习吃力的现象，并在社交时遇到挑战，但麦金尼–文托法案已经尽量减少了儿童不得不频繁转学的麻烦，否则他们在学习和社交方面会经历更多的痛苦。学校的辅导员和社会工作者应当充分利用学校里的一切机会帮助儿童加强与成年人、同龄人和兄弟姐妹之间的关系。Moore 和 McArthur（2011）建议在校内采用同伴或者团体游戏治疗的方法，可以包括以下方式。

- 无家可归儿童与一个或多个同伴一起参加结构化或以儿童为中心的游戏治疗，这一个或多个同伴应当具有稳定、积极的人际关系，可以为这个无家可归儿童起到榜样

的作用。他们在一起通过游戏的形式练习解决问题和调节情绪。

- 无家可归儿童与他在同一个学校的兄弟姐妹一起参加结构化或以儿童为中心的游戏治疗，旨在帮助他们共同适应学校环境，并且与身边重要的成年照料者建立关系。

- 借助结构化或半结构化的团队游戏形式，帮助儿童学习与他人建立关系、解决生活中出现的问题并且获得连接感。

　　这样的同伴或团体游戏治疗时间不仅对那些居住环境发生变化的学生很有帮助，而且对那些不得不转学的学生同样有意义。学校的心理健康从业人员可以为学生设计结构化或者非结构化的游戏，帮助他们：（1）有机会表达对失去住所、离开以前的学校和与家庭或兄弟姐妹分离的悲伤；（2）面对和处理导致无家可归的原因，比如家庭暴力、经济压力、父母药物滥用或者父母的心理出现问题等。同龄人，特别是那些成功地解决了一些此类问题的同龄人，可以在非刻意的情形下充当"向导"，帮助刚陷入困境的学生学会正常应对这样的经历。Baggerly 和 Borkowski（2004）在一次案例研究中发现，一个无家可归的小学生在参加了一个团体游戏治疗后，逐渐掌握了与人配合的技巧，注意力集中了，与同学的社交行为和在课堂上的表现也得体了。而且她的依赖行为减少了，对他人的信任度增加了。虽然这只是一个案例，但它对于对无家可归儿童进行团队游戏治疗的意义是清晰可见的。为无家可归儿童提供一个一致、稳定并有成人或同伴支持的空间，可以帮助他们在适应家庭生活环境发生变化时

从学校获得一种安全感。与其他时候一样，在游戏治疗过程中，辅导员或其他从业人员可以随时邀请儿童的家长参与，这会让儿童更加受益。家长、老师和辅导员三方配合，是在学校环境中给予儿童帮助的最有效的方法。

对从业人员的要求

对参与治疗无家可归儿童的临床工作者来说，最重要的一个先决条件是自我反省，探究自己对这一人群的看法以及是否存在偏见。临床工作者——毕竟也是普通人——对儿童的父母感到失望、生气和恼怒实属正常，因为他们不能接受这些父母无论是出于自愿还是迫不得已，竟然让自己的孩子生活在无家可归或者居无定所的状态。这样的看法会很容易但不易觉察地影响临床工作者对治疗类型的选择，以及与儿童父母的接触。

此外，临床工作者也非常可能将无家可归看作一大"问题"，即使儿童在收容所或临时安置机构实际上生活得很安全和稳定。事实上，对于一些饱受家庭暴力、父母药物滥用、社区暴力和极端贫困困扰的儿童来说，收容所里的生活或许长时间以来第一次让他们有了安全感。而他们最需要治疗的只是那些导致他们无家可归的原因给他们造成的创伤。正如 Ziesemer 及其同事（1994）所建议的，临床工作者在面对无家可归儿童及其家庭时，既要关注他们无家可归这一经历的短期需要，同时更要帮助他们解决贫困和不稳定对他们个人及家庭构成的系统性影响。Masten 及其同事（2012）提醒临床

工作者，与学习有关的问题，比如执行功能受损，在无家可归儿童中与在因经济困难而导致生活水平下降或频繁搬迁儿童中同样普遍。越来越多的证据不断强调对儿童和家庭进行除无家可归这一现状以外的综合评估的重要性。

我们尚未发现专门针对咨询师或心理健康从业人员对无家可归儿童或家庭看法的研究，但 Kim（2013）针对职前早期教育教师的研究结果可以给我们一些值得思考的启示。大多数职前教师都对无家可归儿童持不好的看法，认为他们行为不端、注意力不集中、衣着不得体并且发育迟缓。同时他们对与收容所的工作人员互动也有一些顾虑。不过在收容所实习一段时间后，这些教师的看法和关切都发生了重大改变。对心理健康从业人员来说，要有同样的转变则意味着花时间走访收容所，与那里的工作人员交流，倾听无家可归家庭遭遇的经历，关注和调研这一群体中存在的巨大差异，同时抛开自己的假想或成见。那么，怎样做才最有效呢？答案就是勇于剖析自己并进行自我反省。

临床工作者首先必须认真检查自己对无家可归的家庭是否存有偏见，为了能对这类家庭的生活状况做出全面和准确的理解。唯有这样，临床工作者才能发现家庭拥有的强项，并了解他们的关系动态如何帮助他们一路走来，支撑到现在。最重要的是，正如研究表明的，影响儿童心理健康的一个最重要因素就是父母的心理健康状况（Dotson，2011；Gewirtz et al.，2009）。虽然孩子的需求可能很迫切，但父母的心理健康同样应引起关注。因此，让父母参与治疗并发挥他们的长处最终不仅会使孩子获益，对父母也是有帮助的。

最后，几乎所有的研究都指出了贫困儿童和无家可归儿童之间的相似性，并且强调了对他们采取预防措施和加以保护的重要性。因此，作为临床工作者和社会正义的倡导者，尽早发现社区中潜在的无家可归的高风险人群非常重要。鉴于我们已经知道，无家可归大多数时候是父母的原因，所以给予高危父母支持很有必要。对这些高危人群进行早期干预，特别是借助以儿童为中心的游戏治疗、兄弟姐妹疗法、亲子互动或亲子治疗等，可以筑牢家庭关系的纽带，并且建立保护机制，这对于他们共同应对经济和居住不稳定的困难和挑战是至关重要的。

临床案例

附近一所小学的一位老师注意到，7 岁的肯尼在集中注意力、按时完成作业和对上课感兴趣方面都发生了明显的变化。她还注意到他咳嗽得越来越厉害，而且与以前相比，迟到或缺勤的次数也越来越多。在联系了肯尼的母亲后，老师得知他们家最近刚刚搬入收容所。对肯尼的妈妈米切尔来说，无家可归始于虐待。她 26 岁，已婚，现在是一个有 3 个孩子的单身母亲。肯尼是 3 个孩子中年纪最大的，他长期目睹母亲遭受虐待，夜里还经常被激烈的争吵声惊醒。6 年后，他的母亲实在忍无可忍了。为了孩子们的安全，米切尔带着他们逃到了一个家庭暴力庇护所。后来他们又搬到一个朋友家的地下室里居住，在与朋友关系变得紧张后，米切尔只好带着孩子们再次搬离。

这次他们住进了一个临时家庭收容所。住进去后不久，肯尼就开始不停地咳嗽，但是由于他们没有医疗保险，无法去医院看病。收容所里的一位好心的医生为他提供了免费医疗，肯尼被诊断患有哮喘。这位医生在了解了他们家面对的挑战后，开始担心米切尔和肯尼有抑郁和焦虑的倾向，而且米切尔还因婚姻中的虐待受到了创伤。米切尔将这一切都告知了肯尼的老师，老师建议米切尔和肯尼去见一下当地的咨询师迈克尔。

在第一次与肯尼和他妈妈见面时，专门从事游戏治疗的临床工作者迈克尔就意识到，无家可归的经历对肯尼的身心健康都造成了损害。哮喘的诱因与居住在地下室和收容所有关。不停地咳嗽和呼吸困难使他无法像正常孩子那样玩耍、讲话和睡觉。米切尔的无家可归、经济困难和对孩子们的担忧使得她没有精力去为解决肯尼的健康问题而寻求帮助。对此她很内疚，感到对不起孩子。

多年目击家庭暴力也给肯尼留下了挥之不去的印象。即使在收容所里他也觉得不安全。他们住的楼里人来人往，夜里大一点儿的声音就会把他惊醒。而且他也从不轻易相信其他家长和工作人员。他生活中唯一没有变化的就是他仍在原来的小学上学，老师和同学也都没有变。他很爱他的老师，但他担心自己让她失望了，她以后不再喜欢他。

迈克尔对肯尼进行了贝克青少年问卷调查，结果发现他的抑郁和焦虑迹象都已经非常明显。他向米切尔建议每周对肯尼进行一次游戏治疗，米切尔看上去有些犹豫。因为治疗的往返交通很复杂，而且晚上收容所里安排了许多事情，比如一起吃饭和家庭活动，她认为这些也很重要。此外，她还表示，另两个孩子也非常需要她的陪伴，因为他们对这些变化也尚未适应。

迈克尔觉得有必要帮助他们，并且承认他们面临的实际困难。他答应与他的同事以及收容所协商，看看能不能找到解决办法。

迈克尔在与同事讨论时一致认可的一个重大关切是——他们也都经常为无家可归的儿童和家庭提供治疗——无论这些家庭身在何处，他们都应当与他们见面并提供治疗。但是这些家庭面对的困难确实很多，涉及时间、交通、费用、固定的日程安排以及能否有稳定的居住环境等，治疗师不想再把事情复杂化，加重他们的负担。而且他们清楚地认识到，培养牢固的亲子关系和构建安全感对这些儿童来说尤其重要。因此他们联系了收容所的负责人，探讨共同成立一个支持小组，为那里的儿童和家庭提供亲子治疗或兄弟姐妹游戏治疗。

此外，在任何可能的情况下，学校的辅导员也应抓住机会与社区里的有关人员配合。迈克尔及其同事发现，不同观点的结合可以碰撞出无数的想法，从中能够找到为儿童和家庭服务的最佳方案。在开始工作前，迈克尔他们先设计了一些需要澄清的问题。

- 对收容所而言，临时意味着什么？
- 这些家庭可以一直待在收容所吗？
- 是否有一些家庭成员因为年龄的原因不能待在收容所里？
- 收容所有什么规矩？住在这里的家庭需要分担哪些工作、承担哪些责任？

- 住在这里的家庭能在多大程度上享有隐私保护和自主权？
- 收容所里有哪些设施可供家人安静地独处、准备餐食和共同进餐？是否为儿童和成人提供了咨询或其他类似的支持服务？
- 收容所能在多大程度上帮助家庭解决就业、交通、一般性安全和适应过渡期等问题？

最后，由于肯尼和米切尔的真诚分享和老师的体贴推荐，迈克尔及其同事与收容所的工作人员经讨论后决定，在收容所里尝试一个小型的试点方案。方案包括两部分的内容：针对儿童的结构化游戏以及针对父母和儿童的亲子游戏。此外，一位治疗师会以小组的形式专门满足母亲的需要，因为她们大多在心理健康方面有问题并曾遭遇创伤。治疗师会在小组里教她们一些育儿技巧和应对技巧、正念减压法和支持性护理方法。每个人都对需要面对的挑战保持理性务实的态度：非固定人群、问题的复杂性、家庭关系和状况的差异以及多机构协同运作。他们的长远目标是将这种合作关系和模式固定下来，并且能让其他相关方参与进来，比如肯尼上学的学校和免费诊所的临床工作者，因为米切尔有限的经济来源是必须考虑的事项。正如本章自始至终所强调的，为无家可归的儿童和家庭提供治疗是一项极其复杂的工作，它需要临床工作者全方位、跨专业的深度思考，因为每个家庭的情况都错综复杂，需要有针对性地采用独特的治疗方法。

第 20 章

对离婚家庭儿童的游戏治疗：一种处方式方法

Sueann Kenney-Noziska
Liana Lowenstein

离婚无疑是一种混乱的经历，它会给家庭带来多米诺骨牌效应，并且引发一系列的变化和情感困扰。越来越多的新观点都不再将离婚看作一个单一事件，而视其为一个会导致许多家庭变故的过程（Amato，2010）。家庭成员需要应对由此引发的一系列情感和问题，包括悲伤、难过、丧失、愤怒、建立新关系、扮演新角色以及适应新的沟通模式。在父母离婚期间孩子需要接受治疗是很常见的现象。游戏治疗或许是最适合儿童发展的一种治疗方式。因为游戏为儿童创造了一个安全的治疗环境，能够有助于其尽快参与到治疗中，也便于其与治疗师之间的交流。而且在游戏过程中，治疗师可以评估儿童及其家庭的治疗需要，尽早实现治疗目标。

本章重点聚焦采用规定性游戏治疗的方法帮助正在经历分居或离婚的家庭。规定性游戏治疗模式强调从各种游戏治疗方法和干预中进行筛选后，创建一个定制化的治疗方案。其所借鉴的治疗方法和干预措施在相关的研究文献中都被证明针对不同的问题或症状是非常有效的。规定性方法对于与离婚有关的案例尤其重要，因为离婚给每个个体造成的影响完全不同。

本章提供的游戏治疗干预措施旨在解决父母离婚带给儿童的最常见问题。一些家庭遇到的更复杂的问题，比如亲子关系疏离、伴侣间的暴力行为和儿童遭到性虐待，也有涉及并给出解决建议。同时我们鼓励读者在应对这些复杂问题时能够寻求更多的资源。

临床考量

全面、持续的评估能够帮助游戏治疗师制定有效的治疗方案和设计干预措施。这点对于采用处方式游戏治疗方法尤其重要，因为该方法需要首先对个体的需要做出全面评估（Gil & Shaw，2009）。由于许多经历父母离婚的儿童和青少年已经表现出抑郁、焦虑和自卑的迹象（Amato，2001），因此使用标准化的评估方法和问卷有助于了解其业已显现或尚处于潜在状态的各种症状。不过，普通的标准化检测可能会忽视或淡化离婚带给儿童的许多不易觉察的后果，因为这类儿童似乎会经历各种程度的痛苦，比如被迫承担成人的责任，感到孤独，在家庭活动和假期中感到压力，在父、母的家庭之间感到痛苦（Amato，2010）。由于这些因素通常没有出现在大多数标准化检测中，因此，专门针对离婚的问卷，比如《子女对父母离婚的看法量表》（Perceptions of Children Towards Parental Divorce Scale；Kurdek & Berg，1987），或者《离婚调整量表（修订版）》（Divorce Adjustment Inventory-Revised，DAI-R；Portes，Smith，& Brown，2000），可能更适合那些父母离婚的儿童。

在评估和治疗离婚家庭的过程中，治疗师应当多方位考虑并且与其他专业人士合作。除了临床干预外，在离婚案件中使用游戏治疗，加上调解和父母配合等辅助支持手段，能够取得更好的效果。调解的重点旨在减少离婚父母间的矛盾冲突，从而减少家庭整体感受到的压力，因为父母冲突通常是儿童和整个家庭的主要压力源。父母配合或者共同抚养孩子旨在努力帮助父母制定、实施和遵守抚养计划，及时做出符合儿童发展和心理需要的决定，并减少他们的冲突，这样可以最大限度地保护儿童的利益。

监护的建议也很重要，因为它对治疗的影响很大。不过这方面的建议因各个家庭的实际状况会有非常大的差别，一般在法院决定或者离婚判决中有明确规定。如果父母已合法离婚，从法律的角度看，最好的做法是治疗师在开始治疗前先获得一份离婚判决的副件以及其他修改或补充文件（Bernstein & Hartsell，2004）。治疗师如果对这些文件中的任何条款存有疑问或者不理解，都应当向律师寻求法律解释（Remley & Herlihy，2010）。

目前的监护趋势强调更平等的监护权分享安排，因为除非父母中的一方有危险或不安全因素存在，大多数儿童似乎都受益于与父母双方保持积极关系和定期接触。考虑到这样的监护方案对正打算或处于离婚过程中的父母可能不太现实，双方协商并且自愿解决纠纷或许对家庭来说是最有益的，即在不需要法官、治安或法庭工作人员在场的情况下自行解决法律纠纷。国际协作专业人员学会（The International Academy of Collaborative Professionals，IACP）是一个由律师、法官、心理健康从业人员和财务专家组成的机构，它鼓励协作化解冲突，协商找到彼此可接受的解决方案，并且公开沟通过程。

由于离婚家庭通常面临的法律程序很复杂，因此将所有的治疗过程记录在案非常重要（Bernstein & Hartsell，2004）。如果离婚过程中的父母处于激烈的冲突中，治疗师必须保持清晰的职业定位，并且明确界定自己扮演的角色和服务范围。在接受儿童或者青少年作为来访者前，治疗师有责任了解清楚其所负责范围内的法律规定，因为它们涉及离婚时父母分别拥有的权利。知情同意书、治疗师的角色及其权利和义务都需要在治疗师的同意书中明确加以说明，并且在与父母双方的交谈时进行讨论。

研究与理论

有关离婚研究的回顾

虽然当今社会离婚率越来越高，但有关离婚对儿童和青少年造成的影响的严密研究并不多见（Barczak et al.，2010），而且现有的研究结果也不一致。比如，Wallerstein 和 Lewis（2004）的研究认为，父母离婚会让孩子产生持久的心理问题，其损害归因于离婚本身，而不是与父母或婚姻冲突有关的问题。但另一些研究却显示，离婚家庭的孩子与正常家庭的孩子在适应新生活方面很相似，而且父母离婚后他们反而觉得压力小了（Gordon，2005）。还有一些研究得出的结论是，与父母没有离婚但冲突不断的家庭中的孩子相比，那些父母刚刚离婚的孩子确实会表现出更多的心理问题，但随着对离婚后新生活的适应，这两类孩子的情况会发生逆转（Barczak et al.，2010）。

离婚对儿童和青少年影响的结果有很大差别。父母离异的孩子在情感、行为、社交、健康和学习方面的得分都低于父母处于婚姻状态的孩子（Amato，2010）。如果父母在孩子幼年时就离婚，孩子不仅会内化离婚造成的影响，也会在外化行为上表现出来（Barczak et al.，2010）；如果父母在孩子稍大一些时离婚，会对孩子的学习造成负面影响（Barczak et al.，2010）。基于这样的发现，对年幼的离异家庭的儿童应当采取针对内化和外化的预防和补救措施；而对于那些年纪稍大一些的儿童，则应针对他们的学习采取干预措施。不过，临床工作者必须意识到，孩子的学习成绩下降与父母离婚带给他们的痛苦有很大关系（比如，上课时无法集中注意力、焦虑），这会发生在任何年龄段的孩子身上。

父母离婚对孩子造成的影响也与其性别和年龄有关。在孩子的青少年时期，父母离婚可能会导致其出现内化障碍、外化障碍、非酒精类药物滥用和过量饮酒（Barczak et al.，2010）。男孩和女孩对离婚的反应通常也不一样，因此治疗时需要满足他们的不同需求。青春期的男孩会表现出异常行为，而青春期的女孩更容易患上抑郁症（DeLucia-Waack，2011）。Majzub 和 Mansor（2012）近年来的调查发现，青少年对父母离婚的看法可能是积极的，也可能是消极的，但与性别没有明显关系。父母离婚前后与孩子的关系质量是决定离婚后是否会对儿童和青少年产生影响的最重要的因素之一（Barczak et al.，2010）。

离婚的哪些因素会给儿童和青少年造成影响并不十分清楚，不过，人们普遍认为，离婚不仅让他们感到生活不够安全，而且失去了来自个人、家庭和家庭外的保护（Pedro-Carroll & Jones，2005）。个人保护指的是对控制的现实评估和准确归因；家庭保护指的是使孩子免受父母之间的冲突和整个家庭的幸福；家庭外保护则是指来自成人的积极的榜样力量和强大的支持网络。

有关离婚给儿童造成的短期和长期的负面影响在研究文献中都有记载，不过，实际上父母离婚确实会令儿童在短期内非常痛苦，但从长远看，他们似乎并不存在适应问题（DeLucia-Waack，2011）。而且，一些调查发现，离婚甚至能带来一些好处，特别是如果仔细审视婚姻的质量，消除偏见，并且将出现的家庭暴力考虑在内（Rutter，2009）。换句话讲，离婚的影响取决于拿它和什么做比较。此外，虽然调查的结果和获取的信息有互相矛盾的地方，但人们一致认为，一些儿童对离婚是具有适应能力的（Rutter，2009）。

法庭介入治疗最佳实践指南

家庭和调解法院协会（Association of Family and Conciliation Courts，2010）已经向为家庭提供心理健康服务的治疗师准备了最佳实践指南，这些治疗师处理的是家事法庭介入的案件。具体来说，这些指导方针旨在帮助治疗师理解法律制度会对治疗产生怎样的影响，也让其他相关人士了解心理健康从业人员能够发挥的作用和承担的责任。它们以相关的研究和道德标准为基础，对在法律背景下进行心理健康治疗提供了简明扼要的指导。当家事法庭介入治疗后可能会使治疗变得更加复杂，因此为了保护儿童治疗过程中神圣不可侵犯的权利，该指南特别注重平衡好界限、角色、保密性和职业客观性等要素间的关系。

综合游戏治疗

综合游戏治疗——各种游戏治疗理论和技术的融合——适用于各种心理障碍，并能最佳程度地满足治疗需求（Drewes，2011）。从综合角度看，其特点是临床效用与理论的一致性（Seymour，2011）。考虑到离婚案件的临床表征多种多样，综合治疗的方法是合适的。事实上，游戏治疗领域似乎正在从执着于某一固定

模式发展为根据来访者的个体需求定制以其为中心的治疗方法（Kenney-Noziska，Schaefer，& Homeyer，2012）。

根据药物滥用和精神健康服务管理局进行的全美国循证程序和实践登记的普查（Substance Abuse and Mental Health Services Administration's National Registry of Evidence-Based Programs and Practices，SAMHSA's NREPP）结果，认知行为治疗、儿童发展理论和家庭系统理论都强调父母技能的培训和教育，因此可以成为治疗离婚家庭时重要的理论建构。在这些理论的基础上，结合最新的研究成果，采用处方式游戏治疗的方法，并根据来访者的情况定制一个具体的治疗方案。

处方式游戏治疗

Norcross（2005）描述了4种类型的心理治疗的综合方法，其中一种被称为技术折中主义（technical eclecticism）。这一综合方法使用理论研究来规范地选择最适合个体来访者的治疗方法。在游戏治疗领域，它最早被Schaefer（2001）定义为处方式游戏治疗（prescriptive play therapy）。近年来，Gil、Shaw（2009）和Schaefer（2011）在当代游戏治疗文献中多次地提到了它的临床应用。就离婚案例而言，这种以研究为基础的方法可以让游戏治疗师选择一种已经证明对特定症状或问题有效的游戏治疗方法（Gil & Shaw，2009）。同时相关的文献和研究要贯穿于治疗过程中。这种方法的一个缺陷是对离婚造成的影响没有足够严谨的研究，不过尽管如此，处方式治疗方法提供的临床干预措施都是基于个体的实际情况，而且具有一

定的临床和经验基础。

策略与技术

在共情的治疗关系背景下，创造性的、以游戏形式呈现的活动可以吸引儿童的参与，并且有助于他们安全地表达想法和感受。指导性游戏治疗技术提供了一种具体的方法，可以帮助儿童敞开心扉，同时引导其接近具体的需要治疗的问题。让儿童把自己因父母离婚引发的问题用直接、公开的方式呈现出来是为了让他们知道，他们无须因这些问题感到丢脸，它们是可以讨论的。下面列举一些可用于离婚儿童的结构化游戏治疗技术的例子。

如果能有机会向儿童澄清与离婚有关的误解，同时让他们充分表达自己对父母离婚的感受是非常有益的。在玩篮球游戏（Basketball Game；Lowenstein，2006）时，如果儿童投篮未中，他就需要回答一个问题。这些问题包括与父母离婚有关的感受、父母离婚的原因、对父母离婚的自责以及积极的应对策略。这个游戏允许治疗师有针对性地选择和修改提出的问题，从而达到治疗目标。从业人员可以与儿童一起做游戏，这对于加强互动和建立开放的交流模式能够起到促进作用。随着游戏的进行，治疗师可向儿童提供一些支持性反馈，并在儿童坦诚表达自己的想法和感受时给予鼓励。治疗师也可以让接受治疗的儿童自己准备一些问题并把它们写在卡片上，供游戏时使用。这一做法本质上具有投射属性，能够让治疗师更深入地了解来访者（Gil，1994）。各种现成的

棋类游戏也可用于游戏治疗过程中，帮助儿童解决与离婚有关的问题，比如，勇敢的恐龙（Daring Dinosaurs；Pedro-Carroll & Jones，2005），和颠倒离婚（Upside Down Divorce；Childswork Childsplay，n.d.）。

在治疗中有目的地使用书籍（被称为阅读疗法），或者讲故事的技巧，对治疗遭遇父母离婚的孩子非常有效。如果书或故事的内容与儿童的经历很相似，那么"儿童就会认同这个人物或故事，并在读过之后对自己的处境产生更多的感悟和理解"（Malchiodi & Ginns-Gruenberg，2008，p.168）。书籍可以帮助儿童讨论与离婚有关的具体问题，让他们认识到自己对父母离婚的感受和反应并不是孤立的，他们还能在书中找到一些复杂问题的答案。利用书中的故事作为进一步讨论的话题，可以大大提升阅读疗法的治疗效果。有关离婚的书有很多，治疗师也可以自己编写故事读给儿童听。

离异家庭的儿童可能会遇到不少令其感到困惑的复杂问题，比如忠诚、目睹父母发生激烈冲突以及应对父母中的一人离开自己。如果儿童不能敞开谈论这些痛苦的问题，可以借助玩偶来帮忙，比如 Lowenstein（2013）设计的"令人不安的情况（Upsetting Situations）"。这个游戏包括各种情境及应对方式，让儿童用玩偶将它们呈现出来。玩偶游戏可以被看作一种置换技巧，也是一种有助于儿童处理情绪问题的策略。置换技巧的目的是让儿童将其对环境的悲伤情绪表达出来，同时学会采用其他的应对方法（Kalter，1990）。如果父母能参与治疗，可以大大提升干预的成功率，因此我们在治疗时也包括了与父母沟通的部分。

游戏中的认知－行为技巧对儿童来说是一种有益的方法，特别是在他们因为父母离婚而责怪自己的时候。摆脱内疚（Getting Rid of Guilt，Lowenstein，2006）就是一种用来挑战和纠正关于自责的错误认知的干预措施。在游戏时治疗师会给儿童一些绘有不同情境的卡通画。在每个情境中，都有一个孩子在说一些感到内疚的话，而另一个孩子对此提出适当的质疑。比如，"内疚"的孩子说："因为我表现不好，所以我父母离婚了。""起帮助作用"的孩子回应说："你父母离婚不是因为你说了什么或者做了什么。"又比如，"内疚"的孩子说："我应该能够挽救父母的婚姻。""起帮助作用"的孩子回应说："孩子是无法解决父母的婚姻问题的。"有的卡通画旨在让儿童阅读和理解其内容，有的则是空白的，旨在让儿童来填充。游戏活动也包括讨论问题的环节，治疗师可以借此机会有效地处理儿童的想法和感受。思考帽（Thinking Caps；Goodyear-Brown，2005）是另一个基于认知行为治疗的游戏活动，它可以帮助儿童用有益的想法取代内疚的想法。帮助儿童对父母的问题形成正确的归因有利于其尽快地调整好自己并适应新生活（Pedro-Carroll & Alpert-Gillis，1997；Stolberg & Mahler，1994）。

指导性技术并不是治疗，只是能对治疗过程起到促进作用的工具。也就是说，任何技术的基础都是一组核心技能，它们决定了治疗师在治疗受父母离婚影响的儿童时的有效性。由于概述这些核心技能已经超出了本章的范围，我们希望读者能够在这方面查阅更多的资料。因此，指导性干预不应单独使用，而应纳入综合治疗方法中。下面列举的临床案例会对此有详尽的说明。

作为治疗关系中调节的一部分，治疗师在使用指导性干预措施时必须非常谨慎，避免给儿童造成太大的压力，令其无法承受。出于这一考虑，游戏治疗师应当灵活选择使用的策略。对于某些来访者，可以采用指导性不那么强的方法，比如以儿童为中心的游戏治疗。关系要素，包括共情、温暖、和谐和治疗陪伴，对正在面临父母离婚的儿童来说具有治疗属性，因此其重要性绝对不能忽视。

临床案例

转介信息

7岁的乔伊是一个独生子，被他的母亲丽莎带来接受游戏治疗。在此之前，他的父母已经分居6个月了。由于他们的离婚诉讼仍在审理中，因此目前法院暂时裁定他们共同、轮流监护孩子。丽莎认为她的儿子需要通过治疗来应对父母的分居和离婚。她说乔伊无法接受这一现实，因为他的父亲戴夫总在讲她的坏话，并且告诉乔伊离婚都是她的责任。她还说，乔伊经常胃痛，对她非常依恋，特别是在从他父亲那里回来后。

丽莎明确表示不希望乔伊的父亲参与治疗，因为她认为他只会起破坏作用。不过在治疗师向她解释了父母共同参与乔伊治疗的好处后，她同意让戴夫给治疗师打电话。当戴夫打来电话时，治疗师向他强调了他在帮助乔伊适应婚姻破裂中的重要作用，并询问他如何看待乔伊在他们夫妻分居后的表现。戴夫承认乔伊对此有些无法接受，但将原因归咎于丽莎"过度控制"的性格。

在与父母二人几次电话沟通、收集到一些初步信息、解释了游戏治疗和评估的过程并介绍了付费细节后，治疗师说服他们同意共同参加乔伊的第一次治疗，于是见面的时间确定下来了。

参与和评估

在第一次见面时，治疗师与丽莎和乔伊建立起积极、和谐的关系非常重要。在与离婚家庭打交道时，既要与父母二人都建立关系，又要保持中立的态度对治疗师来说的确不是一件容易的事情，但它却是治疗取得效果必不可少的部分。治疗师要对他们各自承受的压力表示同情，并对他们为孩子寻求帮助的做法表示赞赏。

治疗师告诉丽莎和戴夫，游戏治疗能为乔伊提供一个安全、稳定的治疗环境。治疗师也明确知会他们，向法院建议有关孩子的监护事项不属于他的工作职责。父母二人都签署了一份表格，承诺进行封闭式咨询。签署这份表格是十分必要的，因为它可以使治疗师不介入有关监护权的纠纷中。

接下来治疗师让丽莎和戴夫分别叙述一下他们对乔伊目前状况的看法。他们两人承认乔伊有问题，但都认为是对方造成的，很快他们就吵起来了。虽然应对这样的局面对治疗师是一种挑战，但他们这种激烈冲突的状态恰恰说明了乔伊平时的处境很困难。为了缓解他们的紧张情绪，也为了把焦点转向乔伊的需求，治

疗师让他们分别在游戏室里挑选一个玩具或物品，代表他们心目中"快乐、具有很好适应能力的孩子"。丽莎从沙盘的模型中选了一个站在滑板上的男孩，她说："我希望乔伊快乐、无忧无虑，不要因我们离婚而感到压力。"戴夫则选了一个篮球，他说："我希望他跟我在一起的时候能更开心。"治疗师的这一干预不仅化解了他们的怒气，而且在他们挑选玩具并讲出其象征的含义时，游戏室里有了些许轻松的气氛。然后治疗师问他们能够做些什么来帮助乔伊积极地接纳和适应他们离婚这一现实。讨论进展得富有成果，治疗师及时称赞了他们具备的培养乔伊适应环境的能力。治疗师还告诉他们，治疗时的气氛会很轻松，而且如果他们能表现得更心平气和一些，乔伊的感觉会更好。

在与父母首次见面时，治疗师还从他们那里得到了有关乔伊的大量信息，这对于制定治疗方案非常有帮助。尤其重要的是，治疗师了解到：丽莎和戴夫谈恋爱的时间只有 7 个月，在丽莎怀上乔伊后他们就结婚了。整个婚姻期间他们总在吵架，并且经常当着乔伊的面辱骂对方。他们从未向乔伊解释过他们分居的原因，因为他们不知道该怎么对他说。乔伊通常不愿去他父亲现在的住所，而且每次回来后他都很依恋他母亲。乔伊经常说胃疼，他的老师说他在学校显得很难过，也不喜欢与其他同学交往。

在了解他们两人自己的童年经历时，治疗师发现丽莎和戴夫从小都生活在离异家庭。在父母离婚后丽莎与父母都保持着亲密关系，而戴夫则是由母亲抚养长大，因为父亲在他出生后不久就遗弃了他母亲和他。

为了让他们两人都表达对治疗的期望，治

疗师问他们："你认为在治疗过程中应当做些什么才能取得好的、有效的结果？"丽莎回答："帮助我们了解乔伊的感受，并且让他知道这一切不是他的错。"戴夫则说："帮助我和乔伊在一起时他能开心一点，因为他和我在一起的时候常常哭着找妈妈。"治疗师感谢他们让他了解治疗时首先要解决的问题。

在头两次治疗时治疗师对乔伊进行了评估。每次治疗开始时治疗师都安排了结构化游戏让乔伊参与并对他进行评估，之后观察由他自己主导的非指导性游戏。第一次治疗时治疗师将重点放在了与乔伊建立和谐关系和收集评估数据上。起初乔伊显得有些紧张，甚至不敢看治疗师。不过随着他们开始玩有利于构建友好关系的"石头、剪刀、布"（Cavett，2010）游戏后，他越来越放松了。这时治疗师开始在游戏的同时问乔伊一些看似无关紧要的问题，比如，"你最喜欢看哪部电影？"乔伊玩得很高兴，不时发出笑声，特别是当他赢了的时候。在乔伊彻底放松下来并且兴致勃勃地玩游戏后，治疗师开始问他一些有点儿冒险的与情感有关的问题。

治疗师：什么事情让你很恼火？

乔伊：（语气中带着悲伤。）当妈妈和爸爸发生冲突的时候。

治疗师：（身体更加靠近乔伊。）我可以看出当爸爸妈妈发生冲突的时候你很生气。你能说得再详细一些吗？比如他们说了或者做了什么让你认为他们之间有冲突？

乔伊：他们大喊大叫，还责骂对方。爸爸更不好，他常对妈妈说脏话。（这时他眼睛看着

地面，脸红了。）

治疗师：（小心翼翼地保持中立，没有对父母中谁更不好发表看法。）当爸爸妈妈发生冲突时你一定很难过和生气，许多来这里的孩子也有同样的感受。我的工作就是帮助你应对这些不好的情绪。咱们通过交流和做游戏帮助你处理它们。

治疗师认为在第一次给乔伊治疗时，确认他的感受并明确治疗师的职责非常重要。

第二次治疗时，乔伊很高兴地走进游戏室，并提出继续玩"石头、剪刀、布"的游戏。与上次一样，他玩得很开心，不时发出笑声，并且一直看着治疗师，谈论自己的感受时也更开放了。这些都表明他对与治疗师在一起感到很放松。治疗师使用了"我如何思考、感觉和行动"活动调查（How I Think, Feel, and Behave；Lowenstein，2006）来评估乔伊的感受、行为和应对策略。这个调查包括22个陈述，来访者被要求在最适合自己的陈述前贴贴纸。如果有些陈述更令儿童感到关切，可以在它们前面贴更多的贴纸。在下面的陈述前，乔伊放的贴纸最多。

- 自从我的父母离婚后，我比以前更担心了（3张贴纸）。
- 当我生气或难过时，有时我会觉得胃疼（3张贴纸）。
- 我认为父母离婚是我的错（3张贴纸）。
- 我的父母整天吵架（5张贴纸）。
- 我的父母经常当着我的面说对方的坏话（5张贴纸）。

- 往返于父母的家庭让我感到很困难（5 张贴纸）。

在活动过程中，乔伊还向治疗师提供了许多其他信息，特别是关于他父母在分居前后吵架的内容。这项调查清楚地表明，乔伊正在经历许多与父母离婚有关的压力源。

评估的一个重要组成部分是了解儿童对自己及家庭变故的看法。基因图谱（The Play Geno-Gram；Goodyear-Brown，2002）的评估揭示了乔伊对其父母情感的重要信息。当被要求在游戏室里挑选一个玩具代表妈妈时，乔伊兴奋地举起一个公主雕像说："她很漂亮！"可是在挑选玩具代表爸爸时，他却显得很费劲。最后他选了一个喷火龙，但没有给出理由。对于他自己，他选了一辆车，然后悲伤地说："我整天坐在车里，一会儿去爸爸家，一会儿去妈妈家。"他讲的故事也提供了大量的评估信息："从前有一个美丽的公主，她一直都很快乐，直到有一天喷火龙把她的房子烧毁了。然后喷火龙开着一辆车去了很远的地方，公主也上了这辆车。后来车开到了另一所房子，他们就在那里睡着了。"当被问到他是否愿意用另一个玩具替换故事中的某个人物时，他说："或许可以把喷火龙换成王子，然后公主会喜欢上他。"乔伊挑选的玩具、他编的故事以及他对问题的回答都能说明他的情况和心理状态，对制定治疗方案非常有帮助。

在乔伊自己玩非指导性游戏时，治疗师观察到几个反复出现的主题。他在沙盘上用与战争有关的模型和玩具屋里男性和女性的小人模型创作了战争的场面。丧失和遗弃的主题在他的游戏中也非常明显。

在为离婚家庭进行治疗时，通过观察孩子与每位家长的互动来评估其能力、默契和亲密程度以及控制力是极其重要的。评估为治疗师提供了一个观察家庭互动过程和内容的窗口（Gil & Sobol，2000），因此，治疗师使用了家庭玩偶采访（Family Puppet Interview，Gil，1994）评估乔伊与妈妈的互动关系。治疗师让乔伊和妈妈每人选一个玩偶，然后用它们编一个有开头、经过和结尾的故事。乔伊选择了小狗，丽莎则选择了一个怀揣小袋鼠的袋鼠（其实，乔伊名字的字面意思就是小袋鼠）。在表演环节，乔伊把小袋鼠从它妈妈怀中的育儿袋里拿出来，然后他想把小狗放进去。当他发现他放不进去时，他变得很难过和生气。他把小狗扔到一边，重新拿起小袋鼠，把它放回袋鼠的育儿袋里。接着他开始讲了一个故事：一只小袋鼠由于害怕被绑架，所以整天待在它妈妈怀中的育儿袋里。丽莎让乔伊主导玩偶游戏的全过程，虽然她会小心地呵护袋鼠，以防小袋鼠从它的怀里掉出来。

治疗师还借助船、暴风雨、灯塔评估（Boat Storm Lighthouse Assessment；Post Sprunk，2010）获取了乔伊与爸爸互动的重要信息。他们被要求在一块贴板上画一条船、一场暴风雨和一座灯塔。画的时候他们各画各的，几乎没有交流或合作。乔伊在波涛汹涌的海面上画了一条小船，而戴夫画的则是乌云密布、雷电暴雨交加的黑暗天空，不过后来他又在贴板的一角加了一座小灯塔。画完后，治疗师让他们分别就暴风雨降临之前、之中和之后发生的一切编一个故事。戴夫的故事重点放在暴风雨把小船掀翻了，船上所有的乘客都被淹死了。乔伊在讲述时说，船迷失了方向，因为暴风雨太大，导致它看不见灯塔了。两个故事的主题都比较悲观，故事中的人物在遇到危险时也缺乏调动内部资源和获取外部支持的能力。当治疗进入非指导性游戏部分时，乔伊可以和爸爸一起自主选择游戏的内容。这时乔伊又选择了在沙盘上创作战争的场景，而戴夫却坐在椅子上，看着乔伊玩，什么话也没说。

向父母反馈

治疗师再次约见丽莎和戴夫，向他们提供了评估反馈，签订了继续服务的合同，并与他们共同制定了一个综合治疗方案。治疗师重申了治疗是封闭的，确保他们清楚治疗时讨论的内容不可用于监护争议中。治疗师对他们的长处和渴望寻求帮助给予了充分肯定。在沟通过程中当丽莎和戴夫又因矛盾冲突发生争吵时，治疗师及时打断他们，并采用动机式访谈策略（Rosengren，2009）改变话题。比如，"你们认为你们的争吵会对乔伊造成怎样的伤害？""如果你们两人都做出一些改变，情况会好转吗？"这种类型的问题不仅平息了他们的愤怒情绪，而且将讨论重新转向了治疗目标的确立上。丽莎和戴夫在离开时都对治疗方向有了清晰的认识，并对改变满怀信心和期待。

治疗过程

治疗师在决定采用处方式治疗方法后，对各种模型、模式和技术进行了筛选，以确保能够达到治疗的目标。治疗师将针对乔伊个体的以儿童为中心的游戏治疗和认知行为治疗，与要求父母和乔伊共同参加的家庭游戏治疗和亲子治疗结合起来。同时治疗师会定期与乔伊的父母见面，告诉他们乔伊取得的进步，帮助他们关注乔伊的情感需求，并增强他们的育儿技能。在与父母交流时，治疗师也会采用符合Pedro-Carroll 情感智能育儿实践（2010）中的干预措施，重点旨在帮助丽莎和戴夫确立新的家庭习惯和程序，维持家庭的日常结构和生活规律，与乔伊建立积极的亲子互动关系，并且实行鼓励开放交流的策略。丽莎和戴夫还被介绍给一位家长调解员，帮助他们培养健康的共同抚养孩子的关系。他们也分别向一位治疗师寻求支持。整个治疗团队的成员都互相配合，密切协作。

在乔伊治疗的初期，主要目标是消除其对父母离婚的误解、增强健康的应对技能和将与离婚有关的情绪表达出来。对乔伊的评估显示，他对父母离婚感到非常难过，特别是当他目睹父母爆发激烈冲突和来回往返于两个家庭时。基于这种情况，治疗时先教会他一些正面应对技巧十分重要。治疗师选择了深呼吸和渐进式肌肉放松练习，这样乔伊就会因为它们的有趣和易操作而愿意练习和执行。治疗师还教给了他其他几种不同的技巧，然后让他自己从中挑选最喜欢的方法，并坚持每天晚上睡觉前练习。他的父母也被要求在家里教他并督促他练习。起初乔伊的父母对此都没有认真对待，但后来他们对治疗越来越投入，也就开始认真做作业了。一段时间后，乔伊掌握了曲奇呼吸（Cookie Breathing；Lowenstein，2013）这一技巧，并在需要时主动使用它。

因父母离婚引发的压力会导致一系列儿童

难以理解、认同和表达的情感问题。因此，治疗师对乔伊表达关爱和接纳，确认并回应他的感受，有助于在治疗时营造一种安全和信任的气氛。一些治疗游戏也可以成为乔伊与治疗师建立情感连接的安全方式，并让他借此将其内心无法承受的想法和情绪表达出来。乔伊尤其喜欢玩情感捉迷藏游戏（Noziska，2008）。在这个儿童非常熟悉的捉迷藏游戏的治疗版本中，藏起来的不是人，而是写着各种情感的卡片，治疗师让儿童把它们找出来，然后进行讨论。下面就是这个游戏的一个片段。

乔伊：（兴奋地在游戏室里寻找卡片，终于在一个茶杯底下找到了写着"难过"的情感卡片。）当爸爸妈妈决定离婚，我们不得不搬家时我很难过，现在我见不到我的那些朋友了。

治疗师：当爸爸妈妈离婚时，你的生活发生了许多变化。你得搬家，现在因为想念你的朋友你感到很难过。

乔伊：是的，在新学校里我几乎没有朋友。（他低下头，有一阵子没有说话。）或许我可以找时间去看望我以前的朋友。

治疗师：搬家和结交新朋友都不是容易的事情。父母离婚对你来说确实很难。

乔伊：（开始寻找另一张情感卡片。）

治疗师：【我尊重乔伊继续游戏的选择，决定不再讨论有关"难过"的话题了。】

游戏继续进行，乔伊与治疗师就他的情感进行了很有意义的交流。治疗师意识到乔伊在社交方面的孤立是接下来治疗中需要解决的问题。

为了让乔伊的情绪趋于正常，治疗师为他读了几本与离婚有关的书。他似乎特别喜欢《我的父母离婚了，我的胳膊肘上有绰号以及关于我的其他事实》（*My Parents Are Divorced, My Elbows Have Nicknames, and Other Facts about Me*）（Cochrane，2009）这本书。书籍可以被用作一个引子，让乔伊说出更多他对于父母离婚的感受。

治疗时的一个重要目标是帮助乔伊与父母建立更加平衡和积极的关系。因此治疗师将亲子治疗用在乔伊和爸爸身上，意在增进他们两人间的关系。刚开始时进展缓慢，因为戴夫责怪丽莎故意让乔伊疏远他。不过，随着治疗的进行，戴夫渐渐发现他有能力呵护好乔伊，他们之间的关系也变得亲密了。乔伊从爸爸那里回来后的反馈也越来越正面了，这让父子关系得到进一步发展。为了帮助丽莎对乔伊也能采取一致的约束措施，治疗师对他们母子也使用了亲子治疗。

丽莎和戴夫与家长调解员的交流也帮助他们更好地支持对方在孩子面前扮演的角色，这是家庭临床治疗取得成功的一个重要方面。在接受单独治疗时，戴夫回顾和探究了自己小时候与父亲的疏远关系，这增添了他要与儿子建立亲密关系的动力。

对这个家庭的考验发生在暑假开始前。乔伊对要与爸爸待一个星期感到很紧张。丽莎想让治疗师出面干预这件事，因为她觉得乔伊对离开她这么长时间还没有做好准备。治疗师约见了他们，并且明确告诉他们，对监护问题给出建议不是儿童治疗师的工作职责。丽莎对治疗师不介入此事很生气，治疗师首先肯定了她对乔伊的关心，然后将交流的重点转移到乔伊与父母二人都能有积极、高品质生活的益处上。治疗师进而引导他们思考和讨论一下在乔伊与爸爸这次长时间相处之前和过程中，他们分别能给予他哪些支持和帮助。与此同时，治疗师在为乔伊治疗时提醒他使用之前学到的应对技巧来管控自己的焦虑。此外，在乔伊和爸爸共同参加的一次治疗中，治疗师为他们提供了更多的支持。假期归来后，乔伊告诉治疗师，他与爸爸相处得非常好，他还得意地说他成功地使用了几次曲奇呼吸来平息自己的紧张情绪。

对于父母的离婚，儿童常常会责备自己。乔伊在评估和后来的治疗过程中都显示出他觉得父母离婚是他的过错，因为他们经常因他而吵架。于是治疗师决定采取一些干预措施消除他的自责想法。治疗师为他读了《它是巧克力布丁吗？》（*Was It the Chocolate Pudding?*）（Levins & Langdo，2005）这本书并和他展开了讨论。乔伊很认同故事中的主人公，并且承认这个故事帮他意识到自己对父母离婚的自责情绪。之后治疗师对他采用了"摆脱内疚感（Getting Rid of Guilt）"（Lowenstein，2006）这一有趣的认知行为技巧。治疗师让乔伊用玩偶重现一些父母吵架的场景，而他也用玩偶扮演了"帮助者"的角色，质疑并纠正那个"内疚的"玩偶。他们的玩偶表演被拍摄下来，并邀请父母观看"电影首映式"。治疗师提前见了乔伊的父母，提醒他们在看后给出适当的反应。戴夫对乔伊的"演技"大加赞赏，甚至开玩笑说他应当获得奥斯卡提名奖。那是一个既令人开心又激动流泪的时刻，它证明父子间已经变得多么融洽了。

如前所述，父母当着孩子的面发生冲突，特别是围绕着与孩子有关的问题，会导致孩子产生一系列心理问题。对这个家庭而言，治疗的一个主要目标就是让丽莎和戴夫学会化解冲突的技巧，而且更重要的是，他们要能够克制自己，避免在儿子面前吵架。在家长调解员的帮助下，丽莎和戴夫都为此付出了很大努力。同时，治疗师则帮助乔伊释放其因父母冲突而产生的负面情绪。倾听并接纳他的感受有助于乔伊在安全的治疗环境中表达痛苦的情绪。当乔伊在非指导性游戏期间再现父母争吵的场面时，治疗师做出了鼓励和认同的反应，从而帮助他尽情宣泄内心由此引发的悲伤和难过。

结束治疗

从乔伊、丽莎和戴夫的反馈以及临床观察看，乔伊已经达到了治疗方案中确立的目标。在与丽莎和戴夫交流时，看得出来他们都开始尊重对方了，并且能首先考虑乔伊的需要而非自己的不满情绪。乔伊在非指导性游戏时也有了非常明显的进步：攻击性的场面以及有关丧失或遗弃的主题都不见了。

来自离异家庭的儿童都有过丧失的经历，因此分别对他们来说很不容易。结束治疗是其又一次体验失去的时候——与以往不同的是，这次他们应当已经做好准备了，而且是带着正能量离开。乔伊游戏治疗结束阶段的目标包括回顾他在治疗过程中学到的各项技能，处理他对结束治疗的感受，并为他提供积极的告别体验。在玩"我们一同经历的时光（Sands from Our Time）"（Behzad，2011）这个游戏时，治疗师让乔伊把五颜六色的沙子倒入一个容器中，并且说出自己在治疗中取得的进步。乔伊说："我知道了爸爸妈妈离婚不是我的错。当我生气的时候我可以做曲奇呼吸。"治疗师补充了一些具体的事例，充分肯定了他的成就。

最后一次治疗时治疗师安排了一个庆祝活动，包括赠送礼物和读治疗师写给乔伊的一封信。治疗师在信中再次强调了乔伊通过治疗得到的收获。礼物和信对乔伊来说具有转折的意义，提醒他曾有过的治疗体验，也会给他留下永久的记忆。而且信中有关治疗的信息能够让他感受到自己得到的关爱，这也增强了他的自我价值感。

治疗结束后，治疗师还应定期了解儿童的后续情况。乔伊的一切都进展顺利，直到后来戴夫开始了一段新恋情。针对新出现的情况，乔伊和他的父母又接受了一些治疗支持。在治疗师的指导下，他们很快就妥善处理并适应了这一新变化。

结论

虽然不同的家庭对父母离婚的反应各不一样，但它对家庭的影响和改变是显而易见的。治疗可以帮助儿童处理和适应同时出现两个新家庭这一过程。治疗的重点应始终放在最大程度地满足儿童在发展和心理健康方面的需求。

经历离婚的儿童和青少年是一个多样化群体。游戏治疗师遇到的个体中有些人的痛苦不太强烈，而有些人可能表现出极其严重的症状。就离婚而言，处方式治疗方法为从业人员提供了根据这一群体的各自需求而定制个性化治疗方案的机会。而采用游戏治疗可以让儿童参与治疗过程，并取得令人满意的治疗效果。无论治疗师使用哪种类型的干预形式，重要的是要将游戏治疗与其他辅助措施结合起来，比如调解、父母配合或者临床治疗等。

在父母离婚对孩子构成的影响、风险因素与保护因素的考量，以及针对业已确立的治疗方法和潜在的有效方法的科学研究等方面，相关研究和文献都存在着明显的不足。如果能够尽快弥补这些欠缺，不仅能够提升整体的服务水平，也有助于游戏治疗师的工作，因为他们在为父母离婚的儿童和青少年，以及面临离婚的家庭提供干预措施时需要依靠科学的研究。

第 21 章

对经历哀伤和创伤性丧失的儿童的游戏治疗：什么是最重要的

William Steele

> 如果你不去思考我的想法、感受我的情感、体验我的经历并且从我的角度看待我自己、他人以及周围的世界，你怎么可能知道什么对我来说是最重要的？
>
> ——来自悲痛和遭受创伤儿童的心声（Steele & Kuban，2013，p.3）

本章介绍的循证感官干预模型 SITCAP®（Structured Sensory Interventions for Traumatized Children，Adolescents and Adults；针对受创伤儿童、青少年和成人的结构化感官干预）是美国国家儿童创伤和丧失研究院（National Institute for Trauma and Loss in Children，TLC）在 1990 年研究开发的，它是斯塔尔全球学习网络（Starr Global Learning Network）的一个非营利项目。由于创伤通常是由各种丧失引发的，并且会导致儿童处于哀伤状态，因此应对创伤的干预模型也必须能够处理儿童的哀伤情绪。感官干预模型采用了结构化的、基于感官的、专门针对哀伤和创伤主观体验的序列绘画活动。绘画之后是一些好奇的、特意设计的问题，帮助从业人员进入儿童用图形隐性表达出的其记忆和感觉世界，这些记忆和感觉诱发了哀伤和创伤儿童的显性行为和症状。

我们将首先讨论主观性在这一方法中的作用。它可以：（1）帮助哀伤和受创伤儿童从悲惨的经历中解脱出来；（2）为建立在感官干预模型基础上的主题驱动的绘画活动提供了理论基础，而这样的活动对于是否有过哀伤或创伤经历的儿童来说都是有益的。本章还简要介绍了感官干预模型的循证现状和将绘画作为游戏干预的实践历史。本章也提供了一些与绘画活动相关的案例，用来诠释绘画活动怎样将治疗师带入儿童的主观世界，从中发现和了解在他们的生存和成长过程中什么是最重要的。

本章的案例还涉及治疗师在帮助哀伤和受创伤儿童时需要特别关注的一些重要考量和干预工作。

● 治疗师要花时间待在儿童的世界里——一

个没有理性、逻辑和语言的世界——仔细观察他们在遭遇令其难过的丧失或恐怖的创伤事件后如何看待自己、他人和周围的世界。

- 如果治疗师赞同针对创伤护理的基本要求，即"不伤害原则"，那么干预的分寸就应当是适度的，而且首先要了解儿童对其已经被披露出来的经历有怎样的看法。

- 为了给予儿童新的感官体验，帮助他们凭借希望、力量和适应力对自己的生活获得认知理解，治疗师首先要用好奇的目光见证他们的主观体验。

- 治疗师要为哀伤和受创伤儿童提供非文字（感官）方式，以此表达和交流他们对世界的认知，这样才能了解对他们每个人来说什么是最重要的。

- 治疗师要积极鼓励儿童参与和其主观体验有关的基于感官的活动，是为了避免今后在对外部世界做出反应时触发这些体验；同时在活动中带给他们新的体验，帮助他们用新的视角看待自己、他人和世界，并且未来在回应外界时具备复原力和力量。

- 治疗师应当意识到，要改变哀伤和受创伤儿童表现出的不当行为，必须先改变他们对自己、他人以及每天面对的诸多环境的主观认知方式。

- 治疗师与儿童的互动应当是安全的、结构化的、可预知的，并且由儿童来引导，但同时要有明确的目的，即帮助儿童学会管控自己的反应的方法。

由于当下的世界对许多儿童来说是创伤累的，而且创伤儿童必定经历过许多丧失以及由此引发的哀伤，因此我还探究了创伤知情治疗的核心标准，不管儿童是否正在经历哀伤或创伤，以及感官干预模型对这些标准所起到的支持作用。本章在结尾处再次总结了这一循证干预方法的关键要素。

感官干预模型：
直面哀伤和创伤的主观世界

这些年来我花了不少时间为遭遇暴力虐待或者经历非暴力哀伤和创伤事件的儿童进行治疗。这些儿童的亲身经历让我意识到，哀伤和创伤是分不开的，它们通常同时出现在他们身上，虽然症状可能会被归结为哀伤或创伤所致。我一般需要在他们的世界里待在一段时间后，才能分辨出二者分别带给他们的影响。基于这种情况，临床采取的干预措施应当同时适用于解决儿童的哀伤和创伤。

神经科学领域取得的进展非常支持我们重新思考对哀伤和创伤的理解以及针对它们所使用的干预措施。"比如，Kübler-Ross 博士在 20 世纪 60 年代后期提出的关于哀伤的 5 个阶段的观点，多年来一直被用于指导哀伤的治疗。而现在这些阶段已经无须证明，也不再能反映哀伤经历和处理的现实。"（Steele & Kuban，2013，p.xvi）。我发现对那些哀伤和受创伤的人来说，最重要的不是他们表现出的症状，而是在他们遭遇这样的经历后对待自己、他人和整个世界的方式。我现在将此称为他们的主观世界或者主观观点。而作为临床工作者，我们应当干预的是其主观世界而非那些显现出来的症状。

哀伤和受创伤儿童的主观世界是一个内隐的世界，它会对因所见、所闻和所感知到的潜在危险所引发的感觉采取行动或做出反应（Rothschild，2000）。哀伤和受创伤儿童随时处于行动状态，不是由于他们的想法，而是由于他们的感觉（Ziegler，2002）。在其主观世界里，手势、面部表情、语调、身体的姿势和举止以及周围的环境因素对其生存的重要性远远超过了对信息的认知处理（Steele，2003a）。同样在这个世界里，对于被他们觉得对其安全和健康构成威胁的事情，他们会拼命调整自己的反应。这是一个"生理现象而非仅仅心理现象"的世界（Levine & Klein，2012，p.5），他们的身体始终处于亢奋（或称唤醒）状态，而且症状可能会反复出现。针对这种情况，我们需要采取临床措施，恢复儿童的安全感并赋予其能力，从而消除其亢奋的生存反应。

经历驱动行为

我们很早就在心理学领域发现，正是这种对自我、他人和世界的主观看法构成了我们的个体逻辑（Adler，1930），并驱动我们的行为。比如，如果你告诉我你爱我，可是之后你却背叛了我。这样的经历会改变我对你的看法，也不会信任你了，并且对你采取使自己不再受到伤害的行为。当我们遭遇重大丧失或者经历创伤时，我们会立刻付诸生存行动。如果我们的哀伤或创伤没有得到解决或得到关照，我们则会采取反抗或逃离的生存行为。哀伤和创伤的

主观世界告诉我们，如果我们想让儿童的行为发生改变，我们必须首先改变他们对待自己、他人和周围世界的方式，因为"学习和改变任何东西都需要借助积极体验来建立新的神经网络"（Fisher，2012）。

为了实现这一重大改变，干预过程——即主题驱动的绘画活动和与该主题有关的提问——必须通过将其记忆、感觉和经历外化为具体形式的方式与这个主观世界联系起来。而对这一具体形式，儿童必须能够联想、解释、根据需要重新排序、学习和管理，并且最终借助其使自己发生改变，对自己、他人及世界的看法变得有力和灵活。属于感官干预模型的结构化绘画过程和活动是非常适宜的干预方法。

在这个主观世界交谈的效果很有限

最重要的是，儿童让我们深刻体会到神经科学所确认的：在主观世界里，单凭文字无法达到干预的目的。Gil（2006）指出，"创伤事件是在右脑经历并储存的（非思考部分），因此，需要给儿童一些时间先接触和刺激它，然后再激活左脑的必要功能（思考部分），因为它在创伤发生时似乎是关闭的"（p.102）。我发现对许多哀伤儿童来说，情况也是如此。认知重建对治愈和恢复大脑左、右半球（即思维和感觉）之间的平衡是非常重要的（Cohen，Mannarino，& Deblinger，2006）。但是，除非我们花时间进入儿童的主观世界，否则我们不可能知道什么才是有意义的重建。

Ogden、Minton 和 Pain（2006）写道："在心理治疗环境中，如果只关注基于文字的思考和叙述，治疗就只能停留在表面，无法解决创伤问题。"（p.xiv）在哀伤和创伤的世界里，我们的认知（即外显部分）已经不再能与我们内隐、非理性的生存大脑保持平衡了（Fosha，2000）。我们只对自己感觉需要应对的做出反应，而对理性或逻辑的部分视而不见。因此，治疗师有必要进入那些哀伤和受创伤儿童的生活环境中——他们的主观世界——对其采取临床干预措施，因为他们在那里通常不会对理性、逻辑以及其他需要使用更高级的大脑的认知过程做出反应（Schore，2001；van der Kolk，McFarlane，& Weisaeth，1996）。儿童被困在那里，拼命挣扎，却无法识别和表达自己的经历（Fosha，2000）。而主题驱动的绘画活动可以帮助这些儿童将其经历识别和表达出来。

如果我们在意哀伤和受创伤儿童可能会经历的忧虑，那么进入他们的主观世界就非常重要。无论是哀伤儿童还是受创伤儿童都会有这样的担心，"今后谁会照顾我？还会发生什么坏的事情？"我们知道虽然这两类儿童的担心差不多，但从临床上讲，对一类儿童来说非常重要的担心或许对另一类儿童而言并不是那么要紧。而且我们无法准确地了解到儿童担心的程度和我们需要干预的范围，除非他们基于对发生在自己身上或周遭事情的感受，真实地向我们呈现或告知什么对他们来说是最重要的。举例来讲，如果问两个经历了同样事件的孩子，他们最担心的是什么。一个可能担心其他不好的事情也将发生；而另一个却担心他们的户外郊游会被取消。两个人经历的事件是相同的，可是他们的主观感受却完全不同，因此呈现给我们的他们所在意的东西也不一样。

为了对哀伤和受创伤儿童采取适当的干预措施，我们必须首先清楚他们如何感知自己身处的世界。要避免儿童再受创伤（Hodas，2006）或者处于危险中，对其提供创伤知情护理或治疗是必需的，但我们的治疗假设不能基于其表现出的行为或症状，而应当聚焦其主观体验世界的方式。下面这个例子就非常适合将感官干预模型和绘画活动应用于临床干预中。

8 岁的埃里克身材瘦小，他在寄养家庭被虐待长达两年之久。对其进行的综合评估显示，在与创伤有关的症状中，有一些来自感官方面的挑战。从理论上讲，对这类儿童使用加厚的毯子是一种经常被建议的干预措施，因为它被认为有助于平复儿童亢奋的神经系统并且减少其焦虑情绪。它在许多儿童身上也被证明非常有用（Mullen，Champagne，Krishnamurty，Dickson，& Gao，2008）。然而，不是每一个干预措施都适用于所有的儿童，一些干预措施对一些儿童有帮助，但对另一些儿童很可能会造成伤害。了解儿童对待创伤经历的主观方式可以避免让其再受创伤。

埃里克多次遭到一个比他大 6 岁、体重 73 千克的男孩的殴打。当治疗师让他把他的遭遇画出来时，他画了一个小圆圈代表他的头，然后把他的整个身体涂黑，意味着那个男孩经常打他（见图 21.1）。当被问到这一经历中最令其恐惧的部分时，他回答说："他打我的时候坐在我身上，有时

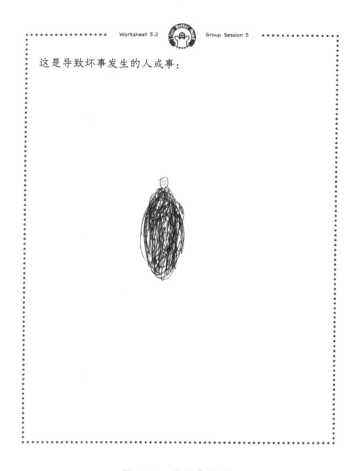

图 21.1　埃里克的画

Copyright 1998 by TLC. Reprinted by Permission.

甚至压在我身上，让我几乎不能喘息。"在这种情形下，如果给他一条加厚的毯子就有激活并使其遭遇二次创伤的危险。所以，了解儿童经历哀伤和创伤的主观方式对采取适当的干预措施至关重要。

创伤知情、循证绘画过程

感官干预模型的核心原理是，通过为儿童提供机会，让他们在经历、储存和记忆创伤的感觉而非认知环境中，安全地重温和再现以前的主观体验，这样创伤后应激障碍的症状以及与哀伤和创伤相关的心理问题可以明显减少，获得的益处能够保持，修复能力得到发展和加强，对其成长无疑是极为有利的。

——Steele & Kuban（2013，p.7）

感官干预模型中的绘画活动可以帮助儿童将他们的内隐感觉、符号记忆和主观体验具体化，这样"它们就能够通过语言解码和表达出来"（Steele，2003b，p.142）。绘画的内容无须解释或分析，因为感官干预模型中的绘画活动是结构化的，绘画的任务专门针对的是每个需要处理的主观体验。这些结构化的、主题驱动的绘画活动可以让临床工作者了解儿童对自己、他人和周围世界的看法，以及他们在遭受哀伤或创伤事件后最为关切的东西。此外，在绘画过程中儿童可以将其许多主观体验外化成具体的、可处理的形式。正如循证研究和实践历史所证明的，这样可以逐渐消除他们的焦虑。

感官干预模型策略和方案的基于研究和循证的实践历史

绘画的研究基础

感官干预模型中的主要策略是使用基于主题的与哀伤和创伤主观体验有关的绘画活动。多年来，绘画活动一直被用于游戏治疗中，一方面是出于评估的目的，另一方面则是为儿童提供一种交流媒介，把那些他们无法用词语表达的内容通过图画表达出来，也可以起到调节其反应的作用（Crenshaw & Mordock, 2005；Green, 2009）。Byers（1996）指出，诸多研究都证明了绘画能够帮助儿童触碰和呈现其创伤记忆并从中获得治愈。Magwaza、Killian、Peterson 和 Pillay（1993）在调查南非遭遇社区暴力的儿童时也得出了相似的结果。Saigh 和 Bremner（1999）建议，"儿童可以先把他们的压力体验画出来，然后再用语言进行讲述"（p.370）。针对 9·11 事件，世界贸易中心儿童壁画项目于 2002 年 3 月 19 日揭幕，展出了 3100 多幅绘画作品，"它们旨在减轻那些儿童的孤独感和无助感，因为他们实在难以从认知层面理解这一悲剧的复杂性"（Berberian, Bryant, & Landsburg, 2003, p.110）。

20 世纪 90 年代初，Pynoos 和 Eth（1986）在采访儿童时使用了绘画的方法，让他们"识别创伤图像，借助绘画开启有关创伤经历的讨论，并对创伤在内在感知方面的影响做出评估"（p.379）。Gross 和 Haynes（1998）在调查时也发现，与那些只被要求说出发生的事情的儿童相比，被要求绘画的儿童会呈现出更多的感觉和情感，并且在叙述事件时也更详尽。

感官干预模型的基于证据的实践历史

针对 6—18 岁的儿童和青少年所采用的感官干预模型的干预方案和结构化绘画活动都是有证据基础的，而且它们在加利福尼亚州儿童福利循证信息中心（California Evidence-Based Clearinghouse for Child Welfare）和药物滥用精神卫生服务管理局（Substance Abuse Mental Health Services Administration, SAMHSA）的美国国家循证计划和实践注册机构都有登记。研究结果也证实了感官干预模型的价值，许多期刊和书籍都刊登了这方面的研究（Steele & Kuban, 2013；Steele, Kuban, & Raider, 2009；Steele, Raider, Delillo-Storey, Jacobs, & Kuban, 2008）。不过，也有不少人认为，基于证据的研究并不一定能说明干预的实际价值，以及它在不同环境中的实用性，因为不同环境意味着不同的人群和不同的情况。但事实上，感官干预模型不仅是基于证据的，而且已经有 23 年的实践历史了，完全可以回应那些对其过程和结果的质疑。Dietrich（2008）认为，感官干预模型显示，它的干预措施已经取得了大量期望的结果，因此这一做法的价值是有充分证据的。下面是其他一些充分肯定感官干预模型实用效果的依据（Steele & Kuban，2013）。

- 在各种环境中，比如学校和临床治疗，干预多年来（不少于 10 年）取得的治疗结果都是一致的，虽然它面对的是不同的人群，比如受暴力伤害的儿童和遭遇非暴力、哀伤事件的儿童。
- 干预是切实可行的，这意味着大多数从业人员可将其用于群体或个体治疗。而且它的操作程序已经被编成手册，不仅便于掌握，也能够保证使用和评估时的精准性。
- 这一干预措施至少经过了一次对照实证研究，并采用了基于证据的研究模型，文献记载其结果证明参与者的症状都有了明显的缓解。
- 这一干预措施经过了包括神经科学在内的多领域的严密研究，并且充分考虑了人的修复能力和自身力量等要素。

对哀伤和受创伤儿童的创伤知情方法

美国国家创伤知情护理中心（National Center for Trauma-Informed Care，2011）强调了人们对儿童创伤普遍性的警觉意识、若不及时治疗会造成的长期影响、儿童护理系统对创伤知情的迫切需要，以及在治疗受创伤儿童时应当遵循的下列核心标准。我们认为这些标准同样适用于哀伤儿童的治疗。本章我们就专门讨

论如何将它们运用于感官干预模型中。下面我简要介绍一下这 5 个标准以及它们与感官干预模型的结合（Steele & Malchiodi，2012）。

1. 恢复儿童的安全感、权力意识和自我调节能力（Bath，2008；Levine & Klein，2007）。
2. 整合内隐（右脑）和外显（左脑）过程进行治疗（Gil，2006；Langmuir，Kirsh，& Classen，2012）。
3. 采用适合神经发育的干预措施（Perry，2009）。
4. 干预措施要尊重和支持文化多样性（Boden，Horwood，& Fergusson，2007）。
5. 促进创伤知情关系（Bloom & Farragher，2010）。

安全和权力

在培训从业人员使用感官干预模型时要提醒他们，没有一种干预措施能够适用于所有的儿童和所有的情况。而且，在治疗创伤时不存在阻抗的说法，即儿童要么感到安全，要么感到不安全。我们的责任就是要避免儿童再次遭受哀伤或创伤，同时帮助他们通过安全的关系和干预过程得到修复和成长。感官干预模型的治疗自始至终都应当在安全的环境中进行，将重点聚焦在儿童的主观体验上，采用渐进、调节和缓解的方法。对于我们要求他们说或做的事情，要告诉儿童，他们可以接受也可以拒绝。所有的绘画作品都安排在 20 厘米 ×28 厘米的带边框的纸上完成，让儿童通过绘画将其感官

体验和情感充分外化出来。这一切都要按照儿童自己的节奏、在他们感到最安全的状态下进行。

自我调节

在进行上述结构化干预时，通过遵循可预知的程序，赋权给儿童决定停止还是继续活动，并以可管理的形式控制感官过程。在此基础上，鼓励儿童尝试自我调节。因为我们的身体（Rothschild，2000）和神经系统（Levine & Klein，2007）会被强烈的哀伤或创伤经历激活，所以教会儿童怎样管控他们的反应是非常重要的。Bessel van der Kolk（2006）非常认同Rothschild的观点："要想使治疗取得效果，聚焦来访者身体的自我体验并增强其自我意识很有帮助，而不要只注意人们对其经历的评价。"（p.13）

感官干预模型能够处理身体的记忆和反应。比如，可以让儿童说出他们感觉（或者曾感觉）自己身体中最受伤害或最惧怕的地方；也可以让儿童把令其感到害怕或受伤的事情画出来。我们可以问他们一些感觉好奇的、与伤害或恐惧有关的主题性问题，帮助他们定义和思考那是一种怎样的经历、它让他们能做什么或不能做什么、如果它能说话它会对他们说什么、如果它能听到他们想对它说什么等。这样的过程就是自我调节的过程，儿童在这一过程中学会了怎样从受伤之地走向快乐、安全的彼岸，也强化了自身的自我调节的能力。

建立创伤知情关系

调节过程也有益于创伤知情关系的发展。感官干预模型的从业人员要学会用好奇而不是分析的口吻与儿童交流，因为好奇是共情（Smith，2012）和协调（Perry，2009）的基础。安全、好奇的关系有助于减少儿童的孤独感，而基于分析和指导的关系无法产生这样的效果。而且我们的好奇心应当针对儿童如何经历了发生的事件，而不是事件本身。"如果我们在交流时带着情感和回应，儿童就非常可能与治疗师一起进入他的生活经历中，并且共同探究和调节与事件有关的情绪"（Hughes，2009，p.169）。这样的治疗关系还能起到互惠的作用，也就是说，我们的好奇也可以唤起儿童自身的好奇。

发展的适当性和文化的敏感性

感官干预模型的活动和方案对6—18岁的儿童和青少年的发展是非常适合的。聚焦主观体验在各年龄段都是一样的，但活动的内容却需要适应不同的发展阶段。对儿童主观体验的关注也使这一干预方法能够帮助各种不同类型的人群。世界各地的哀伤和受创伤儿童都会有恐惧体验。无论哪种文化或语言，恐惧都是一样的。感官干预模型采用的结构化绘画活动可以使各文化、语言和习俗背景下的儿童使用自己的文化符号和语言来安全地描绘和表达他们所经历的恐惧。

感官干预模型使用过程：策略与技术

感官干预模型使用的绘画活动有助于儿童将他们的内隐感觉、形象记忆和主观体验具体化，这样他们就可以"用语言进行编码和表达"（Steele，2003b，p.142）。绘画的过程是结构化的，因此任务会针对每个需要被处理的主观体验。1990 年，美国国家儿童创伤和丧失研究院列出了哀伤和受创伤儿童表现出的主观体验，它们包括：恐惧、惊吓、担心、受伤害、愤怒、报复、内疚和羞耻、不安全和无力感，以及陷入受害者思维模式（Steele & Raider，2009）。这些主观体验现在仍是结构化、适于发展、基于证据的干预措施的焦点所在。

通过他们的绘画作品我们可以了解到儿童对自己、他人和周围世界的看法，以及什么是他们世界中最重要的东西。Gil（2010）写道："它（绘画）与以创伤为中心的游戏治疗是一致的。在游戏治疗时，儿童被鼓励使用游戏将其内心的痛苦外化出来；学会忍受和释放情感；弥补受到的伤害并且重新获得掌控感。"（p.57）他们画了什么以及他们是怎样画的并不重要。我们不会对他们的绘画作品进行评价或分析，只用它们作为帮助儿童将其主观体验外化成具体形式的工具，让他们能更容易地详述自己曾遭遇的经历，以及这些经历带给他们的影响，同时了解在其所属文化和习俗的背景下，什么对其康复最为重要。

针对主题的好奇问题

对许多从业人员来说，刚开始的时候让他们提出好奇的问题不是一件容易的事情。在感官干预模型培训时，我们安排了一项活动，让参与者针对某一特定主题在小组里花时间思考能够想出的与其有关的问题，越多越好。比如，我们抛出一个问题："最糟糕的部分是什么？"立刻就有参与者问："什么的最糟糕部分？"我们回答说："在帮助儿童交流他们遭遇的最糟糕的经历时，你无须知道'什么'。"从业人员往往更关注事件的细节而非儿童经历事件时的感受。可是如果过于关注事件细节，在判断什么对儿童来说是最重要的时就可能出现失误。通常这些针对主题的问题都是开放式的，并且与儿童的主观体验有关。Olafson 和 Kenniston（2008）解释说，在为收集信息创造最佳条件时，"开放式问题的效果最理想，甚至那些不愿意披露信息的儿童也会对这类问题做出回应"（p.77）。

下面是几个我们可以向儿童提出的问题，它们能够帮助我们进入儿童在遭遇最惨痛经历时的世界。在提问时我们需要考虑儿童的实际发展水平。在与青少年交流时，我们可以这样问："在 1—10 的等级中，10 是状况最悲惨的，那么你会把你自己的遭遇置于哪个等级？"而在与年幼的儿童交流时，我们常常会使用一张工作表，上面有 4 只大小不等的动物，然后让他们将最能体现他们遭遇程度大小的那只动物上色。此外，还可以问下面这几个问题。

● 你觉得身体最糟糕的部分是什么？

- 最糟糕的部分会让你做些什么？
- 会有什么人或事情再把最糟糕的部分再带给你吗？
- 会有什么人或事情能让最糟糕的部分彻底消失吗？

还有很多其他问题可以帮助儿童表达他们是如何经历每一个主观体验的，但前提是我们必须保持好奇，而且我们的好奇与其提供给我们的回应是有直接关系的。我们或许不能马上提出问题，但一定要与儿童的背景有关。比如，如果我们听说某个人或者某件事可能会让儿童再次遭遇创伤，我们可以出于好奇问他："你能告诉我一些那个会让你再受伤害的人的情况吗？"在儿童的主观世界里，常常会有许多故事情节、人物和事件构成了他的经历。保持好奇的态度能够让其引领我们深层次地进入他的世界，从而帮助我们更准确地理解他的外显行为，并且找到最行之有效的应对方法。

事实上，哀伤和受创伤儿童都会经历类似引发巨大焦虑这类的反应，比如做噩梦。区别只是他们的感受不太一样。比如，哀伤儿童做的噩梦通常是关于别人或者已经不再和他们在一起的人的事情。而在创伤儿童的噩梦中，他们自己会出现，并且受到伤害。比如，儿童会被这样一个梦吓醒："我的姐姐掉下了深渊，因为后面有人在追赶和射杀她。"但儿童本人只是事件的旁观者。虽然梦很吓人，但作为旁观者，儿童自己是安全的。创伤儿童做的梦可能是这样的："我掉下了深渊，因为后面有人在追赶和射杀我。"后者的经历显然更紧张和可怕，因为他自己处在危险中，而且无能为力。在阅读

下面案例时，请记住，最重要的是为儿童提供一个带我们进入他们世界的机会，这样他们在叙述自己的经历时就不再感到孤独了。同样重要的是，这个机会也是一种交流方式——在这个案例中，治疗师采用的是主题驱动的绘图活动——让我们借此了解他们对自己、他人和周围世界的看法，以及他们对曾经遭遇或者还将继续承受的哀伤或创伤经历的认知。

临床案例

沟通有关欺凌的主观体验

大多数人都认同欺凌会给受害者带来巨大的悲痛和创伤。15岁的罗伯特正处于抑郁状态，而且还有自杀倾向。他认为自己无助、无力、无用，因为他不断受到同龄人的欺凌。当我让他把他的遭遇画出来后，我深刻理解了欺凌给他造成的影响；他为什么不能远离那些伤害他的人；以及他在摆脱那些欺凌他的人的努力中最为重要的方面。

罗伯特把绘画纸上端的"曾经发生"改成了"正在发生"，意在让我们知道事件仍在发生。然后他将他的画分成了"两个世界"（见图21.2）。在画纸的右侧，他被他的同伴包围着，他在纸上写下了一些他们辱骂他的话。他说他可以离开他们，可却总回到他们身边。在画纸的左侧，他呈现了他的另一个世界，他把自己画得尽可能模糊和渺小，其他人都在他的上方。我在他的自画像外画了一个圈，表明这代表他自己。出于好奇，我让他告诉我这两幅画的区

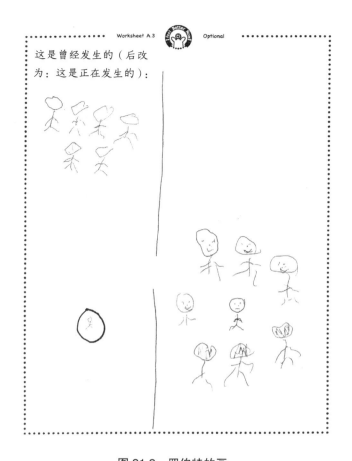

图 21.2　罗伯特的画

别。他指着反映他的另一个世界的画说："其他人都在那儿，可是他们却连我看都不看，就好像我不存在一样。"这时我明白了，看得出来他仍想回到那些欺负他的人身边。我问他是什么原因驱使他回到那些人身边，他回答说："至少他们跟我在一起很开心，而且有时也会让我和他们待一会儿。"

绘画让我了解了罗伯特的主观世界，他之前从未仔细描述或讨论过这一世界。以前在和他交谈时，他总是认为与同龄人相比自己是个失败者，但没有提过他宁愿被欺负也不希望被

他们抛弃这一事实。而他的画生动地表明，在摆脱同龄人的欺凌的同时，对他来说最重要的事情：被接纳的需要和归属感。如果从更深层次讲，他需要改变对自我和他人的认知。通过这个绘画活动，马上就找到了对其世界能够产生意义的干预重点。

释放受伤害的情绪

12 岁的艾米丽在家里遭到叔叔和表兄的性虐待。虐待在她 5 岁时就开始了，一直持续到她 11 岁时被从家中接走。她在最初的寄养机构

很不适应，在她开始感官干预模型治疗时，她转到现在这个寄养家庭已经6个月了。她的养母形容她的生活好像"停滞了"。她说艾米丽很少讲话，没有朋友，也不愿意去上学。她评价她就是一个"没精打采、十分胆小的小女孩"。她还说，她从没见过艾米丽像同龄人那样四处奔跑、玩耍，而且艾米丽和她也"一点儿都不亲密"。

感官干预模型的第4次治疗旨在处理身体和情感方面的伤害。我让艾米丽画出当她想起曾经的遭遇时，身体的哪个部位感到最难受。根据她画的身体轮廓（见图21.3），我让她告诉我她受过的伤害以及那是一种怎样的经历。她

说她感觉她的胃里空空的，可是有"许多蝴蝶在上上下下不停地扑腾"。在面部她画了一些云朵，她觉得哪儿都不对劲，她不能思考，头皮发紧。画面上她的手臂是下垂的，她解释说因为她的手臂"总是下垂的"。她把她的脚涂黑了，意味着它们被卡住了，有时她甚至感觉不到它们的存在。

显然，她的整个身体都仍未摆脱多年所受虐待的影响，她的画与她养母对她的描述很吻合，即她是一个停滞不前、无精打采的看似僵硬的孩子。在她认为充满恐怖的世界里，理性和逻辑完全不重要，这种僵硬的反应已经成为她保护自己的生存机制。她的养母对她很有耐

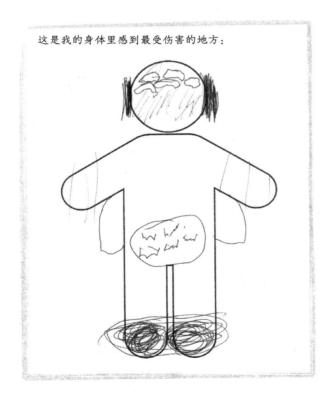

图21.3　艾米丽画出的她感到最受伤害的地方

心，总是支持和鼓励她，并细心呵护她，可是从艾米丽自己画出的身体表征看，她的现在和过去几乎没有什么不同。在接下来的几周里，我推荐她参加了一些体育活动，旨在帮助她"解冻"她的身体，从而让她发现她的身体拥有很多能量和力量，她现在完全可以用不同的方式改变（或调节）她的生存反应。

然后—现在：我的未来

在不断挖掘身体资源并聚焦幸存者自我的绘画活动后，艾米丽取得了惊人的进步。在感官干预模型的一个名为"我的书封面"（见图 21.4）的活动中，儿童被要求给他的书取一个名字，这样可以让他人知道他们有了哪些进展，对自己的未来有怎样的期望。儿童可以随意在封面画上他们的希望。艾米丽给她的书起名为《没有结束》，而且书里居然有好几章的内容，叙述了她遭受虐待的经历和在感官干预模型治疗中得到的收获。书的最后一章的题目是"了不起"，她在这一章里表达的主题是："发生过的事情已经发生了，但我的生活并没有结束，它才刚刚开始，我要让自己变得了不起。"

有意义的重塑

当儿童通过绘画将其主观世界外化为具有象征意义的符号时，他们常常会对自我的认知

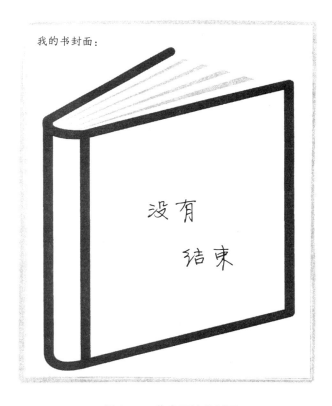

图 21.4　艾米丽的书封面

进行有意义的重塑。亚历克斯是一名 12 岁的女孩，4 岁时从海外一家孤儿院被领养。这些年来，她和养母之间发生了许多冲突。在不理智的情况下，她甚至会对养母进行身体攻击。12 岁过后不久，她就被从家里带走了，一方面是因为她又攻击了养母，另一方面也是由于养母对她的忽视。

当让她画一个愤怒的人时，她画了一张愤怒的大脸。当我们表示好奇并让她给我们讲讲这幅画时，她在另一张纸上又画了一个导致她遭遇所有坏事的人，这个人就是她的养母（见图 21.5）。之后，她一边对比这两张画，一边说："当我生气的时候我和她很像（指她的养母）——但我不想成为她那副模样。"

绘画活动成为亚历克斯生命中的一个重要转折点。她把她画的养母与之前画的愤怒的人进行了比较，然后她称第一幅画就是她自己。比较之后自我重塑立即开始了。她再次重申她不要变成养母的样子，因此她要学会管控自己的愤怒，这成为她积极地凭借自身力量做出有意义的改变的动力。与此同时，我们向她推荐了一些相关活动，让她选择并反复练习，果然，她在控制愤怒方面有了明显的改善。

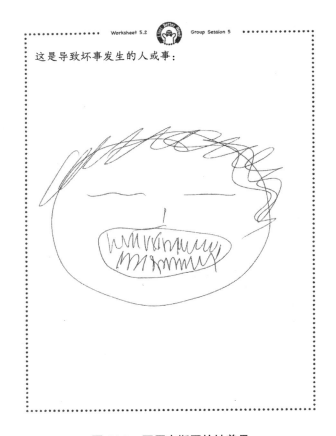

图 21.5　亚历克斯画的她养母

让儿童告诉我们什么是最重要的

在医治和恢复过程中，儿童对于什么是最重要的最有发言权。安珀 8 岁时，她的妈妈死于癌症。一年后，安珀的爸爸、老师和她爸爸寻求帮助的两位专业人士都认为她表现出了哀伤或创伤行为，至于究竟属于哀伤还是创伤，他们的看法不尽相同。安珀在家里和学校的行为都颇具挑战性。我们知道行为是会起误导作用的。如果行为是由于人在经历哀伤或创伤时的主观需求未得到满足而引发的，试图控制这类行为反而会激活儿童，导致其表现出更多的挑战行为。因此无论安珀的行为源自哀伤还是创伤，最重要的是让安珀有机会找到一种方法来满足她在处理重大丧失时的主观需求。

为了完成这一过程，通过绘画解决安珀所有与哀伤和创伤有关的主观体验是一个很好的机会。有一次在安珀被要求画一张造成她妈妈死亡的人或事的画，她画了几条线代表可恶的"癌细胞"。接着她又被要求画出她希望那些可恶的细胞怎么样，然后她把每个细胞又画了一遍（见图 21.6），然后将它们都变成了炸弹，在经历发光和爆炸后，它们都死了。从那一刻开始，她就发生了改变。不过她继续完成了感官体验模型剩余的治疗，此后，安珀在家里和学校都开始健康成长了。

通过特定主题的绘画，哀伤或创伤常见的主观体验——恐惧、担心、受伤、悔恨、内疚、羞耻、难过、不安全以及这个案例中的愤怒和无助感——都能够在绘画过程中呈现出来，而且在主观世界中，安珀也明白了要让自己感觉好起来，需要做些什么。

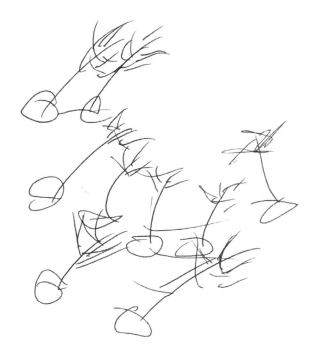

图 21.6　安珀画的癌细胞

结论

感官干预模型符合创伤知情干预的实践标准。它不仅有充分的证据作为支撑，而且已有 23 年的实践历史。对于遭遇了单一或多重暴力或非暴力哀伤和创伤事件的儿童和青少年来说，它们的价值已得到证明并载入相关文献中。虽然它是一个结构化的过程，并且在干预时尽可能保护儿童的安全，但它主要借助好奇的、与主题有关的问题以及与儿童主观体验相关的绘画活动，让儿童引领治疗师对其生活和经历进行干预。它是一个旨在恢复内隐和外显、感觉和认知之间平衡的过程，旨在帮助儿童调节因创伤后感觉和记忆以及仍持续存在的生活压力所形成的不良反应。

感官干预模型使用绘画的方式让儿童向我们呈现出他们在经历哀伤或创伤后对自己、他人和周围世界的看法，也让我们了解在帮助他们重塑基于自身力量的、具有复原力的自我认知和世界观时，什么对他们来说是最重要的。感官干预模型结构化的与创伤经历相关的绘画活动、好奇并与特定主题有关的问题及其创伤知情实践为游戏治疗师提供了又一种方法来应对哀伤和创伤儿童所表现出的特殊挑战。如果希望全面详细地了解感官干预模型的治疗过程，可以阅读《治疗经历哀伤和创伤的儿童和青少年：通过基于证据的感官干预发现什么是最重要的》一书（*Working with Grieving and Tramatized Children and Adolecsents: Discovering What Matters Most Through Evidence-Based, Sensory Intervention*；Steele & Kuban，2013）。

第22章

对遭受性虐待的儿童采用荣格分析性游戏治疗

J. P. Lilly

我希望能在本章中为采用荣格分析性游戏治疗的治疗师在处理案例的过程中提供一些灵活实用的方法。作为荣格分析性游戏治疗的"首席机械师",我将本章视为该治疗方法的"操作手册"。为此,我使用了一个我设计的结构化表格——"分析性游戏治疗内容记录"(见图22.1)——旨在从荣格分析性游戏治疗的角度临床跟踪治疗内容和进程。我发现这个表格有助于解释治疗师在治疗过程中所寻觅东西的意义,因此我希望它在将这一方法的理论和实际应用结合起来时能够发挥一些作用。

临床方法

在接手一个新案例时,我会先与儿童的父母见面,并绘制一个家庭三代的家谱。荣格已经为我们深入了解家庭系统和父母对子女的影响开辟了道路。早在1939年,他就写道:"如果我们想改变孩子身上的某个地方,最好先检查一下自己,确定它不是我们自身更应改变之处。"(1971,p.285)20年后,他又写道:"对孩子最有力的影响不是来自父母的意识状态,而是源于他们的无意识背景。"(1954,para. 84)因此,探究并了解儿童在家庭系统中是否有未得到满足的要求,或未得到解决的问题是荣格分析性游戏治疗师一定要做的事。

后来,在家庭系统理论中,诸如遗产(legacy)和旋转石板(revolving slates)等术语被用来解释那些未得到解决的问题是如何传承下来的(Boszormenyi-Nagy & Ulrich,1981)。儿童深受前辈潜意识的影响。事实上,许多时候儿童表现出来的是父母甚至祖父母未解决的问题。有时这些未解决的问题被家人有意识地"隐藏"起来了,可是在无意识状态下传承给了自己的孩子。因此只有对家庭系统进行全面的历史性研究,荣格分析性游戏治疗师才能够对儿童的一些表面症状获得真正的理解。

现在我们就借助图22.1来了解一下荣格分析性游戏治疗师如何在游戏治疗过程中觉察和组织材料。

分析性游戏治疗记录表的最上端是治疗的日期、治疗的次数和儿童的姓名。我很看重记录下治疗日期,因为它能反映我作为临床工作

日期 _____   治疗次数 _____   儿童姓名 _____

阶段

适应时间 _____

探索时间 _____

医治时间 _____

解决时间 _____

游戏类型   **动力**

单独游戏   补偿式

平行游戏   确认式

关联游戏   中立的或无关联式

合作游戏

协助游戏

竞争游戏

争斗游戏

身体方面

目光接触

身体姿势

身体距离

游戏中的空间关系

语言交流

游戏室内使用的地方

使用玩具的象征意义

唤醒的原型 / 主要主题：参与 / 去整合 / 重新整合   **推测性假设**

治疗师使用的互动策略

情感识别

认知识别

行为跟踪

超验功能

限制 / 设置限制

验证推测性假设

非指导性策略

无意识连接

治疗师意识

排序和跟踪

活动   时间   阶段 / 主题   推测性假设

图 22.1　分析性游戏治疗记录表

者和一个人在心理治疗和情感领域的发展和成长轨迹，也能评估我在不同时间节点的治疗能力并记下我曾治疗过的问题。治疗的次数也很重要，我可以用它来比较儿童在治疗不同阶段的表现。如果儿童在他的第 8 或第 9 次治疗时，仍然处于适应环境和与治疗师建立关系的阶段，那我就非常有必要仔细探究，看看到底是什么妨碍了儿童的治疗过程，或者是否是儿童的家庭环境导致了其进展缓慢。记录下儿童名字的原因是不言自明的。

阶段

　　作为一名荣格分析性游戏治疗师，另一个对我来说极为重要的信息是关注儿童在治疗时应当经历的不同阶段。对治疗师来说这些阶段并不是线性的，在治疗过程中可以随时对儿童进行评估并做出调整。我还在每个阶段旁留出空白的地方，记录下儿童在该阶段接受治疗的次数。儿童从一个阶段向另一个阶段发展的关键要素是自我去整合和重新整合的能力。儿童在进入治疗阶段时需要经历自我去整合是很常见的。如果这对他来说太困难，也可以回归到重新整合的状况。我在给一个儿童治疗时，由于她对安排的任务产生了极大的抵触，她本能地回归到自己娴熟的技能：背诵字母表。这一做法使她得到重新整合，终于她能够敢于面对两个更具挑战性的任务。儿童的自我去整合和重新整合的能力是决定其所处阶段的关键要素。

　　为了简单起见，我在游戏治疗过程中只选择了 4 个阶段，它们是彼此衔接并递进的。在游戏的适应阶段，儿童需要对游戏室和治疗师建立安全感，需要构建神圣空间。在这一阶段

他们不会主动玩游戏室里提供的玩具或材料，他们更在意的是自己是否处在一个安全的治疗环境中。因此这一阶段他们的典型行为包括避免与治疗师目光接触、语言表达时很紧张、声音发颤、提出许多与游戏室和治疗师有关的问题、与治疗师保持距离、背对治疗师、肢体动作很少和远离玩具。

　　基于这种情况，这一阶段的游戏类型包括单独游戏和平行游戏。在单独游戏时，儿童会与治疗师保持距离，自己独自玩耍，而且不允许治疗师看他或者加入他的游戏。平行游戏指的是儿童和治疗师同时玩游戏，但各玩各的。儿童可能会说："这些是我的积木，你去那边玩沙子吧，我要待在这里。"这时治疗师应当采用的策略是为儿童营造一个安全的环境，一个神圣空间。治疗师尽量避免与儿童有太多的语言交流，因为那样会对他造成自我去整合的压力，阻碍其安全发展。此外，治疗师在治疗过程中也不要做任何试图"加速"的尝试。

　　治疗下一阶段的重点是探索。这时儿童开始渐渐被游戏室里的一些玩具"吸引"。这一阶段儿童表现出的典型行为包括触摸和拿起玩具，但并未形成游戏主题；随着他们将注意力从只关注安全转移到与治疗师建立关系，他们开始变得放松了；了解不同玩具的功能、玩法和名称（可能会向治疗师提问）；行事方式预示接下来会做什么。该阶段的游戏类型包括单独游戏、平行游戏和关联游戏。所谓关联游戏，就是同时玩同样的游戏。儿童会分给治疗师一些积木，但他仍自己玩，不与治疗师互动。

　　在儿童经历探索阶段并向起效阶段发展时，他们的表现会有明显的变化。之前他们只在意

游戏室是否安全以及构建神圣空间，但在探索阶段快结束时，他们开始进入游戏状态。探索阶段后期儿童的主要行为包括与治疗师有了不少目光接触（取决于不同的文化背景）；身体姿势更加开放；与治疗师的距离更近；游戏时也不介意与治疗师挨得很近和被治疗师看到；儿童会就与游戏材料有关的内容和治疗师展开交流；而且他们在玩玩具时，游戏主题逐渐显现。

在探索阶段的后期起效阶段的动力就开始呈现了。这时治疗师可以在儿童身上看到补偿式（将其实际状态反向呈现出来——比如由弱变强）或确认式（将其实际状态接近真实地呈现出来）反应。虽然治疗师能够明显地觉察到儿童游戏时表现出的变化，不过对于应当采取的相应策略并没有统一的要求，因为此时他们游戏的主题尚不固定，略显混乱，而且缺乏一个可跟踪的保持连贯的线索。这样的游戏通常不具备结构性，杂乱无章，但如果对其进行仔细观察和分析，仍可以零星地显示出儿童接下来的游戏内容。治疗师可以考虑采用的策略包括首先跟踪行为、然后识别认知、最后聚焦情感并做出推测性假设，同时在整个过程中密切注意儿童的生理和心理反应。治疗师应谨记，不要对儿童的行为过早做出解释，因为那样容易严重损坏治疗容器的神圣空间。治疗师必须始终与儿童所呈现的隐喻世界同在，并且关注儿童对所有所玩玩具的情绪反应。

接下来就是起效阶段，它包括图 22.1 中的所有游戏类型。这些游戏类型都适合儿童和治疗师在游戏室里用玩具将主题呈现出来。合作游戏指的是儿童让治疗师与他共同完成一项任务。儿童可能会说："好吧，你做这个，然后我做那个。"这一类型的游戏要求双方同意以某种方式合作，因此毫无疑问，他们之间首先需要建立信任关系。竞争游戏是这样的：治疗师与儿童之间进行竞争；或者儿童让两个玩具互相竞争（比如，两艘船在水里比赛）。争斗游戏与竞争游戏有相似之处，即治疗师与儿童互为对手；或者儿童让两个玩具展开竞争，但它的竞争程度更加激烈，而且伴随游戏的积极、消极情绪也更强烈。在这一阶段的游戏过程中，儿童会在游戏室里四处奔跑，同时他们的移情也表现得很明显，会反映在室内的任何东西上。游戏时新的原型材料会产生或者被创造出来——即一些东西被发现、克服或改变等。当儿童在竞争类游戏过程中艰难地努力时，自我去整合是必然会发生的。因此，治疗师要密切关注儿童各方面的体验：行为、认知和情绪。治疗师可以检验自己对儿童做出的推测性假设的准确性，同时继续跟踪任何超验功能的显现。这一阶段治疗师的主要角色是见证儿童呈现出来的行为，并对其接纳和做出解释。

游戏治疗的最后一个阶段是解决问题。至此儿童已经完成了勇敢的旅程，通过复杂的游戏过程塑造了新的自我，并且实现了内心中各种矛盾冲突的对立统一。正如 Joseph Campbell（1949）在《千姿百态的英雄》（*Hero with a Thousand Faces*）一书中所言的，英雄征程中的一个重要环节就是在旋转归来时"庆祝"胜利。解决了问题就是胜利，它意味着儿童的去整合已基本完成，他很快就会结束治疗。这时儿童可以玩任何类型的游戏，而且游戏时不再带有强烈的情绪，也没有了补偿或确定的成分，就像平时玩游戏一样。儿童的动作是不受限的，但并未受到内力的驱使。这时治疗师无须再"重述"儿童的进步或治疗进展，因为它对儿童的治愈已经是多余甚至无益的了。我个人非常喜欢这一阶段，因为直到此时我才能真正享受与复原的儿童一起游戏的快乐。

游戏类型和动力

在游戏类型旁边所列的是与其有关的动力，它在儿童的游戏过程中所起的作用极其重要。儿童游戏时的补偿和确认反应取决于儿童选择的玩具、游戏主题以及儿童呈现出的需要治疗的情结。在儿童的问题情结被确定后可以很容易地意识到应对他们做出这些反应，只是对它们进行识别可能略微复杂一些，不过借助缜密的假设性推测，就可以深入全面地理解它们在儿童身上的具体反映了。

举例来讲，假设一个小女孩在遭受严重虐待后呈现出"受害者"情结。这时神圣空间已经建立，而且儿童也已经适应了它的环境。她准备好在无意识状态下开始游戏了。她先从游戏室的架子上取下一个锤子。锤子可以代表许多不同的东西，这要取决于儿童如何使用它。小女孩拿起锤子，开始击打架子上的一个食肉动物。据此治疗师可以做出这样的推测性假设，即儿童正在采用补偿式进行游戏，意在弥补她受到伤害的感觉。而且在呈现这样一个游戏主题的同时，她也在逐渐整合自身的力量。针对这一动力，治疗师可以做出这样的反应："你拿起锤子砸那个坏家伙，你这样做的时候看上去很有力量。"治疗师的工作不仅要跟踪儿童的行为，而且还应有针对性地强化情结中需要补偿

的部分，并将其人格化。

但是，情况也可能正好相反。虽然儿童用同样的玩具玩同样的游戏，但她可能是将自己的经历投射到她所击打的动物身上。这样的游戏行为是为了确认其经历，因此需要治疗师给出不同的反应。治疗师可以说："天哪，它被揍了一顿，我敢肯定它现在一定感到非常难过。"治疗师一定要善于捕捉儿童所有的情绪反应，并理解其呈现出的隐喻内容。荣格分析性游戏治疗师在观察儿童情绪时不仅要敏感，而且要了解其自我去整合能力，这样才能给予其适当的反馈，以确保神圣空间能够得到维持。

在上述两种情形下，儿童都完全可以否认、忽视或者纠正治疗师做出的假设。作为一名荣格分析性游戏治疗师，我的目标是对儿童的游戏行为同时做出 3 种推测性假设——这意味着我推测的准确率可能达到三分之一，当然也可能全部猜错。我们认为这种分析态度培养了儿童与治疗师之间的无意识连接，也有助于治愈者的早日出现。我个人也坚信，在儿童的治疗过程中，我与其内心治愈者的无意识共鸣是至关重要的，而且通过对儿童游戏的推测性假设，治愈者可以"发现"游戏室里的治愈力量、存在的原型以及治疗师努力从最深层次了解情况的意图。

从本质上补偿式或者确认式游戏都属于"参与型"游戏，因此相对而言比较容易在游戏过程中将儿童的情结或情绪呈现出来。而游戏类型中的前两种，即单独游戏和平行游戏，通常不能明显反映儿童的情结和情绪，属于"中立或无关联"游戏类型。它们只能表明儿童处于游戏状态中，但看不出具体情结。

身体方面

表格中的下一部分记录的是儿童在游戏治疗室里的身体状况。我将在本章的阶段章节中具体介绍儿童游戏时的身体表征。这些表征非常重要，甚至有理论认为，儿童会倾向于在游戏室的某个区域活动。荣格分析性游戏治疗师认为，只要为儿童构筑了神圣空间，他们就可以在室内自由活动。我通常会在接近儿童时先征得他的同意。如果儿童正沉浸在游戏中，为了不对他造成干扰，我就会只宣告我接下来的动作。

唤醒的原型 / 主要主题

表格中接下来的部分涉及儿童所使用的材料和游戏主题。荣格分析性游戏治疗师要对游戏治疗室中的各种玩具的隐喻意义非常熟悉，这是必要的，而且还要具备文化敏感性，扩展玩具可能代表的含义。比如，在西方世界，猫头鹰可能被视为智慧的象征，可是对于我治疗过的一些美国印第安儿童来说，它却是死亡的象征。所以，荣格分析性游戏治疗师有责任了解这些文化间的重要差异，并为在不同文化背景下理解其意义做好准备。

不仅许多玩具在无意识状态下和文化上具有多重含义，荣格分析性游戏治疗师同时要对儿童可能对玩具的隐喻有不同的解读保持敏感性。儿童在接受治疗时会有个人的潜意识，因此，对荣格分析性游戏治疗师来说，觉察到儿童会对玩具给出与符号字典中所列的解释完全不同的理解是非常重要的。此外，治疗师也要对游戏治疗室里的动物玩具所象征的意义格外

谨慎。我记得我治疗过一个被欧洲裔美国家庭收养的非洲裔美国儿童。我对这个小男孩和他的养母一起进行亲子游戏治疗。他在地板上摆了一个家庭图谱，用不同的动物来代表收养家庭中不同的家庭成员。他选了一匹斑马代表自己。我绝对没有这样的智慧能选这个动物代表他，可是他真太聪明了，为自己挑了这么合适的动物。

为了对儿童的治疗取得效果，荣格分析性游戏治疗师必须充分考虑这些因素：（1）儿童的年龄和认知能力；（2）儿童接受过治疗的次数；（3）儿童目前所处的阶段；（4）游戏类型及其相关的动力。荣格分析性游戏治疗师要注意观察儿童在游戏主题中所显现出来的原型素材，并且针对每一个游戏主题做出推测性假设，从而增加对儿童心理的理解，同时为内在治愈者的出现创造条件。我本人喜欢的做法是在儿童离开后整理房间时，回忆和梳理儿童在治疗时进行的不同游戏活动，并在此基础上对治疗进行总结。

互动策略

表格中的下一项是治疗师使用的互动策略。这是一个自我评估，即荣格分析性游戏治疗师对在治疗时与儿童的互动进行评估。行为跟踪、认知识别和情感识别已经在前文进行了讨论，这里就不再重复了。"超验功能（transcendent function）"的话题前文也有所涉及，包括荣格分析性游戏治疗师在帮助儿童将正在敞开的问题带入意识层面时所起的作用。治疗师要对儿童的游戏主题不断做出推测性假设，并且采用谨慎、非侵入的方式对儿童游戏时表现出的有

意识的自我力量做出回应。治疗师应当成为儿童无意识层面和其防御严密或混乱的意识层面的桥梁。事实上，架桥的过程体现了治疗的"艺术"，也是儿童发生转变的路径。

互动策略中的下一项是限制和设置限制。荣格分析性游戏治疗师采用它来保护和维持游戏治疗室的神圣空间。自我防御能力弱的儿童呈现出的游戏主题往往混乱而且疯狂，看上去毫无意义。他的游戏与情结没有直接的关联，驱动游戏的能量是纯粹的、无所顾忌的无意识材料。在这种情况下，为了恢复和保护神圣空间，由治疗师来"创造"秩序是十分必要的。设置界限意在讲明并且强化安全规则。比如，治疗师可以直截了当地告诉儿童："我理解你为什么想那么做，但它在游戏室里是不允许的。如果你仍继续那么做，我们今天就只能停止游戏了。你下次再来吧。"这听上去很像以儿童为中心的游戏治疗的治疗师说的话。Landreth（2002）在他的书中对此给出了非常详尽的解释。唯一的区别是荣格分析性游戏治疗师首先告诉儿童，他理解儿童在游戏时为什么想那么做。这一信息直接将儿童的无意识行为说了出来。这种用语言、有意识的交流对于构建和维护与儿童的积极关系是极其重要的。

荣格分析性游戏治疗师应当对其做出的推测性假设进行反思，并且重点着眼于这样几个方面：（1）假设具有与儿童认知发展相关的适当性；（2）假设在儿童的有意识自我和无意识之间有联系，而且尤其与情结有关；（3）用语言表达出来的假设不会干扰儿童的游戏过程并导致其自我去整合。自我去整合应当由儿童自己控制，而不是治疗师。因此，当儿童的自我去整合发生时，治疗师需要首先检查这是否与自己的假设有关。互动策略中的最后一项是治疗师意识。荣格分析性游戏治疗师必须保持警醒，注意觉察自己的心理和情绪状态。正如 Peery（2003）指出的，治疗师一定要保持"他的自我意识，密切注意游戏中发生了什么以及他与儿童之间发生了什么"（p.42）。对荣格分析性游戏治疗师来说，当他与儿童漂泊在儿童的无意识区域时，将自己的一只脚牢固地踩在岸上是非常重要的。

非指导性策略和无意识连接指的是治疗师与儿童之间保持沉默的时间。非指导性策略包括陪伴儿童进入自我意识的黑暗地带。荣格分析性游戏治疗师要尊重儿童生活中遭遇的黑暗地带，并在其需要时给予支持，也要注意确保儿童和治疗师本人不会面临被伤害的危险。无意识连接是指治疗师有能力从意识和无意识两个层面进入儿童的游戏。意识层面是指治疗师在儿童游戏过程中与其所做、所想和所感保持连接。与此同时，治疗师还应敏锐地觉察到儿童身上萌动的但并未显现的强大力量。有时我在给受过虐待的儿童治疗时会感到很害怕，虽然从意识层面看什么也没有发生，可我仍会产生这样的情绪。这听上去或许会让人有些奇怪，但荣格分析性游戏治疗师都能理解这种感觉，并且明白它是儿童心理中无意识能量的反映。

排序和跟踪

表格的最下方是排序和跟踪，它是对游戏治疗过程依照时间顺序的回顾。排序非常重要，这样才能有效地跟踪去整合和重新整合的进程。活动指的是儿童的游戏内容。时间一栏应记录下儿童用于每项活动的时长。阶段是指儿童在活动时所处的阶段，以及当时的游戏主题。需要指出的是，主题对于理解游戏活动与儿童无意识状态的相关性很重要。理解儿童的游戏内容并将游戏主题与情结联系起来是荣格分析性游戏治疗师的一项主要任务。治疗师的另一项主要任务是记录下针对儿童游戏活动所做的推测性假设，因为它与儿童的内在情结关系重大。

这个"操作手册"旨在帮助那些对荣格分析性游戏治疗理论尚不熟悉的游戏治疗师，为他们提供一个结构化的程序，使他们可以依此展开游戏治疗的过程。该表格虽谈不上全面，但考虑到荣格分析性游戏治疗深奥和晦涩的特点，希望它提供的治疗结构框架能对治疗师有所帮助。

临床案例

艾比是一个 2.5 岁的欧洲裔美国小女孩，在家里的 3 个孩子中排行第二。在最初对她进行评估时，她的父母替她告诉了我有关她的一些情况，其中提到她曾跟他们说，好像她受到过性虐待。在进行最初评估时她父母已经结婚 11 年了。她爸爸在当地的一家钢厂工作，妈妈是注册护士，他们的婚姻关系非常稳定、良好。艾比有一个 5 岁的姐姐，还有一个 8 个月大的弟弟。她父母双方的家族里都没有精神病史。

艾比是足月出生的，而且出生时没有并发症。但是在她 1 岁时，她出现了膀胱感染和食物反流的症状。她的情况很严重，需要做手术。手术后 7 个月她表现出创伤症状。她开始在夜里醒来呻吟和哭泣，她妈妈认为这是由于手术引起的。艾比还会做噩梦，不过这个现象只持续了 1 个月。可是 1 个月后艾比开始无缘由地画一些鬼怪的画，而且她会在它们上面扎洞，并告诉妈妈那里"很疼"。她对妈妈说，是一个"坏人"干的。她认为那个坏人想杀她，后来他伤害了她的屁股。第二天，她说出了那个坏人的名字：她的姨夫，也就是她妈妈的妹夫。她从许多人的照片中认出了那个"把我的屁股弄得很疼"的人。在她把这一切都讲出来后又开始做噩梦了。她后来又说，那个坏人还用手把她的眼睛捂上。这之后她出现了下列症状：（1）总是拽着她妈妈；（2）轻度分离焦虑；（3）飘忽不定的恐惧；（4）明显的焦虑；（5）不愿意接触人；（6）对家人表现出轻度的攻击性行为；（7）相较其年龄而言的退行行为（尤其在语言方面）；（8）冲别人吐唾沫；（9）对当地儿童权益中心为她做检查的护士表现得很恐惧（她对护士大喊："请不要伤害我！"）。

根据我从她妈妈那里获得的信息，我理解了艾比的各种症状、行为和表现。噩梦是被压抑的信号。她不愿与他人接触、对家人的攻击、冲别人吐唾沫等是其行为退行的表现。这些行为都是为了摆脱记忆的侵入以及伴随那些记忆的感觉。她的攻击性可以被看作一种补偿行为，借助攻击性行为，她试图从受害者情结中重新获得力量。冲别人吐唾沫是她蔑视他们的方式，以显示自己优于他们，这是受害者情结的另一种反应。她总是拽着妈妈和分离焦虑则是在遭遇令其无法承受的事件后的明显症状，因为在遭遇这一经历后，她认为这个世界是不安全的，所以她必须时刻与妈妈在一起。相较其年龄而言的退行行为说明她试图回到受虐事件之前，因为那时她是安全的。她的恐惧和焦虑的情绪与发生在她身上的事件是相吻合的，并且导致了她的情感代偿失调。她表现出的所有症状都证明她想摆脱自己经历过的现实，缓解刚开始发展的情结和创伤体验带给她的强烈感觉，并竭力使自己能够恢复到一种暂时的平衡状态。这一切都显示她完全处于疏离状态，因此在这样的时间节点真正的治愈是不可能发生的。

我为艾比一共进行了 34 次治疗，治疗从见过她父母后的第二周就开始了。起初她根本不愿花时间了解游戏室的环境和我，但是她显示出了象征性表演的天赋。在游戏治疗的第 3 次她开始有了一些行为表现并反映出了一定的主题。那次治疗时，她用了 20 分钟的时间坐在桌子旁边剪纸，剪完后就递给我。当时房间里的气氛阴郁而紧张。由于她不停地把剪纸递给我，我猜测她想告诉我她因虐待事件而引发的感受。她可能觉得自己整个人都被切成了碎片，因此每当我接过她递给我的碎纸时，我都会告诉她我明白她的意思，并且会好好保管那些纸，但是她始终保持沉默。

就在她持续剪纸并将破碎的自己交给我的过程中，她突然抬起头，看到游戏室架子上的一只塑料黑熊。那只熊看起来很凶猛，红眼睛，低着头，露出牙齿。她气喘吁吁地对我说它让她感到很害怕，说完后她起身离开桌子，开始向那只熊走去，但途中又停下来喘了口气。之后她来到熊面前，仿佛面对着那个伤害过她的坏人，说道："我要用你的剑杀死他。"她把熊从架子上拿下来放在我身边，接着她又拿过来一把剑，递给我并命令我："杀了它。"我接过

剑，开始不停地用剑戳那只熊，直到她让我停下来。然后她走到熊跟前，用脚把它踢到房间的另一边，又过去踩了它好几下，表明它已经死了。这一举动对艾比来说很不容易，也增强了她自身的力量。按照我的反移情认知，我希望这可以意味着她治疗的结束，不过我也清楚，她的心中还有许多问题需要处理，我得克制自己对她不再害怕熊的兴奋。

在接下来的治疗中，艾比做出了与上一次几乎同样的行为，不过她对黑熊的攻击强度有所减弱。快要结束治疗时，她又开始剪纸。我提前 5 分钟提醒她治疗要结束了，这时我注意到她的眼睛里有眼泪。我向她指出了这一点，她反问我："是吗？"我告诉她我的确看到了她的眼泪，并且问她为什么哭。然后她对我说，她的姨夫鲍伯"弄疼了我的屁股"。这正是她父母一直在寻求确认的事实，即到底是谁虐待了他们的宝贝女儿。我将这个信息告诉了艾比的父母，他们立即报告了有关部门，虐待艾比的坏人被拘留。

又经过两次治疗后，艾比开始了另一个与保护有关的游戏主题。她拿了一盒塑料积木，是那种可以拆开和拼接的。她在琢磨清楚它的玩法后，取了一些小的、温顺的、不会伤害他人的动物模型放在桌子上，然后她坐在桌子旁边，把这些动物放进用积木拼接而成的领地里。她对我说，动物在里面是安全的，熊不可能再伤害它们了。我由此推测艾比仍然缺乏安全感，因此她觉得有必要为自己和他人筑牢一个安全的环境。我回应她说："现在那些动物一定感到安全了，因为黑熊不会抓到它们了。"她接着又对我说，架子上还有许多动物，可是积木里面

放不下它们了。我再次回应说："你希望所有的动物都能安全。"她马上说："是的。"

随着治疗的进行，她的游戏主题也在不断变化——每一个主题都与她因受虐待而产生的情结有关。很显然，艾比在围着她的情结"打转（circumambulate）"，意在找到合适的方式或秩序来解决自己的问题。荣格解释"打转"的意思就是圆周运动，即围绕中心点在神圣区域活动。荣格（1968，para. 186，188）也将其视为自我在向更广、更深维度发展时受到的遏制。此时自我原型发现了新的、有意义的方式来激活储存在无意识中的情结。在我们治疗过的许多儿童中，这一现象是很常见的，他们很少能在刚开始涉及与情结有关的游戏主题时就处理它。作为治疗师，我们经常发现当儿童开启一个似乎要解决情结的游戏主题时，症状非但没有减少，反而变得更严重了。只有当自性成为主导儿童游戏的心理力量时，治愈的过程才有了可能性。利用荣格介绍的车轮图案，我们可以把游戏治疗室里的儿童想象成车轮的中心，轮子的外圈代表自性在治疗过程中对自我能力的限制，车轮的辐条则代表自性将治疗主题推送给自我的不同方式。如果真正的治愈和改变没有在治疗主题被引入后立即发生，这并不意味着自性对自我的引导是错误的。当不同主题出现时，可以肯定的是，每个主题都代表了自我治愈的不同方面。荣格分析性游戏治疗师的工作就是要了解儿童自我在不同主题中所代表的治疗的不同方面。治疗师不要试图将儿童的行为从一个主题引向另一主题，我们的工作只是理解治疗时儿童在每个主题上呈现出的自我状态。

在后来的几次治疗中，艾比表现出明显的退行主题。大多数时候她都坐在地板上玩。在我看来，这显然属于年龄上的倒退行为。我推测她是想回到虐待发生前的生活中——那时她是安全的，没有经历伤害。有一次治疗结束时的游戏主题是被营救，她要求我把她从"坏人"那里营救出来。这是这一主题在治疗时第一次出现，而且营救的对象就是她本人。一方面她处在退行状态，另一方面她要求被营救，这清楚地表明，她想在虐待发生之前获救；她想避免即将发生的虐待。我用推测性假设回应她说："有时候能回到我们感觉好的时候很好，我能理解你为什么想回到过去。"她看了我一眼，但没有说话。接着她让我在治疗剩余的几分钟里把她抱在怀里，我答应了。然后她让我给她唱歌，就好像她要睡觉一样，我也答应了。当治疗结束时，她从我怀里下来，脸上带着微笑，蹦蹦跳跳地跑到门口，打开门，沿着大厅的走廊一路奔向她妈妈。

又经过几次治疗后，她开始玩一些严肃、有力量的水上游戏。她把不同的物品都沉入水中，又把它们从水里拿出来，把它们上面的水滴干，然后又让它们在水上漂浮一会儿，接着再重复一遍这一过程。考虑到水是无意识的一个强有力的象征，我推测她是从无意识中提取物质并使之有意识。我只对她的游戏行为进行了回应，没有做任何解读，因为那样她在心理和情绪方面需要处理的内容就太多了。后来她把一个大球放在水里，可是球太大了，不能浸入水里。但是很显然，她想继续重复这一游戏主题，即把物品放入水中，再让它们浮出来。她使劲儿把球往水里按，结果许多水溢了出来，洒在地板上。我对此的理解是，她要从无意识中提取的物质会变得很"混乱"。我告诉她，我明白她为什么要将大球按到水里以及水为什么会溢出来，使游戏室一片混乱。我回应她说："有时候，当大的东西进入水里时，会把事情弄得一团糟。"她有点紧张地笑了笑，表现出一丝恐惧，担心自己会因此惹上麻烦。我让她放心，告诉她我会把游戏室清理干净，她不会有事的。她松了一口气，这个信息传递给了她的无意识——游戏治疗室里没有不能解决的混乱——这样我们就为更多无意识的东西提供了空间。至此艾比在游戏室里对自己有意识和无意识的表现都不再惧怕了，在接下来的 4—5 次的治疗期间，她都能够轻松对待发生的混乱。

新的进展出现在她在游戏时开始玩两个捕食动物玩具：鳄鱼和蛇。（鳄鱼是一种生活在水里和陆地上的两栖动物，代表意识和无意识，而且它携带了大量的无意识能量；蛇有着明显的阳具特征。）治疗进入这一阶段后，她的自我已经强大到足以应对直接面对这两个强大的捕食动物的存在，以及蛇的性捕食特征。刚开始面对它们的时候，她还是表现出一点恐惧。她气喘吁吁地后退了几步，然后她鼓起勇气愤怒地说："我要把它们杀死。"然后她用力击打它们，并把它们扔在了地上。我目睹了她的勇气和力量，并用语言强化了她杀死了捕食动物这一事实。我是这样说的："你真的非常勇敢和有力量，把那些危险的动物都杀死了。"她把它们捡起来，递给我，我的反移情愤怒与艾比的愤怒形成了共鸣，我把它们使劲儿扔到房间的另一端。我必须承认这其实也是我发自内心的力量，而且这种感觉很棒！我们俩一起笑着庆祝

它们的死亡。

这时我突然想起她以前让我杀死的黑熊，它代表了她的姨夫鲍伯，可是当时她自己不愿伤害或杀死它。蛇和鳄鱼也代表了虐待的黑暗和罪恶，因此同样需要被杀死。可是这里出现了一个令我不解的现象：为什么艾比不亲自杀死那个虐待过她的捕食动物？我得承认自己还不够智慧，无法理解艾比的矛盾表现。不过，幸运的是，艾比的自性引导了游戏治疗过程。

之后的几次游戏主题仍与坏人进入房间有关。渐渐地艾比身上强烈的情绪减弱了，她开始"玩"不同的捕食动物，削弱它们的力量，使它们不再能伤害她。她把它们放在无法逃脱、没有退路、不能对人构成伤害的地方。她对它们行使权力，从而解除了它们的邪恶力量。有一次在治疗进行了一半时，她让泰迪熊加入了游戏。她抱着它，哺育它，呵护它，又让我也抱了它一会儿，这样就把一个很强烈的关于抚育的主题引入游戏。也是在那次治疗中，她把那个曾代表虐待她的黑熊递给我，并且对我说："他是个好人。"这一举动预示着她将朝着另一个方向迈进，以完成她的治疗。我回应她说："他以前是个坏人，但是现在他变好了，这让人感觉很好。"她拥抱了黑熊，还让我也这么做。

与此同时，艾比以前的症状也明显减轻了。她不再做噩梦了，她已经有好几个星期没有表现出与年龄不符的退行行为了。她几乎不再焦虑了，也不总是拽着妈妈，而且即使与妈妈分离也没有什么不适。可是她对妈妈产生了一些愤怒情绪，表现为不听她的话或者不理睬她设置的界限。艾比的妈妈对此表示理解，她觉得这是因为自己没有保护好女儿。但我认为艾比

的行为可能还有更深层次的原因，因此我向她父母建议，最好让治疗再持续几个星期。也就是在这个时候，她的姨夫承认自己对艾比进行过性虐待，并被关进了监狱，这样艾比就不必出庭作证了。

在此之后的治疗中，艾比的游戏又出现了营救失败的主题。她选了两个大小不同的长颈鹿（分别代表自己和妈妈）。接着她走到我为儿童洗手准备的水桶旁边，把另一只动物（一匹马）扔了进去。然后她让长颈鹿妈妈把马从水里取出来。那个大长颈鹿试了几次，可是都没有成功。这意味着她妈妈没有保护好她，也没有及时营救她。我对游戏的前半部分能够理解，因为她妈妈没有使她免受虐待；可是我对后半部分没有营救她不十分明白。但是我能感觉到她对妈妈没能救出小长颈鹿和马很失望，于是回应她说："看到那个人没有救出落水的人确实让人很难过。"她向我证实了这一情绪，并且表示这让她"很生气！"我告诉她我能够理解。

在接下来的几次治疗中，曾经出现过的游戏主题一起出现了：抚育、坏人被控制、确保游戏治疗室里小动物的安全以及合作游戏。儿童在治疗时重复他们的游戏主题很常见，这点我在艾比身上得到了印证。她在游戏时还出现了一个小小的变化，即象征的成分越来越少，取而代之的是越来越真实的现实生活。她会花更多的时间玩玩具屋、人物模型以及现实生活中的玩具。在一次治疗快结束时，她和我玩起了治愈主题，她自己扮演了医生的角色。她让我躺在地板上，然后她开始医治我身上各种各样的病。对她来说，治愈者这个角色实在太强大了。这次治疗后她自己的症状全部消失了，包括她对妈妈的愤怒，她真的回到了遭受虐待前的状态了。

这时她的父母想结束对她的治疗，但因为他们已对我非常信任，所以当我告诉他们我认为她还有一些问题未得到完全解决时，他们同意让她再接受几次治疗，同时我们会在这段时间仔细观察她的症状。我和艾比接下来的一次治疗可以彻底证明她已经治愈了。

这次治疗集合了所有她以前玩过的游戏主题。艾比从玩玩具屋开始，她选了两个小人模型代表她的爸爸妈妈，他们躺在床上睡觉。她又选了一个小人模型代表自己，她也要上床睡觉了。然后她找了一个小孩模型，他也已经在床上睡着了。可是她却一直睡不着，因为"她的眼睛感到很不舒服"。之后她从床上摔了下来，但她对我说她没事，她又上床继续睡觉了。这一过程反映了艾比在无意识层面的挣扎。她知道她必须面对某件危险的事情，但她感到非常害怕。后来她醒了，她说："我忘记刷牙了。"现在通往意识的门向她打开了。她待在沙发上看电视。这时爸爸醒了，从床上摔到地上。艾比看到后大叫了一声"哎呀"。她告诉我爸爸生病了，于是她走过去把他抱到床上，然后把床从卧室拉出来，放在房间里非常醒目的地方。她开始给爸爸治病，治好后又把他放到床上。妈妈也病了，她躺在床上。我对这一系列事件的推测性假设是，艾比知道由于她遭虐待这件事，全家人都受到了伤害。

接下来艾比从放动物玩具的架子上取下一只又大又壮的犀牛，但是她对我说那是一匹马。（马是女性的象征，代表伟大的母亲，她的子宫里孕育了人类，后来成为人类内心生活的依靠。）然后她取下了医生的工具箱，但很快就将游戏主题转移到黑熊身上。这次她经历了自我去整合，能够直接面对黑熊了。她让它继续待在架子上，但告诉我说，因为黑熊在那里，所以其他动物都很害怕。于是她开始把那些小动物放入医生的挎包里——这代表着治愈，而不是躲藏。这一从保护到治愈的象征性变化是极其重要和有力的。之后她回到那个她构筑疗伤之地的游戏主题。她取下塑料积木，在我们平时做游戏的地板中间拼出了一个"四分之一"，即一块积木位于中间，它的四面各有一块积木。这是一个完整性的有力象征。[荣格（1958，p.167）曾写过有关完整性的 4 个方面，作为任何判断的逻辑基础，包括知觉、思考、感觉和直觉 4 种功能。]

随后，艾比让马把她妈妈驮到四分之一拼图的上方，在那里她给妈妈打了一针。在给妈妈治疗完并放回床上后，她又让马把爸爸驮来接受治疗。接下来艾比让我扮演治愈者的角色，给爸爸进行治疗。于是我就开始模仿她刚才的动作，但她认为我做得不对，就从我手里拿过注射器，自己给爸爸打针。之后马将爸爸驮回去，放到床上。这时那个一直在看电视的小孩（就是艾比自己）从楼上走下来，对她妈妈说："妈咪，我好像生病了。"可是妈妈回答说："回去睡觉，别打扰我们。"代表艾比的那个小孩表现出极度的哀伤，这也是她对妈妈感到生气的原因。艾比又让马把这个小孩驮来治疗，她在小孩心口的位置注射了一针，治好了她。这时候她就不再理睬马了，因为这一主题游戏已经结束了。她又开始探索其他玩具了。

艾比找到了一条她想戴的项链。（这是办公室、公共场所和尊严的象征。）她把它放入水里，清洗干净。她戴上它，仔细检查，之后亲自把那个得到治愈的小女孩放回她的床上。接着艾比走到我面前，把项链戴在我的脖子上。这说明她已经把我也看作治愈者了。

艾比又把项链洗了一遍，并且拿来一艘船。（船代表着冒险、富饶和丰富的想象力，它介于意识和无意识对称的中心线上。）她把项链放进船里，然后让船在水上漂流。过了一会儿，她把项链从船里取出来，让它直接浮在水面上。此时我认为她经历了一次象征性的转变，从受虐待的小女孩艾比变成了神圣女祭司艾比。她走到玩具架前，将那只黑熊取了下来。并未显示出去整合的迹象，她把黑熊放入水里，将它清洗干净。她用非常仪式感的方式为熊施洗、擦干，然后将它递给我，并告诉我，它现在已经改变了，"非常好和干净"。她还对我说："它喜欢你""它希望和咱们在一起"。说完她把熊放在四分之一拼图这个神圣的疗伤之地，她给熊注射了好几针。与这个游戏主题相伴的是虔诚和寂静，意味着它是一个庄严和强有力的过程。

完成这一游戏主题后，艾比从架子上取下一个手电筒。（它是有 3 个发光筒的手电筒，因此可以发出 3 种不同的颜色。）这表明她对事物有了新的认识，也看得更清楚了。光芒象征着她内在的治愈者带给了她新生命。（光是上帝创造出来的第一种物质，它有驱散黑暗和邪恶的力量。）艾比打开手电筒玩了一会儿，然后跟我说她有点儿头晕，说完就把头枕在我的膝盖上寻求呵护。她提前 5 分钟结束了治疗，并且告诉我她已经没事了。艾比清楚，在那一刻，她已经实现了真正意义上的整合和改变。

结论

就像上述案例所展示的，正是蕴藏在每个儿童无意识中的智慧才使其意识和无意识层面都有了意义。要治愈虐待她的人，她必须先具备足够的能量使自己成为神圣女祭司。虽然杀戮和毁灭不是她的天性，但她需要先改变对她施虐的人，这样才能达到心理的平衡和安宁。艾比，也只有艾比，可以找到摆脱对其姨夫既恨又爱这一困境的方法；也只有她的无意识知道到什么时候她真正的转变和治愈能够发生。也就是说，她的治愈来自无意识，其他任何力量都无法使她的生活恢复平静和正常。

因此，荣格分析性游戏治疗师一定要理解和尊重儿童的内在世界，这样才能促进其治愈和转变。与此同时，治疗师还要了解儿童在游戏时使用象征所传递出的意义和原型，从而能够完全参与其治愈过程。正是由于荣格分析性游戏治疗师勇于承认自身存在尚未解决的无意识问题，才使得他们愿意从情感和心理方面进入儿童的无意识领域，并充当解释者、目击者和接纳者。而且，对其自身问题的意识也让治疗师能够将反移情作为游戏治疗时的有效工具。在对个体儿童进行治疗时，理解其游戏过程中的补偿反应或确认反应也对治疗效果意义重大。荣格分析性游戏治疗师坚信每个儿童的内在都存在一个治愈者。这一信念使其在治疗过程中能够保持耐心，允许儿童自由发挥，并为他们构筑一个神圣空间，让每个儿童都能在那里找到治愈自己的方法并实现心理的完整性。

第 23 章

儿童虐待：对游戏治疗师来说基于安全的临床策略

Janine Shelby

Lauren E. Maltby

> 治疗处于不安全状态的儿童就像在飓风中治疗创伤后应激障碍一样。
>
> ——David Pelcovitz（1999）

当儿童被声称、怀疑或证实受到虐待后，他们通常会被转介给治疗师。可遗憾的是，对许多儿童来说，虽然已经得到心理健康服务，但他们仍会继续遭遇虐待。因此，许多心理健康服务都是在儿童的安全受到明显威胁——但未被公开或未经证实——的阴影下展开的。一些基于创伤的治疗方法已经在曾确实遭遇过创伤的儿童身上得到了经验性验证，但对于那些含糊不清的指控或调查结果，以及那些存在虐待儿童的潜在问题（比如，虐待儿童的推测性迹象未达到涉嫌摧残儿童的水平），能够为治疗师提供指导的临床共知和研究却很少。在这类案例中，治疗师既要努力提供心理治疗干预，解决儿童的安全问题，又要接受和维护临床与调查工作之间的重要区别，这就导致他们的角色出现了复杂的二元性。

持续的儿童虐待与心理健康服务

针对青少年在接受心理健康服务的同时遭遇虐待的普遍性的调查并不多。来自儿童福利领域的调查显示，在接受儿童保护服务机构干预的青少年中，同时受到虐待是一个常见现象。全国儿童遭受暴力侵害调查机构（National Survey of Children's Exposure to Violence，NatSCEV）对全美国 4500 多名儿童进行了一次抽样调查（U.S. Department of Justice，2009），根据其出具的年度报告，超过一半（60.6%）的儿童在过去一年中经历或目睹过暴力侵害。与目前接受心理治疗的儿童更直接相关的信息是，据了解，在临床人群中，受虐儿童所占的比例极高。根据美国卫生和公共服务部最近提供的儿童虐待报告（U.S. Department of Health and Human Services，USDHHS，2011），在过去 5 年中，在接受家庭保护服务的受虐儿童中，有 14.5% 的儿童至少遭遇过一次得到证实的虐待。这些统计数据只反映了抽样调查和检测到的虐待比率，基于人口的儿童虐待调查得出的估计数据要比上述数据高 70 倍（Agans et al.，2005）。而且，向儿童保护服务机构提交的大多数虐待或忽视报告都未得到证实（2011 年，全美国 58.9% 转介的案例都因"未经证实"而没有被受理；USDHHS，2012）。虽然其中一些案例后期经调查后准确结案了，但临床上有关儿童受虐的案例仍大量存在，尽管刑事部门或儿童福利机构已展开调查。因此，在治疗过程中创伤反复发生的现象并不罕见，事实上，对那些负责治疗有创伤病史和症状的儿童和青少年的治疗师来说，这已经成为一种常态。针对这种情况，游戏治疗师的临床技能必须包括以安全为重点的干预措施。

现存创伤治疗

大量的经验性和临床重点都放在治疗那些过去确实经历过创伤事件的儿童。因此，大多数的治疗方法都是针对有过受虐遭遇但不再面临这一担忧的儿童设计的。聚焦创伤的认知行为治疗（Cohen，Mannarino，& Deblinger，2006）已经被充分证明在减少创伤相关症状方面是非常有效的。但该疗法中与安全有关的模块——虽然也可以用于治疗过程中发生危险的时候——主要聚焦的是未来而不是强化当前的安全环境。事实上，当治疗过程中出现持续的虐待问题时，聚焦创伤的认知行为治疗通常会采用延迟、不提供或者变换方式的做法（比如，拒绝接触）来应对处于危险中的儿童可能遭遇的医源性影响的风险。

家庭认知行为治疗的替代方案（alternatives for families cognitive-behavioral therapy，AF-CBT；Kolko，Herschell，Baumann，& Shaver，2009）是另一种基于研究的治疗方法，它针对的虽然也是已确定身体受到虐待的儿童受害者及其照料者，但它既关注儿童身体受虐的经历，也在意其当下是否仍面临虐待问题。在治疗的早期，治疗师就会制定家庭安全计划并实施干预措施，旨在减少照料者对儿童使用暴力的现象。此外，治疗师每周都会通过不同类型的纸质评估表来监督父母在惩戒方面的行为表现。虽然这种治疗方法考虑到了儿童当下的安全问题，但它只是为那些已经被发现或证实存在虐待儿童事件的家庭设计的。可是如果指控不够确凿、照料者予以否认或者虐待迹象属于推测的，治疗通常会延迟、不提供或仅作为整体方案的一部分实施。除了这些和其他以创伤为中心的治疗方法外，认知行为治疗还与游戏治疗结合起来，用于创伤儿童（Cavett & Drewes，2012；Goodyear-Brown，2012；Shelby & Berk，2008），而且一些具体的以儿童安全为中心的干预技术已有详尽的介绍（比如，Goodyear-Brown，2012；Kenney-Noziska，2008；Green，Crenshaw，& Kolos，2010）。

游戏疗法有着广泛使用的悠久历史，而且它对儿童的发展非常敏感，可以让儿童通过游戏来处理他们的体验。特别是对于那些语言能力有限的幼儿，或在指控含糊不清的情况下，由儿童主导的游戏疗法提供了一种工具，借助它儿童可以重现、处理和显示他们的经历、感知和情绪。不过，相较于快速积累了大量研究的认知行为治疗和其他创伤治疗，针对游戏治疗和基于游戏的干预所开展的研究并不多。而且，基于游戏的方法虽然为虐待主题及其披露提供了一个机会，但它并不是直接针对虐待的。因此，对于涉及持续虐待或存在虐待迹象的案件，以及那些指控模糊的案件，有必要制定一个以安全为重点，同时关注儿童实际发展状况的干预方案。

幸运的是，这一领域的几位重量级作家已经给出了指导基于安全的临床评估的特定范围和内容（Fridrich，2002；Gil & Cavanaugh-Johnson，1993；Hewitt，2012；Van Eys & Truss，2012）。这些作家提醒临床治疗师使用一种包括多模式和多来源的全方位的、个性化的定制方法来评估儿童和家庭（比如，临床观察、标准化和项目化措施、对儿童及其家庭进行家访、收集相关的历史资料和数据、参考认知行为治疗的有关信息），同时将重点放在儿童的发展经历、文化背景、一般的心理健康评估以及专门针对创伤的访谈，从而了解儿童的经历、遭遇和面临风险的等级。找出与虐待儿童有关的因素虽然超出了本章的范围，但对于临床评估还是能够提供指导作用（参见 Kolko & Swenson，2002）。这一领域的重要性不言而喻，但令人惊讶的是，针对儿童虐待的识别和减少的干预在当前治疗儿童创伤的过程中并未得到应有的重视。考虑到尽快和准确查明虐待行为的至关重要性，我们会在本章中对上述内容进行仔细讨论。

针对可能遭受虐待的案件的安全强化方案

我们提出的基于安全的评估和干预方案包括 5 个模块：（1）治疗师根据现有数据、相关历史、环境和临床访谈对儿童进行一次全面评估；（2）治疗师如果与儿童或其家庭存在沟通障碍，需要了解原因并予以解决；（3）临床干预应当聚焦家庭模式、界限强化和照料者对儿童的保护能力；（4）治疗师每周都要检查儿童家庭成员的行为和互动；（5）儿童接受个体游戏治疗、沙盘干预或者其他形式的儿童心理治疗。图 23.1 对这 5 个层级给出了更详细的说明。（请注意，为了保护儿童的隐私，所有的案例材料都没有使用真实姓名，临床片段也是多个儿童和家庭的组合，而不是针对某一个儿童。）

第一模块：评估

下面我们会简要介绍一下各种类型的评估方式，包括收集历史资料和数据、家访和标准化评估措施。由于家庭在与临床工作者建立牢固的治疗关系后会很容易透露更多的信息，而且在治疗期间儿童可能遭遇新的创伤或虐待，因此，定期更新对儿童的病史、经历的创伤、环境和症状的评估是很重要的。

收集历史资料和数据

幼儿的照料者通常是从成人那里获得信息的主要来源。但在怀疑儿童受到虐待时，如果治疗师只从一位照料者那里了解情况是不够明智的。因此，当儿童呈现出安全问题时，从多

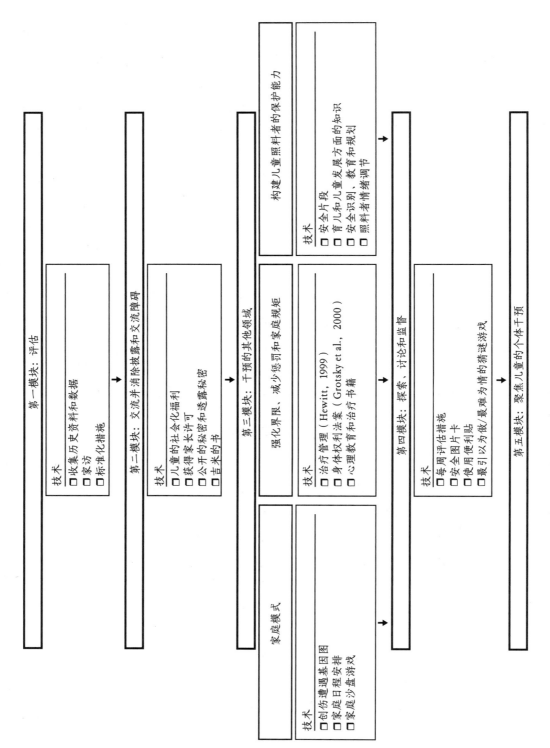

图 23.1 针对有受惩迹象的儿童采取的安全强化方案

渠道全面收集资料和数据是极其重要的。它应当成为必要的常规做法。除非因可能污名化或引发其他相关问题而被明确禁止，否则从治疗一开始，治疗师就有权利从儿童保护服务机构、执法部门、儿科医生、儿童之前接受治疗的心理健康机构、为照料者提供心理健康服务的工作人员、缓刑监督官、学校、儿童大家庭中的成员、兄弟姐妹以及儿童照料者那里获取信息。当治疗师从各个不同角度得到有关儿童的信息后，一幅更完整的儿童肖像就呈现出来了。

家访

家访是一种基本的，但能提供大量信息的安全评估方法，它有助于治疗师在真实的背景下理解儿童表现出的症状。因此，与收集信息一样，它也是一种常规且必要的做法，对于理解儿童及其家庭的需要和制定最佳的治疗方案都是非常有帮助的。如果儿童的家庭成员对安排家访持抵触态度，治疗师要努力让他们理解家访的意义，向他们介绍一些专业人员通过家访得到收获的成功案例，并且打消他们可能对此存有的顾虑（比如，担心受到盘查、暴露移民身份、对家庭的居住环境感到尴尬等）。如果家长一方面与治疗师保持良好的关系，但另一方面坚决抵制家访，治疗师有必要进行更仔细的调查，因为这可能预示着家庭中存在安全问题。家访时的评估内容应当包含但不限于以下方面：（1）与安全有关的考量，比如，家中整体的安全状况、居住在家中的人、是否拥有武器、是否存在危险因素、是否存在社区暴力和犯罪现象、公共财物使用情况等；（2）与隐私和界限有关的考量，比如，是否有不止一人同

睡一室、进入他人卧室是否有规定、卧室和浴室是否有门和锁、成人是否会公开性行为或者观看媒体上的色情内容等；（3）饮食结构和药物使用，比如，种类和数量、是否服用营养品、是否喝酒或滥用药物以及其他有毒物品等；（4）居住环境的特点，比如，是否有玩具、是否有儿童及其制作的工艺品的照片、房间的数量、是否有不受干扰的专门供儿童完成作业的空间、家里的清洁程度、房间是否不会受到天气因素或昆虫和动物的破坏、照料者在做家务（比如做饭或清洁房间）时是否能兼顾儿童的安全等；（5）不允许儿童接触的区域，比如，药柜、某些房间、壁橱或抽屉。

标准化措施

虽然心理评估通常是心理学家的研究领域，但其他从事心理健康的专业人员在为高危家庭治疗时，也可以使用许多这方面市场上能够购买到的标准化工具。《加州大学洛杉矶分校创伤后应激障碍反应指数》（UCLA PTSD Reaction Index）（儿童版和家长版）包括评估与创伤经历有关的各个方面（即在遭遇创伤事件后的各种反应类型）。它可以作为评估家庭成员或许不会主动透露的信息的一种手段，而且由于采用了标准化、尊重事实的问卷形式，还能够提升一些家庭成员在说出他们过往经历时的舒适度。加州大学洛杉矶分校设计的这个创伤后应激障碍反应指数可以从美国国家儿童创伤应激中心获得（National Center for Child Traumatic Stress）。有助于发现潜在虐待风险的其他措施包括父母压力，比如《父母压力指数》（Parenting Stress Index；Abidin，1995）；

育儿方法，比如《虐待儿童潜在清单》（Child Abuse Potential Inventory；Milner，1986）；以及幼儿高危性行为，比如《儿童性行为量表》（Child Sexual Behavior Inventory；Friedrich，1997）。所有这3项措施都可以通过心理评估资源（Psychological Assessment Resources，PAR）购买。

第二模块：交流并消除披露和交流障碍

治疗关系通常被认为是心理健康治疗成功的首要因素。由于一些儿童照料者可能不愿意披露儿童受虐待的全部细节，因此，治疗师的主动参与是家庭干预时不可或缺的重要方面。因为治疗关系是大多数心理治疗方法的核心，所以临床工作者都需要努力培养这一技能。如果儿童受虐待尚处于不确定的状态，那对临床治疗师来说就具有独特的挑战，因为他必须与儿童及其照料者构建并保持共情关系。

增加参与

在为受虐儿童治疗时，如果儿童的照料者表现出冷漠、警惕的态度，或者对儿童的评价极端负面，这会令治疗师产生很不好的感觉。还有一些时候，治疗师会发现照料者的行为不可信，并且能觉察到其无法承受、愤怒、悲伤、厌恶或者恐惧的情绪。遇到这类情况时，对治疗师来说，仍保持对照料者的积极关注是颇具挑战性的，因为治疗师认为照料者的这些行为对儿童的身心健康都是非常不利的，尽管在照料者自己看来，他的表现已经竭尽全力了。治疗师有时会觉得自己不堪重负，因为他既要理解儿童的家长，又要与受虐的儿童共情，还需

制定探究、评估和干预的策略。为了增强与儿童照料者保持共情关系的能力，一些治疗师会提醒自己，这些照料者也曾是儿童，他们在童年时代或许也遭遇过创伤，因此他们现在的反应与其过往的经历有密切的联系。也有一些治疗师会设法从照料者身上找出某个特殊方面（比如，能力、育儿目标或者脆弱性）并将之与其表现联系起来。此外，还有治疗师认为，如果儿童的照料者能够实现自我成长，就可以发挥更大的作用，因此应当采取措施让照料者的行为变得更适宜。不过无论治疗师对照料者持怎样的看法，在对其进行干预时，即使他们可能会拒绝、反对或无视，也应尽量保持满怀希望、积极支持和随机应变的态度或做法。在工作中遇到困难时，要提醒治疗师及时向督导和同事寻求帮助或支持，防止让自己过于疲惫或倦怠。

消除交流障碍

儿童家庭成员的过往经历、家庭及所处文化的价值观以及对披露后果的担心都可能对公开、正常的交流造成负面影响。下面介绍几个解决这些问题的技巧。

儿童的社会化福利

儿童及其照料者都可能对社会的儿童福利体系心存疑虑，甚至有一些误解。他们中的一些人有过这方面的经历，即借助社会福利体系加强家庭安全，有的人感到很有帮助，有的人却非常失望。比如，儿童会选择保持沉默，因为他们担心如果说出家中发生的事情，他们可能会被从父母身边"带走"。因此，了解家庭之前与儿童福利有关的经历非常重要，也要向他

们提供关于儿童福利过程和作用的准确信息或者纠正他们的错误信息。在一些情况下，纠正他们的错误认知尤其有必要（比如，儿童保护服务机构的工作目标是帮助家庭安全地生活在一起，大多数时候他们不会采用拘留的手段），这样家庭成员在讨论与安全有关的问题时就会很放松。

获得家长许可

对于是否可以向治疗师公开讲出家中发生的一切，许多儿童从其照料者那里获得的信息是不一致的。因此我们建议治疗师在治疗开始时先与儿童的照料者见面，共同探讨和确定在儿童与治疗师谈论其感受和经历时，成人和儿童分别能够接受的范围或程度。治疗师要了解父母对信息有所保留的原因，并向他们重申对其的接纳和支持。治疗师还要让家长明白，工作的目标不仅是与家庭成员建立信任，更重要的是，帮助他们勇敢地说出自己的现状。尤其应对父母强调的是，他们对公开交流的鼓励关系到他们能否成为令孩子感到安全、称职的父母，以及孩子现在和未来的自我保护能力。也就是说，当照料者鼓励孩子讨论安全问题时，孩子就更可能在意他们自身的安全，主动说出他们在外面遇到的不当行为，并且在与他人交往时学会使用自我保护策略。如果照料者能够同意信息公开，治疗师可以安排一个儿童和父母共同参加的治疗，由父母向儿童宣布，他们可以向治疗师说出一切，包括那些曾经的秘密。父母还要当着治疗师的面告诉儿童，儿童应当将所有正在发生或曾经发生的不安全、令其不适或恐惧的事件告知治疗师。然后治疗师要通知儿童和父母，他将每周检查发生的事情，并

让他们之间有机会练习公开讨论和披露在治疗期间发生的与安全有关的事件。

公开的秘密和透露秘密

各个民族和文化中都有不少关于交流的谚语和成语，它们可以构建一个彼此熟悉的、文化相同的基础，从而解决有关交流的障碍。比如，在采用"秘密的声音"（secreto a voces，广为人知的"秘密"）干预方法时，治疗师先演示了一个小丑是怎样从玩偶盒里跳出来的。然后盖上盖子，让儿童的照料者拿着它，儿童站在旁边，但不能碰玩偶盒。治疗师要求所有人都注意听，同时要求照料者开始慢慢地转动玩偶盒的手柄。过一会儿之后，治疗师让照料者暂停一下，询问每个人是否知道盒子里面有什么，虽然他们并未公开讨论过。治疗师还可以进一步告诉大家，在任何时候，某件事都可能突然发生。随着大家的期望越来越强烈，治疗师注意观察并评估家庭成员是否有紧张、兴奋或放松的情绪。然后治疗师可以向大家解释，在等待某个东西"弹出"时表现出的情绪是正常的。在大家对小丑弹出来的期待升级后，治疗师可以对他们的情绪变化进行评论。终于小丑弹出来了，这时大家谈论的焦点就变成了紧张情绪的释放。这时治疗师可以对整个过程中大家的情绪进行总结，并且着重强调一下不同时间节点情绪的变化，同时重申一个事实：即在小丑没有弹出来前，其实大家都知道盒子里面有什么，而且它不可避免地会在某个时刻出现。而他们可能也会讨论，说出某件隐瞒的事情比保持沉默其实更容易，也更令人好受些。最后，治疗师将这一活动与家庭秘密联系起来，并鼓励家庭成员把他们公开的秘密讲出来。

在另一个类似的"撒豆子"（泄露秘密）的干预活动中，治疗师让家庭成员们把大袋的豆子从治疗室的一边拿到另一边，期间大家都要尽量保持沉默。可是由于袋子上有洞，因此豆子不可避免地会撒出来，而家人对此也很难默不作声。家庭成员通常会认为这类干预活动很有趣，而开放式交流这一概念也为今后的交流、自我保护和基于安全的治疗工作奠定重要基础。

吉米的书

对于一些儿童来说，他们不愿意讲出家中或生活中发生的事情。对此我（Shelby）建议在治疗时使用专门针对个体设计的绘本展开讨论。在吉米的书（Shelby，2000）的第 1 页上是一张男孩子的脸。一根系成蝴蝶结形状的鞋带黏在名叫吉米的男孩的嘴上。通常儿童来访者看到后都会立刻解开鞋带，让吉米的嘴不再被束缚。这个活动既增添了儿童的好奇，也为日后的讨论提供了一个很好的隐喻。在第 2 页，故事开始了："发生了一件事，可是吉米不想说……"在接下来的一页，治疗师让儿童自己画出吉米可能遇到了"什么事"。这一干预方法或许不适用于所有的儿童，但如果有足够的理由确定儿童遭遇了未经查明的不好的事情，这不失为一个有用的交流工具。

第三模块：家庭模式、强化界限和构建儿童照料者的保护能力

在进行评估、让家庭参与治疗并且消除了家庭在交流和披露方面明显的障碍后，干预进入第三模块，它需要优先考虑每个家庭的独特需求。下面重点介绍 3 个方面（即家庭模式、界限和照料者的保护能力）作为可能的干预点。

不过，临床治疗师应与儿童的照料者合作，首先从最突出和急迫的领域入手，然后根据轻重缓急的顺序逐一处理其他方面。

家庭模式

了解儿童具体的家庭模式（即父母在不同时期的特定行为以及家庭中多代人是否有过受虐待的经历）对于构建和谐融洽的家庭关系、增强照料者的洞察能力和发现父母的长处非常有帮助。

创伤遭遇基因图

与家庭治疗中常用的技术类似，创伤治疗师可以在治疗期间使用基因图评估家庭各代际的安全状况。在使用这项技术时，由儿童的照料者描述目前和以前几代家庭成员的情况，治疗师据此可以绘制一个基因图，从中能够反映家庭内部的关系。然后治疗师先询问每个家庭成员身上良性的方面（比如，职业、教育水平、健康状况），接着再了解家族在精神障碍、药物滥用、家庭内部冲突、家庭暴力、使用严厉的惩罚手段、犯罪记录、受害经历和作恶事件等方面的过往历史。在获取所有这些信息后，治疗师需要与儿童的照料者讨论代际主题或模式。对于有多重受害经历的家庭，治疗师可以使用不同颜色的荧光笔对代表不同成员的受害经历或犯罪历史的基因组符号着色。这一做法虽然会令人难过，但却能直观地反映出家庭中代际间的暴力现象以及儿童受虐待的各种方式。

与此同时，治疗师还应了解家族中为扭转局面所做过的值得指出的努力。这是对儿童照料者的一种肯定，虽然讨论的主题是代际间虐待儿童或家庭暴力，但必须承认照料者仍勇敢

地——而且往往是想方设法地——寻求终结这种悲惨循环的方法。对其努力的认可对于建立和谐关系、达到治疗目的和实现安全目标可以起到很大的帮助作用。即使家庭没有为我们的评估领域提供相关的信息，收集一些代际间的信息对评估家庭功能的各个方面也是有必要的。在治疗的后期再次使用基因图时，有时一些新的信息会出其不意地冒出来。此外，创伤基因图还有一个好处，即借助这一机制可以发现家庭中具有影响力的成员，以及他们对儿童心理治疗的参与和支持程度。

家庭日程安排

一些儿童照料者可能不记得、认为不重要或者无法主动说出儿童生活中与安全有关的事件。他们或者可能希望保持自己的正面形象，或者可能在识别潜在危险方面能力有限。基于这种情况，可以设计一个日程表，将儿童一周中每天 24 小时的安排都列出来，这样父母就能对儿童的信息一目了然了（比如，用餐时间、洗澡和卫生习惯、成分监督、与其他儿童或成人接触、睡眠质量和时长）。下面举一个例子来说明。

一位爸爸有两个男孩，一个 5 岁，一个 7 岁。两个孩子的姑妈（即爸爸的姐姐）在他们放学后负责照看他们，直到爸爸傍晚来接他们回家。在绘制基因图时，爸爸否认他家里有人曾有过遭遇虐待的经历或犯下虐待儿童的罪行，而且他形容他姐姐是一个有教养、执行纪律得当的人。但是，在每周的安全检查时，5 岁的男孩看上去很紧张，有时还会哭。有一次他说："我不

想再挨揍了。"可是当他的这句话被记录下来时，他立刻否认自己挨过打，并恳求换一个话题。在检查家庭的日程表时，我们发现戈尔迪托，爸爸的姐姐的公公，有时会在下午来姑姑家和孩子们一起吃饭。后来 5 岁的男孩终于说出了实情：在姑姑外出遛狗时，戈尔迪托打过他几次，而且威胁他不许告诉别人。戈尔迪托没有被包括在爸爸的基因组图中，因为他与爸爸没有直接的血缘关系，可是爸爸忘记了这个家伙会在没有监督的情况下与自己的孩子待在一起。爸爸后来透露，他姐姐的丈夫承认戈尔迪托在他小时候也对他进行过虐待。

家庭沙盘游戏

由于沙盘具有隐藏物品再将它们挖掘出来的功能，因此对于探索秘密和没有披露出来的经历效果非常好。我们在这里介绍的只是使用沙盘的具体技术，希望读者能够同时参考大量的沙盘治疗文献，从而对其常用方法有更全面彻底的了解。在应用这一技术时，治疗师让儿童挑选一个能令其想起一个秘密的物品。然后让他把这个物品藏在沙子里，这时治疗师会将目光移开，不看他藏的地方。接下来治疗师开始找这个物品，同时向儿童介绍自己扮演的角色。（比如，"我负责和孩子交流或者玩他们喜欢的事，如果有秘密，我也会帮他们发现。""我想让你知道，如果你想把藏的东西找出来，我愿意帮助你，不过只有你知道，东西藏在哪里。"或者，"如果你能和我一起找那个藏起来的东西，咱们就能快一点找到。"）治疗师会让儿童提供一些线索，帮助他尽快确实藏起来的

物品的位置。当儿童与治疗师一起寻找藏起来的东西时，一种互相协作的默契就自然而然地形成了。而且，与此同时，儿童还了解到，治疗师也不是无所不知的，他们并不知道东西藏在了哪里。由于治疗师并不清楚儿童是否隐瞒了有危险的秘密，因此有时他们可能会对儿童正常无碍的秘密进行干预。无论哪种情况，儿童都会喜欢这个游戏的，并在此过程中与治疗师培养起和谐合作的关系。如果治疗师有理由使用更具暗示性的干预措施，可以要求儿童在沙盘上创作一个图案，显示隐藏在他们家中的秘密（比如，任何他们保守的秘密、他们的照料者或者其他成年人保守的秘密以及被埋藏在心中的情感）。此外，沙盘还具有一个功能，那就是让儿童描绘如果秘密被公开，生活会发生怎样的改变。下面举一个例子来说明。

阿里安娜是一个 9 岁的女孩，她在表现出多个未披露的遭虐待的迹象后，治疗师考虑和她一起玩沙盘游戏。因为每次当治疗师与她谈及安全问题时，她都会回答："我不允许谈论这个问题"，或者"只有我妈妈可以回答这个问题"，可是另一方面她又会经常用"家庭秘密"这个词。在第一次玩沙盘时，阿里安娜把物品藏在沙子里，然后让治疗师找。在治疗师寻找的时候，阿里安娜表现得很紧张。治疗师认为她的反应很正常，并安慰她说，有时儿童会对被发现的隐藏的东西感到不安。当治疗师请她提供一点线索时，刚开始她拒绝了，但过了一段时间后，她提供了所藏位置的暗示。治疗师回应说，阿里安娜现在愿意与她一起寻找隐藏的东西了。阿里安娜回复治疗师说，她希望治疗师找到被藏起来的东西。最终治疗师找到了那个物品，然后阿里安娜要求继续玩这个游戏。治疗师告诉她，藏起来的东西很难找到，幸亏有了她的帮助。在后来的治疗中，这一经历被用作一个供其参考的例子，让她理解在公开交流和信息披露时她能够起的作用。如果没有她的帮助，治疗师和那些想保护她的成人是无法知道家庭中所隐藏的秘密的。

强化界限、减少惩罚和家庭规矩

治疗师应与儿童的家庭合作，明确或加强有关身体和情感的界限，及时发现生活中不安全或不适当的要素，制定有效的家庭规则，这样可以消除导致过去创伤事件的安全隐患，确保儿童未来拥有一个安全的环境。

治疗管理 / 安全合同

Hewitt（1999）提出了一个有用的干预措施，即家庭成员分别列出适当和不适当的互动清单（比如，触摸类型、隐私规定和接触成人内容的范围）。然后治疗师将清单上所列的项目进行汇编和合并，形成最终的家庭安全合同。接下来儿童照料者向儿童宣读这份清单，并且明确告诉他们，任何人，包括他们自己，都不可以做清单上禁止的事情。如果有人违反了安全合同中规定的内容，儿童可以将其告知自己信任的成人，这样就更进一步加强了合同的效力。治疗师则在后期的治疗过程中使用这一合同作为监督家庭安全的基础。

身体权利法案

Grotsky、Camerer 和 Damiano（2000）提出一个建议，即让儿童起草一份与其身体有关的权利法案。对于可能熟悉人权法案背景的小学高年级学生和青少年来说，这样一份法案为其讨论心理教育和身体完整性时增添了更加精细化的内容，让他们意味到自己的家庭不仅需要遵守家庭安全合同，而且还要保护他们的身体安全。在讨论干预措施时，他们可以模仿美国宪法中的人权法案，编写一份与之相类似的"身体权利法案"。比如，在该法案中，儿童可以明确他们的身体需要得到喂养、呵护、安置、善意和适当的抚摸，而且不能受到因故意或疏忽造成的伤害。

心理教育和治疗书籍

有大量适合儿童发展的阅读材料可以帮助照料者与儿童讨论有关身体界限、性或身体虐待以及青春期发育的话题。治疗师可以使用这些市场上能够买到的书籍，也可以自己编写有关的小册子，或者与儿童在治疗时一起撰写他们的"身体手册"（比如，儿童可以在小册子的空白页上写下他们的问题，照料者和治疗师合作回答，之后由照料者将内容读给儿童听）。

构建儿童照料者的保护能力

一些照料者在及时发现自身或孩子的安全危险方面能力不足，因此，治疗师需要帮助他们学会对儿童的行为设定符合其发展的期望，在安全方面传递出言行一致的信息，并且注意调节自己的情感反应。治疗师可以借助一些与安全有关的片段——而不是家庭自身的经历——来帮助照料者提升其保护孩子安全的能力。这一做法不仅不会让照料者感到不舒服，而且效果更明显。

安全片段

如果儿童照料者不能识别儿童在安全方面面临的危险，他在治疗过程中就不具备向治疗师报告危险的能力。为了帮助他们增强能力，治疗师可以先从与他们讨论一些虚构的故事开始，而不要直接切入他们自身的状况，这样可以避免他们产生抵触反应的可能性。虚构故事中的照料者还会遇到保护孩子安全和披露暴力行为的两难选择。治疗师会让照料者对故事中儿童的安全程度按照 1—10 的级别打分，然后根据其选择，治疗师为其提供与安全有关的危险和威胁防范常识以及安全育儿实践的个性化心理辅导。比如，在一个片段中，妈妈认为她和孩子现在安全了，不会再遭受家庭暴力了，因为以前虐待过她们的丈夫已经痛哭流涕地向她道歉了，还给她送了花，并且保证"接下来的 30 天里不再喝酒了。"下面举一个例子。

一个有 3 个孩子的单亲妈妈为了养家糊口做了两份工作，而且她非常勤奋。最近给她照看孩子的照料者告诉她，她要休两周的假。没有家人可以帮这个妈妈照顾孩子，她也找不到其他人临时替她看护孩子。她又担心请假会让她失去工作。这时一个邻居主动提出帮她照看孩子，而且这个人平时对他们也很好。可是她从别人那里听说，这个人曾被指控猥亵去年住在楼里的另一户人家的孩子。那么让他当两周孩子的照料者安全吗？

在父母显示出他们具备了识别这些片段中儿童存在的安全危险的能力后，治疗师可以将故事的内容升级到一些他们需要应对的两难处境。经过这样的练习和辅导后，通常他们能够运用新学到的技能重新评估他们自己遇到的与安全有关的抉择。

育儿和儿童发展方面的知识

要想预防儿童受虐待，父母掌握儿童发展和行为管理的知识和技能并将它们成功地运用在儿童身上是首要的保护措施。有关儿童发展的知识可以帮助照料者调整其对自己孩子不切实际和无益的期望，并在调整后的基础上学习育儿技能；同时制定管理儿童行为的新策略，并与儿童展开更多的正面互动。这方面建议读者参考一些治疗方法，比如亲子互动疗法（Chaffin et al., 2004），它们已经被证明能够有助于减少儿童身体再次遭受虐待的可能性。

安全识别、教育和规划

在采取这项干预措施时，照料者被要求说出他们自己在童年时代感觉最安全的时候——如果他们对童年经历已经记不清了，也可以说出成年后的安全期。接着治疗师会鼓励他们更详细地述说是什么让他们产生了安全感（比如，当时有谁陪伴、陪伴他的人说了或者做了些什么、遇到情况时是怎样处理的）。他们描述得越具体越好，治疗师可以将其中一些特别的行为或话语记录下来，然后与他们就这些亲身经历展开讨论，从中找出能够令人感到安全、受到保护和获得安慰的因素（比如，说什么话、说话的语调、非言语交流、及时且有效的行为、说话时语言的保证程度等）。治疗师还要与照料者讨论他们平时的言行是否一致，以及儿童在不同情况下通常会对他们做出怎样的反应（见图23.2）。

按照上图的分类和描述，治疗师可以针对

	采取行动	采取不完全行动	未采取行动
语言（照料者给出加强安全感的说法）	传递强有力的加强安全感的信息；儿童会感到获得支持 ☺	传递不一致的信息；儿童可能会感到困惑或者没有得到支持 ☺	传递的信息是安全不是最重要的；儿童可能会感到没有得到支持、遭到背叛或者因照料者言行不一而困惑 ☹
含混的说法	传递模糊不清的信息；儿童可能会对照料者的行为不满意 ☺	传递模糊不清的信息；儿童可能会感到困惑 ☺	传递的信息是安全不是最重要的；儿童可能会因照料者的言行不一而认为没有得到支持或遭到背叛 ☹
语言（照料者没有给出加强安全感的说法）	传递部分加强安全感的信息；由于缺乏语言的保证，儿童可能会对照料者的行为不满意 ☺	传递模糊不清的信息；儿童可能会感到困惑 ☺	传递的信息是儿童不值得受到保护和获得安全感；儿童可能会因此感到被抛弃、没有得到支持、害怕和生气 ☹

图23.2　言、行安全图表

这 4 个主要情景以角色扮演的方式向照料者演示：（1）照料者言行一致，提升了儿童的安全感；（2）照料者言行不一致（比如，对儿童说了安慰的话，但没有实施加强其安全感的行为；采取了加强儿童安全感的措施，可是没有对儿童做出解释，进一步安慰他）；（3）在增强儿童安全感方面，照料者什么也没有说、什么也没有做。在父母理解了这些概念及其产生的结果后，治疗师可以让他们讲讲自己在向孩子传递安全信息方面说了和做了什么。治疗师给父母一张空白的图 23.2，让他们将其行为和表述填写在与之吻合的框中，然后让他们评估和确定为了向儿童传递增强安全感的信息，是否能再采取一些语言或行动方面的措施。

照料者情绪调节

由于情绪失调会严重阻碍父母对孩子做出适当反应的能力，因此，旨在增强压力耐受力和调节情绪的治疗活动，特别是与父母养育孩子有关的治疗活动，是安全工作中极为重要的辅助部分。解决这些以及其他照料者的心理健康或药物滥用问题通常不仅包括加强他们的能力建设，也包括与其保持紧密的联系。

第四模块：对儿童安全问题进行持续的探索、讨论和监督

在上述几个方面的工作完成后，许多家庭都承认他们在过去和现在存在安全问题，因此，持续的监督对于巩固取得的成果是必不可少的。这样这些家庭中的儿童才能真正从创伤治疗或其他形式的治疗中获益。即使在家庭未披露虐待事件的情况下，当家庭参与随后的干预治疗时（比如，聚焦创伤的认知行为治疗或游戏治

疗），每周对安全和家庭内部互动进行评估也是应当采取的监督措施，直至安全隐患彻底消除。

每周评估措施

每周针对创伤、惩戒或其他已被查明的安全问题进行书面问卷调查或口头问询是标准化安全治疗的组成部分（Gil & Cavanaugh-Johnson，1993；Kolko et al.，2009）。通过每周持续评估安全问题，治疗师不仅可以了解家庭取得的进步或仍存在的治疗需求，也向家庭强化了安全的重要性。

安全图片卡

作为书面问卷调查的替代方式，我们设计了一套描述父母和家庭行为的图片卡（比如，完成家庭作业、给孩子读书或者和孩子一起玩），包括虐待儿童的行为和潜在的危险活动（比如，家庭暴力、如厕或洗澡期间缺乏隐私保护、性虐待、身体虐待、拥有武器和照料者滥用药物）。在这些图片上有与儿童发展程度相匹配的文字说明（比如，"这些成年人在打架"）。除了性和攻击性内容只能用暗示而非图形描绘的方式外，其他场景都可以用图形反映出来。由于卡片上显示的是评估内容的图片，因此即使年龄较小的儿童也可以在没有家长帮助的情况下参与监督任务。当在家庭治疗中使用时，每个家庭成员都会收到数张与其有关的图片卡。当治疗师描述每张卡片上的内容时，家庭成员会将它们分别放入标有"是""否"和"我不知道"的盒子中，以示这件事在过去一周是否发生过。每个家庭成员在将卡片放入盒子里时是不公开的，因此其他成员并不知道哪些卡片放

入了哪个盒子。每个成员都放完后，治疗师私下独自检查 3 个盒子里的卡片，然后与他们一起讨论一些话题或问题（比如，家庭成员间缺乏一致性或者多周都出现的同一主题）。治疗师仔细询问那些获得认可的地方，以确保家庭成员都能准确地理解哪些行为是儿童赞同的。如果年龄较大的儿童或青少年愿意，治疗师也可以选用那种没有图片的传统的 Q 分类法。这种方法既是一种策略性的信息收集形式，也为那些不愿信息公开的家庭成员提供了一定的保护。在进行这一活动时，无论是参与者提供的内容还是家庭成员对干预的反应（比如，是否愿意披露、家庭成员间所披露内容的差异等）都非常具有价值。如果读者有兴趣了解更多有关如何使用安全图片卡的信息，可以与我（Maltby）联系。

使用便利贴

为了增加每周安全监督干预工具的多样性，治疗师也可以让儿童将上一周发生的事情写在便利贴上，然后贴在墙上（比如，"家里有人吵架了""有人大喊大叫""有人打人""有人和我一起玩""有人给我读书"）。虽然干预的目的旨在监督安全性，但是评估家庭的积极互动也很重要，它能让儿童注意到其与照料者间的积极经历。治疗师可以分别记录下家庭中每周积极和消极事件发生的次数、主题以及它们的比率。如果要求照料者也同时完成这一任务，治疗师应将他们的记录与孩子的记录进行对比，对比时可以公开或者私下进行。

最引以为傲 / 最难为情的猜谜游戏

在进行这项评估时，治疗师会要求儿童和照料者列出、画出、表演或者使用模型来描绘过去一周中最令自己感到骄傲的一个行为。然后家庭成员说出每个家庭成员都应该感到自豪的行为。最后家庭成员要表达出最令其感到难为情的行为，不过这次他们只需将其写或画出来，不用说出来。接着每个家庭成员再开始新一轮的描述或绘画，即找出其他人可能会认为他最难堪的时刻。之后他们彼此分享这些窘境，并在必要时鼓励他们向他人道歉，同时制定一个今后怎样应对类似事件发生的计划。这一干预方式不仅可以帮助治疗师监督家庭安全，也能够增加直接沟通的舒适度，为应对和解决家庭问题提供了一种非常自然的方式。

第五模块：针对儿童个体的干预 / 游戏治疗

许多游戏治疗方法在游戏治疗的历史悠久和广泛的文献中都有阐述，包括那些在本章中给予了详细介绍的方法。无论使用哪种游戏治疗方法，从儿童在游戏叙述中显现出来的主题对于识别他们的认知、情感和经历都是无价的。在以安全为中心的游戏治疗中，与解决问题、公开交流、安全（即游戏室、玩具、情感安全感和身体安全）、保护以及用积极的方式应对困难和挑战的能力等相关的主题都得到了重视和强调。

比如，一个男孩用积木搭了一架桥，治疗师可以回应他说，他想解决卡车过河的问题。一个女孩替她的洋娃娃发出哭声，治疗师可以回应她说，婴儿在用她的声音告诉我们她想要什么或者她不喜欢什么。一个孩子试着用各种方法打开装橡皮泥的盒子，治疗师回应他时可以强调，有时候要想把东西拿出来需要经过多次尝试。这样的表达不仅使用了大多数游戏治疗师都熟悉的投射技术，而且更具体地强调了与安全有关的核心行动（比如，解决问题、公开交流和多次努力）。在许多基于安全的游戏治疗过程中，治疗师可以在治疗快要结束时询问儿童，游戏中的哪个角色或情景需要处于更安全的环境中，或者怎样能让事情变得更安全。许多儿童会借用这个提示来调整他们创建的游戏场景或内容。然后治疗师可以进行临床判断，看看儿童想出的这些解决方案是否与其发现的现实生活中的问题有关联。倘若儿童说他没有办法，无法让情况好转，治疗师仍可利用这一机会，通过直接与游戏中的角色对话为其带去希望。治疗师可以对角色说，他不会忘记他们，下周他会和儿童再一起想办法，努力让其处境变得更好或更安全或更快乐。这样的游戏治疗干预方法有助于发展温暖的、情感上有回应的治疗关系，而这是治疗师与来访者间纽带的核心。在此基础上，干预才能起到减少儿童在披露信息方面的障碍，并增强其与安全有关的观念。

结论

虽然工作量巨大，但许多聚焦儿童的治疗师仍未得到最佳的实践参数来指导他们采取以安全为中心的干预措施。本章旨在提升基于安全的临床干预的实践性，弥补相关文献的不足，并给出一些具体的聚焦安全的评估和治疗策略。对于那些在儿童虐待问题阴影下工作的临床工作者来说，能够得到一个基于证据、以安全为中心的治疗方案是非常期待和有意义的。在这样一个标准化治疗方案出台前，我们希望借助本章的讨论给予治疗师一些帮助和引导，因为他们迫切地寻求能够尽可能全方位解决儿童虐待问题的干预方法。

第 24 章

重要分离后的家庭团聚：一种整合的重建家庭联结的游戏治疗方法

Eliana Gil

许多家庭都会遇到危机，导致儿童不得不离开家庭，置于国家的监护之下，特别是当儿童保护服务机构认定，家庭中的一个或多个儿童曾经或正在面临多重虐待的危险时。国家统计数据证实，忽视仍是儿童受虐待的最常见形式（U.S. Department of Health and Social Services，2011），并且是那些家庭深陷严重压力的儿童面临的最大压力之一，这些家庭压力包括贫穷、无家可归、药物滥用、家庭暴力、父母身患疾病以及父母在为儿童提供安全、有助于其健康成长的环境方面能力有限。此外，还有一些家庭的儿童由于遭受身体或性虐待；得不到所需的监督、保护和引导；或者遇到其他家庭问题，比如药物滥用、无家可归和家庭暴力，也不得不接受保护性干预，因为他们的家庭会导致他们出现情感和社交困难（Kitzmann，Gaylord，Holt，& Kenny，2003）。与其他儿童相比，一些儿童被认为面临的风险更大、更容易受到伤害，包括发育障碍、非正常性取向和其他变数——它们可能会使儿童遭遇非家庭成员虐待的风险（比如儿童受到身体欺凌或网络欺凌）。

根据儿童福利联盟（Child Welfare League）的估计，在任何时候，美国都有超过 50 万的儿童处于寄养状态。设立寄养机构是为了向可能受到伤害的儿童和青少年提供临时的关照，与此同时他们的父母也会接受一系列服务，帮助提升他们的照料能力，解决他们存在的严重问题，并提出纠正方案以恢复家庭的安全。但是，这个旨在保护儿童的系统本身已经被充分证明是一个存在严重结构问题的系统：儿童有时被寄养的时间太长，期间还会转换许多地方；牵扯太多的社会工作者；记录下对儿童不利的结果。而且，儿童在寄养过程中并不总能够生活在稳定状态中，其中一小部分儿童甚至在寄养时会再次遭到虐待或忽视，这可能导致他们在行为和复原力方面都出现问题，也令其父母试图使家庭重回正轨的努力面临巨大挑战。

美国 1980 年颁布的《收养援助和福利法案》（Adoption Assistance and Welfare Act）规定，在外寄养的儿童应当与家人团聚，家庭保护已成为儿童福利的首要目标（Jones，1998）。但是，有时将孩子送回父母身边虽然貌似实现了目标或者结束了分离，却并没有认真考虑破裂家庭重聚在一起后恢复关系时遇到的严峻挑战，因为每个家庭成员无疑都会受到分离、在寄养机构的经历和重新适应家庭环境的影响。过早的团聚和未能首先解决导致政府干预的家庭问题很可能会造成儿童不得不重回寄养机构的结果（Terling，1999）。为了避免这一现象的发生，研究人员和相关部门已经做了努力。比如，Terling（1999）就反复强调，将儿童送回自己的家庭只能是可供考虑的方案之一。

很少有心理健康的专业人员接受过帮助家庭团聚的专门培训，而且更令人遗憾的是，对于团聚标准的识别也几乎没有设计出能够参照的结构化模型。因此，临床工作者在处理这类案例时倍感纠结也就不足为奇了（Gil & Roizner-Hayes，1996；Roizner-Hayes，1994）。但事实上，这类家庭破裂和重聚是最令家人痛苦的经历了。游戏治疗师经常被要求处理这类儿童或家庭问题，并为家庭成员提供针对儿童的必要指导。可是治疗师们大多不愿意接手这类案例，甚至对此感到恐惧，因为它的治疗方法需要涉及多学科。不过，游戏治疗对所有家庭都是有吸引力和有帮助的，尤其对于那些感到羞耻和内疚的家庭。

兄弟姐妹间的乱伦

尽管兄弟姐妹间的性虐待问题少有报道，总是尽可能处于秘而不宣的状态，但我所就职的机构仍经常接到他们之间乱伦或身体虐待的求助电话。事实上，据估计，只有2%的这类虐待事件被披露出来（Baker，2002）。虽然一些作家已经开始关注这一问题，但仍有无数儿童在不断受到伤害，而且它们造成的创伤与成人虐待儿童引发的创伤别无二致（Caffaro & Conn-Caffaro，1998；Wiehe，1997）。

显然，针对兄弟姐妹乱伦的案例，需要采取系统的、多模式的方法（Sheinberg，True，& Fraenkel，1994），而且要针对每个家庭成员的具体情况分别使用个性化方案。比如，受到兄弟姐妹伤害的儿童需要父母相信他们，对他们给予支持和呵护，并且立即表现出对他们的安全提供保障和监督的能力。对于那些施虐的青少年（通常被称为"青少年性犯罪者"），父母也需要给予他们关怀和帮助，同时对他们设定严格的界限。而且父母要让他们知道，他们的行为已经令人严重关切，因此他们必须参加专门针对青少年性犯罪的治疗。乱伦的双方都需接受专业人员的治疗，因为只有他们最了解事件的复杂性，以及加强病例管理和临床指导的必要性。最后，从乱伦事件被披露的那一刻开始，家庭结构就发生了变化，因此随之出现的信任丧失、背叛感、恐惧感、难过和担心的情绪都必须在个体和家庭层面加以解决，并且向家庭所有成员传递希望。

我个人的经验和相关文献都表明，兄弟姐妹乱伦会给家庭造成强烈并且非常严重的危机，因此必须谨慎、肯定地处理。家庭成员必须充分表达其各种想法和感受，而治疗师则必须向其提供合理、清晰的临床指导。如果父母试图"自己"处理兄弟姐妹乱伦事件，他们很可能会采取非正规的做法，即将孩子们分开，他们以为这样就能达到保护的目的。在他们的努力失败后，他们只能向外界寻求帮助，包括向地方当局报案，结果一名儿童会被正式、强制从家中带走。这样一来，此类事件常见的情形就是家人需要暂时或长期分离，之后再团聚。

同时并行的治疗过程

如上所述，兄弟姐妹性虐待案件中的双方都需要接受治疗，而治疗的重点放在双方都有机会处理其过往经历中的积极、消极内容后，进入有意义的治疗对话。青少年性犯罪者是一个庞大的、类型各异的群体，他们有着各自独特的治疗需求（Ryan，Hunter，& Murrie，2012）。他们性虐待的原因各不相同，此外，不仅他们的家庭背景和成长环境千差万别，他们的心理、情感和社交技能也有着极大的差异。因此，不存在什么"典型的"青少年性犯罪者，尽管相关文献认为他们中的大多数具有情感不成熟、自卑、社交困难和冲动的特点，一些人还表现出了攻击性（Barbaree & Marshall，2006）。

研究已经充分证明，性创伤对儿童造成的影响导致其在生理、情感、行为控制、社交互动和依恋关系等方面都会出现障碍（Anda et al.，2006；Chiccheti & Toth，1995；Cloitre et al.，2009；Cook et al.，2005），不过，这些反应是受许多因素诱发的，包括遇到威胁、暴力或胁迫；无论性虐待是否得逞；虐待的长期性和强度；以及个体的恢复能力和抗压能力等。除此以外，一些儿童受到性虐待是由于他人的哄骗、娱乐或假装的关心，因此，他们不认为虐待是创伤，反而以为它是一种游戏方式。面

对各种不同的情形，治疗师首先要进行仔细评估，这样才能找到帮助他们的最佳方法。

一个谨慎的团聚模式

多年来，在处理兄弟姐妹乱伦案件和兄弟姐妹身体虐待案件的过程中，治疗师明显地发现，如果能遵循一个有关重聚的服务模型，就会取得理想的结果。虽然这个模型并不是固定不变的，完全可以根据每个家庭的具体需求进行调整，但它是一个有计划且可跟踪的过程，有助于临床工作者为家庭提供稳定、周到的帮助。这个模型包括有针对性的、同步服务；治疗提供者之间保持持续畅通的交流；个体和家庭干预兼顾；以及在指导复杂的治疗问题方面树立临床信心。

对团聚采用综合方法

大多数当代针对受虐儿童的治疗服务都有一个明确的理论基础，同时关注日益增多的研究和基于证据的治疗方法（Ludy-Dobson & Perry，2010；Osofsky，2013）。其中"处方式"方法越来越受到欢迎，因为它承认没有一种单一的治疗模式适合所有的来访者（Goodyear-Brown，2009）。使用这一方法的临床工作者首先要识别来访者的问题，接下来从研究中寻求指导，找到有效的模型，然后再选择最有可能产生积极治疗效果的循证策略。在儿童性虐待领域，当前针对受害者使用的治疗方案是聚焦

创伤的认知行为治疗（Cohen，Mannarino，& Deblinger，2006）；对于青少年性犯罪者，也可以依赖认知行为治疗的几个模型来实现目标（Kahn，2011）。

我在本章中叙述的治疗模式将认知行为治疗与其他表达性和系统性方法结合起来。这样一种综合性的方法能够增加儿童及其家庭参与的可能性，使他们更容易接受治疗，减少恐惧。在采用这个聚焦认知和行为变化的综合方法时，儿童可以对自己、自己对他人造成的影响以及家庭发生的变化有更多的了解——所有这些都有助于改变他们的认知。与此同时，治疗师会鼓励家庭成员思考怎样改变他们的行为和他们在家庭中扮演的角色，并对未来做出规划，包括采取预防措施，从而让虐待事件不再发生。这是一个非常现实的创伤知情模式，充满希望、灵活性和尊重，使用时需要治疗师为积极改变的发生付出个体或集体努力。

游戏治疗：一个重要策略

我（Gil，2012）在以前发表的一篇文章中阐述了一种名为聚焦创伤的综合游戏治疗（traumafocused integrated play therapy，TF-IPT）方法，它是我在过去 30 年临床工作中逐渐发展形成的。在本章中，我将着重介绍游戏治疗在帮助受虐者方面能够发挥的作用。我会尤其强调创伤后游戏的临床识别和鼓励功能、指导性和非指导性游戏治疗的结合（需要由训练有素的游戏治疗师使用）以及如何以创伤理论为基础，在一个结构化的、基于阶段的治疗模式中使用游戏治疗策略。聚焦创伤的综合游戏治疗特别重视 Herman（1997）的阶段治疗观点（即建立信任和安全、处理创伤事件、与他人联系），它是一种综合治疗方法，对来访者不仅体贴，而且尊重其选择的应对策略。更重要的是，它还能有助于来访者的成长和发展。它非常符合 Perry 和 Szalavitz 在 2007 年出版的著作中的理论以及 Perry 博士在其网站上发布的信息和他提出的神经序列治疗模型，即建议治疗师按照与来访者大脑发育相一致的方式设计干预措施，特别关注大脑中应当首先刺激的部分，以避免所使用的策略超出了来访者可接受的范围。由于大脑的层次结构使得大脑皮层是最后一个发育完全的，因此让儿童参与各种涉及大脑的多功能的治疗活动是适宜并且必要的。

如同前文提及的，安全的环境决定了受创伤儿童能否直面处理创伤这一重要任务。由于在大多数复杂的创伤病例中，安全关系已经受到损害，因此临床工作者应花些时间耐心地与儿童构建起不会让其感受到危险的关系。考虑到儿童为了应对巨大的创伤而不得不学习防御策略，以达到保护自己的目的，这一方法能够满足他们的需求，并为他们提供不同的方式逐渐参与到治疗过程中，这样使他们有充足的时间来培养对治疗环境和临床工作者的安全感和信任感。

这个综合方法在治疗初期采用了以儿童为中心的游戏治疗（因其积极的治疗效果而广受认可；Bratton，Ray，& Rhine，2005），同时配合使用了指导性的风趣且兼具表达的技术，旨在为儿童提供足够的机会实现自我表达，并在此过程中通过自我指导逐渐披露其创伤经历，最终将其消化（Gil，2011）。我认为，由于游戏治疗提供了足够安全的距离，因此儿童不仅会有兴趣参与，而且能够按照自己的速度调控节奏，这样可以帮助他们获得真正的力量感和掌控感，也会让治疗变得更有意义。在采用这一方法时，治疗师一定要耐心，尽可能让儿童挖掘自身的治疗能力，鼓励他们在语言治疗以外的自我表达；并且要与儿童的父母保持积极的关系，指导和帮助他们为儿童创造最理想的康复环境。此外，治疗师对于来访者表现出的抵触要采取谨慎的态度，如果儿童对那些创伤性记忆始终在回避，或者儿童的症状在继续增多，意味着创伤经历需要尽快消除或终止，那么治疗师可以引入更加直接的治疗方法。

现在对游戏治疗的优势又出现了一些新的认知，许多聚焦创伤的认知行为治疗的支持者尤其注意到了游戏所能产生的互补价值（Cohen，Mannarino，& Deblinger，2012）。不过，他们与聚焦创伤的综合游戏治疗的使用者在理论上存在着重大差异，即对待游戏的看法：他们将其视为推进其他目标实现的一种助力，也就是说，玩具和游戏是"打破僵局"的一种方式；而综合游戏治疗方法的使用者则认为游戏是一种促成改变的机制，它本身就具备了治疗的功能。

聚焦创伤的综合游戏治疗的一个最为显著的特征就是使用游戏治疗来处理创伤经历，而不仅仅是吸引儿童参与认知和语言处理的一种手段。当然，这并不是说它完全忽视认知行为方面的工作，事实上，如果儿童能够接受谈话治疗；如果他们能够参与以洞察力为导向的治疗；如果他们有能力对自己的经历重新进行有

意义的认知评估，认知行为方法是非常有价值的。这一综合方法为儿童及其家庭（以个体或家庭的形式）提供了一种应对艰难的创伤经历的替代方式，包括让儿童积极参与游戏治疗和其他表达性艺术治疗，因此值得引起充分重视。

临床案例

S 家由 40 岁出头的爸爸夏恩和妈妈路易丝、14 岁的长子汤姆、13 岁的女儿康迪斯和 8 岁的"意外之子"哈里组成。路易丝告诉我，有一次她走进女儿的房间去放叠好的衣服时，发现了性虐待事件。当时汤姆和康迪斯躺在被子下面，汤姆脱了衬衫和裤子。她不能确信究竟发生了什么，但注意到康迪斯眼睛冲着墙，"目光飘忽不定"。路易丝和康迪斯的老师沟通了这件事，老师在法律上有义务将这起涉嫌性虐待的案件向当地的儿童保护服务机构报告。但是，在路易丝告知事情发生时她就在房间里，而且汤姆并不是路易丝的照料者后，儿童保护服务机构决定不再立案调查。不过，社工建议路易丝为她的孩子们寻求治疗服务。路易丝虽然有些不情愿，但还是采纳了这一建议，因为她自己也的确对此感到不安。后来，在康迪斯披露了有关虐待的全部细节后，该案再次被通报，这次警方将汤姆起诉到少年法庭，并强制要求他接受性犯罪治疗。

路易丝和夏恩

路易丝感到心烦意乱，并且产生了互相对立的感受，这对遇到兄妹乱伦事件的母亲来说

实属正常。一方面，她对儿子所做的感到愤怒和厌恶；另一方面，她又很想保护他，因为她实在不能接受他将被关进少年拘留所这一现实。有时候她发现自己竭力弱化他的行为造成的影响，觉得它没有那么严重，或者那只是正常的童年性行为和体验的一部分。不过，最终她还是回归了理性，承认所发生的事情是不正常的，并且对她女儿影响很大，因此她儿子的问题是无法回避的。她谈到她感到非常内疚，一直在反思自己过去错过了哪些应当引起重视的迹象。但是她并没有想到什么细节，除了夏恩由于工作原因很少顾家，因此她这两年非常依赖儿子这一事实。我安慰她，她的感受都是正常的，许多父母与她的感受一模一样。不过，我也提醒她不要试图锁定单一的解释，因为它未必准确。可是她坚持认为，如果她过去能觉察到她儿子有性虐待的倾向，事情就不可能发生了。

夏恩没有那么强烈的内疚感和心理冲突，而且他一直在问妻子是不是夸大了事情会造成的潜在影响。他还说在他大概 12 岁左右的时候，17 岁的临时照看他的保姆就曾教他尝试过性行为。他觉得自己能有这样的经历很"幸运"，而且他还在学校里把细节都告诉了他的同学，因为他们都不知道这些。因此夏恩似乎并没有把这件事太当回事，他甚至认为康迪斯"被宠坏了"，有点儿"小题大作"。很明显，他更喜欢他的两个男孩，而对自己唯一的女儿却没有太多感情，在她身上花的时间和精力很少。他对孩子的不同态度在第一次治疗时就显著地表现出来了，而且他和路易丝的关系也很疏远，两人之间缺乏正常的沟通。第一次与他们见面和交流时，他们俩好像也是第一次讨论这件事，并且都对对方的反应感到吃惊。

在与父母见面后，可以很清楚地看出，他们都在很吃力地接受儿子性虐待女儿这件事，但他们解决问题的能力和彼此的沟通很有限，而且似乎不指望从对方身上获得情感支持。此外，夏恩的工作安排不可能使他们共同定期参加治疗。他传递出的信息就是，他希望"我们"尽快这个问题。

汤姆

汤姆是一个很帅气的 14 岁男孩，他的沟通方式非常坦率和公开。刚开始时，他不承认性虐待，但不否认与妹妹有过"互相玩性游戏"的经历。他之所以不承认虐待是因为他觉得他从未强迫过她。他说："如果她制止我，我会停下来的。"汤姆还公开肯定地宣称，他妹妹似乎和他一样"喜欢这种体验"。他承认抚摸过她的身体，与她有过口交，并将手指插入她的体内。但他回避了这事持续了多久以及发生过多少次（我们后来从康迪斯那里得知，这件事一年多以前就开始了，此后每周差不多会发生两次）。

整个事件中最有意思的一个地方是汤姆对性虐待他妹妹表现得很坦率。最初他的满不在乎反映了他的许多错误认知：他没有强迫他妹妹；那是一种体验，而且很有趣；他妹妹也喜欢这么做；她从来没有拒绝过。也就是说，他起先认为这是一件你情我愿的事情，因此他虐待妹妹这一事实被淡化甚至不予认可。后来他父亲要求他说出实情，他虽然照办了，但并未道歉。他主动承认与妹妹有过性行为这点有些不同寻常，不过他对其的描述以及他不愿意披露自己行为持续的时间和程度又很正常。在给他治疗的过程中，他渐渐讲出了更多的内容，并且承认他与妹妹发生性行为时带有强迫性。此外，他还透露说他几乎每天都会看色情录像，并且将自己与妹妹口交的过程拍了下来，拿到学校和一些朋友分享。

康迪斯

康迪斯 13 岁，她非常不愿意和我谈她与哥哥之间发生的事情，一直到 3 个月后她才向我说出了她被虐待的细节。她似乎很担心自己给家里人惹了麻烦，特别是看到她妈妈那么生气，而且天天都在哭。当谈到她父亲，以及他希望她尽快"忘掉这件事"，这样大家的生活都能恢复正常时，她也显得很平静。在治疗的初期，康迪斯看上去很难过，也有些冷漠。这种现象对长期遭受虐待的儿童来讲很常见。她有时目光游离，对让家事外传出去感到很不安。她自称她在家里很安全，因为她妈妈已经不让汤姆和他单独待在一起了，而且汤姆的新治疗师也见了全家人，明确指出，汤姆已经"受到了警告"，不得吓唬、威胁或以其他方式恐吓他妹妹。同时她也相信汤姆不会违抗她父亲的命令，否则他会"惹上大麻烦"，因此她感到很放心。不过她不愿进一步说出"大麻烦"指的是什么。后来更让康迪斯高兴的是，她已经可以不和汤姆住在一起了：他搬到祖父母家了（他们成了他的寄养父母）。

哈里

哈里是一个可爱的小男孩，和他的姐姐很亲近。他很喜欢去学校，学习成绩很好，还参加了许多课外活动。他好像并不知道哥哥和姐之间发生了什么，因此是否告诉他这件事成了治疗时讨论的一个重大话题。起初他的父母似乎什么也不想让他知道，可是后来当哥哥、姐姐去接受治疗时他总在问他们干什么去了，父母同意告诉他一些基本信息，同时对他进行一些预防辅导，并且让他增加一点儿对家中遇到的挑战的理解。通常情况下，家中未受到虐待的孩子会长时间不被告知发生的事情，结果由于不知情，导致他们对家里出现的紧张局面感到很困惑。事实上，为了恢复家庭的正常生活，他们也应得到考虑。后来哈里参加了多次家庭治疗。

重聚的标准

虽然社会服务机构对识别儿童和青少年回归家庭后不至于出现再次被寄养机构收留的因素表现出了严重关切，但对于重聚的标准却少有固定的模型去衡量。一般来讲，下列几个方面是在让他们回归家庭时应当考虑的。

1. 完成了针对青少年性侵犯者的专门服务（通常指的是个人、团体和家庭治疗）并且给出了治疗建议。
2. 如果青少年已被判决并被要求满足具体的缓刑条件，则必须遵守缓刑要求。
3. 完成了为性虐待的儿童受害者提供的专门针对受害者的服务。
4. 在兄弟姐妹共同参与的治疗中，犯罪者基于其对虐待给受害者造成影响的新认知，向受害者给予可接受的、真诚的道歉。在治疗的问责环节，犯罪者也要承认对自己的行为负责。

5. 家庭治疗旨在识别和纠正家庭中仍可能存在的导致问题行为再次发生或持续的因素；确保家长的合作和监督；并在家庭成员间构建一种新的安全合适的互动关系和模式。

总体说来，治疗（无论个体治疗还是家庭治疗）可以分为3个阶段：（1）承认和突破否认；（2）以创伤为中心探索导致虐待的家庭动力；（3）重塑家庭环境和关系，重点聚焦加强情感联系，明确安全规则，减少隐瞒实情和采取健康的应对策略。如前所述，针对受害者和加害者的治疗要同时进行，最终要通过家庭治疗的方式将所有的兄弟姐妹都包括在内。但首当其冲的是第一类治疗，即鼓励所有家庭成员不要试图通过弱化、解释或合理化虐待行为对其采取任何形式的否认态度。Trepper 和 Barrett（1989）描述了否认的几种方式：否认事实、否认细节、否认影响和否认责任（Trepper & Barrett，1989）。它们在干预的初期必须毫不含糊地得到澄清。

在治疗的第二阶段，重点应放在探究导致家庭出现性虐待的动力。这时，非常重要的一点是要让每个家庭成员都认识到，探究家庭因素并不意味着要减轻犯罪者需要承担的责任或者将应由受虐者自己承担的责任从其身上转移。它的目的是找到虐待事件中其他可能起作用的因素，为了防止类似事件的再次发生，它们必须被所有人意识到并予以解决。

最后在治疗的第三阶段，重点转移到重塑家庭环境和关系，这主要是为家庭的未来着想，因此家庭中的每个成员都要为此改变认知或观念。这3个阶段是循序渐进的，其中任何一个阶段都可能比其他阶段需要花更长的时间。第一阶段的突破否认有时或许会极具挑战性，可是如果犯罪者不承认问题，第二和第三阶段的治疗就无法顺利进行。

结合游戏治疗

游戏有着鲜明的特点，能够让参与者在治疗过程中更加投入和减少戒备。而家庭成员在讨论团聚时会对未来有不同程度的犹豫、矛盾、痛苦、困惑、恐惧、期待以及悲观或乐观的情绪。

让家庭成员认真关注他们遇到的困难，并帮助他们找到具体的解决方法使其能够真正投入到治疗中是非常重要的。在我看来，游戏治疗和其他表达性艺术治疗技巧可以帮助家庭成员更容易和更深入地交流，让他们将治疗当作游戏，而不具有威胁性，这样就为每个人提供了交流和表达他们实际关切的另一种方式。根据我的经验，游戏治疗是一种非常吸引人、令人不设防并且能够迅速给予帮助的方法。同时它为我们这些治疗师与家庭成员建立情感联系开辟了一个与其他治疗方法完全不同的路径，帮助我们在治疗兄弟姐妹性虐待事件时能够实现制定的重要目标。下面我将介绍3种游戏治疗干预措施，它们会对上述3个阶段的治疗有所帮助。我之所以选这3个干预措施是因为它们可以用于治疗的各阶段，而且它们在许多有关家庭重聚的案例中都取得了积极的治疗效果，同时对其他一些潜在的问题予以纠正。

用拼图来反映亲密感和距离

这一方法通常用于家庭处理成员的各自经历的早期阶段，即将一张海报纸从中间剪成两半，不是垂直剪开，而是用锯齿状或者弯形的剪刀剪，就像拼图那样。我让被分开的家庭成员各拿剪开后的一半，然后在上面贴图片、绘画、写下文字或者用其他任何方式将其与家人分开后的经历表达出来。我要求他们在不同的房间或桌子的两边独立完成，并对贴在上面的图片命名。我会引导他们所有人都意识到，一段时间已经过去了，这期间他们被分开，每个人都有着不同的经历。如果父母对此感到不适（也就是说，这让他们觉得内疚或羞耻），我会暂停治疗，并单独约见父母，让他们缓解自己的情绪，同时将孩子的需要放在首位。他们可以向我发泄，但不要当着孩子的面，因为此时孩子急需引导来解决分离问题。

在接下来的治疗过程中，我为他们准备了一些红色和棕色的纸条：红色纸条代表阻碍家庭成员互相接近和实现团聚的路障或阻力；棕色纸条代表了家庭成员可以采取积极行动拉近彼此距离的积木或具体方法。每周治疗时都会对路障和积木的数量进行检查，直到大家发现积木数超过路障数。

如图 24.1 所示，夏恩、路易丝、康迪斯和哈里在海报的右侧贴上了野餐、野营和与朋友聚会时拍的照片，但同时康迪斯贴上了几个可能与虐待有关的象征：一个表示危险的标志、一张小孩紧贴墙壁的照片和一个人从悬崖上摔下来的照片。在讨论团聚的那次治疗时，我邀请汤姆带他的祖父母一起来，因为他们也是解决家庭危机的成员，而且当时一直在负责照顾和监督汤姆。虽然由于年龄的原因，他们自己

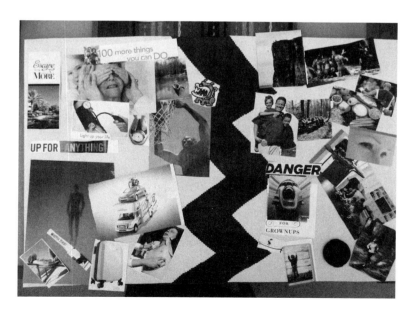

图 24.1　承认破裂

的生活方式趋于保守，但为了汤姆他们做了不少调整和努力。汤姆的祖父母特意上了一个有关性虐待、创伤、色情和通过手机发送色情照片和短信内容的速成班。起初他们不愿意参加治疗，但后来出于对长孙的关切，他们不仅参加了，而且十分投入。汤姆对他们很尊重，也用行动回报了他们给予他的爱，不过他还是认为他们的家"太安静"了，因此非常渴望能回自己的家。

在海报的左侧，你可以看到祖父母写下的文字（不管怎样、看这个、你还能做的 100 件事、逃避更多）以及一些体现发生改变的拼图。祖父把房车的照片贴在上面，车的顶上是用绳子绑起来的小汽车和摩托车。他说："这就是现在生活的状况，我们不能像以前那样旅行了。"当他注意到汤姆难过的表情时，他摸着汤姆的手说："不过我们已经习惯了他在身边了。"汤姆在上面画了一个篮球筐、一只独木舟和一个手提箱。（他说："我迫不及待地想回家把我所有的东西都拿过来。"）他还画了血压计和一个胸前戴着除颤器的人，对此他解释说，他很担心两位老人的身体，希望"在他的监护下"他们的健康不会出现问题。看到儿子能够对自己的祖父母承担起一些照顾的责任，他的父母感到很欣慰。在双方完成任务后，我让他们一起看看他们的作品并发表意见或评论，然后我又让他们谈谈在完成任务时有哪些联想或感觉，大家可以彼此分享，也可以互相提问。

图 24.2 记录了这个家庭怎样使用拉近彼此距离的积木和阻止他们接近和解决问题的路障。路障包括秘密、缺乏交流、彼此疏离、不安全感和低自尊。与之形成对比的是，用积木搭成的桥包括手机（象征着交流）、笑声、家人共处的时光、爸爸待在家里的时间以及可见性（手电筒）。很显然，家庭成员已经意识到他们经常各行其是，互相没有交流，大多数时间都是独处，而且对自己和自身的能力没有信心。

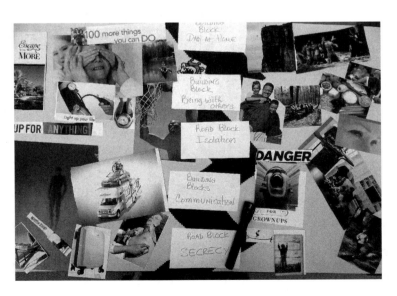

图 24.2　采取补救措施、奠定团聚基础

确认团聚的目标

在整个治疗过程中，拼图游戏一直都被用来衡量每个人对团聚进展的看法。家庭成员被要求做的第一件事是，使用海报上的两个（或多个）部分来展示他们认为距离实现团聚目标的远近。我曾经看到过父母把相反的拼图拼得很近，而他们的孩子却把一张拼图放在底部，另一张置于顶端，使它们之间相距很远（见图24.3 和图 24.4）。

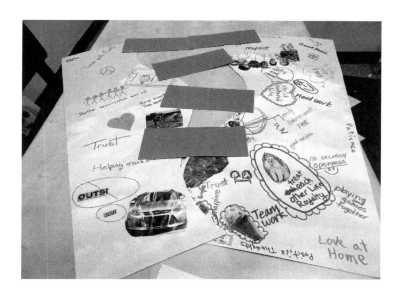

图 24.3　分离的具体表现

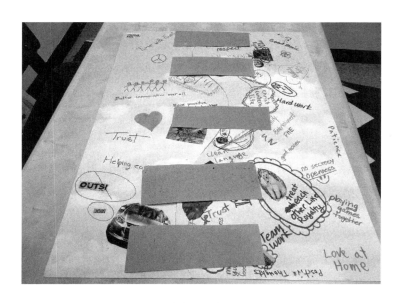

图 24.4　亲密或距离的具体反映

这些不一致的看法会被治疗师记录下来，因为它们可以反映出家庭成员间对团聚进程的矛盾心理，而进程本身也包括了每个人遭遇的丧失和面临的挑战。在上面那个案例中，虽然汤姆非常急于回家，不过他也承认与自己的妹妹在一起会让他产生强烈并且困难的情绪，而他尚未做好应对这种情绪的准备。汤姆能够表达他对回家的矛盾心理，同时坦承需要更多的帮助来控制自己的情绪，这是他在治疗过程中取得进步的一个很好的表征。

这个游戏的另一好处是它能使抽象的东西具体化。将分离与团聚的经历用具体的形式呈现出来（在海报上，以及包括家庭所使用的路障和积木）可以让家庭成员：（1）通过形象或隐喻更安全地交流；（2）"亲眼看到"他们在做什么和怎样做的；（3）反思他们各自的经历。使用游戏和表达性艺术治疗的一个最突出优势就是它们提供了通过象征或者有意识的思考来反映无意识层面内容的可能性。

圆圈游戏

在所有形式的否认被消除后，家庭开始进入以创伤为中心探索导致出现性虐待的家庭因素的阶段。使用圆圈游戏或许是介入这一重要问题的好方法。该游戏包括两个圆圈，一个小圆圈在一个大圆圈里面（就像一个甜甜圈）。家庭成员被要求选择他们认为能够代表他们对生活中发生的问题或危机的看法或感受的模型，并将其放入圆圈中心。在上述案例中，问题就是妹妹遭到哥哥的性虐待（而不是发现这件事）。在内圈外，家庭成员放入反映他们对该问题应承担的责任或者他们如何让问题发展下去

的模型等。对儿童受害者来说，这是一个需要小心翼翼处理的问题，因此一定要向他们解释清楚。考虑到这已是治疗的第二阶段，儿童受害者应当能够认识到，由于自己对虐待秘而不宣，所以也是有责任的。承认这一事实并不是要把责任推到儿童身上，而只是说明儿童有许多局限性，这导致其无法与他人分享信息。

在向家庭成员发出指令时，治疗师首先要将现实情况和意图表达清楚："在圈外，我想让你们用模型、文字、拼贴画或绘画来表达你们最初和后来对汤姆性虐待康迪斯这件事的看法、反应和感受。有一点非常重要，我需要特别说明一下：在这件事上因为康迪斯比汤姆年纪小，所以这让她处于不利的地位。由于害怕哥哥，她不可能告诉爸爸妈妈发生的事情。不过，康迪斯也应当清楚，秘而不宣导致父母不能尽早阻止虐待的继续。但问题的症结是汤姆威胁他妹妹，结果他对康迪斯的虐待持续了很长时间。"我还对他们说："我希望你们能认真思考，从你们自身和家庭中寻找原因，看看有哪些地方是你们现在能够发现并且理解的，但在虐待发生时却没有发现和理解的。"家庭成员还被要求将什么事情或什么人给予了他们帮助或者为他们提供了指导、支持和鼓励等也在圈外反映出来。这是一个非常积极的探索过程，不仅可以了解家庭成员对其自身功能的洞察，而且能够理解性虐待是怎样发生的以及应当如何解决。

如图24.5所示，他们将虐待事件用非常具体的形式表现出来：云朵、闪电、火、自由（用女孩高举双臂作为象征），还有摘下面具的小丑。内圈外对他们有帮助的事情和人有治疗及治疗师、教会、家人间在情感层面有更多

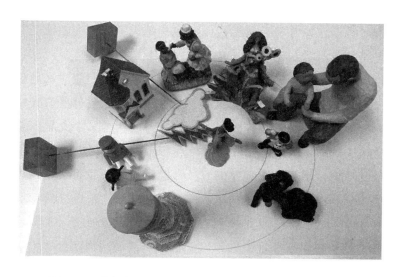

图 24.5 聚焦解决方案的游戏：确认问题并找到解决办法

的联结、爸爸有更多的时间待在家里与家人在一起。康迪斯还把她最好的朋友（她向这位好朋友告知了自己的经历）和她新结识的男朋友也包含在内。摘下面具的小丑是汤姆放进去的（他在许多其他游戏中也使用过这个模型）。当家庭成员在一起分享他们挑选的物品时，康迪斯说出了自己的感受："被闪电击中，那道闪电令人恐惧，而且不知道是从哪里冒出来的，让我的身体感到非常难受。"这是康迪斯第一次在治疗时谈论汤姆对其身体和情感造成的伤害。她的爸爸妈妈听后把她抱入怀中，这对于她敢于当着哥哥的面说出自己对虐待的感受是一种象征性和现实兼具的支持和鼓励。这个游戏是反思和口头交流的一个管道，它一方面让大家意识到过去有哪些想法和感受，另一方面也明白了今后应当采取的其他应对之道。

家庭水族馆

家庭水族馆游戏可以用于治疗的第三阶段。所有的家庭成员都被要求画一张鱼的画，随便

哪种类型的鱼。这个游戏通常需要 2—3 次的治疗时间，第一次全部用于绘画、剪贴和装饰。治疗师会为他们准备胶水、闪光剂、泡泡球、羽毛、记号笔和蜡笔。他们的任务是各自独立完成，但彼此之间要有互动。

夏恩和汤姆在画画时把他们的椅子拉得很近，好像在拿他们的画开玩笑，但对其他人却不理不睬。我等着看路易丝会如何处理这种局面，因为我们的治疗正在向前推进，所以我很期待她能采取措施，而不是被动地接受被拒绝并且孤立自己。我看了她一眼，当时她正坐在桌子的另一端观察夏恩和汤姆。突然，她搬起自己的椅子，走过去，把它放在他们两人椅子的中间，对他们说："我也想凑凑热闹。"汤姆立刻从妈妈的举动中得到了暗示，他主动凑近他弟弟哈里，看看他在画什么。爸爸随后也招呼康迪斯过来，康迪斯带着笑容很乐意地走了过来。我评论说，看来大家已经采纳了我们之前讨论的内容，行动起来，改变以前的做法了。我赞扬了路易丝搬椅子的举动；夏恩主动邀请

康迪斯和他们在一起；以及汤姆在得到暗示后去关注弟弟的行为。全家人都完成了他们画并加以装饰的任务，期间有笑声，也有对每个人艺术表现力的评论。

在第二次治疗时，治疗师让他们用一张海报当"水族馆"，把他们画的鱼都放进去。他们得到的第一条指令是这样的："作为一个完整的家庭，你们要一起决定它将是一个什么样的水族馆……提前决定鱼将共享的环境。"这是一个开放式指令，鼓励大家使用投射技能来识别和表达他们认为对鱼的生存乃至繁衍来说什么是重要、必要和关键的。

此外，另一个相关的指令是考虑每个人画的鱼应分别放在什么位置（然后用胶水把它们黏在纸上）。毫无疑问，这个游戏涉及家庭的许多重要问题，比如界限、家庭角色、个人空间和隐私的协商、对危险和安全的认知等。

路易丝全家人对这个游戏都非常投入，这也是结束家庭治疗前他们需要共同完成的最后一个游戏。水族馆游戏已经成为他们对未来的一个隐喻、他们应对和处理危机的诸多方法的缩影、他们发生彻底改变的反映以及对保持安全、开放和界限持续需求的体现。

他们最终完成的作品对所有人都是有益的，每个家庭成员也都为在治疗中得到的收获和针对家庭环境所展开的坦诚对话感到十分满意。

如图 24.6 所示，在汤姆画的鱼周围（左下）他们不约而同地筑起了围栏，而且汤姆本人也参与了这一行动。此外，汤姆还在他那条鱼身上画了 6 双眼睛，并且坦承他既希望又讨厌别人监督他。他说他觉得自己辜负了家人的信任，他要重新赢得他们的信任。同时他似乎也意识到，未来相当一段时间里他需要接受外界的监督和管控。

康迪斯要求把一些小铃铛挂在汤姆房间的门上，这样他进出时别人都会知道，因为她对

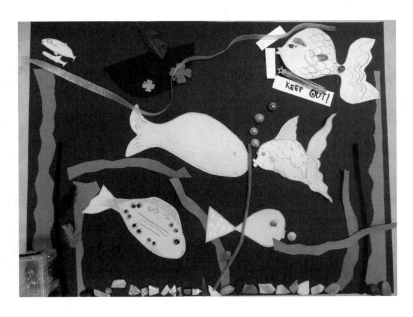

图 24.6　鱼类共存的水族馆类型

他重新回家居住实在不放心。他们的父母也讨论了让汤姆搬到阁楼住，这样他如果想偷偷溜进他妹妹的房间会遇到许多障碍。此外，康迪斯还提出给她换一个新床，她妈妈立即答应了，并且告诉她会利用这个机会把她的房间重新装饰一下，这令康迪斯感到很安慰和开心。她说她的房间对她哥哥是"禁止入内"的，因此为了不让他进来，她需要给门上一把锁，钥匙由她自己拿着，以确保她的私人空间的安全。这个要求妈妈也同意了，但提出由她保留一个备用钥匙以备紧急情况时用。

爸爸刚开始时把他画的鱼放在了水族馆的外围，表明他过去与家人间的距离。大家都注意到了这一点，并对此很不满，强烈要求他与他们待在一起。最后的作品反映了他们的希望，即爸爸妈妈能有更多的交流和互动，爸爸尽量减少在外的时间。哈里画了一艘小帆船，意味着水族馆里的人们总在进进出出，但后来大家决定把这艘没有载客的船留在画面外。于是哈里就把它夹在自己的笔记本里带回家（这是他希望爸爸跟自己更亲密一些的又一个例子）。爸爸用了一段时间才消除了自己的内疚感，并且理解和接受了他对家中每一个人都很重要这一事实。

当一家人在一起总结水族馆游戏时，汤姆突然哭了起来，他拥抱了他妈妈。在此之前他已经与康迪斯有过一次仅限他们两人的治疗，并且向康迪斯宣读了一份他事先写好的声明。康迪斯听得很仔细，然后也读了她给他准备好的声明。两个孩子都努力向对方做清晰的陈述，同时注意倾听和回应。汤姆坦承了自己为什么虐待妹妹、如何控制她默不作声以及怎样淡化

和为自己的行为辩解；康迪斯则诉说了虐待"摧毁了她的童年时代，让她感到自己肮脏和软弱"的感受。她说，一开始她主要担心他会再伤害她，也特别害怕告诉妈妈关于虐待的事，但后来她渐渐变得强壮起来，相信自己不会再受到伤害了。在共同接受治疗后，他们又一起与父母见了一次面，为的是让父母也能听到他们俩认为很重要的话。汤姆还对自己给父母惹的麻烦、辜负了他们的信任和给妹妹造成的伤害向他们发自内心地道歉。康迪斯对爸爸不愿意陪伴她，对她不像对男孩那么重视，对妈妈有时颐指气使，甚至向汤姆灌输男孩就该对女孩刻薄一些等等做法表达了强烈的不满。这几次家庭治疗时大家的情绪都很强烈和激动，但也在解决因虐待引起的家庭问题方面取得了重大进展。

在进行水族馆游戏时，汤姆似乎被彻底触动了，他一边哭一边对妹妹说："对不起，我为自己做过的事向你道歉，现在我自己都觉得它很可怕。我完全认识到我错了。你现在可以不相信我，但我向你保证，我绝对不会再乱摸你了。我希望从现在开始，我能成为你的好哥哥，我觉得我能够做到。"这番现场自发的表白看似是真诚的，康迪斯听后平静地回应说："你能认识到自己错了很好。"但她继续说："不过我现在的确还不能相信你，你需要从我和其他人那里重新赢回信任。"针对水族馆游戏中出现的隐喻，我们一共进行了 6 次治疗。治疗结束时，他们把水族馆那幅画装裱起来，放在家中客厅里的显著位置，用来提醒大家这次危机以及他们是如何克服的。

结论

父母与孩子分离的原因很多，有些是出于自愿，有些则是迫不得已。针对父母虐待或者忽视儿童的问题，为了防止儿童遭遇受到伤害的危险，儿童保护服务机构可能会将孩子送到寄养机构。如果出现兄弟姐妹乱伦的事件，首先应当向儿童保护服务机构报告，他们会将事件提交给少年司法机构，因为后者负责青少年犯罪行为，包括性虐待和身体攻击。由于事件的成因各不相同，因此没有标准化的应对措施。无论是否需要承担法律后果，这类案件都有可能被驳回。在一些情况下，涉案儿童会被要求接受治疗，而在另一些情况下，儿童的父母也会被建议接受治疗帮助，因为如果家中发生兄弟姐妹性虐待这类事件时，父母往往并不知道应当怎样处理。

当涉及法律或保护服务时，儿童可能会被安置在寄养中心。如果出现家庭成员分离的局面，家庭必须在符合一些要求后才能让孩子重新回归。要求之一就是接受团聚治疗，虽然目前临床在这方面并没有许多可供遵循的标准化模式或方法。

在本章中，我们提出了一个针对团聚的综合性治疗方法，它采纳了各种理论观点和模型，包括系统或情境观点、认知行为治疗以及诸如艺术和游戏治疗这样的方式。此外，在治疗时它根据需要分个体、联合和家庭几种形式进行，通常包括 3 个阶段：承认和突破否认；以创伤为中心探索导致虐待的家庭动力；重塑家庭环境和关系，重点聚焦加强情感联系，明确家庭成员，特别是父母应扮演的角色，父母制定家庭安全和保护规则，减少隐瞒实情和采取健康的应对策略。

多年来通过处理兄弟姐妹乱伦事件，包括身体虐待的事件，我们发现，遵循一个结构化但保持灵活性的模型或治疗方案是取得疗效的最佳做法。方案包括：专门同时为受害者和加害者提供的服务；治疗师之间保持清晰、持续的沟通；针对个体和家庭制定的干预措施；以及在指导复杂性治疗问题时具备临床信心。团聚服务的目标在治疗开始时就应规划好，在治疗过程中一方面通过综合治疗的模式吸引家庭成员积极参与，推动治疗的进展；另一方面尽量消除他们对治疗的犹豫和抵触。将指导性和非指导性的表达治疗技术相结合似乎是最合适的，能够产生最理想的治疗效果。

第 25 章

基于游戏的灾难和危机干预：游戏治疗师在促进治愈中的角色

Anne L. Stewart

Lennis G. Echterling

Claudio Mochi

这个只有 4 岁的舞蹈演员摆出了一个优雅的姿势——她的双臂伸过头顶，晃动着，仿佛她仍戴着以前装饰手腕的手镯。随着她周围年龄更大一些的儿童和成年人为她伴唱和拍手鼓励，她开始以一种超出其年龄的优雅和姿态翩翩起舞。就在几周前，海啸肆虐了她深爱的斯里兰卡，摧毁了整个社区，造成数千人死亡，无数幸存者失去了家园、生计和亲人。可是现在，就在遭受重创的村庄，这个儿童却在表演一个传统舞蹈，欢迎作为国际灾难恢复小组成员的游戏治疗师的到来。后来，治疗师们邀请儿童参加以游戏为基础的活动，旨在提升他们的注意力，调节他们的情绪，并帮助他们适应海啸过后需要面对的无数挑战。不过，当游戏治疗师们目睹了欢迎仪式上那鼓舞人心的一幕时，他们认为这反映了这些村民间深厚而持久的感情组带。

其实那个儿童已经没有了海啸前她跳舞时用的手镯，但是她的举止依然非常迷人，以致观看的每个人几乎都能听到她手镯发出的音乐声。作为灾后恢复团队的重要成员，游戏治疗师们并没有给这个村子带去任何用于恢复基础设施所需的材料，取而代之的是，他们欣然接受并且饶有兴趣地观看儿童为他们准备的表演，同时注意到村子里的人们也在真心为儿童的演出喝彩，治疗师们对他们竭力为儿童营造并使其沉浸在幻想的与过去一样的现实中表示赞赏。换言之，村民们更看重恢复对他们来说更重要也是最根本的基础设施，即一个具有支持性、互相联结和关照的人类依恋网络，这是他们得以保持韧性的根基所在。

研究与理论

许多人认为，在毁灭性的自然灾害或可怕的暴力战争后，游戏或许是愚蠢可笑、微不足道或者无关紧要的活动。但作为游戏治疗师，我们深知这一动态的、充分肯定生命的过程所具有的强大力量，特别是在危机时期，它能够让人完成内在实现，消化艰难和困苦，并最终从中有所收获。事实上，游戏是恢复过程的一个重要组成部分。许多儿童借助游戏将他们遭受创伤的经历表现出来，也在游戏中展示他们的韧性。联合国难民事务高级委员会（U.N. High Commission on Refugees，UNHCR）委托对叙利亚境内流离失所儿童的身心健康状况进行调查。调查后出具的报告《叙利亚的未来：处于危机中的难民儿童》（*The Future of Syria: Refugee Children in Crisis*），就讨论了游戏的重要性，并且提供了为减轻颠沛流离和暴力给儿童造成的破坏性影响而设计的基于游戏的方案（UNHCR，2013）。许多非政府组织（nongovernmental organizations，NGOs）也正在大力提倡将体育运动和游戏作为灾难后或冲突后情形下具有创新性的恢复策略（Kunz，2009）。通过参与各种类型的游戏，包括比赛和运动，儿童和家庭能够加强他们的依恋关系，调节情绪，提升自尊并重新振作起来。

通过采取有针对性的干预措施，游戏治疗师可以让儿童的反应正常化，鼓励儿童及其家庭尝试新的应对策略，纠正错误的认知，增强自我安慰能力，丰富人际关系，得到更多的社会支持并重新萌生希望（Echterling & Stewart；

National Child Traumatic Stress Network，2013）。游戏还提供了应对新情况、践行新发展的行为和创造性解决问题的机会（Pellegrini，Dupuis，& Smith，2007；Smith，2010）。由于游戏具有普遍性和广泛的适用性，个体可以随时随地参与其中，并快速与其他文化背景的人融合在一起。游戏治疗师尤其擅长营造一个安全的场所，作为正在应对灾难性事件的儿童和家庭的避难所（Dugan，Snow，& Crowe，2010）。

在本章中，我们将介绍游戏治疗师在应对危机和灾难方面所能采取的干预方案。我们首先要强调有关灾难对人心理影响的研究，并提供一个将恢复能力与依恋理论结合起来的概念框架。然后我们会讨论游戏治疗师在对危机和灾难进行干预时遇到的挑战。接下来我们将总览他们作为灾难响应团队的重要成员能够扮演的角色。最后，我们通过提供实用的、基于游戏的技术来结束这一章。事实上，游戏治疗师在灾难干预时可以扮演许多角色——咨询师、培训师、督导或者治疗师——不过，他们面对的情形与平时游戏治疗室的情况截然不同。读者可能会惊讶地发现，他们可以自行调整这些游戏治疗活动，创造性地解决灾难恢复过程中任何阶段的实际需求。

灾难和破坏性环境造成的负面后果

到 2050 年，战争、社会冲突和自然灾害导致的暴力、破坏和混乱将直接影响全世界至少 20 亿人（Ronan & Johnston，2005）。研究人员已经证明，除了物理、环境和经济后果外，这些灾难性事件还会对人的心理产生影响（Gulliver，Zimering，Carpenter，Giardina，

& Farrar，2014）。由于灾难会造成普遍性创伤，损毁基础设施，干扰正常的社会互动，破坏家庭的支持体系，儿童的情绪健康会因此受到影响，他们的发展轨迹也会被干扰（Catani，Jacob，Schauer，Kohila，& Neuner，2008）。除了记录下这些灾难性事件产生的影响外，研究人员还收集到了许多令人不安的信息，它们充分证明如果儿童的生理和心理长期处于不利环境，健康状况无疑会遭受侵害。而且，儿童的情绪、心理和行为障碍是相互关联的，它们大多源于一些共同因素，包括贫困造成的影响（National Research Council & Institute of Medicine，2009；Yoshikawa、Aber & Beardslee，2012）。

遗憾的是，我们的实践和研究工作总是将儿童的问题分开处理，而没有联系起来一同考虑，这对他们整体的身心健康是非常不利的。基于这一发现，Biglan、Flay、Embry 和 Sandler（2012）认为，我们的干预努力应当重在构筑滋养环境。他们将滋养环境定义为通过减少有害事件的威胁、鼓励亲社会行为（包括自我调节）和养成正念思考的习惯而形成有利于健康发展的环境。建立良好的生理和心理环境对在社区、学校和医疗保健机构开展工作的游戏治疗师来说尤其重要。

适应力

我们生活在一个危机和灾难高度公开的时代，在这个时代，新闻媒体会连篇累牍地对它们大肆报道，并把幸存者描绘成可怜的受害者。偶尔，事件中的某一、两个人会成为聚光灯下的焦点，因为他们被塑造成克服了巨大困难的英雄。但事实上，与这些误导性的渲染相反，绝大多数的灾难幸存者既没有束手无策，也不是能力无边的超人。研究发现，他们其实就是典型的普通人，竭尽全力去适应非正常环境——也就是说，大多数儿童和家庭都是具备复原力的（Prince-Embury & Saklosfske，2013）。

在物理学中，弹性（resilience）指的是物体能够承受的张力和恢复到其原始形状的程度。近年来，生态学家、政治学家和经济学家已经找到了使用弹性这一概念来抵御灾难的有效方法。比如，环境科学家和工程师正在合作设计能够抵抗飓风冲击的弹性海岸线。复原力[*]是新兴的积极心理学的核心概念（Cohrs，Christie，White，& Das，2013）；社会科学家现在已经将这一概念扩展到社会范围，用来反映社区在经历创伤后转变和适应的恢复过程（Keck & Sakdapolrak，2013）。灾难发生后，社区在恢复和重新启动正常社会功能方面的能力各不相同。在一些情况下，整个社会受到极度重创，以致分崩离析，不复存在；而在另一些情况下，社会功能不仅很快就恢复了正常，而且还能继续发展和提升（Norris，Sherrieb，& Pfefferbaum，2011）。

复原力为基于游戏的灾难干预服务提供了令人兴奋的概念框架。游戏治疗师不必只聚焦于寻找灾难造成的心理伤害，而是可以提供干预措施，增强复原力，同时避免让幸存者的反应病态化。Callhoun 和 Tedeschi（2006）还提

---

[*] Resilience，又译为心理弹性。——译者注

出了创伤后成长（posttraumatic growth，PTG）这一概念，用它来反映大多数创伤幸存者在后来生活中表现出的深刻而积极的变化。这些积极变化包括更加自信、人际关系得以改善、更具同情心和更为成熟。从根本上讲，复原力是灾难的受害者们在未来生活中重新走向兴旺前必须经历的过程。

依恋理论

为什么游戏治疗师要关注儿童在灾难时的依恋状况呢？怎样才能增强更安全的依恋关系来促进我们的灾难干预工作呢？使用依恋理论的一个毋庸置疑的原因是，灾难会威胁儿童与父母、老师和同龄人的关系。此外，许多儿童的创伤后症状反映了他们在行为、思想和情感调节方面出现了困难。在依恋干预中，最需要解决的就是人际关系的安全感受到搅扰，情绪调节也中断了。

依恋理论为理解复原力提供了一个整体框架。Atwool（2006）这样写道：

依恋理论对关系对复原力的各个方面——文化、社区、关系和个体——的重要性都给出了清晰的解释，这为复原力理论增添了分量。将依恋理论与复原力的概念结合起来，不仅阐明了行为的适应属性，而且提升了我们对促进积极适应所必需的关系体验类型的理解。（p.327）

关系发展的安全模式是与复原力最相关的依恋模式（Grossmann，Grossmann，& Waters，2006）。拥有安全依恋关系的儿童更善于解决社会问题，学习成绩更好，问题行为更少，并且未来患精神疾病的风险更低，更有可能成为守法公民（Sroufe，2005；Sroufe，Egeland，Carlson，& Collins，2005）。事实上，这类儿童的大脑能够继续发展出一种越来越复杂的神经连接结构和子程序，从而进一步提高社交能力（Schore，2001）。因此，以依恋作为基础的游戏治疗师的总体目标就是通过调节和反应性互动重新安排和组织儿童的内部体验，这样儿童自动化的感觉和行为就会变得更具适应性。

对复原力和依恋的研究的回顾确定了促进成功解决危机和灾难的4个因素（Echterling & Stewart）。这4个因素是获得社会支持、创造意义、管理情绪和学习应对策略。我们会在本章的后半部分提供基于游戏的灾难干预技术示例，它们有助于扩大复原力和依恋的维度，并且可以为儿童及其家庭提供探索自然世界和关系世界，并与之建立连接的机会。

作为灾难干预者的游戏治疗师

近年来，作为世界各地危机和灾难应急团队中的重要成员，心理健康专业人员的工作获得了应得的认可和尊重。特别需要指出的是，由于游戏治疗师得到过专业培训，并且拥有丰富的经验和技能，因此他们在灾难恢复过程中能够发挥独特的作用，尤其是对那些灾难事件后幸存下来的儿童和家庭（Jordan，Perryman，& Anderson，2013）。

基于游戏的灾难干预有许多服务内容，除了对幸存者迅速给予简短、直接的援助外，还包括评估、咨询、培训、督导和方案评估（Echterling，Presbury，& McKee，2005），以及旨在促进成功解决问题的强化治疗（Steele & Kuban，2013）。

危机和灾难干预面临的挑战

在执行游戏治疗师的正常工作时，你可能会在约定的时间在设备齐全的私人办公室为来访者提供服务，这样的环境能够为其营造一种安全感。你也可以随时使用那些不方便搬来挪去的治疗工具。玩具、人偶、木偶和儿童读物通常都触手可及，它们可以帮助你鼓励儿童的情感表达和个人成长。文凭、证书和教科书——这些可以证明你作为心理健康服务提供者的合法性的凭证——可能会挂满你办公室的墙壁，让来访者对你的专业技能感到放心。在游戏治疗过程中，你也可以从儿童的家长那里了解情况，咨询其他专业人士，对儿童进行全面评估，并在治疗开始前先制定一个治疗方案和确立治疗目标。

相比之下，你对大规模冲突、战争和自然灾害幸存者的危机干预很可能是非计划性的，而且在白天或晚上的任何时间都会发生。你或许要在一个非常规的环境下工作，比如一个被摧毁的城市体育馆、紧急避难所的角落或者难民营的帐篷里。由于没有预约的时间表，你与幸存者接触的时间可能只有几分钟，也可能长达几个小时。尽管在面对危机和灾难时，你的做法会与你平时采用的方法形成鲜明的对比，但有一个因素没有变，那就是作为治疗师的你。在每一次治疗中，无论在你熟悉的办公室里还是在废墟之上，对你来说最重要、最可靠的游戏治疗工具就是你自己（Echterling & Stewart）。无论在任何环境下，你都应通过调节和支持的方式进行沟通，展示你为幸存者和同事带来积极影响的能力。

首先了解自己

考虑到你是治疗过程中最重要的工具，在作为灾难应急团队的成员部署你的工作前，你必须首先对自我进行诚实的反思和评估，确定你是否准备好在灾难事件发生后提供有效的干预措施（Echterling & Stewart）。在这方面，美国心理协会（American Psychological Association，APA）根据机构间常设委员会（Inter-Agency Standing Committee，IASC）的建议，对应对复杂的紧急情况和自然灾害提供决策的主要群体给出了下列具体的指导方针（2007）。

第一，你必须愿意加入一个得到一些赞助的组织，因为自行其是的干预者，又称"单独行动者"，有可能干扰那些负责提供服务的救灾小组的协调努力。而且，你的工作必然会使用一些已经非常有限的资源。因此，作为灾难恢复组织的成员，你需要服从安排，保证将食物、衣物和住所尽可能地提供给那些最需要的人。

第二，你需要在灾难心理健康实践方面得到适当的培训，对承受不可避免的困难要做好充分的思想准备，并且能够忍受灾难现场肯定会出现的混乱局面，同时切实遵守赞助机构的规定和要求。在常规的治疗环境下，对于那些遭受创伤的儿童和家庭，你或许是一位非常出色的游戏治疗师，但这并不等于，在混乱、条件差或危险的环境下你同样能够做得很好。因此，你需要咨询同事，并参考相关的专业实践标准和道德规范，以确保你所做出的决策是合理可行的。特别需要指出的是，你不能因此而影响甚至损害你的正在接受游戏治疗的来访者的利益，忽视他们或对他们敷衍了事；同时你也不能让同事接手你的工作，导致他们的负担过重，或者让你的家人和朋友也为此付出代价，牺牲他们的正常生活。

第三，你必须自省你参与灾难干预的动机。你是否试图借此解决你自己经历过的但一直未得到解决的与灾难性事件有关的问题？当然，你自己的危机和灾难经历可以使你对遭受痛苦的幸存者产生共情能力，但与此同时，你或许会发现，由于对他们的伤痛感同身受，导致你自己的伤口也被再次撕开。你是否希望成为被动和可怜的受害者的勇敢营救者？如果你的确有这样的想法，那么你的工作不仅可能是无效的，而且甚至会弊大于利。这 3 个指导方针强调了一个简单却非常重要的事实：灾难应急团队中的每个成员都应当在灾后恢复过程中发挥积极有益的作用。

第四，一个同样重要的指导方针是，你必须确保干预措施尊重当地的语言、文化和习俗。在这方面，你在多元文化领域得到的培训和你与不同来访者群体的工作经验会对你有一些帮助。不过，即便如此，当你发现自己置身于一个不仅气候，而且主流文化都与你生活的国家完全不一样的环境时，这仍是一个颇具挑战性的工作。作为一个异国他乡的陌生人，尤其是在灾难发生后，很容易让人迷失方向和感到困惑。但作为一名游戏治疗师，你已经接受过完整系统的培训，因此你应当能够应对令人

惘然的状态，因为这是对治疗师素质的基本要求。你首先需要从专家的讲台上走下来，俯身了解幸存者的希望、梦想、需要和价值观，并用此指导你的灾后心理辅导工作，包括设计有意义的干预措施、挑选适合文化背景的动物玩偶、依靠传统工艺和借用当地的风俗习惯。比如，在斯里兰卡遭遇海啸后，我们在准备基于游戏的灾害干预措施时就得知，在那里猴子并不像大多数西方社会那样被认为是愚蠢的动物。相反，它被视为聪明的动物，具有给出智慧建议和应对策略的本领。

好消息

在充分考虑了上述困难因素后，好消息是如果你做好了准备，愿意并且能够在灾后的"归零地"提供干预措施，那么你真的可以为那些遭遇灾难事件的儿童和家庭的恢复给予巨大的帮助。在关于儿童发展以及灾难、创伤和危机的研究中，最受肯定，也最一致的一个发现就是重要关系在帮助儿童恢复、避免消极后果和日后成长方面能够产生积极影响（Stewart & Echterling，2014）。你的治疗意味着你可能正在创造一种改变性的经历、重要的互动和治愈关系。危机干预的目的并不是实现治愈，它只是通过鼓励和激发所有儿童和家庭内在的希望和勇气，助力其尽快适应和恢复。由于你是在一个儿童的生活和一个家庭的历史的关键节点进行干预，因此一个看似小小的举措都可能对其未来产生深远的影响。

游戏治疗师在灾难应急团队中的作用

准备充分的游戏治疗师在充分发挥儿童、

家庭、组织（比如学校和心理健康机构）和社区在灾难性事件后的能力方面扮演着至关重要的角色。凭借你的临床专业知识，鼓励健康的亲子互动，并且设计适合文化背景的干预措施，你就可以通过培训和咨询为利益相关者、社区负责人、急救人员、教师、宗教组织、社区和家长在灾后重建的过程中提供帮助。在一些情况下，作为应急团队的成员，你也可以直接为幸存者提供服务，或者为当地的干预人员提供示范，让他们观察、评估和适应这些有益的干预方法。

作为灾难应急团队中的一员，你一方面必须遵守规定并履行自己的使命，但另一方面当你在对儿童、家庭和整个社区进行基于游戏的干预时也应当采取灵活的措施（Baggerly & Exum，2008）。这是一个辩证的、动态的过程，在这个过程中，你既需要事先有所规划和准备，又可以随机应变、见机行事。与平时的游戏治疗一样，有时你同样需要根据具体情况及时改变你在灾后工作中的一些干预措施。不过，你应当遵循的基本原则是不变的，那就是你要为幸存者提供健全环境的支持、创造意义的机会、管控情绪的练习和应对局面的策略。我们会在接下来的章节中具体叙述游戏治疗师在灾难应急团队中可以发挥的各种作用。

既然你的目标是促进灾后恢复顺利有序地进行，那么你扮演的角色就需要根据幸存者的实际情况和需要而有所不同。比如，在幸存者刚遭遇灾难影响时，你可以为其提供心理急救（National Child Traumatic Stress Network，2013），你应采取的是以证据为依据的策略，对其给予同情和支持，并竭力为其营造一个良性

的滋养环境。等到了恢复阶段，你要关注的就是确保幸存者的安全和稳定，为其提供身体和情感上的安慰，平静地与其同在，让其感受到你的关爱，与其进行放松舒缓的交流，尽量限制其受到痛苦的刺激。

在灾难发生后的初期，你可能需要扮演的另一个角色是对幸存者需求和治疗方案的评估。有效的社区方案需要对灾难的影响做出准确评估，不仅包括当地的环境、经济条件和基础设施，也包括社区居民的心理健康状况。你在儿童发展、沟通技巧、系统动力学方面的洞察力和案例概念化处理等方面的专业知识和技能对于了解灾难对儿童、青少年和家庭造成的心理影响都是极具价值的资源。就像平时的游戏治疗一样，你对灾难的干预也应当基于对来访者需求的准确评估，同时要评估治疗方法的有效性。调查显示（Pearson & Mitroff，1993；Reyes & Jacobs，2006；Wickrama & Wickrama，2011），如果治疗方案与当地的文化、幸存者的需求或者社区的价值观不一致，那很可能导致虽是无意的，却极其严重的破坏性后果。

你还可能扮演的其他重要角色（特别是当你被派往国外时）包括咨询师、培训师和督导。在灾难应急团队中扮演这些角色可能产生"金字塔效应"。通过与一些当地的助手合作并分享你的专业知识，他们就可以直接为更多的幸存者提供服务，这样你的知识能够以最适应当地文化和现实环境的途径得到最有效、最广泛的传播。由于这些助手都是当地社区的成员，因此他们的疏导和治疗效果可能会更好，而且他们在整个恢复过程中都会生活在那里。

当你在提供这类"间接服务"时，你需要

记住一点，即在任何一个遭受灾难的社区，所有成员都是幸存者。他们中有些人或许没有处于灾难的中心，也没有失去亲人，但他们同样受到了灾难的深度影响，甚至可能是间接的创伤。因此，任何时候当你与当地的咨询师、受训人员和受督人员一起工作时，你都要假设你是在对灾难幸存者进行干预。你的示范、体验式学习活动、反馈和讨论不仅可以提高他们的知识和技能，而且对增强其自身的复原力也很有帮助。对基于游戏的干预方法的效力也会给他们留下深刻的印象。总之，通过与当地相关工作人员协作并向他们传授游戏治疗技能，你的工作不仅可以产生事半功倍的结果，而且能让这些人也受益匪浅。当然，如果你能陪这些当地的助手一起实地操作，向他们示范所学的技能，观察他们的工作，并及时给予他们实用的反馈，那你作为咨询师、培训师和督导师的工作效果还会得到大大提升。

策略与技术

所有的灾难性事件都有一些共同点：毁灭性的破坏、令人迷失方向的混乱和无处不在的痛苦情绪。但是，它们的起因、环境、过程和影响都有很大的不同。导致灾难的原因可能与气候、地质状况、战争、人的贪婪、民粹主义、宗教意识形态、事故或种族暴力有关。灾难的环境指的是历史创伤、贫困、边缘化、地理位置、可获得的资源和文化背景。灾难的过程可能是突发的、偶然的或者可预见的。灾难的影响则涉及整个社区，包括交通、电力和通信等基础设施，而其他的基础设施可能未受影响。考虑到灾难的多样性，所有的干预措施都必须是机动灵活、随机应变的。

在本节中，我们将介绍一些技术范例，在灾难发生后，无论你扮演怎样的角色，都可以使用它们。同时我们也认为它们与你平时对于危机的治疗也有关。事实上，这些技术需要使用的材料极少，而且几乎可以在任何环境下操作，哪怕条件非常简陋。游戏可以采取任何形式的创造性表达——演奏、绘画、唱歌、雕刻、舞蹈、讲故事和音乐。你可以在 Echterling 和 Stewart 的书中以及美国国家儿童创伤应激网络的恐怖主义和灾难分部（National Child Traumatic Stress Network—Terrorism and Disaster Branch，2005）找到许多其他基于游戏的为灾难幸存者设计的活动。虽然在灾难发生地工作时，你不可能拥有一个准备充足的游戏治疗室，但是你可以携带一个简易的装有玩具和其他游戏干预材料的手提箱（Landreth，2012）。在本章中，我们会向你介绍一个帮助幸存者恢复身心健康的新场所——宽敞的户外。

只要你特别留意保护好幸存者在恶劣环境下的身体安全，你就可以和他们在户外展开探索，或者将从大自然中采集到的物品用于你组织的游戏。这种与自然有意识的连接，特别是当自然灾害发生时，是游戏治疗师尚未开发的资源。研究结果显示，接触大自然或者与大自然互动能够开发创造力，增强注意力和专注力，并且提升整体的幸福感（Louv，2011；Wells & Evans，2003）。而另一方面，脱离大自然则与焦虑、抑郁程度的加重以及注意缺陷障碍和注意缺陷／多动障碍的发生率增加有关（Taylor &

Kuo，2006）。Wells 和 Evans（2003）在一项针对学龄儿童的调查时发现，贴近大自然能够增强儿童的抗压能力和面对逆境的复原力，特别是对那些正在经历高压的儿童来说。因此，我们强烈建议游戏治疗师探索将户外体验作为干预措施的一部分，而且即使在游戏室里，也尽量挑选一些与大自然有关的材料。治疗师可以通过游戏的方式帮助自然灾害和人为灾害的幸存者重新与大自然建立连接。

基本原理

在介绍具体的基于游戏的技术之前，先简单介绍一下对灾难采取有效干预措施的基本原理。首先，你在干预时要做到：倾听、理解和认可，它们是任何治疗方法的基本要素（Echterling et al.，2005）。当你这么做时，你就是在主动倾听儿童发出的言语或非言语信息；传递你对儿童想法和感受的共情理解；并且无条件地表示你对儿童内在价值的认可。相反，如果儿童及其家庭没有得到你的倾听、理解和认可，那么你基于游戏的干预，无论多么讲究和精心设计，在他们看来都只是操纵性的策略或毫无意义的表演。事实上，你的倾听、理解和认可为儿童提供了一个安全的避难所、一个安放心灵的庇护所和一个在困难时期能够得到滋养的环境。

灾害干预的另一个基本原理是承认和重视儿童和家庭自身的恢复能力——即只将他们视为灾难的幸存者，而不要当成可怜、被动的受害者。在物质破坏、情感丧失的混乱情况下，灾难的幸存者们仍具有潜在的力量、被忽视的才能和尚未被开发的资源。当儿童和家庭体验

到自身的力量，并意识到具备的潜能时，他们就开始为灾后的恢复搭建心灵的支架了。

社会支持

这些干预措施的目的是帮助儿童和家庭在踏上恢复之旅时抱团取暖，互相寻求支持、慰藉和滋养。

鹅卵石图片

邀请家人或一小群儿童到户外漫步（比如穿过公园、在家中的后院、沿着河边或者在附近的街道），让他们每人找一块自己喜欢的鹅卵石或普通石子。找到以后，让他们在上面画上或者写下对其来说有意义的图形或文字。完成后再让每个人分别讲出自己所选石子的特别之处和其创作所受的影响。

你可以对他们所选石子的相同和不同的地方做出评论。这些石子有着类似一个家庭或群体的复杂性，因为没有两个石子是完全一样的。一些石子可能有凹痕或者边缘锋利；另一些可能表面被磨损或光滑。这是因为它们有不一样的经历，导致它们具有独一无二的形状。当这些石子（象征着家庭或者群体的成员）聚在一起时，它们会为灾后重建和再次走向繁荣奠定坚实的基础。你也可以采用另一个更简单的方法，即不要求家人或儿童在石子上写字或画画，只让他们对石子的形状、颜色及其他特点发表评论，从中可以反映他们自身的优势和价值观。

团体市偶游戏

由于团体木偶游戏会对日常生活产生有益的影响，因此它往往是儿童或家庭的常规游戏，

游戏的主题则由治疗师或儿童选定。游戏时需要准备各种木偶或人偶，儿童也可以把他们喜欢的动物或人物画在纸上，然后把纸固定在一根小棍上。治疗师提出一个情境或主题，比如，"暴风雨即将来临"或者"我学到的一个重要的经验教训"，并让每个儿童选择一个他想使用的木偶或人偶。之后治疗师让儿童想象他们都聚集在一个安全的地方，每个木偶角色都被要求讲述它的经历和观点，包括曾经和当下谁给过它帮助，以及它对游戏中其他角色的建议（可以根据儿童的年龄或话题适度调整）。

下面这个例子可以说明这一技术的效用。在一次毁灭性的地震后，幸存的儿童会多次进行木偶表演，这对他们的恢复很有帮助。但是一些年幼的儿童仍很害怕强风，可这在当地很常见。于是治疗师决定让儿童参加一个"大风刮来时我该做什么"的游戏。儿童分别挑选了他们喜爱的木偶，一阵沉默过后，一个扮演了一匹马的 7 岁小女孩得意地说，她比大风跑得快，这样她就可以逃脱危险。

另一个小男孩说："我是一只跑得很快的猴子，大风之后经常会发生地震，而我可以找到安全的藏身之地。"

这时一个拿着木偶熊的男孩突然大声反驳："我的一个朋友告诉我，大风和地震不会一块儿到来。"

游戏治疗师插话说："我同意熊的说法。如果风很大，成人会帮助你们待在安全的地方。而且风也不会引发地震。"

然后游戏治疗师问那个拿着木偶熊的男孩："当风很大的时候，我们应当怎么做？"

那个男孩回答说："我们会很勇敢。如果我们感到害怕，我们可以和家人待在一起。而且我们会互相通报，风只是风，不是地震。"其他木偶都同意他的说法，并因他的想法感到兴奋。

游戏治疗师与同事和其他家庭分享了这个游戏。与此同时，治疗师将熊的说法与其他建议（比如深呼吸）结合起来，帮助儿童调节被过度唤起的症状。就像上面列举的案例，一些治疗技术常常会忽视一个潜在的假设，即在危机时期，儿童本身也是可利用的资源。为儿童提供机会，让他们在困难的时候能够采取积极措施，这样可以提升他们自身的复原力。

意义建构

意义建构活动为儿童和家庭提供了形成原始体验的机会，使他们在认知上获得一定的掌控感，也让他们对自己的优势和资源有重大发现。

营造一个安全稳定的环境

让儿童或家庭成员闭上眼睛，放松身心，想一个自己在安全的时候曾去过的户外的安全场所。让他们回忆当时周围的环境——声音、景色、气味——以及和他们在一起的人、当时的经历和感受。然后让他们找材料搭建一个小的他们想象中的安全之地，每个人可以选一个代表自己的物品放在这个安全的地方（有时候他们在搭建的时候已经这么做了）。儿童和家庭成员分享他们以前的经历，并借用它们来帮助他们度过当下经历的危机。

你可以事先准备好他们在搭建时会用到的物品，或者你可以和他们一起去户外，在大自然中采集需要的材料，包括沙子、植物、石头、

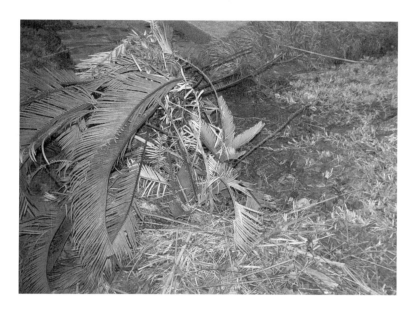

图 25.1　希望的迹象

树枝、贝壳、棍子、花朵、苔藓、草和树皮。

在自然灾害后在大自然中采撷物品有助于建立一种正常感和希望，因此如果你有意安排这样的活动，不失为一个好方法，它能产生很好的效果。你也可以随身带一张照片（一张纸或保存在手机上的图片也行），它显示的地方能够带给大家安定、平静或慰藉。卡特里娜飓风过后的几个星期，在咸水浸透的海岸边，我们受到启发，拍下了这张在几英亩腐烂的土地上长出的嫩绿枝叶（见图 25.1）。

自然的滋养

一段时间后，在下列活动中加入源自大自然的元素能够帮助儿童将危机经历改编成有关生存的故事。在每个活动中，儿童都会向你、家人或群体中的其他成员叙述创作过程，这样一方面分享了自己的经历，另一方面也见证了他人的复原力。

然后

儿童和家庭成员围坐成一个圆圈，他们从大自然中采集的材料放在一个袋子里。你先引出故事的人物、地点和情节，使用语句时注意与当下的环境和时间拉开距离。比如，你可以这样说："那是一个寒冷的日子，在一片遥远的土地上，勇敢的村民们刚刚醒来。"或者"很久以前，布里奥一家决定一起去一个神奇而有趣的森林里过一天。"然后你停顿一会儿，一个儿童或家庭成员可以从袋子里取出一个物品，用它来"填空"。举例来讲，你可以这样开始讲故事："一天就在太阳快要落山时，几个朋友在草地上散步。其中一个朋友的名字叫_____！"这时一个儿童举起一根棍子主动说"棍子"或者"木头"。于是你配合他继续往下讲这个故事，比如，"木头突然转向他的朋友们，眼睛因惊恐而睁得很大，因为他几乎不敢相信，他在草地上看到了一个_____！"

你可以根据儿童的治疗目标、言语表达能力和对活动的熟悉程度，调整故事的复杂性、内容、结构以及曲折程度。讲故事时可以使用各种感官、动作以及思考和感觉提示，但一定要包含一个可解决的问题或挑战。在困境得到应对前，最好能有不止一次失败的尝试。在故事结束后，可以将其重述一遍，每个人都可以参与进来，确保顺序和细节的准确。在此过程中大家常常会发现一些有趣的错误，然后对其进行更正（这里要特别感谢 Janet Stewart 对集体讲故事这一活动的分享）。

石头上的希望之言

帮助儿童选一块石头，然后让他们在上面写下或画上在危机时期让他们感到安全、开心、平安和充满希望的事件和人的象征或名字。

力量之圈

让儿童在沙子上或者地上围坐成一圈，把他们从大自然中采撷来的能够让他们感觉更强大和更有信心，并且让他们知道还有许多朋友与他们在一起的物品放在中间。当然，你也可以为这一活动准备一些有意义的物品，把它们用绳子围起来；或者在纸上画个圈，把这些物品画在里面。

那时、现在、将来

先让儿童或家庭从大自然中挑选一些能够反映他们在灾难发生前、此时此刻以及对未来感受的物品，然后让他们分别讲出对所选物品代表的含义，并把自己从过去的经历到未来的设想编成一个故事。你可以对他们过往的艰难、取得的收获和未来的目标进行点评。

我们认为，与普通物品相比，使用来自自然界的材料能够起到创造性和鼓舞人心的作用。因此，我们希望你能在方法上考虑尝试一些变化，以满足幸存者的实际需要和目标，也可以"实地"监测他们的身体和心理安全状况。

调节情绪

火山会说话

这个活动是 David Crenshaw 推荐的，它结合了几个治疗任务，包括问题识别、情绪分类和用能够打动儿童的象征方法通过语言解决问题。活动开始时先让儿童想一件生气（或者其他强烈的紧张情绪）的事情。接着让他们选择一个象征（比如火山、龙、暴风雨）来形容其愤怒状态并把它画出来。然后你问儿童，假装这个象征会说话，那么他会对它感觉的愤怒说些什么？可以用隐喻的方式展开交流。图25.2是一个10岁女孩的画，她对火山喊道："把它烧了！把一切都毁掉！"你可以与儿童一起寻找防止强烈愤怒情绪、想法或行为发生的替代方案。比如，你可以问她："怎么才能让它保持冷静呢？"或者"其他人做些什么能够对它有所帮助呢？"画这幅画的女孩认为火山会说："现在不要靠近我！离我远点儿！"一旦活动针对某种特殊的情绪展开，还可以引入表达不同强烈程度的用词。在这个例子中，除了生气以外，还可以使用挫败、恼怒、暴怒等。这一活动也适用于探究其他强烈而令人不悦的感受，比如悲痛或者难过，以及相应的词汇和应对策略。

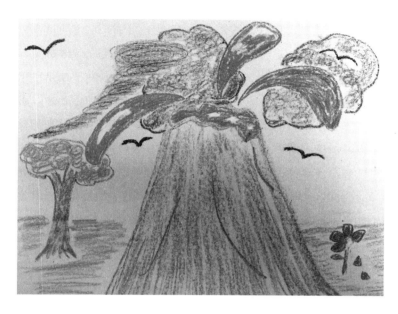

图 25.2　火山会说话

说出（或者数）各种感受

与儿童一起读一本书，记下书中每个人物表露出的各种情绪。把这些表达情绪的词分别写在卡片上，然后放入一个筐里。儿童可以说出这些表达情绪的词汇，把它们按顺序排列，并在最后数数每个词出现的总数（也可以用柱状图表示）。可用于这项活动的很不错的书包括：《小飞象》（*Dumbo*）和《亚历山大和倒霉、烦人、不好、糟糕透顶的一天》（*Alexander and the Terrible, Horrible, No good, Very Bad Day*）。与儿童讨论他们什么时候会有类似的感觉和危机，以及他们是怎样应对这些强烈情绪的。

应对策略

这些以游戏为基础的活动可以帮助儿童和家庭探索开始重建生活的方法。一旦他们开始展望未来，幸存者就会获得方向感和希望，并且对解决问题也充满动力。

得意的一天

应当记清楚，即使儿童及其家人还没有从灾难中恢复过来，但他们已成功地渡过了难关。你可以让儿童和家庭挂一个横幅，把他们已经取得的成绩写在上面。通过关注这些积极的方面，你能够帮助幸存者发现他们身上潜在的力量，感恩未被觉察到的资源，进而更加充满希望。

忧虑这个欺负人的家伙

与幸存者讨论忧虑是一种怎样的感觉。然后根据活动的目的，你可以让儿童说出一个与危机相关的忧虑，并把它画成一个"欺负人的家伙"，因为它令他们忧心忡忡，给他们惹了许多麻烦（将忧虑外化）。你还可以与幸存者一起想办法让这个家伙消失或者住手。最后，让幸存者画一幅忧虑这个欺凌者被打败的画，并与他们探讨在日常情况下应当采用的应对策略。

这幅画可以起到引发积极应对方式和行为的作用（改编自 Huebner，2005）。

投掷呼啦圈

在这项活动中，你与幸存者一起通过积极的应对方式和行为来练习情感包容和调节。你可以安排一个这样的场景：在距站立位置（在地板或地面上画一条线）的不同距离处摆放3 个呼啦圈（或者用棍子或石头画 3 个圆圈）。在 Scott Rivere 推荐的这个有趣又略具挑战性的活动中，幸存者被要求预测他们会将塑料球掷入哪个圈内，并在他们投掷前后都给予鼓励。你还可以通过移动呼啦圈的位置或者换成不同类型的球或物品（橡皮鸡或外星人玩偶都是不错的选择）来改变挑战的难度。这个活动可以作为一个隐喻来讨论设定目标和实现目标的过程。

结论

当你以游戏治疗师的身份接触危机或灾难的幸存者时，你通常需要前往他们的所在地——而不是待在你舒适安全的办公室里——并且你的第一个干预措施应当是对他们欢迎你的到来向他们表示感谢。在与他们接触的过程中，你会发现，危机和灾难的干预有时实在让人悲伤、难过，甚至心碎，但与此同时，作为一个从事这项工作的游戏治疗师，你也会获得很大的满足感，因为幸存者展现出的勇气、同情心和希望会让你深感敬佩。你将有无数的机会亲眼见证这些儿童和家庭拥有的复原力。你在他们身上学到的能够为你今后的游戏治疗工作提供很大帮助。因为在你平时的工作中，你只可能进入来访者的内心世界，而在为幸存者进行游戏治疗时，你可以与这些儿童和家庭一起生活，你会对他们给予你的亲切热情的款待心存感激。越是在紧急情况下，越会有一些新的发现。因此，如果你发现自己的职业使命感和能力有了更新和扩展，不要感到惊讶啊！

第 26 章

与军队有关的儿童和家庭的游戏治疗

Jessica Anne Umhoefer

Mary Anne Peabody

Anne L. Stewart

由于军队工作的特殊性，与军队有关的家庭面临着与常人不同的挑战和压力，包括频繁搬迁、更长的工作时间、额外的经济和照料负担以及因为战区部署而导致的大家庭分离。2011 年的统计数据显示，美国国防部的现役和预备役军人人数接近 230 万，其中 43.9% 的军人有一个或多个子女（Department of Defense，2012）。这个数据还没有考虑那些因兄弟姐妹或大家庭中的其他成员与军队有关而受到影响的儿童。自 2001 年 9 月 11 日以来，美国有近 200 万的儿童因一名军人的部署而受到影响（Flake, Davis, Johnson, & Middleton, 2009）。考虑到军人家庭中儿童所面临的独特挑战和压力，了解游戏疗法如何能够在他们倍感压力的时候帮助他们渡过难关是非常重要的。

本章简要介绍了与军队有关的儿童和家庭必须应对的许多压力源，并概述了游戏治疗在这种特殊人群中的应用。本章还提供了一个军人家庭的复原力路径模型，可以作为一个框架，帮助提升因军事原因导致分离的儿童的复原力。本章的最后一部分是一些有关的临床案例，用来进一步解释怎样在游戏治疗框架内使用这一模型。

与军队有关的儿童和家庭简介

要想帮助与军队有关的儿童和家庭，首先必须了解他们面临的挑战以及他们在经历上的差异，这点非常重要。军队有不同部门和类型的划分，并且各自有其特色和文化传统。总体来讲，美国军队的特点是等级制度。个人可以自愿入伍（通常需要高中文凭）或当军官（最低需要学士学位）。此外，军人可以选择加入的具体军种（比如陆军、海军、空军、海军陆战队、海岸警卫队），每个军种会提供不同的职业规划和专业培训；同时他们也可以选择将军旅生涯（包括现役、预备役、国民警卫队）作为自己的全职或兼职工作。之后军人会基于表现（由其上司做出评价）和后期受到的教育和培训逐步晋升到不同的级别。

军人除了会遇到一些与普通职业相似的压

力源外,他们特殊的生活方式也会对本人和家庭形成额外的压力。举例来讲,与警察和消防人员相似,军人会有受伤的危险,并且总是处于极端压力状态下,因此,军人的安全就成为其家庭持续的关切。此外,为了得到不同的培训和职业发展机会,军人会经常被要求搬迁,而且对于搬迁的地点和时间也完全没有发言权。结果,与军队有关的家庭在其职业生涯中常常不得不多次搬到全国甚至世界各地。这样频繁的搬迁给儿童和家庭造成了严重的负担,因为他们必须一次又一次地建立新的社会关系和支持网络,更不要说每隔几年就得换一所学校了。

由于现在的军事冲突不断加剧,军人家庭面临的特殊压力也在持续增加。具体来说,因为军事部署而造成的亲人分离,可能会让军人家庭和儿童遭遇许多普通儿童无须面对的挑战。而且,最近的调查显示,近年来的作战部署(即伊拉克和阿富汗)已经对军人的子女产生了负面影响(Lowe,Adams,Browne,& Hinkle,2012)。比如,在军人在境外部署期间,其子女出现了更多的情绪和行为问题(Chandra et al.,2010;Flake et al.,2009;Kelley et al.,2001;Morris & Age,2009);抑郁和焦虑的症状有所增加(Lester et al.,2010;Waliski,Bokony,Edlund,& Kirchner,2012;Wickman,Greenburg,& Boren,2010)。此外,由于父母自身的抑郁比率比较高,因此,他们很难给予儿童足够的支持和保持良好的关系(Flake et al.,2009;Lowe et al.,2012)。

对因军事原因分离的儿童和家庭提供支持

要想帮助那些因军事原因导致分离的家庭,首先了解每个家庭的实际状况和面临的压力源最为重要。军人及其家庭可能会有不同的经历,这取决于他们服役的军种、拥有的军衔以及他们属于现役、预备役还是国民警卫队。虽然全球媒体倾向于向公众传递这样一种印象,即士兵都会与大型部队驻扎在同一个基地,但情况并非总是如此。而且,属于国民警卫队或预备役部队的家庭可能还要应对额外的压力源,包括远离军事基地和军事支援系统,以及在随军驻扎期间家庭收入减少(Tollefson,2008)。

虽然军事部署是得到研究最多、最广为人知的家庭分离类型,但实际上,家中有人从军的儿童还需面对许多其他类型的分离。比如,如果军人被指派将工作地点调到一个高风险地区;或者军人需要临时执行一项短期任务或者接受培训,这时家人就无法随行。而且除了分离外,军人服役的军种和军衔也决定了家庭会有不同的经历。比如,在海上值班的海军水手可能会定期轮换,在海上待6个月,然后在家待6个月,好几年都是如此。这样的轮岗不属于军队的在外部署,就是正常工作职责的一部分。可是不管怎样,这种断断续续的分离和团聚循环仍会对军人及其家庭的正常生活造成影响。了解分离的具体类型不仅可以知道家人分开的时间,而且能够洞察在军人离家期间他与家庭其他成员分别承受的危险或压力。

除了分离的类型,还需了解的是情感和挑

战的循环，通常称为部署循环，它们一般会逐渐表现出来。这一循环模式是 Pincus、House、Christensen 和 Adler（2001）提出的，包括 5 个阶段：部署前、部署、维持、重新部署和部署后（回归正常生活）。部署前阶段始于军人得到驻扎通知直至离开家。部署阶段指的是军人离家在外的整个时期。在此期间，军人的家庭会进入维持阶段，即在军人离开后家庭开始形成新的生活规律。在整个部署期内，军人可能会有短暂的与家人团聚的时间，目的是让他们得到"休息和放松"，这会使家庭进入重新部署阶段。这一阶段令军人和家庭都充满期待，但军人通常能待在家里的时间很短，因此这意味着家庭的日常安排会受到干扰，并在军人再次离开后需要重新调整部署循环。当军人结束在外驻扎，彻底回到家中与家人团聚时，家庭就步入部署后（又称回归正常生活）的最后一个阶段，这时家庭必须再次构建新的生活秩序，并对每个人需承担的任务进行分工。研究人员也调查研究了儿童在部署循环的各阶段呈现出的情绪变化（Flake et al.，2009）。

虽然大多数研究都重点聚焦在部署对军人及其家庭造成的负面后果上，但越来越多的文献也开始关注应当采取的保护性措施和部署给家庭带来的正面影响。具体方法是采用复原力模型来指导研究和干预（Goldstein & Brooks，2013）。复原力研究中心的联合负责人 Michael Unger 博士对复原力给出了如下的描述：

在面临重大困境的情况下，复原力既是个体为维护身心健康力求获得心理、社会、文化和身体资源的能力，也是个体和集体以文化认同的方式共同协商得到这些资源的能力。（Unger，n.d.，para 1）

在部署期间，儿童和家庭不仅要承受额外的压力，也面临着情绪和行为受到负面影响的重大风险。因此，找到帮助儿童和家庭在部署期间应对的方法，可以帮助他们在这一紧张时期保持复原力。

与军队有关的儿童和家庭与游戏治疗实践

面对诸多不确定因素，军人家庭往往能表现出极强的复原力，可是持续的分离会带给他们很大的压力，即使对那些最健康的家庭也是如此。由于儿童对生活中重要的成年人，包括父母、祖父母、教师和其他成人，表现出的行为和情绪极其敏感，所以在干预和治疗时，不仅要关注儿童，也要重视其与父母或照料者的关系以及这些成人的情绪是否健康，这一点非常重要。在部署的每个阶段，儿童及其家庭面临着不同的挑战（Horton，2005），因此，学校、军事资源中心和社区临床工作者都有责任确保这些需要获得额外支持和帮助的儿童能够从具备文化能力的临床工作者那里得到适合其心理发展的健康干预。

具备文化能力的临床工作者了解他人的世界观，也就是说，临床工作者应当首先花时间了解军事文化的特殊性，包括服役军人个体及其家庭的信仰和行为特点。军队独特的文化要求临床工作者通过自我反省和临床监督来洞察自己在价值观方面的局限，以及有关的偏见和先入为主的观念。治疗不涉及政治议题，而是在角色扮演、过渡、关系、变化和复原力方面给予儿童和家庭支持。适应变化是军人家庭在生活中必须应对的现实。事实上，几乎所有的军人家庭都面临着不断的变化和过渡，而且这种变化和过渡常常会伴随着不同程度的丧失（Hall，2008）。许多家庭需要频繁面对过渡和变化，以致他们还没来得及对上一次过渡感到难过就得为接下来的变化做准备（Hall，2008）。在儿童看来，没有什么变化比父母分离更令他们生气的了。大多数儿童对军事决定给他们生活造成的影响感到无能为力，而且他们在经历部署的各个阶段时会表现出一系列不同的情绪和感受。当儿童在应对父母中有人需驻外部署这一主要丧失时，通常还要接受一些不那么重要或者无形的丧失，比如日常生活被打乱、失去安全感和无法与自己的父母独处（Fiorini & Mullen，2006）。

当与军人家庭的儿童需要获得情感支持时，游戏治疗或许是最适合发展的干预措施，因为它在整个治疗过程中使用了游戏这一最自然的语言（Landreth，2002）。游戏治疗是针对儿童的发展特点设计的，因此当儿童经历家庭变故和过渡时，它能够通过提供情感支持来增强他们的幸福感（Pedro-Carroll & Jones，2005；Vygotsky，1978）。根据定义，游戏治疗是"系统地运用理论模型来建立人际关系的过程，在这个过程中，训练有素的游戏治疗师利用游戏的治疗能力，帮助来访者预防或解决心理社会问题，同时取得最大程度的成长和发展"（Association for Play Therapy，2013，p.2）。

事实上，游戏治疗师在选择理论模型、干预措施和具体技巧时是有意图和目的的。虽然游戏技巧很丰富，但是在治疗时对于何时和怎样使用它们缺乏理论基础或指导框架的技巧是不会产生最佳效果的。正如 Goodyear-Brown（2010）所言，"在干预的海洋里很容易产生漂泊不定的感觉"（p.xv）。将游戏治疗与下面的军人家庭的复原力路径模型结合起来就是系统使用一个理论模型的例子，它利用游戏的治疗力量帮助来访者预防或解决与军事部署相关的心理社会问题，同时取得最大程度的成长和发展，特别是在复原力方面。通过将游戏治疗和基于游戏的干预与这个包含 6 个方面的复原力模型相结合，临床工作者可以有意识地选择与部署阶段相关的干预措施，这样可以对治疗反应起到促进作用，进而提升儿童的权力感和控制感，使其能够自由地释放情感，纠正自己在认知方面的错误；与此同时，临床工作者还可以向儿童传授应对技能，增强其在面对不确定性时的希望，发现自身的优势并学会寻求社会支持。

军人家庭的复原力路径模型

军人家庭的复原力路径模型的设计包括那些研究文献中已得到确认的方面，它们对于培养军人家庭的儿童和面临部署家庭的复原力是非常重要的（Umhoefer，2013）。军人家庭的复原力路径模型的 6 个方面提供了一个指导干预的框架，而且可根据个体儿童和家庭的实际需要进行调整。图 26.1 就是该模型的展示。

最初的复原力路径模型（pathways to resilience model，P2R；Echterling，Presbury，

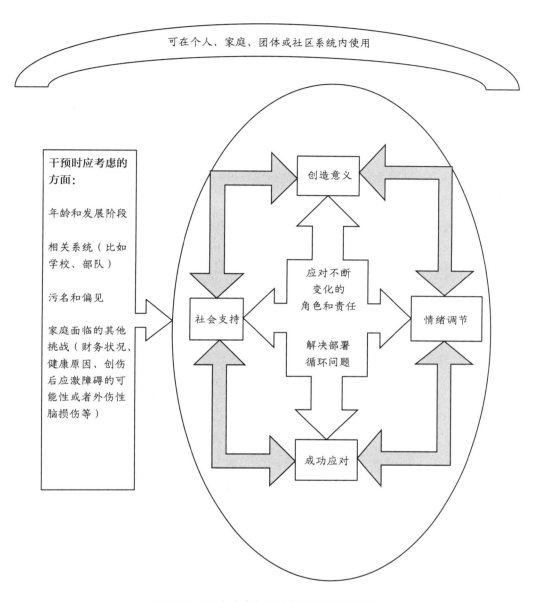

图 26.1　军人家庭复原力模型的扩展路径

& McKee，2005）是为了帮助面临危机或处于极端压力下的个体而设计的。这个模式已被应用于干预过程中，以解决国际地雷幸存者和美国校园枪击案幸存者等不同人群的问题（Echterling & Stewart，2010；Stewart et al.，2011）。最初提出的 4 个方面包括伸出援手、创造意义、调节情绪和成功应对。

伸出援手是指人们在困难时期能够获得的社会支持，具体来讲就是人们在危机时对外寻求帮助和他人主动向身处压力中的人给予支持（Echterling et al.，2005）。在部署期间，军人家庭可以寻求社会支持，特别是向那些与军队相关的并且了解部署带给家庭的困难的人士求助。

创造意义包括叙述过程，将压力和危机对人的生活经历和自我认知造成的影响表达出来。这一过程通常也意味着理解困难或创伤，并竭力从中找出优势和益处（Echterling & Stewart，2008）。在整个部署过程中，家庭可能会对部署和军人角色的重要性逐渐产生越来越多的理解和认同。此外，人们对家庭的价值观，以及媒体对军队的报道，都会挑战家庭成员对部署的看法，使得他们更难接受和应对这一现实。

情绪调节包括允许家庭适当表达他们当下的情绪并给予充分接纳和认可（Echterling & Stewart，2008）。在部署循环的不同阶段，家庭会经历各种各样的情绪。因此，他们需要获得更多的支持和机会，帮助他们学会适当地释放这些情绪。

最后，成功应对指的是家庭成员能够开始采取措施和利用资源来应对所处的环境（Echterling et al.，2005）。通常，干预的一个目标是向家庭传授适当的应对技能，并帮助他们学会利用拥有的资源。

军人家庭的复原力路径模型在最初的复原力路径模型的4个方面的基础上增加了两个专门针对军人家庭的方面，即：（1）接纳和应对不断变化的角色和责任；（2）解决部署循环问题。它们旨在培养家庭成员的复原力，帮助儿童和家庭在遇到与军事有关的部署压力时能够朝着积极的方向发展。这个模式的使用基础是任何干预都必须考虑到来访者的年龄和发展水平、其他共存的支持系统、由于担心接受治疗会被污名化而对治疗表现得很犹豫以及影响家庭应对能力的其他压力源（比如，经济考虑、健康关切）。该模型在多个系统（即个人、家庭、团体、社区）中的广泛适用性为临床工作者选择最适合每个家庭需要的干预措施提供了各种选择。

军人家庭的复原力路径模型建议临床工作者为军人家庭及儿童选择与这6个方面相关的有目的的游戏干预措施。为了进一步说明使用方法，我们先介绍一个非指导性游戏治疗方法，然后再介绍一个整合的、指导性游戏治疗方法。方法中引用的案例都是虚构的。

临床案例

以儿童为中心的个体游戏治疗

在以儿童为中心的个体游戏治疗中，临床工作者依托以人为本的理论，首先与儿童建立一种安全的关系，同时还要创造几个核心条件：（1）共情——进入儿童的世界并努力理解它；（2）无条件积极关注——向儿童传递接纳和温暖；（3）一致——用真诚和真实的方式与儿童互动（Rogers，1951）。这些以人为中心方法的核心条件就是技术，而其中最根本的"技术"应当是治疗关系（Ray，2009）。有一些具体的言语和非言语技能指导治疗师与儿童的交流（Landreth，2002；Ray，2009）。

以儿童为中心的治疗师在帮助军人家庭的儿童应对部署挑战时，应当在游戏室里准备一些与军事相关的游戏材料，比如军事模型或车辆、大家庭中的各个成员模型、各种类型的玩具房屋、电话和军队服装。除此以外，还应配备各种表达材料。在以儿童为中心的模式中，一定要由儿童来决定和选择玩什么玩具。在所有的游戏治疗过程中，都会有一些儿童觉得用玩具或材料直接反映其当下遇到的压力有一种威胁感，因此他们会选择那些象征性地表述其经历的玩具，用隐喻的方式与现实拉开距离。

案例 1

苏西是一个 6 岁的女孩，她被介绍来接受游戏治疗，因为她表现出严重的问题行为（对立和破坏性行为），特别是在她爸爸被外派驻扎后，她的这些问题行为加剧了。她妈妈介绍说，苏西和爸爸的关系非常亲密，而且他平时对苏西的要求很严格。爸爸走后，苏西的外祖母搬来与她们同住，可是她与苏西的妈妈在养育和管教孩子方面有不同的看法。就在这个时候，苏西转到了一所新学校。在采用军人家庭的复原力路径模型为苏西和她的家庭设计治疗方案时，有几个方面需要引起重视。

干预的考量

在设计干预措施前，临床工作者首先了解了苏西的背景，包括她的年龄和所处的发展阶段、共存的支持系统和其他的家庭压力源。考虑到苏西已经 6 岁了，临床工作者决定选择个体游戏治疗，但也让她的妈妈、外祖母和老师配合。在评估阶段，临床工作者了解了家庭面对的其他挑战，包括对苏西在行为管理和养育方式方面的差异，这对指导干预极为重要。

伸出援手

军人家庭的复原力路径模型中的一个考量因素是挖掘家庭可获得的社会支持。考虑到她们刚搬家，苏西也刚转学，帮助家庭成员与其他家庭建立联系并获取当地的资源很有必要。在这方面可以利用那些帮助家庭建立联系的军方赞助的组织和社区，也可以了解一下妈妈是否对宗教团体或娱乐活动感兴趣。临床工作者需要花一些时间将家庭中每个人的兴趣爱好与当地可获得的资源结合起来，这样就确保了家庭不仅能够通过治疗寻求最初的帮助，而且后期可以持续拥有一个强大的社会支持网络。在临床工作者与苏西及其家人构建的治疗关系中也包含额外的社会支持。

创造意义

为了帮助苏西理解爸爸接受部署的意义，临床工作者选择了非指导性的以儿童为中心的游戏治疗方法。借助这一方法的核心条件，临床工作者帮助苏西将其外化行为所蕴含的内在情绪都释放出来了。在采用以儿童为中心的治疗方法的过程中，临床工作者渐渐发现了苏西在游戏时的常见主题。比如，军人家庭的儿童常常会在游戏时重现搬迁和过渡的经历。当苏西用玩具呈现搬家的情景时，她困惑、愤怒和无助的情绪也明显流露出来了。从下面的对话中就可以窥见她的游戏主题：权力与掌控、变化与过渡。

苏西：咱们玩抢座位游戏吧！

临床工作者：你已经决定好你想玩什么了。

苏西：我把玩具屋里的椅子在这里排成一行……当我唱歌时，你移动洋娃娃。

临床工作者：你知道你想怎么玩。

苏西：（开始唱歌。）现在开始动起来。去，把娃娃放在椅子上，一个一个放，快点！

临床工作者：你在负责这里的行动。

苏西：（停止唱歌。）哈！哈！（把椅子从娃娃下方挪走。）你不能待在这里。现在又得移动了！虽然你很喜欢这把椅子……收拾行李！（以行军的口吻说。）你不能再坐在这把椅子上了。

临床工作者：你来决定什么时候待着，什么时候收拾行李，什么时候移动。你是一个非常有力量的决策者。

通过这样的游戏，儿童可以维护自己的控制感和权力，尽管实际上他们无法决定何时搬迁和搬迁到哪里。在游戏室里，在训练有素的临床工作者的帮助下儿童可以体验到控制和力量，这将内化成他们的自我意识，从而使他们变得坚强。通过游戏分享体验也可以将他们内心的感受宣泄出来，这样能够起到减轻紧张情绪的作用。借助游戏的隐喻，临床工作者向儿童口头表达对其愿望、情感和游戏主题的理解，这有助于促进儿童的成长和自我意识的发展，因此也是创造意义的一部分。

调节情绪

在安全的环境中，通过游戏这一自然语言释放情绪是年幼的儿童学习调节情绪的一部分。在苏西的个体游戏治疗期间，情绪调节被安排在创造意义这一阶段。临床工作者对苏西情感做出的反馈使她明白了一些"表达情感的词汇"，这不仅提升了她的自我意识，也让她掌握了这些情感词汇。情感的反映让苏西感到她得到了被倾听的机会，而且她的愿望和需要也得到了接纳，这样她为了寻求关注而故意做出的负面行为就开始减少了。从本质上讲，以儿童为中心的游戏治疗为儿童提供了做出选择的控

制权和力量，也要求儿童承担起决策后的责任。它们对儿童的自我调节能够起到促进作用。考虑到苏西的问题行为常常是外显的，在游戏治疗期间，临床工作者在对其设限时采取了接纳-沟通-寻找替代方法这个三步模型（Landreth，2002；Landreth & Bratton，2006）。这一模型按下面的顺序展开。

- A（acknowledge）——**接纳儿童的感受、需要、愿望或渴望。**"苏西，我知道你觉得把球扔向天花板上的灯一定很有意思。"
- C（communicate）——**向儿童告知限制（清晰、简短）。**"但是，天花板上的灯不能用球击。"
- T（target）——**根据儿童的年龄提供一个或多个可接受的替代选项。**"你可以把球扔向这面墙或者扔进球筐。"

坚持始终如一地设置限制可以教会苏西自我控制和对自己行为的负责，并且能让她体验到自己的决定或选择的后果。为了确保这种设限模型也能在家里和学校延续，临床工作者特意为苏西的妈妈、外祖母以及她的新老师安排了一次心理教育见面会。把家庭和学校联合在一起，形成统一战线帮助苏西，这样社会支持网络也不断扩大。在向成人介绍设限模型时，临床工作者可以使用演示、角色扮演和发放书面材料等方式。在促进自我调节方面，可以提供给儿童的另一项技能是"选择即结果"。举例来讲，临床工作者可以说："苏西，如果你选择在外祖母从商店购物回来前的10分钟内把玩具收拾好，你就可以在饭后玩20分钟的电子游

戏；可是如果你选择在外祖母回来前不收拾好玩具，你就不能在饭后玩电子游戏。"

成功应对

虽然临床工作者在最初为苏西选择了以儿童为中心的个体游戏治疗，但也安排了一些家庭治疗的时间，旨在向其家人传授一些技巧，并且期望他们后期能够尽快与其他家庭一同参加亲子游戏治疗。亲子治疗会指导父母在与儿童互动时怎样使用以儿童为中心的游戏治疗的技术和原理。也就是说，亲子治疗能够培训父母与自己的孩子在一起进行非指导性游戏，并为父母提供心理教育，这样他们就可以借助游戏的主题了解孩子的感受和动机。治疗开始时，游戏在训练有素的临床工作者的督导下进行，逐渐地临床工作者就会建议父母在家里使用这些学到的技能。Chawla 和 Solinas-Saunders（2011）认为，亲子治疗完全可以成功地用于军人家庭，从而加强父母与子女的情感纽带，减轻儿童的压力和其外显的问题行为。在苏西的案例中，临床工作者决定首先采取个体游戏治疗，也在家庭治疗时向她妈妈和外祖母传授了一些技巧；后来在来自军人家庭的父母人数正好组成一个治疗小组时，又让苏西的妈妈参加了亲子游戏治疗。其实，最理想的安排应当是等苏西的爸爸结束部署回来后和妻子一同参加，这样能够让他们夫妻同时与其他父母一起体验。亲子治疗还可以扩大社会支持网络，进一步加强他们与苏西的关系，并使他们有能力在情感上对苏西做出快速反应。

解决部署循环问题

考虑到家庭是部署循环的一部分，因此帮助家庭成员对爸爸回家和重新回归正常生活做好准备是非常有必要的。准备工作包括告知家人重新团聚可能会发生的变化，并且让他们讨论彼此怎样有效地沟通各自的期望。此时个体游戏治疗和家庭治疗都开始针对爸爸回家这一主题。随着有关爸爸即将回来的话题越来越突出，苏西在游戏时也让他更频繁地出现在其绘画和玩具屋里。她期待他的归来，认为这是一件令她开心的事，她还提到了爸爸回来后她希望家人在一起进行的活动。

应对不断变化的角色和责任

在家人即将重新团聚时，最重要的是让他们做好准备，即在爸爸回归家庭后，每个人的角色会发生怎样的变化。就如同当爸爸离家在外驻扎时家庭成员需要调整他们的角色和责任一样，他的归来同样意味着大家的角色和责任需要重新协商。因此在治疗进行到这一阶段时，设法让爸爸进入"游戏时间"至关重要，最好的做法是利用游戏中的关系力量让苏西与爸爸重新建立连接。

指导性治疗方法：基于群体或社区的干预

虽然以儿童为中心的关系式治疗的基本条件对许多儿童临床工作者的工作产生了影响，但仍有一些治疗师更倾向于采取指导性方法，还有一些治疗师则选择将指导性与非指导性方法结合起来使用（Drewes，2009；Gil，2003b）。不过，也有人发现，将基于证据的最佳干预措施与来访者呈现出的需求相配合，采用处方式方法获得的治疗效果最理想（Schaefer，2003）。显然，如果决定使用综合治疗方案，就需要采取一系列的干预措施，不仅包括儿童个体或群体治疗，还包括与其父母和学校的沟通和协商（O'Connor & Ammen，1997）。

认知行为治疗是一种常用的指导性游戏治疗方法，可以用于增强多群体的复原力。Paris、DeVoe、Ross 和 Acker（2010）认为，当儿童经历与分离相关的痛苦或焦虑时，认知行为治疗使用的策略，比如认知处理、重塑和放松，可以用在一个基于关系干预的框架内。许多游戏治疗师已将基于游戏的干预作为认知行为治疗的重要组成部分（Drewes，2009；Goodyear-Brown，2010；Knell，1993；Knell & Dasari，2009）。

将认知行为治疗与心理教育方法相结合，并且专为军人家庭中从幼儿园到小学六年级儿童设计的一个团体干预方案似乎具有很好的发展前景，它被称为"共享同一片天空（Same Sky Sharing）"。虽然该方案目前仍处在发展阶段，但它的目标和关注点与军人家庭的复原力路径模型非常契合。它是一个为期 8 周的基于游戏干预的团体治疗方案，专门针对经历父母被部署的儿童（Peabody & Johnson，2009）。它是为学校、军事援助团体和社区设计的，其重点是构建一个支持性的团体环境，促进情感的表达，传授应对技能，同时注意发现儿童及其家庭的优势以及家庭以外的其他潜在支持系统（Peabody & Johnson，2009）。基于游戏的活动包括确定当前的支持系统和发现未得到利用的资源，使用艺术作品来展示自己和家人的优势，以及关注部署给家庭带来改变的积极方面。所有活动要在团体中的儿童都能够放松地相处和彼此分享后有序地进行。下面的第二个虚构案例旨在演示军人家庭的复原力路径模型怎样运用于团体和社区的干预中。

案例 2

保罗是一名 9 岁男孩，他被转介来接受心理服务，是因为他在生活中面临着重大挑战（比如，退行行为、对母亲产生的不符合发展阶段的依恋关系、与同伴及他人交往时出现社交障碍）。他的继父最近接到部队的部署任务，因此他与母亲两人生活。他与父亲接触不多，而且见面时间也没有规律。保罗最初拒绝接受通过语言的交流治疗，但他没有拒绝参加艺术品制作活动，他创作的艺术品大多与战争、毁灭和恐惧这类主题有关。

干预的考量

临床工作者首先了解了保罗的背景，包括他的年龄和所处的发展阶段、共存的支持系统和其他的家庭压力源。通过对他母亲进行的评估和访谈，临床工作者发现，很显然，保罗和他妈妈没有得到什么社会支持。他们的大家庭居住得很遥远且分散，因此帮助他们解决日常需要的能力极其有限。在治疗开始时，保罗和他妈妈都没有参加任何课外活动，母子俩相依为命。保罗在学校经常与同学发生冲突，没有朋友，感觉很不开心。他时常情绪化地大发脾气，导致没有人愿意和他一起玩。而且由于他无法控制自己的情绪和行为，他的学习也遇到了困难。总之，他的情绪失调正在使他的社交和学习都深受影响。

伸出援手

考虑到保罗的社交困难和缺乏人际联系，临床工作者为其在学校和社区寻求干预。临床工作者还与保罗学校的辅导员合作，为他和其他经历父母被部署的儿童采用了"共享同一片天空"的治疗方案。与此同时，临床工作者根据保罗妈妈的个人兴趣，竭力为她寻找合适的女性团体、宗教组织或与学校有关的家长群体。当临床工作者打听到社区有一个专为军人家庭服务的团体，立即将它推荐给了保罗和妈妈。

创造意义和调节情绪

在这个案例中，临床工作者将军人家庭的复原力路径模型中的这两个方面放在一起处理，因为在选择游戏干预措施时，二者密切相关。儿童往往愿意借助艺术而非言语来更有力地表达其感受和情感（Gil, 2003a; Malchiodi, 2008），保罗也不例外。在参与"共享同一片天空"治疗时，最初他就是通过各种与艺术相关的游戏干预来表达自己的感受和想法。渐渐地在他对画画和分享感到放松后，他开始希望他人了解他的经历。当他讲述他创作的作品时，很显然，焦虑是他主要的情感状态，虽然他外显出来的是激烈的情绪爆发，但这其实是由于他无法调节自己的焦虑引起的。在团体中的辅导员的引导下，保罗开始表达自己对继父被部署的焦虑、部署使得他和妈妈的角色发生的变化、搬迁导致的不确定性以及他对缺乏亲密朋友的难过。在第 4 次团体治疗时，保罗问其他儿童，他们是否也有一个继父和一个父亲。

保罗：你们有两个爸爸吗？

马特：没有，你有吗？

保罗：我有一个从未见过面的爸爸，还有一个继父，可是现在他也走了……糟透了！

治疗师：不能随时见到你爱的人让你感到很难过。

保罗：我真的已经不记得我的爸爸的样子了……可是我的继父……我很想念他。

治疗师：你对他们有着不同的记忆。现在你很想念你的继父。

马特：你可以给你的继父打电话或者视频聊天，对吗？

保罗：可以……但是我想见到他……那样最好了。

治疗师：你希望最好他能与你和妈妈待在一起。咱们来列一个清单，看看有什么能够帮你应对对继父思念的感情——就像一个包括各种应对方法的菜单。

马特：保罗，我有一些对我有用的方法。

保罗：我能把它们画出来吗，像真正的餐厅菜单那样？

治疗师：当然可以，你很有艺术天赋！你们两个人的方法都可以画入菜单里。

这一交流提醒辅导员询问保罗的妈妈，因为在保罗与父亲的关系上保罗的说法和她之前的介绍不一致。他妈妈承认这一矛盾确实存在，并且很难统一，因为保罗不愿意提及他的亲生父亲。他妈妈还承认，她自己也极力避免与保罗谈论这一话题，而是更愿意确保保罗能与他的继父始终保持顺畅的交流。

保罗的艺术创作仍是他在团队中最喜欢使用的表达媒介，它也成为使充满挑战的对话得以进行的主要工具。艺术作品能让他有机会用一种对他来说安全的语言表达他需要面对的变化和他目前的生活处境。在得到他的允许后，在后来的家庭治疗中，他与妈妈分享了一些他的艺术作品。在治疗师的指导下，保罗在结构化的小组活动中创作的艺术作品成了他向妈妈传递他的感受，以及他怎样看待他们当下所处的部署环境的桥梁和催化剂。

成功应对

在团队和社区的帮助下，保罗学到了一些新的应对技能。他尤其喜欢与深呼吸有关的吹泡泡活动。这一活动不仅有趣和带有竞争性，而且他可以借此来改变自己的呼吸模式，进而能够控制应对时的生理反应。当团队中的辅导员告诉大家，对于因焦虑引发的躁动情绪，将注意力放在呼吸上可以让人平静下来时，保罗主动说他会将这一技巧作为家庭作业教给他妈妈。

随着保罗的社会和同伴支持网络的扩大，他对社区组织的棒球队表现出兴趣，因为社区支持小组中的一个男孩正在这个队里。每次比赛前作为心理准备的一部分，教练都会要求队员做深呼吸和心理可视化练习，这与他们在团队学习的技巧类似。当保罗告诉教练他已经知道应当怎么做时，教练建议他担任赛前心理热身的队长。起初保罗有些犹豫，但在教练的鼓励下，很快他就同意接受这一任务，并且在同伴面前感到了自身拥有的力量。

与此同时，临床工作者也继续与保罗的妈妈探讨和解决有关养育孩子的问题，帮助她更清楚地意识到自己有模糊母亲和朋友角色的倾向。妈妈开始觉察到她对于伙伴、友谊、角色和责任的理解，向保罗传递了一些令其困惑的信息。为了配合保罗的游戏治疗方案，临床工作者引导保罗妈妈围绕育儿的主题、问题和实践进行探索，包括使用应对技巧来减少日常焦虑，并使之成为自然而然的做法；良好的设限实践；为保罗安排与同伴玩耍的时间；以及保证保罗能经常与继父视频聊天。临床工作者还指导妈妈怎样与保罗沟通他与父亲的关系。

解决部署循环问题

保罗和妈妈刚刚步入部署循环的部署阶段。在部署群体中，保罗可以与他的同伴直接讨论部署循环以及与之相伴的变化和感受。在一次治疗时，保罗用橡皮泥捏了3个小人模型，分别代表他的妈妈、父亲和继父。他分享说，他"现在是家里的男人了"，这句话经常被他的父母所强调。保罗还把写着快乐和担心的情感卡片放在小人模型旁边。在一次家庭治疗时，保罗和临床工作者让保罗妈妈看了这些小人模型和卡片。临床工作者帮助保罗和妈妈在角色变换期间能够确定和面对彼此应承担的适当责任。

应对不断变化的角色和责任

两个团体的经历帮助保罗和妈妈解决了部署过程中角色和责任的变化。社区团体帮助保罗妈妈理解了她作为"单亲妈妈"的新角色，并为其提供资源，满足她的实际需要，使她和保罗都能够适应所处的"新常态"。而对保罗来说，更多地参加与其年龄适当的活动、有固定的与同伴玩耍的时间，以及家里将重点聚焦在一个9岁男孩应当做的事情，而非成为"家中的男人"等举措都有助于减轻他的焦虑。通过参加适合其年龄的社会活动，保罗得到了越来越多同伴的肯定和认可。此外，在与丈夫通电话或视频聊天时，他妈妈也向他的继父建议，在和保罗交流时换一种语气，鼓励他以9岁孩子的身份在生活中成为妈妈的帮手。

上面这两个案例是在为军人家庭和儿童提

供治疗时，怎样应用军人家庭的复原力路径模型指导和选择游戏治疗或基于游戏的干预措施的示例。虽然这一模型本身不是一种干预方法，但它指出了对因军队部署而遇到问题的家庭采取干预时应涉及的重要方面。将该模型的 6 个维度作为一个框架，可以让临床工作者帮助家庭成功应对与部署相关的各种压力源，并在整个部署过程中保持复原力。这两个案例也反映出该模型的灵活性，因为它不仅适合不同年龄和发展水平的儿童，也可用于不同的干预设计或场景（比如，个体、团体、家庭和社区）。

结论

Drewes（2009）认为，"治疗时的游戏"和"游戏用作治疗"都具有治疗的潜能。无论是通过与军队相关的专为儿童设计的夏令营、结构化的家庭游戏治疗、将军人家庭的儿童和父母召集在一起的社区心理教育团体，还是通过传授非指导性的以儿童为中心的游戏治疗技能的亲子治疗，都有一些适用的治疗方法和干预措施。"治疗时的游戏"或者"游戏用作治疗"都为儿童提供了无威胁的体验，并且借助游戏这一媒介，临床工作者可以与儿童建立治疗关系。

这种不具威胁性的吸引力对军人家庭来说特别重要，因为他们目前尚处在接受咨询和心理健康服务这一军事文化转变的早期阶段。过去，寻求心理健康服务没有得到提倡，许多人认为接受治疗会对其未来职业发展产生负面影响（Hall，2008）。当前的军事文化正在发生鼓舞人心的改变，打消了人们对于寻求心理健康服务的顾虑或羞耻感。不过，这种文化上的彻底改变是需要时间的。值得庆幸的是，儿童具有极强的复原力，特别是如果他们身边的成年人能够为其提供可预知性以及安全和稳定的环境。军人家庭应当得到有效的策略和服务，比如游戏治疗，帮助他们在为国家效力的同时筑牢家庭关系，培养家人的复原力，并且确保家庭的幸福美满。

第27章

对自闭症儿童的游戏治疗

Kevin B. Hull

或许当炽热的阳光被影子的图案弱化时，生活中会有更多的理解和美丽。或许经历过一些风暴的关系更有深度。从未让人感受到失望、悲伤或激动的体验是平淡的，因为它缺乏挑战和色彩的变化。或许只有当我们的信心、信念和希望在我们眼前化为现实时，我们的内心才能真正拥有勇气、力量和安全感。我们所有的个性都源自我们的经历、关系、思想和情感的形成和发展，所以我们是构成生命的所有部分的总和。

——Virginia M.Axline（1964，p.215）

10 岁的男孩罗伯特在游戏治疗师艾伦的陪伴下走入游戏治疗室。罗伯特兴奋地说着他在生日时得到的一套乐高玩具，并且急不可待地向艾伦展示。艾伦告诉罗伯特，她愿意知道一切。罗伯特把他的新乐高玩具放在地板中央，艾伦和他坐在一起，看着罗伯特展示乐高玩具的所有部分和与玩具配套的模型。艾伦想试着问罗伯特一个有关玩具的问题，可是罗伯特一直在说话，而且没有任何停顿，以致艾伦无法说出一个完整的句子。罗伯特没有看过艾伦一眼，他全神贯注于展示自己的乐高玩具，甚至连艾伦打喷嚏，他也没有觉察到。

艾伦在地板上向罗伯特靠近，面对着他。不过她并没有打断他，而是耐心地等他注意到自己。过了一会儿，罗伯特终于抬头看了艾伦一眼。他停止说话，开始调整一些玩具的摆放。艾伦告诉罗伯特，她非常喜欢他的玩具，也很高兴他能把它带来。她还对罗伯特说，他们当天会继续玩乐高玩具，而他的这套新玩具也将成为游戏的一部分。接着艾伦就和罗伯特一起玩乐高玩具，艾伦还用乐高配套的模型帮助罗伯特描述学校存在的欺凌现象。罗伯特的一些同学总是设法取笑他，比如把他的铅笔拿走藏起来，这让他感到很恼火。艾伦使用模型帮助罗伯特从另一个角度看待这件事，并且向他传授了一些如何应对欺凌的技能。

罗伯特被诊断患有自闭症谱系障碍，这种疾病以前被称为阿斯伯格综合征。虽然罗伯特能用语言正常交流，而且他的智力水平也处在中等至中等偏上的范围，可是他很难与同龄人建立和保持关系，他唯一的兴趣就是乐高玩具。罗伯特的父母在他的儿科医生和老师的催促下带他来接受游戏治疗，因为医生和老师都非常担心他在学校和家里表现出的交流障碍。罗伯特希望渴望结交到朋友，可是他一遇到不顺心的事情就会情绪"崩溃"。他的父母实在弄不明白像他这么聪明的孩子为什么会出现交流障碍。艾伦帮助罗伯特的父母认识到，虽然罗伯特很聪明，但他和许多被诊断患有自闭症的人一样，很难理解社交暗示，同时又很容易情绪失控，而且不会从他人的角度看待问题。

艾伦与罗伯特的父母分享的最具价值的信息是，当发现威胁时，他的大脑是如何进入失调状态的。对罗伯特而言，这些威胁或者"导火索"可能是一间拥挤的房间、爸爸开车时没有按他熟悉的常规路线行驶或者嘈杂的声音。每个儿童对这些威胁的感觉和反应不尽相同。感知到的威胁会触发交感神经系统（引发"战斗或逃跑"的反应），导致儿童情绪失控，出现乱发脾气这类行为。艾伦帮助罗伯特的父母明白，罗伯特表现出的刻板、重复的行为是其试图自我安慰的一种方式，它们能令其感到安全。艾伦还向他们解释说，游戏治疗会给罗伯特一个温暖、安全和接纳的空间，这对他了解自我和成长都是有帮助的。

一段时间后，游戏治疗确实对罗伯特产生了作用。艾伦把罗伯特对乐高的酷爱结合到游戏治疗中，教他怎样处理负面情绪，并帮助他学会从不同的角度看待他人和事情，这对罗伯特更好地适应社交场合非常有用。利用乐高玩具中的模型，罗伯特学会了从不同视角看待具有挑战性的社交场合，这让他可以做出更好的行为选择。而且他也变得更自信了，开始尝试新事物，情绪崩溃的次数和强度都有所下降。

从这个案例中可以简要了解自闭症儿童的状况，以及游戏治疗能够给予他们的帮助。虽然罗伯特的行为在所有被诊断为自闭症的人群中具有普遍性，但必须记住的是，自闭症谱系中的每个儿童都有其独特性，有只属于他需要面对的挑战。当然，除了这些挑战，他们也有自身的许多优势和才华。被诊断为自闭症的儿童常常具有非凡的天赋，他们的思维和行为也具有多面性。游戏治疗提供了丰富且独特的方法，是与这些儿童建立联系并帮助他们学习和成长的理想方法。本章概述了对儿童自闭症患者进行游戏治疗所进行的研究，并介绍了在对其进行游戏治疗时可采用的技术，包括与这类儿童构建关系，为接下来的治疗奠定基础；引导儿童走上反思、探索和更深层次理解自我的道路。

临床考量

游戏治疗对自闭症儿童有效果吗

游戏治疗是治疗儿童和青少年的一种非常有效的方法（Bratton, Ray, Rhine, & Jones, 2005; Leblanc & Ritchie, 2001）。近年来，越来越多的研究表明，它对被确诊为自闭症的儿童也是有效的。现在，各种类型的游戏治疗已经被用于自闭症儿童，旨在增强社交技能（LeGoff & Sherman, 2006; Tricomi & Gallo-Lepoz, 2012）；提升情绪控制能力和减少负面情绪（Cashin, 2008; Greig & MacKay, 2005; Hull, 2009; Kenny & Winick, 2000）；改善语言表达能力和整体的适应性（Lu, Peterson, LaCroix, & Rousseau, 2009; Solomon, Ono, Timmer, & Goodlin-Jones, 2008）；缓解领养过程引发的不适（Rubin, 2007）；加强关系连接（Ray, Sullivan, & Carlson, 2012; Solomon et al., 2008）；增强应对父母离婚、哀伤和丧失的技能（Hull, 2011）；帮助改善家庭关系（Hull, 2011）；构建个性化和自我疗愈的过程（Green, 2012）；教给儿童象征性游戏，并将其普及到儿童的日常生活中，从而提升他们的应对和适应能力（Barton & Wolery, 2008; Herrera et al., 2008）。游戏治疗作为一种团体治疗方法也很有效，可以帮助患有自闭症的儿童和青少年处理通常会给他们带来巨大挑战的情绪和社交问题（Hull, 2013）。

近年来，研究人员撰写了许多关于如果使用游戏治疗的方法帮助儿童和青少年自闭症患者的文章（Bromfield, 2010; Gallo-Lepoz & Rubin, 2012; Hull, 2011）。这些文章，以及你们正在阅读的这篇，都是为了应对越来越多的儿童和青少年被诊断为自闭症这一现实。令读者感到振奋的是，随着对自闭症在医学和心理学领域认识的提高，以及确诊人数的增加，游戏治疗领域做出了具有创新和创造性的贡献，其提供的方法如同自闭症谱系中的儿童和青少年的个性一样各具特色。而且，随着对自闭症了解的增多，游戏治疗领域将进一步满足自闭症儿童和青少年的心理和情感需求，现在的从业人员和未来的游戏治疗师也必须做好为这一特殊且非凡的人群服务的准备。

游戏治疗师与自闭症患者：神奇之旅所需的重要特质

与儿童和青少年缔结牢固的关系是游戏治疗的一个基本要素（Crenshaw & Mordock, 2005; Saunders, 2001），只有在此基础上，我们才能获得他们的信任并让他们感到安全，进而帮助他们探索和成长（Crenshaw & Mordock, 2005）。但是，与自闭症儿童建立治疗关系可能是一项艰巨的任务。比如，有的自闭症儿童可能会一句话也不肯说，而有的自闭症儿童会像罗伯特那样一直说个不停。有的自闭症儿童可能会对游戏室里诸多的玩具不知所措，引发了不安情绪，最终导致其一动不动地坐在沙发上；而另一些自闭症儿童却会受满屋子玩具的刺激，不停地换来换去，并且对这个新地方的一切都充满好奇，一刻不停地到处乱闯。负责治疗自闭症儿童的游戏治疗师永远无法预测儿童进入游戏室后的反应，也无法预测哪种类型的游戏对其最有帮助。不过，如果治疗师能够保持开放的态度，愿意抛开事先的构想或安排，他就能够为儿童提供一个神奇又意义深刻的空间。很明显，自闭症儿童既有特别需要，也有特殊才能，因此，这就要求为其治疗的游戏治疗师必须具备许多特质，不过，这里我想重点讨论其中 3 个最重要的特质。

我将第一个特质简单地称之为"只是陪伴"。只是陪伴意味着治疗师放弃安排，对儿童不做反应，也不控制，更不寻求改变或纠正。"只是陪伴"还意味着治疗师要对儿童充满好奇和惊叹，耐心等待，不疾不徐，只要创造一个接纳、温暖的空间供他们自行探索就可以了。对于自闭症儿童来说，见到陌生人和遇到新的体验都会引发焦虑情绪，但是，治疗师无条件接纳的态度和创造安全空间的能力可以降低儿童的焦虑，并使其逐渐适应游戏室里的情感氛围（Badenoch & Bogdan，2012）。

第二个重要特质是适应沉默。与自闭症儿童打交道的游戏治疗师要有思想准备，至少在治疗的早期，儿童很可能不愿意用语言交流。在建立信任的初始阶段，在儿童熟悉治疗师和游戏室时，让他自由探索和了解这一空间是构建治疗关系的核心。让这些不愿说话的儿童充分体验游戏治疗的美妙和自由，就为其提供了一条建立连接和走向治愈的道路。

第三，也是最后一点，治疗师一定要将自己的想象力带入这一过程。与自闭症儿童在一起时，生动、丰富的想象力必不可少。儿童的想法是无尽的，在游戏过程中联想到的壮观世界和可怕的恐惧也是无边的。当然，在治疗自闭症时，解释和干预是需要的，这些我们会在后面的章节探讨。但是，治疗师先要克制根据自己对世界的理解向儿童做出解释的冲动，而应当发挥想象力去解读儿童创造的世界。因为只有进入儿童的世界，治疗师才能真正看清他，才能发现他所经历的真相。Siegel（2010）非常认可这一说法，他提醒治疗师，以治疗关系的形式观察来访者的方式能够在神经层面与其建立"真实"的连接。

游戏治疗与自闭症：潜在的挑战

自闭症的特点会给游戏治疗带来潜在的挑战。一个可能的挑战出现在建立治疗关系方面。由于自闭症儿童普遍存在共同注意缺陷、"心智失明"，也被称为心智理论（theory of mind，ToM）障碍，以及述情障碍，因此他们通常很难与他人建立关系。共同注意是指一个人与他人共同对某一感兴趣的东西加以注意的行为，包括指点、凝视、跟踪和发出信号（Baron-Cohen，2008）。心智失明这一术语则用来解释被诊断为自闭症的患者无法预测和理解他人行为的症状（Baron-Cohen，1995；Hull，2011）。对此的另一种说法是，自闭症患者很难从他人的角度理解事情。述情障碍指的是识别和理解他人和自己的情绪有困难，以及用词语识别和描述情绪有困难（Fitzgerald & Bellgrove，2006）。大量的自闭症患者表现出述情障碍，这使得他们在建立和维系关系时遇到很大问题。包括努力与儿童建立联系的游戏治疗师在内的其他人可能会将他们的行为解释为缺乏感觉或缺乏共情能力。然而，事实上，尽管许多自闭症患者存在述情障碍，但应当记住的是，这并不意味着他们不具备共情能力（Bird et al.，2010）。与自闭症儿童打交道的游戏治疗师必须清楚地意识到，共同注意缺陷、心智失明和述情障碍对其建立和保持关系能力造成的影响，同时一定要非常耐心地设法与其构筑治疗同盟关系。

　　另一个潜在的挑战是自闭症儿童有限的兴趣和独特的性格。治疗神经发育正常的儿童的游戏治疗师往往习惯于儿童对玩具表现出极大的兴趣，并且很容易投入游戏中。与之形成对比的是，自闭症儿童通常只会喜欢某一类玩具或游戏，而且除此以外，坚决拒绝参加其他的活动。许多人以为自闭症儿童不愿意参与"假装游戏"，因此游戏治疗对他们来说不是一个可行的选项，但很遗憾，这样的想法是错误的。记住一点非常重要，自闭症儿童的游戏虽然看似有些"奇怪"（Rubin，2012，p.31），但它仍是游戏。游戏治疗师必须灵活调整自己的期望，了解儿童的兴趣，并根据其兴趣设计适当的游戏。建议治疗师在与儿童见面前先见一下其父母或照料者，掌握儿童的兴趣。

　　虽然所有的儿童都各具特点，但自闭症儿童会对游戏室里常见的玩具或材料表现出与其他儿童完全不同的态度，比如别的儿童玩过的玩具或者沙箱。比如，自闭症儿童可能对沙箱非常厌恶，即使治疗师告诉他沙子是干净的，他也不愿意把手伸进去，害怕弄脏自己的手。有的自闭症儿童对细菌特别恐惧，因此对他人触碰过的玩具会产生抵触情绪。出现这种情形时，游戏治疗师必须明白，儿童的行为与安全感有关，他们试图控制周边的环境是为了自我安慰。此时，治疗师发出的无条件尊重的信息对于帮助自闭症儿童在游戏室里感到放松和安全至关重要。

什么类型的游戏疗法对自闭症儿童是有效的

　　对于哪种游戏治疗方法对自闭症儿童最为有效这一问题，很难回答。因为游戏疗法有多种形式，每种形式在使用时又存在多重变化。更令情况复杂的是，每个游戏治疗师通常需要根据他所服务的人群的具体需要对治疗方法进行一定的调整。而自闭症儿童的特殊性也导致其对治疗干预的要求更多，也更复杂。众所周知，没有两片雪花是一样的，自闭症儿童的独特性以及他们所遇到的各自不同的障碍构成了一张纵横交错的网络。在这张网络中，个体拥有的力量和才华与尚未得到开发的技能和在发展时遇到的挑战交织在一起。自闭症儿童普遍存在的问题是很难与他人建立和保持关系，并且在人际交往时不善于沟通，这就意味着他们需要一种既宽泛又精准的治疗方法，宽泛到能够千方百计与儿童建立信任和安全的关系纽带，精准则指的是能够解决儿童的个体问题。

　　非指导性游戏治疗，或者以儿童为中心的游戏治疗对自闭症儿童是有用的，特别是在他们刚进入游戏室时，可以帮助他们建立安全感和放松心情。Ray 及其同事（2012）认为，对自闭症儿童采用以儿童为中心的游戏治疗是有益的，因为它是基于关系的，所以能够成为建立关系和促进交流的治疗模式。以儿童为中心的游戏治疗的第二个益处是治疗师对儿童的充分接纳培养了儿童的安全感，而且这种安全感会持续增加，因为他感到自己被理解了，于是他"与外部世界互动的动机也增强了"（Ray et al.，2012，p.167）。以儿童为中心的游戏治疗的第三个益处是它的非言语方式，也就是说，儿童无须与治疗师进行语言交流。对自闭症儿童来说，这与他们遇到的大多数环境不同，这一点很受他们的欢迎。以儿童为中心的游戏治疗对自闭症儿童的最后一个益处是它侧重于培养儿童积极的自我意识，因为儿童的真实面目完全被接纳，而且他们也不会被"纠正"或改变（Ray et al.，2012，p.166）。

指导性游戏治疗也为治疗自闭症儿童的游戏治疗师提供了有价值的工具。指导性游戏治疗，也被称为"处方式"游戏治疗（Schaefer，2001），可用于解决与自闭症相关的特殊挑战，比如理解和克服负面情绪、减少盲目性、提升社交技能、减少负面行为和加强家庭关系（Hull，2011）。考虑到自闭症的复杂性以及自闭性儿童独特的个性，在游戏治疗时采用非指导性与指导性技术相结合的综合方法或许是治疗自闭症儿童的最佳做法。综合疗法，也被称为以来访者为中心的理论方法（Kenny-Noziska, Schaefer, & Homeyer，2012），是"根据来访者的个体需要量身定制的理论方法"（p.249），它允许游戏治疗师将两种方法结合起来，为自闭症儿童提供最佳的服务。在罗伯特和他的游戏治疗师艾伦的互动中可以看到这种量身定制的治疗方法，在本章结尾的案例分析中还会进一步展示。

自闭症儿童的游戏治疗技术

沙盘

沙盘是治疗自闭症儿童非常有效的游戏治疗工具（Green，2012；Hull，2011；Richardson，2012）。在治疗时加入沙盘有助于儿童发展自我意识（Green，2012）；增强沟通技巧和建立关系（Richardson，2012）；促进自发性和想象力的发挥（Lu et al.，2009）；提升其自我价值感（Hull，2011）；以及应对恼人的负面情绪（Hull，2011）。与沙子互动是一种非言语体验，儿童可以在此过程中构建自己的世界。这种在沙盘上自由创造和表达的自主性有助于儿童克服悲伤情绪，获得安全感和放松心情（Richardson，2012）。

沙盘游戏开始时只需做一个简单介绍。我从不知道一个儿童，无论是神经发育正常的还是被诊断为自闭症的，在第一次看到沙盘时会有怎样的反应。我在前面提到过，有些自闭症儿童觉得沙盘很"恶心"，所以他们不想"弄脏"自己的手；或者由于感觉问题，或者仅仅因为它对他们来说是一种"新的"东西，他们的恐惧阻碍他们参与体验。如果儿童拒绝沙盘，我建议用非指导性方式允许他自由做出选择。但是，由于沙盘游戏是一种强有力的工具，它能让儿童在安全的状态下将其内在冲突和困惑情绪安全地呈现出来，因此，治疗师应当在与儿童的治疗关系得到加强后再次向其推荐这一游戏。

沙盘的使用已经出现在许多不同的理论和方法中。自闭症儿童在使用沙盘时最重要的一点就是让他们在没有评判和指导的环境下自由创作，治疗师只要扮演观察者的角色就可以了。因为在此过程中，具有治疗价值的是儿童对沙盘的个人体验，而不是治疗师的解释（Green，2012）。但是治疗师要为儿童准备可供其在沙盘上选择使用的物品或模型，这样他才可以创造自己的"沙盘世界"。治疗师可以简单地提示孩子在沙盘上"随心所欲地创造一个世界"。我会特意为儿童提供与其兴趣有关的物品，方便他在玩沙盘游戏时使用，比如乐高积木或马模型。在儿童创作完成后，如果他愿意沟通，治疗师可以问他几个问题，比如某些物品代表了什么；小人模型之间会说什么。

有些儿童根本不使用物品，他们只在沙盘上雕刻或创作图案。我就遇到过这种儿童，他让我把沙子弄湿，这样他可以在沙子上雕刻。他先创作了一个岛，又制作了一个代表他自己的沙"球"，然后他继续制作了几个代表家庭成员的"球"，但是他把那几个球放在远离岛的地方。这个简单的图案反映出他在被诊断为自闭症后产生了怎样"不一样的"感觉，而且被他神经发育正常的父母和兄弟姐妹另眼看待。它具有很强的表现力，充分体现了他对自己家庭的感受和想法。他的这个简单的雕塑为帮助他发展更积极的自我意识铺平了道路，而他的自我价值感的提升则体现在他与家人和学校同伴的互动和交往上。

木偶和填充动物玩具

儿童通常都很喜欢动物玩具，对它们爱不释手。也有许多儿童在游戏治疗时会选择木偶。对自闭症儿童来讲，木偶确实是一种十分有用的工具，它尤其能够帮助他们表达内心的恐惧和提升他们的换位思考能力（Bromfield，1989；Hull，2011）。填充动物玩具可以被儿童用于描述他们的家庭成员或者学校的同学。我就曾用填充玩具和木偶帮助自闭症儿童呈现欺凌的场

景和讲述发生的事件。比如，可以建议儿童选一个填充动物玩具代表欺凌者，再选一个代表自己。如果儿童看上去不知所措，可以这样提示他："让我看看当那个欺负你的人走近你的时候发生了什么？"或者"在他辱骂你之后你说了什么？"这种方法能够帮助儿童处理内在情绪，比如在某个场合的恐惧或者对于死亡和丧失的悲伤。木偶和填充动物玩具还是向年幼的儿童介绍换位思考技能的最佳工具，即让他们想象别人可能会有怎样的想法或感受。

表达性艺术治疗

表达性艺术治疗能有效地帮助自闭症儿童在认知、社交、情感和行为方面的发展（Gilroy，2006），因为它们为这类儿童提供了一个整合信息的媒介。Goucher（2012）对此给出了精彩的解释："采用表达性艺术治疗这一媒介能够提高整合和创造性地表达体验的能力，并让自闭症患者有机会开始更充分地展现实际的自我。"（p.301）自闭症患者中普遍存在的一个现象是，他们在视觉领域具备很强的优势，但却难以用语言将大脑看到的东西表达出来。表达性艺术治疗可以将他们这方面的优势发挥出来，而且，与此同时，当他们把内在的印象呈现和表达出来时，他们也创造了新的神经通路（Goucher，2012）。表达性艺术治疗可以是非指导性的，只需为儿童提供用于表现的空间和材料就行了；也可以是指导性的，即由治疗师提示儿童雕刻或者画出一个物体或场景。根据自闭症儿童的能力和兴趣，将两者结合起来使用对其最有益。一些自闭症儿童不喜欢艺术，因此这种表现形式或许会让他们感到很犹豫。他

们可能会很焦虑地坐在一张白纸面前，旁边摆放着记号笔、蜡笔和铅笔。遇到这种情况时，治疗师可以提示儿童画点什么（"画一个人，任何一个你想画的"）；或者与他一起参与活动。我有时会先自己画，这样当他看我画画的时候，他脑海中就会浮现出一些形象，随后他很可能跟着动起来。这一做法还有助于他谈论他所画的内容，锻炼他的语言表达能力。我曾通过采用这一方法帮助一个小男孩克服了对怪物和面具的恐惧（Hull，2011）。他在刚开始时表现得很犹豫，但后来在看我画了一会儿后，就开始画他心目中的怪物。我们将怪物的头发画得很难看，还给它们涂上了颜色怪异的口红。有的怪物穿着衣服，头上顶着行李箱。这个活动帮助他形成了怪物不是真实的这一认知——你可以在头脑中想象它并把它画出来，但它并不存在。这个例子说明在帮助儿童克服恐惧时，表达性艺术治疗对其树立信心、得到成长能够发挥很好的作用，而单凭语言是无法做到的。

乐高积木、林肯积木、拆装玩具和其他建筑材料

搭建类玩具，比如乐高积木、林肯积木和拆装玩具，被发现在游戏治疗中有助于提升儿童的自我价值感和克服恐惧心理（Hull，2011）；增强社交能力和解决问题的能力（LeGoff & Sherman，2006；Owens，Granader，Humphrey，& Baron-Cohen，2008）；并为其在游戏过程中提供结构感和安全感（Norton & Norton，1997）。像乐高积木这样的搭建类玩具尤其能够吸引自闭症儿童的兴趣，因为"自闭症患者特别在意秩序"（Owens et al.，2008，

p.1945）。而林肯积木和拆装玩具则可以在儿童开始成长的过程中帮助其获得自信心和自由探索的勇气，因为搭建完成的作品是其想象力的体现，并且通过自己的双手让它成为现实。儿童常常会在游戏时将其他玩具与建筑材料搭配在一起玩，比如，用林肯积木作为玩具汽车的停车场；或者将拆装玩具拼成一个机器人，用来保卫乐高积木搭建起的城市。我还用建筑玩具帮助自闭症儿童学习控制冲动和培养耐心，因为搭积木时一次只能摆放一块。

乐高积木是一种独具特色的建筑玩具，它包括模型和乐高小人，它们不仅有性别之分，还穿着各种各样的制服。由于它们大多是人的模型，因此可以用来呈现社交情境，演示家中发生的事情，并反映自闭症儿童对他人的看法。在游戏过程中，治疗师可以问他们一些简单的问题，比如，"当卢克得知达斯·维德是他父亲时，你认为他会怎么想？"或者，"当他的同学都不理他时，你觉得他会有怎样的感受？"我发现使用这些小人模型可以帮助自闭症儿童表达对家庭成员和学校同学的想法和感受——这是他们平时很难做到的。乐高积木可以用来搭建儿童熟悉的地方，比如他们的家或学校，这也为他们分享对这些地方的看法或情感提供了机会。

乐高积木和拼图有数以千计的形状、大小和颜色，它们可以让儿童随意地搭建或拼贴各种类型的建筑、交通工具、宇宙飞船或设备。这样的自由度有助于为儿童提供一种结构感和安全感，而当他们看到自己创作完成的作品时，自我价值感也会油然而生。乐高和其他建筑玩具在团体治疗时对提高儿童的社交能力也很有

帮助（Hull，2011；LeGoff & Sherman，2006）。

超级英雄

超级英雄是游戏治疗的有力工具（Rubin，2007），而且它对自闭症儿童尤其有帮助（Scanlon，2007）。各个年龄段的人都会有心目中的超级英雄，自闭症儿童也有他们特别喜欢或认同的超级英雄。由于自闭症儿童倾向于独自玩耍或者各玩各的，而且他们很爱玩"回声游戏"，即"模仿"自己看过的动画片或电影里的角色（Scanlon，2007，p.177），因此对他们使用超级英雄有非常重大和有益的作用。

首先，超级英雄是力量的象征，更重要的是，超级英雄会利用自己的力量克服阻力和困难，并且努力战胜邪恶和帮助他人。大多数超级英雄都有过被抛弃、奋斗和克服恐惧、愤怒等负面情绪的经历。许多被诊断为自闭症的儿童普遍存在自我价值感低下、时常感到软弱和被排斥的现象，因此他们非常佩服超级英雄表现出的勇敢、忠诚和相信自己的品格。当一个名叫哈利·波特（Harry Potter）的小男孩突然登上世界舞台时，恐怕没有人比我更兴高采烈了。几乎所有的儿童都人手一本，他们从这个人物身上获得了力量和安慰，并且觉得自己和他很像（"他像我一样戴眼镜！"）。当我通过这些精彩的故事和人物帮助儿童培养内在力量和价值感时，哈利和他的朋友们，还有敌人，都在我的办公室里鲜活地重现了。

其次，超级英雄的故事里蕴含了丰富的隐喻。故事中的"敌人"可以用来隐喻欺凌者、困难、挑战和负面情绪。超级英雄的性格特征、各种能力和他们配备的各种装置（比如蝙蝠侠的"功能腰带"）作为一种象征不仅得到了儿童的认可，而且融入其思维方式。蝙蝠侠的"功能腰带"对于喜欢蝙蝠侠又正在经历欺凌的自闭症儿童来说就非常有帮助。治疗师可以先与儿童一同了解蝙蝠侠腰带的魔力，然后再找出儿童身上可用的"工具"：待在安全的地方、一动不动地站在那里（就像蝙蝠侠那样！）、使用强大的语言能力回击对方以及将整个事件告诉成人等，这些都是其内在"功能腰带"的一部分，他可以随时使用它们。这一扩展的隐喻不仅能够为儿童提供一种安全感，而且增强了他的信心，不只是应对校园环境，也包括改善自己的社交互动状况。超级英雄还为儿童应对生活中出现的难以面对的变故提供了很好的途径，比如父母离婚和自己被寄养（Rubin，2007），也提升了他们的情绪"识别能力"，即"迅速、准确地觉察和表达自己不同情绪的能力"（Sayers，2007，p.91）

视频和电子游戏

视频和电子游戏已经发展为游戏治疗工具（Hull，2009），而且它们重点被用于自闭症儿童，帮助他们克服恐惧、提升自我价值感以及成功应对校园欺凌和在社会上遭遇的排斥（Hull，2011）。许多自闭症儿童天生就对视频和电子游戏感兴趣，它们甚至是他们的唯一感兴趣的东西。Attwood（1998）指出，将儿童的特殊兴趣融入治疗过程通常可以调动儿童参与治疗的积极性，而这对于自闭症儿童来说极其重要，因为他们往往会对游戏室这样的新环境存有戒备心理。

在游戏治疗时采用视频和电子游戏的第一

个益处是它们有助于在治疗师与来访者之间建立安全感和信任感，从而形成良性的治疗关系。第二，视频和电子游戏可以作为评估工具来了解儿童如何应对失败、面对挫折和解决问题（如果有）。比如，如果一个儿童能在游戏失败后继续尝试，并从失败中总结经验，就说明他有很强的解决问题的能力——这些是治疗师可以在后期治疗过程中使用的宝贵信息。第三，视频和电子游戏在这些领域是很有价值的教学工具：增强对挫折的容忍度和控制冲动、处理恐惧和愤怒等负面情绪、学会做出正确的选择以及敢于向他人求助。第四，视频和电子游戏能够帮助儿童直面和应对欺凌、父母离婚和压力巨大的生活变故所带来的挑战。我经常使用"超级马里奥（Super Mario Bros）"，这个游戏里有各种类型的坏蛋和障碍，治疗时遭到欺凌的儿童会在安全的场所观看它，并且从中学习一些应对挑战的技巧。

视频和电子游戏可以用于个体治疗，也可以用于团体治疗，是向儿童传授社交技能的有效方法，比如，轮流、回应共同注意暗示和在完成一项任务时鼓励参与的同伴。通过观看和共同参与游戏，视频和电子游戏为父母加深对自闭症儿童的理解创造了机会，从而增强了他们之间的关系纽带（Hull，2012）。电子游戏也有助于自闭症儿童应对冒险和尝试新事物的挑战。我们在前面探讨过自闭症儿童的性格特点，它们会导致这些儿童对尝试新事物、打破常规或者前往陌生的地方产生强烈的抵触情绪。在这种情况下，观看一个新视频或者玩一个自己不熟悉的电子游戏，可以成为儿童在现实生活中尝新并获得成长的隐喻。不过，这方面有一

个必须引起重视的考量，那就是视频和电子游戏有可能是孤立的活动，特别是对于自闭症儿童。如果确实存在这一问题，那解决之道就是最好选择互动游戏，即电子游戏需要两个人的共同参与，这样治疗师就可以和儿童一起玩了。

戏剧游戏、舞蹈和动作

戏剧游戏可以让自闭症儿童充分探索和表达情绪，同时在与同伴互动或者模仿他们的动作时学着理解他人。采用这一方法时，应当根据儿童的实际能力水平在内容上进行调整。它有助于儿童在遇到新的或困难的情况时增加灵活性和即兴发挥的能力（Tricomi & Gallo-Lepoz，2012）。在学校环境中表演可以采用团体形式，并且使用许多基于戏剧的技巧，比如，"戏剧表演、即兴表演、角色扮演、戏剧游戏、木偶和面具作品、服装和道具的使用、脚本阅读、剧本写作、动作、音乐、视觉艺术和表演"（p.278）。团体里的成员每周聚在一起排练一次，学年结束时举办一次公开演出，看到观众对他们表演的认可，这让他们的自我价值感得到很大提升。

舞蹈和动作疗法不仅有悠久的历史，而且已经被发现是一种有助于自闭症儿童调节神经系统的方法，因为他们的神经系统通常总是处于过度或未充分激活的状态（Devereaux，2012）。舞蹈和动作疗法的治疗师要注意观察儿童的动作，他们的动作一般都是刻板、重复和有限的。通过舞蹈将这些动作整合成更大规模的动作模式"为儿童提供了更广泛的可以用于交流和应对环境的反应选项"（Devereaux，2012，p.341）。渐渐地，随着儿童信心的增强，

他们就会离开自己以前封闭的世界，进入新环境，并且对自己和他人有更多的认识。

家庭游戏治疗

亲子治疗（filial therapy，FT）是"一种理论上的综合性心理教育治疗模式，在治疗过程中，父母是为了孩子需要做出改变的主要目标"（VanFleet，2012，p.193）。亲子治疗用非指导性的游戏治疗技巧对父母进行引导，从而达到增进家庭关系和更加理解孩子需求的目的。亲子治疗对自闭症儿童的家庭尤其有效，因为它能够打破沟通障碍，在父母与孩子之间建立更良性的关系，并且也能让自闭症儿童与他的兄弟姐妹亲密无间地相处（VanFleet，2012）。

用于自闭症儿童和青少年的游戏和语言项目是另一种游戏治疗方法，它将父母作为专业人员帮助他们的孩子登上发展的阶梯。父母需要接受游戏技巧的培训，这样他们才能更好地了解自己的孩子，然后帮助他们应对在发展过程中因自闭症带来的挑战（Solomon，2012）。

地板时光是另一种将父母置于治疗角色的游戏方法，它是一个"跨学科框架，使游戏临床工作者、父母和教育工作者能够根据儿童及其家庭具体的发展状况，构建一个综合评估体系和干预方案来解决儿童存在的核心问题"（Hess，2012，p.231）。这一有效的方法利用游戏来建立父母和孩子之间的关系，增加父母对孩子需求的理解，并协助父母陪伴孩子成长至其发展的最高阶段（Greenspan & Wieder，1999；Hess，2012）。

---

* 日本任天堂公司发行的第一代家用游戏机。——译者注

临床案例

下面是一个自闭症儿童的综合案例，从中可以看出游戏治疗怎样帮助他应对挑战。乔纳森是一个 9 岁的男孩，他被转介来接受治疗是因为他已经快被负面情绪吞没了，其中主要是焦虑。与许多被诊断为自闭症的儿童一样，乔纳森的长处包括丰富的想象力、高智商和有爱心。他的情绪极其紧张，这导致他的情感和想法常常像过山车一样大起大落，其中对他影响最大的就是焦虑。当乔纳森被恐惧触发时，他会在精神上陷入恐惧状态，脑海中浮现出各种各样的恐惧场景，直到他把自己弄得身心疲惫。乔纳森的恐惧主要与"闯入他家偷东西的强盗"有关，而且他的恐惧通常会在晚上变得更加严重，他会不停地检查房间的门和窗户是否关严。近来，他妈妈发现他在公开场合也会担心强盗，特别是如果他看到警车停在杂货店的停车场或其他公共场所时。值得引起重视的是，他的这种恐惧与关乎生命的事情无关，他和所有他认识的人都不是盗窃的受害者。

乔纳森第一次进入游戏室时表现得很犹豫和谨慎，但当他看到各种各样的玩具，特别是红白机（Nintendo Entertainment System）*时，他很快就放松下来了。他对老的电子游戏非常熟悉，也是"超级马里奥"游戏中马里奥和路易吉的"超级粉丝"。乔纳森问我是否可以玩这些游戏，他在游戏过程中显得非常兴奋，并且告诉我这些年来马里奥和路易吉这两个人物的

演变历史。他对游戏中的坏蛋特别关注，比如古姆巴人、古帕人和食人鱼植物，他说他们都是坏人，因为他们试图阻止马里奥和路易吉营救公主。每一次当一群恶棍企图攻击马里奥和路易吉时，他都会娴熟巧妙地帮他们避开危险。化险为夷后他会松一口气，按下游戏上的暂停按钮，重新集中注意力后再继续。这一谨慎的做法对治疗师很有启发，因为他显示了乔纳森是如何应对他认为有威胁的情况的。

在接下来的几次治疗时，乔纳森扩大了对游戏室的探索范围。虽然他仍用了一些时间玩"超级马里奥"这个游戏，但不是全部的治疗时间。第二次治疗时，在他玩"超级马里奥"的过程中，他提起了"强盗"这一话题以及他对他们的恐惧。当时游戏中的角色必须在一个关卡的最后与头号敌人决斗，他很担心角色会因被头号敌人"打倒"而"失败"。游戏结束后，他告诉了我强盗所做的一切以及为什么他们令他感到恐惧。他说："这就是为什么在超级马里奥游戏中打败坏人让我感觉很好的原因。"我和他都认为设计一个"打败强盗"的电子游戏是个不错的主意。游戏中的角色可以是警察，与其他执法人员一起抓捕强盗并把他们关进监狱。我给了乔纳森一张纸，让他在上面画出游戏的草图，他写下了情节梗概以及游戏可能涉及的各种元素。

乔纳森很喜欢设计或发明东西，他来治疗时常常会带来一周里他想到的各种想法的草图或模型。他在玩游戏时的一个特别之处是，他喜欢从各种电子游戏、电视节目等中汲取元素，然后将它们组合起来，形成一个新游戏，这显然是他的发明。他还喜欢使用诸如乐高积木一类的物品将电子游戏和电视节目中的场景表演或呈现出来。有一次，他突然要我帮助他，因为他想搭建一个城市。于是我们使用乐高积木和其他木制积木在地板上建造。接着我们组装了各种车辆，包括一辆强盗在"逃跑"时用的车、警察的巡逻车、救护车和消防车。乔纳森挑选了一个我们称之为"神像"的小金人雕像，把它放在一个建筑的顶端，强盗想偷窃的就是它。场景搭建好后，乔纳森开始表演强盗窃走神像，随即警察成功将他们捕获的情景。

在4次治疗过程中乔纳森都重复表演了这个情景，并且坚持要我与他一起表演。有时我会被要求负责操作强盗开的车；有时我则是协助他抓强盗的"助手"。在此过程中，其他玩具或模型有时也会被用到，比如乐高玩具中的蝙蝠侠以及马里奥和路易吉兄弟。当我用意大利口音假扮马里奥和路易吉时，他特别高兴。我把他们扮演成两个曾经很害怕强盗的兄弟，但后来他们感受到了"正义"的力量，比如警察、关心他们并且充满警惕的市民，这使得强盗不仅不能得逞，而且无处可逃。在接下来的情节中，乔纳森很喜欢我用粗哑的嗓音假扮强盗说话。我是这样说的："我们没有可能与警察对抗"；"我们没有那些好人聪明"；"罪有应得——我们肯定会被抓住！"他笑着回应说："那些家伙太蠢了，他们每次都被抓住！"

在5—7次的治疗后，乔纳森对强盗的恐惧完全消失了。他的游戏内容也从谨慎和恐惧转向了自信和带有意图的。在提及强盗时，他不再闭上眼睛，表现出畏缩的样子，而是流露出幽默的神情。他还能够表达出自己的领悟，即明白执法人员和机构会保护像他这样的人，他在游戏治疗开始前完全无法做到这些。乔纳森的妈妈报告说，他在晚上不再检查家里的门窗了，天黑以后也仍很放松，精神和情绪上都没有任何不安的迹象了。她还分享了一件事。有一天，在教堂门前，一个女人的钱包被抢了，乔纳森镇定地看着警察前来调查。她说他对那个女人真的十分关心，但没有情绪失控。回到家后，他说他希望警察能尽快抓到罪犯，然后就开始自己玩了。他妈妈说，如果这件事发生在几个月前，他肯定会受创伤的。

结论

游戏治疗有多个维度和可供应用的方案，而且是治疗自闭症儿童的一个有效方法。这个颇具吸引力的治疗媒介，连同其许多独特的工具和技术，对于那些帮助儿童、父母、医疗专业人员和教育工作者应对自闭症这一儿童发展过程中遇到的"魔鬼"的临床工作者是非常有用的。游戏治疗不仅能够帮助这些儿童经历发展中的关键阶段，而且为他们提供了沟通和理解的工具，更重要的是，它为儿童的自我发展创造了富饶的土壤。

第 28 章

对注意缺陷 / 多动障碍儿童的游戏治疗

Heidi Gerard Kaduson

注意缺陷 / 多动障碍是儿童最常见的一种神经行为障碍。围绕这一障碍的争论以及我们对其的理解仍在不断发展。虽然注意缺陷 / 多动障碍最初表现为过度活跃和注意力不集中，后来又出现了明显的冲动性，但现在它被定义为执行功能（Barkley，2012）和动机（Sonuga-Barke，2005）方面存在的缺陷。儿童在活动程度、注意力和冲动性方面遇到的挑战被认为是其自我调节能力不足，导致出现了问题行为，并且在制定计划和成功实现目标时也暴露出明显的缺陷。

注意缺陷 / 多动障碍是儿童被发现的最常见的精神障碍之一，全球约有 3%—5% 的儿童受其影响（Frank-Briggs，2013）。美国疾病控制和预防中心（Centers for Disease Control and Prevention，2011）的一项调查报告指出，在美国约有 11% 的 4—17 岁儿童和青少年（640 万）被医学诊断为注意缺陷 / 多动障碍。这比 2003 年的 7.8% 有所增加，已经引起一些人对儿童被过度诊断和过度用药的担忧（Schwartz & Cohen，2013）。虽然目前精神兴奋剂仍是最主要的治疗方法，不过儿科医生和精神科医生对注意缺陷 / 多动障碍的用药已经从 2003 年的

15% 下降到 2010 年的 6%，社区对其的管理也从儿科医生转向了精神科医生。对游戏治疗师来说，在为儿童和家庭进行治疗时，与其他专业人员，比如精神病医生、内科医生、心理学家、教师和职业治疗师，进行接触和交流是非常重要的。

大多数对于治疗有效性的研究都考查了药物、行为疗法和认知行为治疗对注意缺陷 / 多动障碍所起到的作用，也有一些专业人士对游戏治疗是否能有效干预这一障碍提出了质疑。不过在过去 20 年里，游戏治疗儿童注意缺陷 / 多动障碍在临床和实证方面的疗效已经得到了公布，而且越来越多的人认为它是医治这类人群的有效工具（Barzegary & Zamini，2011；Bratton et al.，2013；Kaduson，1993；Ray，Schottelkorb，& Tsai，2007）。游戏的治疗力量，比如解决问题、自我调节、直接或间接教学（Schaefer，2014），体现在它能够帮助注意缺陷 / 多动障碍儿童通过游戏发现和沟通他们存在的问题，并积极充分地参与到治疗中。使用游戏治疗的一个重要方面是儿童必须积极参与，并在治疗时反复练习和发展所需的技能。游戏疗法治疗儿童注意缺陷 / 多动障碍的重点

是修复其技能缺陷，同时帮助其解决相关的心理问题，比如焦虑和低自尊。在游戏治疗过程中，治疗师帮助儿童在专注于游戏的同时，能够在不分心的情况下学习处理重大问题和掌握重要技能。成功干预的另一个重要方面是对父母进行培训和咨询，因为父母的协作可以使儿童得到更多直接治疗的机会。

美国精神病协会（American Psychiatric Association，2013）在其公布的《精神障碍诊断与统计手册》（第5版）中提供了一系列标准，专门用于诊断注意缺陷/多动障碍。注意力不集中或过度活跃和冲动的症状证据必须出现在12岁前，而且要出现在两个或两个以上的环境中（比如，家中、学校、娱乐场所），并对儿童功能的发挥和发展造成了干扰。注意力不集中的症状包括在执行任务或游戏活动时难以集中注意力、常常不能按时完成学校布置的作业、难以承担组织工作和很容易分心。过度活跃和冲动的症状则包括经常烦躁不安、不适当地乱跑、说话过多和不能排队依次办事。不过由于现在还没有检测和诊断注意缺陷/多动障碍的明确方法，而许多其他问题（比如焦虑、创伤、抑郁、一些形式的学习障碍）也有类似的症状，因此游戏治疗师应与其他专业人员和儿童的家庭密切合作，以确保诊断和治疗是适当的。

从上面的描述可以看出，注意缺陷/多动障碍的症状是多种多样的，而且一段时间后，这些症状可能发生变化，这就使得它成了一种最复杂的疾病。根据症状的性质，并且按照《精神障碍诊断与统计手册》（第5版）提供的标准，可以将注意缺陷/多动障碍分为3种类型：混合型、注意缺陷为主型和多动－冲动为主型。注意缺陷/多动障碍的症状会影响儿童在所处环境中与他人的互动，导致其无法按与年龄相适宜的方式满足情境需求（Imeraj et al.，2013）。有注意缺陷/多动障碍的儿童通常会在家里、学校和社区遇到困难，包括与同伴的互动、学习成绩和一般性适应。他们的行为常令父母和老师感到费解。他们无规律、不可预测的行为也会给自己造成额外的压力，并让他人产生误解，以为他们的问题只是源自欲望或动机，而不是由身体的障碍引起的。

注意缺陷/多动障碍的症状会给儿童在日常环境中的互动造成重大和普遍的损害。在平时生活中儿童在家庭、社交和学习方面的要求都是由其身边的成人决定、确立和检查的（Goldstein，2002），可是儿童每天会有6个小时待在学校，这期间成人是无法进行干预的，而老师有时并不知道儿童存在这种障碍。结果当问题发生时，大家关注的焦点往往是儿童表现出的"不良行为"，却不了解这其实是注意缺陷/多动障碍的症状表现。久而久之，患有注意缺陷/多动障碍的儿童开始觉察到自己与他人有些不一样，但不知道原因所在，也不知道应当怎样适应。此外，注意缺陷/多动障碍似乎对儿童逐渐形成的个性和认知能力产生了明显的负面影响，导致其在各个方面都出现了不恰当的反应（Barkley，2012）。可是儿童本人对这一障碍对其自身功能造成的影响却不知情，因此他们通常是在懵懵懂懂的状态下被父母带来接受治疗，而父母也只是被校方或其他家庭成员告知孩子的行为出了问题才来寻求帮助的。

虽然治疗有许多种不同的方式，但游戏治疗可以直接作用于儿童，帮助他们弥补技能缺陷，同时增强他们的自尊和自信。此外，游戏治疗能够充分发挥游戏的治疗力量，通过充满爱心和体贴的环境和关系治愈儿童的心理疾病。那些常年因技能缺陷经历负面反馈和负面强化，而且无法满足家人、朋友和老师的合理要求的儿童的身心显然已经受到了重创。游戏治疗师不仅要觉察到这一障碍在儿童身上反映的主要症状，还要意识到它们对儿童和家庭成员构成的同样不容忽视的次要影响（Barkley，2012；Kaduson，2000）。游戏治疗可以为儿童提供一个安全的场所，让他们完全依照自己的意愿行事，同时让他们自由地学习应对技能并体会到他们迫切需要的自信。

为了帮助儿童早日康复，父母一定要在理解和管理儿童的行为，以及成为他们的鼓励者方面接受培训。一个多重模式并行的治疗方案还应包括教育家长了解和掌握有关注意缺陷 / 多动障碍诊断和治疗的知识。父母培训可每周进行一次，并将其与药物治疗（如果需要）、课堂干预、教师咨询、社交技能培训和个体游戏治疗结合起来，帮助儿童了解这种障碍的特点，同时学习能够令其适应和接受的应对技能。一项关于注意缺陷 / 多动障碍儿童与普通儿童在执行任务时行为对比的研究发现，注意缺陷 / 多动障碍儿童只是在完成需要高度自我调节、信息处理和具有动机需求的任务时，才会表现出明显的注意力不集中，而在音乐和美术课上他们与正常儿童相差无几（Imeraj et al.，2013）。这种完成任务时遇到困难的现象也会影响儿童的游戏技能，削弱游戏在处理心理障碍时的治疗价值。

虽然父母在鼓励自己孩子方面需要得到指导，但必须指出的是，不是所有父母都能发挥好这一作用。因此游戏治疗师要试着帮助他们了解孩子的特殊需要，并让他们充分认识到自身为孩子全力投入的意义和价值。

临床应用

这些年来我一直在为注意缺陷 / 多动障碍儿童提供治疗，最大的收获就是看到他们能够开始应对这一障碍并走向康复，这让我感到自己的工作是有效的。由于这类儿童平时很少能从别人那里获得正面反馈，因此让他们在一个没有评判、只需自由地做自己的环境中开始治疗很重要。

针对注意缺陷 / 多动障碍儿童的游戏治疗需要将理论与技术相结合。在许多注意缺陷 / 多动障碍儿童身上，认知行为治疗和行为疗法已经被证明是成功的（Antshel，Faraone，& Gordon，2012；Curtis，Capman，Dempsey，& Mire，2013；Miranda，2000），并且借由它们设计出了一些应用方法。认知行为游戏治疗（Knell & Dasari，2009）重点聚焦儿童习得更多适应性应对技能的能力。游戏治疗让儿童可以通过行动学会应对，而不是依靠被动地告知或者阅读来了解和掌握期望的行为。约三分之一的注意缺陷 / 多动障碍儿童在社交和情感发展方面落后于同龄人（Barkley，2013）。在对内容进行适当的调整后，游戏治疗同样可以用于青少年，因为他们仍感觉通过游戏更容易表达和传递其想法和情感（Kaduson，2006）。

开始治疗时，游戏治疗师必须先与儿童的

父母单独进行一次全面的信息收集。这样能够确保治疗师了解可能影响治疗的文化差异、家庭动态、之前的治疗和生理因素（比如，父母是否也有注意缺陷/多动障碍；按照时间安排带孩子来接受治疗是否有困难等），它们对于接下来的治疗至关重要。《儿童和家庭访谈问卷》（Child and Family Interview Questionnaire; Kaduson，2006）可用于帮助治疗师收集所有必要的信息。

接下来是我的治疗方案中最重要的一个环节。我会告诉父母，儿童自己的意愿也是治疗的组成部分，因此如果儿童在了解情况后不愿意再来治疗，那么我建议他们寻找其他的治疗师。这个简单的信息可以让父母意识到，治疗师尊重他们寻求帮助的愿望，但他们也必须尊重孩子在这件事情上的态度。我认为我有义务让儿童在了解情况时产生继续接受治疗的愿望，但是注意缺陷/多动障碍儿童确实存在许多障碍，游戏治疗师必须让儿童感到游戏室绝对安全，这样他才可能在这里理解、学习、探索和治愈。当然，每位治疗师还要有自己独具特色并且能够吸引儿童的治疗方案。

在向父母了解情况后，接着就是与儿童进行信息收集。这时游戏治疗师一定要表现得与儿童的老师、父母或其他权威人物有所不同。游戏治疗师是帮助注意缺陷/多动障碍儿童使用游戏这一所有儿童的语言的指导者。如果没有游戏治疗师的帮助，这类儿童很难将注意力保持在游戏主题上。无法集中或转移注意力导致注意缺陷/多动障碍儿童很难独立解决问题或找到解决方法。此外，注意缺陷/多动障碍儿童平时经常会遭到来自成人过多的纪律约束

或批评，这导致他们认为自己的能力不足，即便在面对很小的挑战时也会轻易放弃。

在与儿童沟通并了解情况时不应让其感受到任何挑战，但应事先安排好结构，旨在评估其听觉处理功能、注意力持续时长、动作的灵活性以及焦虑和多动的程度。治疗师必须保持轻松友好的举止，让儿童感到十分放松。我通常会使用一张家庭的图画和 Milton Bradley 设计的猜谜游戏来评估儿童的能力。这个游戏可以非正式地评估儿童在听觉处理、注意时长和沟通方面的能力（我建议在玩这个游戏时治疗师自己不要赢，而且至少要玩 3 次，这样才能消除在游戏初期会有的紧张情绪）。在游戏结束时，游戏治疗师可以引入一个自我控制型游戏（比如，Mattel 设计的反弹游戏）。同样我建议治疗师在玩的时候不要赢，这样可以通过几次游戏看出儿童在游戏形式下的自我控制能力。而且它们都是一些节奏很快的游戏，儿童一般不会感到无聊或太具挑战性。每项活动都有助于评估儿童在游戏环境中表现出的计划能力和自我控制（执行功能）的水平。在游戏治疗师了解儿童的全部情况后，他通常能够知道儿童是否愿意继续接受治疗。大多数情况下，儿童都会同意治疗。

每周一次的治疗应当是结构化的，其中有 10 分钟是专门为儿童父母安排的培训，在此之前父母可以将相关信息或问题通过语音邮件或电子邮件发送给治疗师，这样这 10 分钟就可以集中用于解决问题。研究显示，让父母参与培训和治疗是治疗注意缺陷/多动障碍儿童的必要选择，特别是对学龄前儿童（Charach et al.，2013）。父母参与也是确保治疗内容能够在生

活中得以推广的最佳方法。每周治疗时与儿童有关的部分应当是结构化、指导性的，并且主要以儿童为中心。在结构化治疗过程中，儿童可以通过治疗师设计的策略释放愤怒情绪或用语言表达情感。在进行以儿童为中心的治疗时，儿童可以利用游戏室呈现其在情感生活中遇到的困难。游戏治疗师也可以借助游戏技巧向儿童传授自我控制和集中注意力的方法。

游戏治疗师应当对每次的游戏治疗做出结构化安排，但同时必须确保治疗过程以儿童为中心。无论治疗师采取的是指导性还是非指导性方法，目的都是延长儿童集中注意力的时间、提升自我控制能力和减少挫败感，它们也是游戏对于医治注意缺陷 / 多动障碍儿童的优势所在。此外，任何时候当儿童开始游戏时，游戏治疗师都必须做好准备，在儿童游戏遇到困难时及时提供帮助，使其能够继续下去。

策略与技术

在聚焦以儿童为中心的游戏治疗时，整合技术和策略的能力是许多游戏治疗师在与儿童建立关系后就具备的技能。虽然每次治疗的内容不应当照本宣科，但为了帮助注意缺陷 / 多动障碍儿童解决他们的困难，游戏治疗师必须准备好一些技巧，供其在治疗时随时使用，这些技巧要确保儿童在习得过程中感到有趣和愉快。

下面这些技巧可以用在注意缺陷 / 多动障碍儿童和游戏过程中，帮助他们解决在情绪方面遇到的困难。大多数注意缺陷 / 多动障碍儿童的主要问题是无法长时间集中注意力、冲动和过度活跃以及一些干扰他人或令他人生气的行为。每次治疗时可先在短时间里使用指导性游戏进行干预，然后根据需要或儿童的愿望过渡到非指导性方式。

敲钟（增加注意力时长）

所需材料：30 张扑克牌、染色纸、秒表、蜡笔

敲钟是一种简单的技巧，可以在治疗过程中增加儿童的注意力。游戏治疗师将这一活动作为游戏介绍给儿童，并且宣布在游戏结束时会有奖品。首先，游戏治疗师画一个简单的花朵或图案，留出很大的空间让儿童在限定时间内涂色。治疗师在第一轮比赛时先确定儿童的注意力时长的底线。治疗师在把带图案的涂色纸给儿童时，大多数儿童会立刻迫不及待地开始任务，因此，治疗师一定要提前将指令告诉他们："涂色的整个过程中你的眼睛必须看着你的作品，不可以看别的地方或者停下来。如果你完全按照要求做，时间到了的时候你将得到 10 张扑克牌。如果你一共能够拿到 25 张扑克牌，游戏结束时你可以获得一个奖品。"游戏开始前，儿童提出的任何问题都要回答（因为肯定有儿童不能全部理解游戏规则）。要记住，注意缺陷 / 多动障碍儿童在执行规则控制的行为时会有困难，因此如果他们理解有误，什么也不要说，笑一笑，然后将规则再说一遍。第一轮时间定为 30 秒左右，第二轮时间也可以是同样的。最重要的是帮助儿童全神贯注于游戏，因此如果他们能做到注意力集中，应对他们进行口头表扬。如果儿童的眼睛向别处张望了一

次，治疗师就要拿走他的一张扑克牌。

游戏进行到第三轮时，儿童可能会失去几张扑克牌。其实真正的成功在于儿童是否理解了要完成的任务、能够表现出愿意按照期望做，并在取得成功时流露出快乐的表情。治疗师告诉儿童时间是 30 秒，但如果儿童确实很难在此期间一点儿也不分心，治疗师可以对他说"你做到了"（尽管他并未达到规定的时间）。并且仍给他 10 张扑克牌，然后开始下一轮。每次治疗时都要花点时间做这个游戏，同时可以根据儿童的实际能力增加时限。在向儿童培训一项新技能时，如果希望其能在一段时间后成功掌握，一定要确保该项技能处于儿童的"最近发展区"（Vygotsky，1978）。在儿童获得 25 张或者更多的扑克牌后（3 轮），他可以从游戏治疗师的宝盒里选一个奖品。

策略性的棋类游戏（减少冲动）

所需材料："麻烦（Milton Bradley 公司）"或"对不起"（Hasbro 公司）棋类游戏

策略性的棋类游戏已经被证明可以通过团体的形式减少儿童的过分活跃和增强自我控制能力（Kaduson，1993）。许多儿童对这类游戏都很熟悉，比如，"麻烦"（Milton Bradley 公司）和"对不起"（Hasbro 公司）棋类游戏，治疗师借助它们可以减少儿童的冲动行为。按照规定，棋类游戏要求参赛选手等候、轮流、始终专注于比赛和三思而行。治疗师必须对使用的这类游戏了如指掌，这样才可以随意决定自己的输赢。如果游戏属于碰运气的，那么它作为治疗媒介就不会产生太多的益处。为了使这类游戏能对儿童真正有帮助，治疗师需先让其有所了

解，并让儿童选择他喜欢的颜色。治疗师不要替儿童做决定，如果儿童表现得犹豫不决，游戏治疗师必须告诉他得自己选一个。在游戏正式开始前，治疗师可将游戏规则宣读一遍。如果是儿童非常熟悉的游戏，也可以不必再告知游戏规则，因为注意缺陷 / 多动障碍儿童大多存在听觉处理困难（Lucker，2007）。治疗师在游戏过程中要通过观察儿童的游戏行为了解其获取信息的方式。为了训练儿童的自我控制能力，治疗师只议论自己每一次的动作就行了，即大声说出自己的动作。这种口头表达可以让儿童看到和听到治疗师是怎样思考和布局的，但同时不会令其感到威胁或压力。在大多数情况下，儿童会模仿治疗师的做法，并在轮到自己时仔细考量后再行动，最终儿童的自我控制能力会得到提升。一定要在儿童对一个游戏娴熟掌握后再考虑另一个，这样才能巩固儿童的自我控制能力并因此不断受到表扬。

反弹（发展更深层次的自我控制）

所需材料：反弹游戏（Mattel）

反弹游戏对于儿童进一步发展自我控制能力很有帮助，因为它的要求是这样的：在塑料游戏板上，有一些滚珠轴，参与游戏的选手用橡皮筋让滚珠在反弹后落到目标区域。刚开始玩的时候，这个游戏非常具有挑战性，因此游戏治疗师必须确保自己能掌控输赢。我认为如果治疗师输了会对儿童的治疗产生负面影响，所以最好的方法是尽量保持得分平均，有时让得分增加一点，有时则让得分下降一点，这样可以让儿童对输赢不那么敏感，对输掉比赛也不会那么恐惧。只要儿童有兴趣，反弹游戏可

以一直玩下去。通常他们赢的次数越多，他们就越想继续玩。由于这个原因，最好在比赛前先让儿童充分练习一下。在练习时，如果儿童控制得好，治疗师要及时表扬；如果失败了，则要尽量淡化它。治疗师可以给出类似这样的反馈，比如，"它需要很强的自我控制力""我觉得你没有控制好""仔细考虑一下那个球""哇，太快了，错过了那个目标"，它们能够帮助儿童体会自我控制是怎样一种感觉。

慢动作游戏（减少过度活跃）

所需材料：动作卡片盒（由治疗师自制）、秒表

慢动作游戏（Kaduson，2001）可以让儿童感受到以慢动作的速度下行动和以过度活跃的速度行动的区别。无论在团体治疗还是个体治疗时，大多数儿童都很喜欢这个游戏，因为游戏时治疗师也得这么做。游戏开始前治疗师把秒表交给一个儿童并告诉他怎样使用。秒表设定为 60 秒。治疗师事先准备一个装有写着各种动作的卡片盒供儿童挑选（比如，投篮、翻书页、刷牙）。治疗师自己先选一张卡片，然后按卡片上的动作要求示范给儿童看，让他们知道慢动作有多么慢。治疗师可以让自己表现得很傻，并且大声说出这很难做到。如果有必要，可以使用发声器或节拍器来设置动作的慢节奏。由于多动症儿童平时并不是总处于多动的状态，因此他们不会注意到快动作与慢动作的区别。但是当他们表现得过度活跃时，他们得到的反馈通常都是负面的（比如，"坐着别动""慢一点""别敲了"）。治疗师的动作结束后，他把秒表拿过来，让儿童从动作卡片盒里挑选卡片。

如果儿童在执行慢动作时实在有难度，治疗师也可以告诉他时间到了（不用等到 60 秒），这样就不会让儿童觉得自己做不到。

扔鸡蛋（释放愤怒或焦虑）

所需材料：用来扔的鸡蛋（用橡胶制作的鸡蛋，里面有水和橡胶制的蛋黄；也可以用黏土制成鸡蛋替代）、湿纸巾、白板、直径为 23—28 厘米的乳胶气球、纸巾

可能对大多数注意缺陷 / 多动障碍儿童来说，扔鸡蛋是他们最喜欢的游戏。游戏治疗师和儿童各拿一个鸡蛋。治疗师先向儿童示范怎样将鸡蛋扔向白板，同时嘴里说一些自己不喜欢的事情，然后再将鸡蛋从白板取走，等候下一次扔。治疗师在扔鸡蛋时不要太用力，因为那样会给儿童造成压力。治疗师演示后就轮到儿童扔了。他通常会先说出令其生气的事情，然后再扔鸡蛋。如果他扔的鸡蛋没有击中白板，治疗师可以回应："哇，它一定太让你生气了，所以你现在得再扔一次，直到它落在白板上。"如果在扔的过程中鸡蛋碎了（这好像是所有儿童的最终目标），那就将鸡蛋外面的橡胶剥下来，丢进一个"愤怒盒子"以示庆祝（这个盒子里面装满了其他孩子丢的碎鸡蛋，因为他们不想把它们扔向天花板，也不愿意把愤怒带回家）；或者把它扔向天花板上的瓷砖，它会在那里粘上一段时间。

如果鸡蛋破了，里面的水会流出来，但蛋黄仍会在里面。这时可以把它拿出来，用它做一个"摇摇晃晃的气球"，并将其作为多动症的体现展开讨论。儿童可以在游戏治疗师的帮助下将蛋黄做成气球的形状，然后向里面充气并

系好。这一技巧非常流行，有时甚至会成为整个治疗过程的重点。愤怒和焦虑的释放立刻就能感觉到。如果在扔鸡蛋游戏后还有时间（这是训练干预的最后一个活动），治疗师可以转入一个非指导性阶段。这时由儿童主导游戏的内容，治疗师听从儿童的安排直至治疗时间结束。不过，在此过程中，治疗师可以做出一些回应或者强化对情感的语言化表达。

由于许多注意缺陷／多动障碍儿童对计划没有预期，并且很难接受过渡，因此，治疗结束前的 5 分钟对他们进行提醒是非常必要的。除了口头提醒外，使用可视计时器也很有帮助。设置界限是治疗的一部分，因为不懂得界限就等于没有治疗。治疗结束后必须保持跟进，以保证游戏室确实是一个既特殊又安全的地方，在这里任何困难或问题都能够得到解决。

临床案例

10 岁的乔伊被学校的辅导员介绍来接受治疗，因为他表现出破坏性行为，包括对老师和同伴的冲动反应、课堂上不停地动来动去和很容易分心。他的父母 K 夫妇对他在学校的学习十分关心，而且对老师能否"管好像他这样的学生"也很担心。

在与 K 夫妇第一次沟通时发现，他们都有焦虑和注意缺陷／多动障碍的倾向。K 先生承认他和乔伊很像，不过他知道如何遵守规则。K 太太则自称自己一直以来就是个"忧心忡忡的人"。根据他们的介绍，乔伊的情况比他们都严重。他们对乔伊在家的行为也很难控制。当

被问及他们对乔伊有哪些纪律约束，以及它们是否管用时，他们都说什么约束都没用。从父母的抱怨中可以看出，注意缺陷／多动障碍对家庭成员间的互动造成了多么严重的干扰。他们一致认为乔伊的问题行为是他不能够遵守日常规则，比如他从来不能在第一次招呼他吃饭时就迅速来到餐桌。我表示理解，但接着向他们解释说，患有注意缺陷／多动障碍的儿童一般对第一次向他们提出的要求都不大可能理会，因为他们的确存在一些困难，比如听觉处理障碍、集中注意力的时间很短、认知处理缓慢以及只过于关注令其感到愉快的事情。当他们进一步叙述家中平时的日常生活时，我发现，每次父母在厨房招呼乔伊吃饭时，他都正在客厅里玩电子游戏。父母很快也承认，招呼待在另一个房间聚精会神玩游戏的孩子吃饭确实有难度。此外，由于他们料到乔伊不会马上过来，因此他们会一遍又一遍地叫他，而且每次的用语都不一样。我意识到乔伊表现出的可能是对立行为，但很多时候恰恰是注意缺陷／多动障碍这一疾患干扰了乔伊的服从能力。乔伊的父母也承认，他们有时威胁要拿走他的玩具或者关闭电视，但实际上他们并不想这样做。K 先生和 K 太太都说，看到乔伊生气后，他们就没有照着威胁那么做。结果，晚餐的场景经常是沮丧的父母与生气或哭泣的孩子待在一起，而孩子仍然没有坐在餐桌边。

在我与乔伊的父母继续沟通的过程中，我发现当乔伊没有等到父母反复催促就做出了回应时，父母并没有说什么，也没有为此表扬他。当我们探讨这一现象时，我向父母指出，负面关注比正面关注给孩子造成了更严重的影响，

结果让注意缺陷／多动障碍的症状在家庭中占据了主导地位。随后我给父母提供了一些策略，让他们在家里尝试一下，比如，直接走到乔伊的身边告诉他该吃饭了；对他说话时摸着他的肩膀并说出他的名字；说话时用眼睛看着他；在晚餐前提前 5 分钟、3 分钟和 1 分钟时"提醒"他。我们还讨论了使用幽默（比如，父母中一人装出快要饿死了的样子），或者 3 个人比赛看谁能最先到达餐桌的可能性。

3 天后我见到了乔伊并和他进行了首次交流。他与妈妈来到等候室时，我在那里迎接他。当我问他想不想看看游戏室时，他很痛快地答应了。当我们走进游戏室，我告诉他，这是一个特殊的游戏室，他在这里几乎可以做任何他想做的事情，但是他绝对不可以清理这里。他对我这个很奇怪的要求感到不理解，问我为什么。我回答他说，把这里弄乱是我的决定，而且我愿意由我来清理。乔伊听后欣然同意。接着我让乔伊和我一起坐在桌边，画一幅人像。他照办了，但是画得很敷衍，之后画的房子和树也同样潦草，一点儿也不仔细。我又问他是否可以画一张他们家的画，如果他愿意，他可以用线条画人物（即头部为圆圈，身体和四肢用直线画出），他同意了。他先画了爸爸，他把他画得很高（其实他爸爸并不高）。然后他画了妈妈，她离爸爸很远，但离乔伊很近。接着他把他们家的狗"雪花"画在他旁边。我对他的画做了回应，并鼓励他继续。

画完后，我问乔伊是否会玩"猜猜我是谁"这个游戏。他说他会，于是我们开始玩。他选择了蓝色，并让我先开始。这或许是由于他其实不知道怎么玩，也可能他想表现出他认为的

适当的社交行为。我开始问他，他的那个人是不是一个女孩。他回答说不是，于是我从棋盘上把 5 个女孩模型撤走。接着他决定问我，我的那个人是不是女孩，我回答说不是。他听后显得很兴奋，这让我意识到他可能想撤下所有的男孩模型，只留下女孩模型。因此在他开始这么做之前，我对他说："你要记着，我这里已经没有女孩了，但我有一个男孩。"这一提醒似乎帮助他在撤除时做出了正确选择。第一轮游戏结束时，我让他赢了，即让他猜出了我是谁。这增添了他的自信心。之后我们又玩了两次。

在整个游戏过程中，乔伊在撤去模型时一直都表现出了困惑，这很可能是其听觉处理存在困难的表征。在"猜猜我是谁"这个游戏后，我们又玩了几次诺克曲棍球（Carrom 公司）游戏，因为他说他在夏令营时参加过曲棍球队，而且是队里的顶级球员。我设法让他在每次击球时都能命中。我能看出来，他的自我控制能力较低，但并不是一点儿没有。我们一共玩了 3 次诺克曲棍球游戏，每次我都让他成为赢家。很显然，他玩得非常开心。我问他接下来还想玩什么。他选择了赛车障碍游戏，并且希望我和他一起玩。对这类竞赛型游戏我无法控制进度，因此我说我不知道怎么玩。可是他很愿意告诉我怎么玩——他给我演示赛车会怎样绕过障碍向前行驶，而我的车最好跟随他的车走一样的路线，不过由于在他的车后面，所以我就不可能赢。会谈结束前的 5 分钟我提醒了他，他听后放下车，又拿起一些坐在军车里的军人模型玩。我对他的游戏以及他可以同时对多个不同的事情感兴趣做了回应，不过直到结束他都一直在玩军人模型。会谈结束后我带他回到

等候室，并请 K 太太确定下次治疗的时间，这样她就知道一切都进行得很顺利。

　　一周后乔伊和妈妈一同前来，他的治疗正式开始了。我告诉乔伊，我会先与他妈妈交谈大约 10 分钟，我让他待在游戏室里，并将我与他妈妈交谈的办公室指给他看。通过与他的第一次交流，我确信他有足够的自制力，不会把所有的玩具都拿下来。妈妈报告说在招呼乔伊吃晚饭这件事情上有一些好的进展。更重要的是，她表示这件事看上去没那么困难了，她和丈夫正在想一些有趣的新花样，让乔伊知道该吃晚饭了。我向她建议，她和丈夫可以为乔伊整理一个好行为手册，详细记录下他们平时观察到的乔伊的好行为（Kaduson，2000）。我给了她一本记录好行为的笔记本，还有一张写给爸爸看的记录说明。我向她强调，人们通常在完全没有强化的情况下很容易记住不好的事情而忘记所有期望的行为，然而，给予积极行为更多的肯定是非常必要的。

　　之后我走进游戏室，告诉乔伊他妈妈夸奖他表现不错，以及我建议她把它们都记录下来。他对此什么也没有说，只是问我们将开始玩什么游戏。我告诉他我们玩的第一个游戏是"敲钟"，并且在游戏结束时会有奖品。他拿过 10 张扑克牌和涂色纸，开始在图案上涂色。他的动作很马虎，但一直没有停下来。他的注意力集中了 1 分钟，然后开始四处张望。我以 1 分钟作为他的底线，并给了他 10 张扑克牌。他看上去对能拿到这 10 张牌感到很兴奋。在第二轮定时的 1 分钟里，他东张西望了两次，于是我拿走了他的两张牌。不过，当我表扬他涂色很专注时，他笑了笑。到第三轮时，他的注意力

就不太集中了，因为他对不停地涂色表现出厌倦，很想玩别的了。但是他还是坚持了下来，因此我又给了他 10 张扑克牌，并让他从宝盒里挑选一个他喜欢的奖品。

　　由于乔伊很难参与需要集中注意力超过 3 分钟的游戏，因此我建议我们接下来玩扔鸡蛋的游戏。当他看我示范这个游戏时，他特别兴奋，简直等不及了。我在扔鸡蛋时说的不喜欢的事情是"家庭作业"。轮到他时，他说他讨厌"考试"，然后把鸡蛋扔向白板。看到鸡蛋被压平了，然后又恢复了原状，他很开心。我没有再参与游戏，他自己非常投入，充分表达他的愤怒情绪。他说他讨厌他的朋友们对他都很不友好；讨厌需要写文章或读书报告；讨厌因为没有做某件事而受到批评；讨厌老师在课堂上让他当着大家朗读；讨厌父母一遍又一遍告诉他应该做什么；讨厌学校；讨厌上学需要早起。当他说到最后一件事时，鸡蛋破了，里面的水流了一地，当时的场景很有趣。我确信他意料到了这会发生，并且知道这不是他的错。不过，刚看到鸡蛋破了时他还是很紧张，尽管我之前已经告诉过他接下来应该做什么。我问他想把破鸡蛋扔向天花板还是丢进"愤怒盒子"，他选择了天花板，然后又和我要了一个鸡蛋。这一插曲之后他继续玩这个游戏，直到治疗结束。那天告别时乔伊看上去不那么紧张了。我告诉他，和他在一起我很开心，他听后对我说了声"谢谢"。

　　接下来的治疗在时间安排上与第一次一样。我看了妈妈记录的好行为手册，确保上面记录的都是正面行为。妈妈跟我抱怨说，当乔伊甚至早上不肯起床时，她实在很难找到他有什么

好行为。我纠正了她的看法，我让她这样想：他每天都去上学了，这就说明他最终还是起床了。我问她是否会坚持记录乔伊的好行为，她承诺会继续。接着我向她布置了另一项养育孩子的任务：每天花 10 分钟与乔伊在一起，做他喜欢做的任何事，并且不发号施令，不提出问题，也不做评价。因为我知道乔伊很喜欢投篮，所以我提示她可以和他一起从事这项活动，同时在活动过程中只关注他就行了。

当我走进游戏室见到乔伊时，他问我鸡蛋在哪里。我对他说，我们要先玩敲钟游戏，然后在扔鸡蛋前还要玩另一个也很有趣的游戏。他顺从了，因为他想通过敲钟游戏获得奖品。这次他的表现比上次好多了，集中注意力的时间可以达到 1 分 30 秒。他似乎在知道游戏设定的时限后更能集中注意力，并且显示出更强的自我控制能力。他只被拿走一张扑克牌，因此最终得到了奖品。

这次治疗时我引入了反弹游戏。由于他之前没有玩过，因此我对他说，我已经会玩了，他可以先练习一段时间。当他第一次设法将球滑入轨道时，他没有击中目标。我告诉他，多数人第一次都不会击中。他第二次试的时候由于太快了，又没有击中，我再次告诉他这对新手来说属于正常现象。到第 10 次尝试时，他开始表现出较强的自控力，我对他控制速度的能力给予了称赞，并且认为他学习有趣的事情似乎很容易。然后他邀请我参加。我们一共玩了5 次，他赢了前 4 次，我赢了最后一次。他好像对输掉最后一局并不在意，不过他向我强调，他赢了几乎所有的比赛。

接下来又到了玩扔鸡蛋游戏的时间。他想

都不用想地说出了那些令他讨厌的事情。我虽然没有参与游戏，但时不时会对他娴熟的技艺、扔的力度或不同寻常的弧度大加赞赏。在这次治疗中，他告诉了我更多他不喜欢的事情。这一次他列出的事情比上一次少（第一次说得太多了），但他对它们做出了更多的解释，特别是关于其他同学对他不友好这件事。我对他表露的情感都给予了回应，他也开始向我表达越来越多与学校有关的情况：讨厌整天坐在那里；不喜欢做已经做过的事情；生气自己完成了作业却忘记交。他很快就公开承认他对这些与学校有关的问题深感无能为力，我反映了他的沮丧和失望。

在他又扔碎两个鸡蛋后，我问他是否想玩别的游戏。于是他又开始玩军人模型，并且发挥了更多的想象力，这让他的情感通过隐喻反映了出来。他让一个个头很小的士兵在战斗中受伤了，但他并不想就此放弃。不过他需要得到许多帮助才能找到电脑，这样他就可以控制部队袭击敌人了。他在玩游戏时还加入了音响效果，这增添了他的投入程度。甚至在我提醒他离治疗结束只有 5 分钟后，他仍沉浸在游戏中。

治疗持续了约 3 个月（12 次），每次都有专门针对父母的培训。在我与他妈妈交谈时，乔伊就自己玩与军队有关的游戏。他开始努力克服没有人真正与他交流的那种特殊感受。与此同时，他在玩敲钟游戏时，集中注意力的时长已经增加到 5 分钟了。这使他可以用足够的时间完成家庭作业，因此他开始产生成就感了。从那之后直到治疗结束，他在玩扔鸡蛋游戏时仍会说出几个令他反感的事情，但他在玩反弹游戏时的自控力大大增强。他问我能否把他玩游戏的过程拍摄下来给他爸爸看，向他证明自己的控制能力提高了。他不仅对自己取得的进步感到骄傲，也明显觉察到父母对他的管教方法更加正面。在家里乔伊已经能够做到用一种更适当的方式表达自己的愤怒，可是在学校他还是做不到。不过，他在课堂上的表现已有所控制，并且不那么过度活跃了。

最后一次治疗时，我和乔伊一起回顾总结了他在治疗期间取得的所有成绩。鉴于他对体育运动表现出越来越浓厚的兴趣，而且他每天的训练计划安排得很紧凑，因此我们决定治疗可以终止了。这次治疗结束时，他想再玩一次扔鸡蛋游戏。他在扔之前说他对不能再来游戏室了感到很不开心。我对此进行了干预，我告诉他，结束治疗是因为他的表现已经很好了，不过如果今后他想来，这里的大门永远为他敞开，这一安慰似乎对他将面临的过渡起了帮助。

结论

注意缺陷 / 多动障碍儿童最基本的需要是获得成就感，因为在现实生活中由于冲动和注意力不集中，他们很少能取得成功。游戏治疗师能够对注意缺陷 / 多动障碍儿童给予很大的帮助，因为游戏有助于儿童体验成功，也能通过根据儿童的实际需要定制的培训方案为其父母提供指导。一旦儿童最初的症状在游戏室里有所减少，儿童就可以利用游戏的治疗能力来解决其潜在的心理问题，这是每个儿童在游戏治疗时都可能做到的。注意缺陷 / 多动障碍儿童与普通儿童并无太大区别，虽然他们表现出的某些行为会更强烈、频繁，并且持续的时间更长，但他们同样能够借助游戏获得成功，进而克服生活中遇到的困难。游戏治疗赋予了注意缺陷 / 多动障碍儿童在生活中感受到成功的能力和自由。

第29章

对焦虑障碍儿童的亲子治疗

Louise F.Guerney

本章探讨的是对焦虑障碍儿童采用亲子治疗的基本原理。对于存在焦虑障碍的儿童，认知行为治疗似乎是最常用的治疗方法，那么与此相比，亲子治疗及其应用方法能对儿童带来怎样的帮助呢？本章意在指出，对于13岁以下的这类儿童，采取亲子治疗进行心理干预是合理合法的。它与认知行为治疗的最大区别在于，认知行为治疗主要针对的是焦虑的显性行为表现，而亲子治疗将关注点放在儿童的内在心理世界（参见 O' Connor 和 Braverman 在 1997 年撰写的有关亲子治疗的文章，它阐述了亲子治疗的基本原理；以及本书中有关亲子治疗的篇章）。亲子治疗基于以儿童为中心的游戏治疗的方法，后者已经被专业治疗师使用了60 年了。亲子治疗与后者的不同之处仅在于，它由非专业治疗师使用，主要是父母，他们成了儿童发生改变的推动者。

以儿童为中心的游戏治疗

以儿童为中心的游戏治疗鼓励儿童用任何他选择的方式做游戏。治疗师只需接纳他，并充分理解他显露出的情感，进而在游戏过程中帮助他处理这些情感方面存在的问题。治疗师不要直接帮助儿童控制或抑制情感，相信他虽然提出了需要应对的问题，但可以通过游戏得到解决。比如，一个害怕上学的儿童可能会借着角色扮演的方式将她对在校表现和担心受到批评的焦虑呈现出来。在角色扮演的过程中，她或许会对所有与学校有关的人都很生气，直到她意识到自己不应当成为他们控制力的受害者。有了这样的认知转变后，她可能就会开始扮演总是帮助学生并且很风趣的老师的角色。当她将扮演的情境从令其恐惧的课堂转变成她是一位课堂上能随时给予儿童帮助的"好老师"时，她的紧张情绪就减轻了。通过这种象征方式，儿童解决并掌控了自己的焦虑，但不是采用认知行为治疗的方式，将焦虑用语言有意识地表达出来，然后使用设计好的策略直接对其加以控制。当父母或其他非专业人士对儿童进行游戏治疗时，其治疗过程与本章中的叙述是一致的。

对焦虑儿童的认知行为治疗

认知行为治疗经常被推荐用于治疗焦虑、恐惧以及因它们引发的行为，比如，不合时宜地发脾气。认知行为治疗的治疗师认为，对于不当行为，最好采用直接处理的方法，即通过一些认知手段帮助儿童控制它们（比如，告诉自己开始感到焦虑了，然后立即采取策略控制焦虑；Wood & McLoud，2008）。

认知行为治疗的从业人员会邀请儿童的父母参与，执行治疗方案中的一部分内容（Wood & McLoud，2008）。而亲子治疗则是完全基于儿童的父母或辅助性专业人员，为儿童提供以其为中心的游戏治疗。因此，尽管认知行为治疗与亲子治疗的理论取向存在很大的不同，但它们在执行过程中的要素是共同的。此外，无论认知行为治疗还是以儿童为中心的游戏治疗，对于减轻儿童的焦虑和达到治疗目标都获得了实证支持。

本章无意对认知行为治疗和以儿童为中心的游戏治疗的价值进行对比，因为很显然，它们对儿童或家庭治疗师来说都是非常有益的。在我看来，治疗时完全没有必要只锁定某个单一的方法。本章旨在拓宽临床工作者的选择范围，这样他们就能够以最好的方式帮助饱受焦虑症困扰的儿童。

焦虑

在探讨治疗儿童焦虑之前，了解儿童的家族病史以及发病率给儿童造成的影响非常重要。

焦虑呈现出多种形式，从轻微的不适感、对意料中某一情境的紧张感，到极度恐慌和因想象中的恐惧而彻底回避一些场合。它的症状也很明显，包括呕吐等身体反应，以及试图从令其恐惧的环境中摆脱出来。焦虑甚至可能外化成愤怒或攻击等行为。在这种情况下，焦虑通常只被作为一种显性行为处理，而其真实的成因却被隐蔽了，以致无法得到适当地应对。因此，诊断一定要从两方面入手：外化的行为标签和内在的恐惧和焦虑。焦虑的儿童可能会在外表下面隐藏着一种或多种焦虑情绪，当遇到实际的压力源时，它们就会显现出来。比如，一个担心自己居住的社区会受到飓风袭击的儿童，每当天黑或者遇到大风时就会表现得很紧张。飓风并没有发生这一事实并不能减轻他的恐惧。激活焦虑的压力源无处不在——从并无危险的事件、极端反应，到确实令人害怕的境遇。比如，一个轻度自闭症的婴儿看到一条毛巾拴在冰箱门上，就会变得极其不安。

由于消除压力源能够缓解儿童的焦虑，因此儿童会花相当多的精力去摆脱或避免他们可能遇到的压力源。这种刻意的行为通常会引起成人对其的关注。比如，担心飓风的儿童会拒绝离开自己的房间，甚至一直藏在毯子下面，直到他认为所有的危险都不存在了。这时，他身边的成人应当能够觉察到焦虑已经使其失去了正常能力。如果这种行为频繁出现，儿童或许就需要寻求心理帮助了。不同的家庭会对此做出不同的反应，一些家庭比较重视，但也有一些家庭不太当回事。估计大家可能听说过那个有关两个家庭对待孩子玩火柴的不同反应的故事。一个家庭带孩子去看心理医生，另一个家庭则选择把家中的汽油藏起来。

儿童往往会在社交场合掩饰或隐藏自己的焦虑，比如在课堂上，这样就不会被老师、辅导员或同学发现。

还有一种需要引起关注的现象，即为了掩盖最初的焦虑导致间接焦虑的形成。比如，一个儿童由于自己不擅长击球而担心被要求参加比赛，结果他对去举行比赛的操场充满恐惧。这种回避可以被看作一种积极的应对机制，可是如果频繁使用，会使儿童的选择减少，导致其无法参与许多同龄人的活动。

对当众演出的紧张可能是儿童和成年人最普遍的一种焦虑。只要它仅与一些小概率事件有关（比如，发表公开演讲），它就不会对当事人构成严重损害。但是如果焦虑状态与各类刺激都有关，就属于严重焦虑了，会对人体的正常功能造成伤害。这种广泛性焦虑很难医治，因为它涉及的范围太广了。

在 13 岁以下儿童中，每 8 人中就有 1 人被诊断患有焦虑症（Anxiety and Depression Association of America，2013）。而且，"一项大型的针对美国全国青少年心理健康的调查报告显示，13—18 岁的人群中，约 8% 的青少年患有焦虑症，症状通常在 6 岁左右出现"（National Institute of Mental Health，2013）。

一些特定的恐惧，比如对黑暗、某种动物、人群或小丑的恐惧，比较容易医治。在日常生活中，人们通常会采取一些简单的回避策略，比如提供夜间照明或者远离让自己恐惧的东西。如果这些简单的策略不能奏效，那就有必要寻求临床干预了。一次简单的创伤经历，比如一只狗跑到一个蹒跚学步的儿童面前，可能导致儿童对出现狗的街道或者任何来源的吠声感到恐惧。一个开始时很简单的压力源可能会不断升级，最终令其对任何一个狗可能出现或者出现过的地方都焦虑不已。儿童会因焦虑引发胃痛或其他身体不适，无法入睡和不愿意去上学。如果焦虑已经干扰了儿童的正常生活需要（比如上学），就必须采取措施了。但遗憾的是，父母（和一些专业人士）所采用的常识性解决方案可能让事情变得更糟。比如，哄劝儿童拍拍他害怕的狗，并告诉他狗不会伤害他，这只会让儿童产生更大的恐惧。抚摸狗并不能驱散儿童对它的害怕，而且这一动作会令其更恐惧。

一般情况下，年幼的儿童在其发育的正常阶段都会经历焦虑和恐惧，最常见的是与妈妈或主要照料者分离所引发的焦虑。通常这类的焦虑并不会发展成焦虑症，因为儿童正在学习调节自己的情感，并且逐渐会将兴趣扩展到他们完全依赖的家庭成员以外。在学龄儿童中出现分离焦虑——分离焦虑症（separation anxiety disorder，SAD）——的大概比例是 4%（Briggs-Gowan，Horwitz，Schwab-Stone，Leventhal，& Leaf，2000）。要确认儿童是否患分离焦虑症，其症状必须持续 4 周或更长时间。

治疗焦虑症的一个复杂因素是，因为父母或其他成年人自身有焦虑经历，并且经常有意无意地将其传递给儿童，结果强化了儿童的焦虑情绪。比如，一个本来就对新环境感到恐惧的儿童在受到妈妈的过度保护后会变得更紧张，因为他妈妈也表现得很焦虑并对儿童产生了影响。对此妈妈的解释是，她保护孩子就是为了减轻她对孩子恐惧的焦虑。

父母导致的焦虑

心理健康专业人士长期以来一直认为，父母行为是导致儿童焦虑症发生和持续的一个重要因素。虽然儿童的性格无疑对其是否存在焦虑倾向影响很大，但一些研究人员已经证明，父母的态度和与孩子的互动对儿童发展或避免焦虑具有极为关键的作用。Parpal 和 Maccabee（1985）发现，相较于那些游戏时经常被妈妈打扰的幼儿，游戏时未受到妈妈打扰的幼儿在游戏过程中能够更好地管理自己，而且表现得更顺从。Wood（2006）引用了 Carlson 和 Harwood（2003）的话："喜欢采取干涉性行为的父母，经常会控制孩子正在（或者能够）独立完成的任务，并且坚持认为孩子不够成熟。"（p.43）事实上，父母对儿童行为的介入应当根据儿童的年龄和所处的发展阶段而有所不同。比如，对学步儿的帮助对一个 5 岁儿童来说就是严重干扰了。父母对孩子的干扰有各种形式，包括帮助不再年幼的儿童穿衣服；表现出过度的关爱；与儿童说话时使用低于其年龄水平的词语（Wood & Mcloud，2008）。

治疗焦虑

目前治疗儿童和成人焦虑的药物包括百忧解（Prozac）、佐洛复（Zoloft）和阿普唑仑（Xanax）。虽然它们属于常用处方药，但对儿童使用此类药物的适当性仍存有疑问，因为大多数关于此类药物的疗效和安全性的研究主要是针对成人的（Alavi & Calleja，2012；Loewit-Phillips & Goldbas，2013；McCabe，2009；Wolfe，2005）。许多从业人员认为，这些药物可以提供一个桥梁，直到儿童获得更适当的应对技能。而认知行为治疗作为一种非药物的、心理学的方法可能是最值得推荐的治疗方法。

以儿童为中心的游戏治疗师和向儿童父母传授这一方法的亲子治疗师都非常肯定，通过非指导性游戏治疗，儿童的焦虑症状有望得到明显减轻。同时，大量证据证明，以儿童为中心的游戏治疗对于焦虑儿童的外显行为和内在问题都具有很好的治疗效果（Bratton，Ray，Rhine，& Jones，2005；Guerney & Stover，1971；以及 Ray，本书第 32 章）。

认知行为治疗的倡导者指出，在接受治疗后，50% 儿童的焦虑水平低于临床标准（Wood & McCloud，2008）。如果将认知行为治疗师使用的成功标准用于亲子治疗，我相信亲子治疗的成功率会与它相当或者超过它。

家庭参与治疗

无论认知行为治疗还是亲子治疗，让家庭成员参与目标儿童的治疗的意义都是显而易见的。荟萃分析显示，在游戏治疗时，让父母扮演游戏治疗师比仅由治疗师负责以儿童为中心的游戏治疗会产生更好的效果（Bratton et al.，2005）。据报道，基于家庭的认知行为治疗70% 都能够得到积极反应（Wood & McCloud，2008）。

亲子治疗是以儿童为中心的游戏治疗的一

种变化形式。它最独特之处就是父母或其他照料者是儿童游戏治疗的主要提供者。非专业人士在担任游戏治疗师前必须经过严格培训，而且在整个治疗过程中也要得到专业治疗师的全程督导。除了游戏环节外，专业治疗师还应密切关注父母对其所扮演的治疗师角色的感受、他们作为父母的关切以及他们与孩子的关系。也就是说，实际上，父母和孩子都是情感和社会支持的接受者。在一项对照调查中，Sywulak（1978）发现，对于已经参与亲子治疗的父母，即使在游戏治疗开始前，仅通过接受培训就让他们对孩子的看法产生了积极改变。而且这些变化明显大于那些尚在等候参与的对照组中的父母。这一发现表明，仅培训就能产生治疗作用。

转移和泛化阶段

父母和其他照料者作为儿童改变的促进者是有很多益处的。当一个儿童认识的人而不是陌生人作为游戏治疗师为其提供治疗时，游戏治疗师与儿童之间的融洽关系会发展得更快。当借着在游戏治疗过程中成人与孩子建立的关系所产生的积极变化被带回家后，彻底的改变和泛化就更可能形成。虽然在需要的时候，亲子治疗会安排在治疗师的办公室进行，但要想获得充分的治疗效果，仍需依靠家庭游戏时间。现代技术的发展可以使父母将其家庭游戏治疗的内容进行录像，之后再由专业治疗师通过观看录像对父母给予辅导和指教。让父母充当治疗师的角色可以使他们在帮助孩子的过程中与专业治疗师真正实现携手合作，这对促进孩子的改变非常有利。而且，孩子行为的改变反过来还能带动父母的行为也发生积极变化——这是一个多年来已得到证实的发现（Bratton，2005；Guerney & Stover，1971；Landreth & Bratton，2006）。

当游戏治疗取得明显进展后，就应将重点转移到把那些在游戏时学到的合适技巧应用到现实生活中。这时专业治疗师要花相当的时间确保父母在转移阶段的应用是恰当的。

举例来讲，在以儿童为中心的游戏治疗时有一个非常明确的结构和始终如一执行的界限。如果父母在现实生活中无法对孩子进行充分并且必要的控制，就可以在游戏治疗时学习怎样设定清晰、一致的界限。如果父母对于理解孩子的感受有困难，则可以在游戏治疗时学习共情技巧，它是以儿童为中心方法的核心。这些在游戏时学到的改善与孩子关系的技巧通常都有助于促使父母在家庭生活中也发生改变。

在游戏过程中，父母有机会看到孩子做出的不同于以往的反应。由于游戏时有紧凑的结构和清晰的界限，因此即使平时不配合的孩子也会表现得很听话。通过这样的变化可以让父母觉察到他们以前不曾在孩子身上发现的潜能。同样地，孩子也会对自己的父母产生更积极的看法。当孩子发现父母在游戏时表现得更善解人意、灵活、可预知和始终如一时，他们常常会说他们更喜欢那样的父母。

治疗师的角色

亲子治疗中的专业治疗师扮演着多重角色。治疗师一方面要向孩子的父母（或承担父母角色的其他成人）传授以儿童为中心的游戏治疗的技巧；另一方面要敏感地关注他们在学习和扮演治疗师角色时的感受和态度，并及时做出回应，这两者同等重要。作为亲子治疗的共同开发者（Guerney & Guerney，1987），我认为这个治疗方法能够带来重大改变的一个主要优势就是，它除了向父母传授游戏技巧和将学到的技巧用于家庭生活外，还对父母赋予了足够的同理心。我们这么做是考虑到父母在担任游戏治疗师后，他们就没有机会表达自己的想法和感受并且获得理解。因为游戏过程以孩子为中心，参与游戏的成人需要全神贯注于孩子的感受和活动。但我们深知，如果父母能有机会处理好他们对于既要扮演游戏治疗师又要在家里当好父母的感受，他们就能更好地担负起以儿童为中心的游戏治疗的治疗师的职责（参见本章后面有关治疗师与父母间角色转换的章节）。与父母共情可以让他们面对一些自己的负面情绪，并且认识到这些情绪在与孩子相处时所产生的反作用。在游戏治疗的环境下，父母能够洞察和领悟到一些在平常纷繁复杂的环境中不易被发现的方面。

在学习怎样组织和安排游戏过程时，父母往往会遇到经常令其感到纠结的问题。在对其提供反馈时，亲子治疗的治疗师必须非常谨慎，一定要在充分理解其处境的基础上给出具有建设性的意见。下面的例子就体现了亲子关系中

父母控制的问题。如果父母难以接受孩子的感受，而且总是忍不住管教或批评孩子，治疗师就应以治疗的方式帮助他们解决这些问题，但一定要具备共情能力，这样才能让其意识到为什么自己无法扮演治疗师的角色。举例来说，一位妈妈发现她无法停止告诉孩子她认为他所做的某些事是不正确的，但对于以儿童为中心的游戏治疗的治疗师而言，这样的行为是绝对不被允许的。当父母不能遵循游戏治疗师角色的规定行为时，他自身的态度或做法会严重影响其履行治疗师的职责，因此必须对它们进行共情处理。下面的这个简单的案例反映的就是这种情况。

一位妈妈在游戏过程中很难对孩子的感受做出正确反应。她觉得在现实生活中，她很在意孩子是否顺从她，并期望他完成她要求的事情。治疗师意识到妈妈的这种态度存在很大问题，是需要着力解决的重点。因为亲子治疗师坚定地认为，父母自身未得到解决的情绪问题不仅会成为他们扮演游戏治疗师角色的阻力，也是严重影响他们与孩子关系的障碍。

妈妈：嗯，我在游戏过程中做得还算可以吧，但是我还是发现自己希望他在游戏时的行为都是可接受的。

治疗师：你觉得应该对他在游戏时的行为少发表些评论。可是你又认为他没有遵守游戏规则是不对的。

妈妈：是的。我想如果他在游戏时的行为不够好，他就会把它们带到生活中，而且他会以为即使在学校表现随便也无所谓。他哪里知道现实生活和游戏的区别呢？

治疗师：你似乎认为如果接纳他在游戏时的一些不当行为，在这些行为不被接纳的场合，他也会有同样的表现。

妈妈：肯定会！如果他不得到及时纠正，他怎么能够变得更好呢？难道情况不是这样吗？

治疗师：这种行为转移的现象似乎会发生。

妈妈：是的。

治疗师：但是游戏治疗与其他类型的学习是有区别的。多年来的实践已经表明，儿童，即使是非常年幼的儿童，都能很快认识到特殊的游戏治疗环境和现实生活之间的不同。比如，儿童会在游戏室里为了赢得比赛而改变游戏规则，但同时他们知道这在真正的比赛中是不可以的，对此我也感到很有意思。更有趣的是，证据还显示，当儿童在游戏治疗结束时会对自己充满信心，这时他们就会变得更加诚实，他们不再需要操控结果来表现自己的能力。他们知道比赛时的输赢要视情况而定，因此结果并不是衡量他们"优秀"与否的唯一标准。

妈妈：很难想象会出现这种情况，不过，我想我们可以试试看。一位住在我们小区的朋友告诉我这一方法非常有效，所以我愿意相信它对我的孩子也有帮助。你刚才所说的可能是对的，但我是个比较多疑的人。

治疗师：我认为你能愿意尝试一下就已经很好啦。我有信心你会看到比利将按照我们设计的方案一点一点取得进步的。而且我觉得你这么努力地帮助你的孩子也很了不起。

在与妈妈有过上述短暂的交流后，治疗师继续自己手头的工作并确保游戏治疗有序进行。

与此同时，妈妈在有机会体验到治疗师对自己感受的共情和理解后，会更认真专注于游戏治疗时涉及的主题，也更容易完成技能培训的任务。对父母情感处理与传授技能相结合的做法让亲子治疗的早期开发人员给它贴上了传道授业解惑的标签（Addronico, Guerney, Fiddler, & Guerney, 1967）。现在我们仍然认为，这种将培训与情感处理结合在一起的方式可以帮助父母在游戏治疗时有更出色的表现，并且极大改善他们与自己孩子的关系（Eardly, 1978; Guerney & Stover, 1971）。

临床案例

萨姆是一个 10 岁的白人男孩，来自一个富裕家庭，居住在属于中上阶层的社区。虽然他爸爸因工作原因需要经常到外地出差，在家的时间不多，但父母仍与他有不少互动。萨姆还有一个 13 岁的姐姐，她似乎没有任何心理问题。上小学前萨姆非常害羞，待在幼儿园时他总是很难过，他妈妈会经常去探望他，看看能否给予他一些安慰。幼儿园的老师都很称职和负责，不建议他妈妈频繁前来和萨姆待在一起，可是他妈妈没有采纳。虽然萨姆并不总是欢迎她，但她在那里时一切都很顺利。她离开后萨姆就一个人自己玩。

尽管萨姆目前的学习成绩还可以，可如果他在课堂上没有把事情做好，或者被老师叫到黑板前写字，他仍会表现得很不安。每当萨姆对学校的安排感到紧张时，他妈妈就会陪他一同前往教室，不引人注目地观察他，也是为了间接带给他安慰。当萨姆感到特别焦虑或紧张时，他的眼睛会明显地抽搐。他在学校只和一个好朋友玩，基本上不与其他同学玩。萨姆晚上需要父母来安抚几次后才能入睡，有时候他妈妈会一直陪着他，直到他熟睡以后才离开。按照《精神障碍诊断与统计手册》（第 5 版）的标准，萨姆被诊断患有焦虑性适应障碍。

萨姆的妈妈过多地介入了他的生活。虽然她很希望他能够独立，但她似乎接受了他需要她长期陪伴的现实。萨姆的爸爸在他 10 岁时就认为他不应该再得到这么多的呵护了，夫妻间看法上的分歧导致他们的婚姻关系变得很紧张。萨姆在家里也很难管教，因为他总是提出过分的要求，而他的父母不清楚他们到底应该在多大程度上满足他的那些要求，这让他们常常感到左右为难。

当萨姆因自己或他人的问题而受挫时，会表现出攻击性。他可能会抓住妈妈的衬衫使劲拽，在特别生气的时候，他甚至会向她扔东西或者打她。遇到这种情况，他妈妈一点儿办法也没有，只会哭。她无法理解为什么萨姆会对她有这么大的怒气。

萨姆的父母带他去过一家私人诊所，因为他们觉得他太恐惧和具有攻击性了，这些问题可能会导致他在学习和社交方面无法发挥自身的潜能。他们去诊所时期望能得到一个有关行为纠正的方案，因为他们从其他父母那里听说过这样的方案。当治疗师向他们推荐亲子治疗方法时，他们感到很惊讶，甚至有些失望。在他们看来，这似乎与纠正行为无关。

萨姆的父母虽然接受了这一建议，但并不相信它是最好的方法。不过，出于对治疗师的信任，他们没有表现出疑虑。治疗师告诉他们，由于萨姆的问题已经影响了整个家庭的正常生活，因此家庭治疗的方式会取得更有效的结果。但是他们对使用游戏而非直接采取行为策略的做法仍心存怀疑。治疗师解释了对有恐惧、焦虑和严重依赖问题儿童采用游戏治疗的意义。她特别强调说，通过游戏儿童能够自己探索阻碍他们正常发挥的感觉和情绪，然后将重点放在这些导致心理问题的感觉和情绪上，同时借由游戏的方式达到治疗的效果。

培训

萨姆的父母都接受了 3 次 60 分钟的培训，涉及练习所有游戏治疗师会对儿童说的话。治疗师采用了角色扮演的方式来增强父母的技能水平。除了常规的培训内容外，治疗师着重强调了共情能力和设置限制，因为它们似乎是父母二人最迫切需要的。

妈妈先连续两周与萨姆进行了 30 分钟的游戏治疗，第三周改由爸爸负责，之后就是他们两人轮流。其实更好的安排应该是父母二人每周都能同时参加。除了爸爸妈妈都急于表扬萨姆和萨姆有时会对独自游戏表现出一些恐惧外，游戏过程整体进展得非常顺畅。3 次治疗后，萨姆对去学校的态度有了明显改观，而且能够自告奋勇地做一些事情，在课堂上当众发言也不那么紧张了。更令每个人感到吃惊和高兴的是，萨姆主动提出妈妈把他送到教室就行了，不必待在那里。

游戏过程

在游戏时，萨姆一开始用力击打防喷器袋。

趁他休息的时候，妈妈立刻向他建议还有更好玩的游戏，而且她愿意和他一起玩。而当萨姆主动选择更具积极意义的游戏时，相较于攻击性游戏，父母二人都会做出更多的强化反应，这样就非有针对性地体现出了反馈差异。在提供反馈时，萨姆的妈妈意识到，当萨姆表现出攻击性时，她会显得很焦虑（这种焦虑在亲子治疗的父母中是很常见的）。在治疗的初期，萨姆的攻击性行为出现得很频繁，但后来有所克制，因为他已经能够更好地控制自己的攻击情绪了。随着攻击性行为的减少，萨姆偶尔也会邀请父母与他一起玩射击游戏。有一次，他用手铐把妈妈铐起来，并对她说："无论我走到哪里，你都要跟着我。"治疗师认为这一行为是游戏治疗取得的一个进步，因为它朝着养育和依恋方向迈进了一步，此时萨姆已从被照顾发展为照顾别人。其他与养育或帮助有关的主题也出现在他的游戏中，它们大多涉及从各类事故中救人。到了治疗的最后阶段，萨姆在击打防喷器袋时会对准某个特定的地方，而不再到处粗暴地攻击了，这充分体现出他已掌握了控制技能。很明显，他对情绪的掌控能力和他的动作技能都得到了提升。

萨姆一共进行了 14 次亲子治疗：6 次和爸爸，8 次和妈妈。这期间学校老师一直反映他在课堂上的表现和与同学的互动都有了长足的进步。这时治疗师向他的父母建议，他们至少应当在家里继续与萨姆保持这样的"特殊时光"，进一步巩固亲子治疗取得的成果。

在治疗的早期，萨姆的妈妈仍对让他按自己的节奏发展有些难以接受。下面是妈妈与治疗师的一段对话，针对的就是妈妈对萨姆做得

不够好的焦虑。当萨姆似乎很害怕尝试游戏室里的一些新玩具时，他妈妈就对他说，他应当玩那些玩具，因为它们很有趣，而且他可以从中学到新的本事。可是萨姆仍表现得很犹豫，这让妈妈很不满，忍不住教训他。比如，她曾催促萨姆说："你需要尝试新事物，你必须下定决心去做。" 按照以儿童为中心的游戏治疗的理论，父母对孩子的这种说法是不恰当的，因为"在治疗时儿童引路，治疗师只可以跟随"（Axline，1969，p.47）。于是治疗师与妈妈在那次治疗后进行了下面这段对话。

治疗师：K 太太，让你做到允许萨姆按他的节奏发展确实很难。当你觉得他应该做某些事情时，他似乎有些犹豫。这时你很难什么也不对他说，可是你要记住，是孩子在引路，而我们作为治疗师只需要跟随就行了。

妈妈：我认为如果他能试着玩这些玩具，他就可以逐渐学会怎样使用它们，这样他会发现他比自己以为的更有能力。

治疗师：你认为萨姆充分利用每个机会很重要，你不想让他错过。

妈妈：是的，他总是不愿意尝试。他只是站在那里看其他孩子玩，自己什么也不做。他这样下去怎么办啊？

治疗师：你似乎觉得如果你督促他一下，他可能就会愿意尝试新事物，并且最终有所收获。

妈妈：是的，我真的认为如果他肯尝试，他会发现这比他想象的要容易得多，他能做的也比他以为的要多。他总是害怕面对新事物，他现在玩的还和他 5 岁时玩的一样，这怎么

行呢？

治疗师：你对他的未来很担心，因此你很希望他能有所改变。

妈妈：对啊，这也是我们来寻求帮助的原因，希望他能不要这么害羞和害怕。

治疗师：你真的很想看到萨姆能发生改变，让你对他充满希望。

妈妈：是的，可是到现在我在游戏治疗过程中还没有看到明显变化。你觉得他通过这种疗法会改变吗？

治疗师：到目前为止，你还没有看到太多让你感到情况在变好的迹象。你很想知道这种方法能否帮助你和萨姆实现你期望的重要目标。

治疗师在了解妈妈的感受后，向她提供了下面的信息。

治疗师：萨姆刚刚完成 3 次游戏治疗。你还记得吧，我们之前说过，通常情况下至少需要 10 次才能在孩子身上看到明显的改变。既然萨姆似乎很喜欢这种与你一起游戏的特殊时光，那就没有理由认为进一步的治疗不会产生可见的效果。如果在 10 次治疗后什么进展也没有，我们会设法再帮你们寻找其他可能更有成效的方法。现在咱们先拭目以待吧。我认为你做得很好，不过你确实需要克制自己强烈的愿望，不要在游戏过程中催促萨姆做他暂时还不想做的事情，因为这样的指令违背了游戏治疗的原则。这种治疗性游戏的一个好处就是，孩子可以按照自己的节奏活动，每时每刻做的都是自己愿意尝试的事情。因此下次游戏时，你可以给自己设定一个目标，即不要指挥或者暗示萨姆应该做什么。对此我们下次再进一步讨论。我个人认为，再过几次，萨姆就会感觉到，即使他出了错，也没有受到批评，这样他就敢于从事一些更具挑战性的事情。久而久之，他的自信心一定会增强。下次治疗后我们再继续沟通。

父母参与

在亲子治疗时，父母会被传授设计这些特殊的以儿童为主导的游戏治疗的方法。而在认知行为治疗中，父母则只是经常参与治疗过程，了解儿童在游戏时的表现，并在必要时提供一定的协助。

总之，对比由治疗师或父母负责的认知行为治疗和以儿童为中心的游戏治疗，最主要的区别就是在减轻儿童的症状时分别采用了指导性和非指导性的方法。认知行为治疗的从业人员通常不会相信非指导性方法能够对缓解症状产生效果。非指导性和指导性方法的主要区别在于，指导性方法侧重于焦虑行为本身，并试图通过治疗措施来减少它们；而非指导性方法并没有将治疗直接对准焦虑行为，而是关注“导致”焦虑症状的潜在感受。

认知行为治疗非常直接，对专业人士和来访者都具有即时的意义，因此它比以儿童为中心的游戏治疗更具吸引力。另一方面，公众很难相信，一个玩游戏的儿童，无论是具体的游戏还是象征性游戏，能够从中发现自身隐藏的心理问题，并且借由游戏解决这些问题。当亲子治疗的治疗师在培训父母时，让他们相信这一方法的疗效恐怕是治疗师需要面对的最大挑战。

第30章

对青少年的游戏治疗

Brijin Johnson Gardner

> **写给成长中青少年的颂歌：青少年想做的事情**
>
> 快快长大！
>
> 摆脱那些恼人的青春痘
>
> 认清自己
>
> 让他们按我的计划不要对短信限制字数
>
> 想办法在体育课上换衣服时不让他们看到我穿的难看的内衣
>
> 让我的父母为我骄傲，也许吧？
>
> 想明白我想成为谁……
>
> 交朋友、融入社会……谁会喜欢我？！
>
> 决定我长大后想做什么……现在？认真的吗？
>
> 想想我是喜欢女孩还是男孩……那又怎样？！
>
> 下载凯蒂·佩里那令人惊叹的视频
>
> 在我的脸书账号上发布一个虚构的身份
>
> 决定我的信仰
>
> 在鼻子上打孔
>
> 接吻或者做爱，可能吧？
>
> 接受我自己

上面这首诗是青少年来访者在其成长过程中发展性任务与解读性思考的综合体现——它既包含了他们对未来生活的期望以及需为此付出的巨大努力，也充满了日常的愿望、需要、希冀和疑惑，看似很不理智。与上面这个待办事项清单很相似，青少年的注意力会在瞬间从简单转向复杂，让身边的人都大惑不解。事实上，青少年一方面对这些"待办事项"慒懵懵懂懂，另一方面也在努力厘清许多繁杂并且抽象的发展任务，在这一进程中，他们偶尔能成功，但多数时候会遇到挫折。如果说青春期就像在游乐场里的一次旅行，那或许可以将其命名为令人望而生畏的发展目的地——它包括了近15年生活中遇到的所有重大的、可怕的、兴奋的、困惑的、讨厌的、搞笑的和激动的经历。

本章的目的是帮助临床工作者对青春期的整体状况和与长大成人有关的发展任务有更深入的了解。我从相关理论的角度思考了依恋和身份发展对青少年产生的影响，以及在为青少年进行治疗时这些理论怎样应用于临床实践。为了解释说明怎样对那些在同一性方面存在困扰的青少年来访者采用游戏治疗的方法，本章也对游戏治疗技术及其应用案例予以介绍。

针对青少年在青春期的发展轨迹，大量的研究和信息提供了序列和一个半定义的路线图（Blanc & Bruce，2013；Ehrlich，Dykas，& Cassidy，2012；Highland & Tercyak，2014；Raudino，Fergusson，& Horwood，2013；Romeo，2013；Sentse & Laird，2010；Van Doorn，Branje，& Meeus，2011）。然而，对于处于青春期的青少年而言，他们很难看懂地图，发现标志，并精准地找到前行的方向。因此，这时为青少年来访者提供治疗的临床工作者如果能成为他们前行道路上有益的陪伴，不断强化他们的力量和兴趣，充分体现对他们的理解和关怀，对他们的发展至关重要。不过，青少年天生对成年人和他人的建议持怀疑态度，特别是当他们不得不接受心理治疗时，他们对治疗师是不信任的。但是，如果治疗师非常重视治疗关系，并且通过倾听、共情、接纳、真诚、风趣和陪伴的方式让自己表现得与其他成年人不一样，那么青少年在治疗时就能获得更大的空间来安全地探索自己、过往经历以及期望的未来。现在青少年越来越被要求赶快成熟，可是他们没有得到相应的支持和帮助。而且很多时候，他们的父母或照料者也不知道应当怎样帮助自己的孩子长大成人。因此，治疗时我们希望能在他们发现自我和走向成熟的艰难跋涉中与他们相伴，在他们穿越险峻的环境时助他们一臂之力。

青少年发展

有关青少年的研究和文献（American Academy of Child and Adolescent Psychiatry，2011；Kroger，2007；Patel，Flisher，Hetrick，& McGorry，2007）一致将青少年发展的主要任务确定为下面3个基本目标。

1. 自主——与自己的父母或照料者分离。
2. 个性化——探索自己扮演的角色和兴趣，并为自己创造更明确的身份和自我意识。
3. 归属——发展或重新融入成人世界并建立关系。

人们希望青少年在步入成年的过程中能够找到实现这3个目标的方法。发展任务是一个框架，将青少年在心理健康、功能发挥、人际关系和对社会做出贡献方面发展为一名成年人的基本需要进行了概念化的归类。通过了解这些重要任务，我们才可以更好地帮助青少年和他们的父母认识到青少年当下在路线图上所处的位置，同时通过发展的视角对其经历予以认可并给出正常化的解释。

青春期是一个介于童年和成年之间的不同寻常的阶段，也是人生中的一个关键节点，这期间成长和变化的速度仅次于婴儿期。对青少年和成年人来说，从生理发育，比如青春期的开始，到认知能力的发展，比如抽象思维，这都是一段漫长又令人困惑的旅程。许多不安全感和挑战可能在这一时期的生活中浮出水面，并且对今后的生活产生持久的影响。不少不良行为也会在青春期出现，它们与个体在实现发展任务过程中遇到的困难有关。不同的时代、文化和社会经济环境对这些任务的特征定义和持续时间有着明显差异。没有一个青少年能够按照发展顺序轻而易举地经历每个阶段，即使他们下了很大的决心，经历这一时期对青少年及其照料者来说都是一项错综复杂、历尽挫折并且考验耐力的艰巨任务，不过，不管怎样，成长都会继续。

青春期和青春期的生物学决定因素在很大程度上是普遍的，男性和女性都有明显的生理变化。在从青春期到成年早期的这段时间里，人的身体功能和结构会发生实质性变化，包括激素、骨骼结构、全身生长和大脑结构。身体如此异常和剧烈的变化只出现在生命的另一个时期：孕期。

在青春期出现生理和性变化的同时，社会、情感和认知方面的发展也在发生。青少年开始寻找并获得与成人世界建立连接所需的技能，也开始探索人际关系和自己应当扮演的角色。在为他们提供治疗时，首先判断其身体、认知以及社交－情感状况在青少年发展阶段所处的位置极其重要。很多时候，青少年的生理状况与其实际年龄相吻合，但由于生活经历和其他因素，他们的认知或社交－情感发展却处在一个比实际年龄低很多的阶段。下面我们将逐一介绍青少年发育的 3 个阶段，这里提供的信息被认为是青少年正常发育范围内的信息，因此，阅读时需要记住的是，每个青少年的发展都存在个体化差异。许多时候，父母需要获得帮助才能理解从 10 岁左右开始直到 25 岁的这一青少年阶段中，自己的孩子在各方面出现的发展迹象（American Academy of Child and Adolescent Psychiatry，2011）。

青春期早期

"尴尬的事情突然全部爆发了"，这是一个 13 岁的女孩在一次治疗时对自己身体和情绪变化的感觉所做的描述，这时她已经"正式步入青少年阶段"了。她说得一点儿没错。青春期早期从 9 岁开始，一直到 13 岁。在这一阶段，身体的发育开始了。女孩开始有月经，乳房和臀部也会发育；男孩的生理发育则体现在睾丸和阴茎上，他们的嗓音和激素也产生了变化。男孩和女孩的身高和体重都会增加，并开始对他人产生性兴趣。与此同时，身体的变化可能成为自我认知和身份形成的一个重要部分，因为青少年往往会根据身体的可接受性来评价自己和他人。许多青少年会在这一时期对个人隐私有越来越多的要求，无论身体方面还是情感方面，因为他们对自己的身体和正在发生的变化已经逐渐产生了自我意识。

在认知方面，青少年的抽象思维和道德思考能力都在早期阶段有所增强，并开始对智力产生兴趣。不过，他们仍然属于"非白即黑"的思考者，尤其是在处理信息和与他人建立关系方面。他们也开始尝试独立，从身体和情感上都试着与父母或照料者分离。他们重点聚焦在当下，他们一方面在不断发展自我认知和同一性，另一方面又强烈地需要和渴望得到同伴的接纳或者能够归属于一个团体。

在社交-情感方面，处于青春期早期的青少年往往表现得喜怒无常，与父母的冲突加剧，并且开始检测人际交往中的规则和限制。当遇到压力或其他强烈情绪时，许多青少年会表现出退行行为，采用一些更幼稚的应对方法，比如乱发脾气，来宣泄自己的反应。他们的行为不是源自深思熟虑，而只是基于当时的环境和自己正经历的感受。

青春期中期

14—18岁，青春期顺其自然地发展着，青少年的身体发生了彻底的变化，但青春期的引擎却刚刚开始。认知能力继续延伸，增加了设定目标和思考道德伦理的能力，并且开始探索生活的意义以及自己将成为怎样的人。青春期中期是一个高度关注自我的时期，他们更加看重自我认知和得到同龄人的接纳，也继续适应自己的"新"身体和能力。在这一阶段，青少年与父母之间产生了距离，他们的关系也日益紧张，因为争取独立的愿望与对依赖的需要和父母的一些共同调节交织在一起。父母不再是孩子的中心，而且青少年对父母的信仰和价值观也不再全盘接受，甚至产生了质疑。此时孩子与父母处于既想分离又想亲近的推拉状态——因为一方面青少年觉得自己不再是孩子了，可另一方面他们又尚未成人。虽然许多青少年想试着突破限制，也表现出了一些叛逆行为，但他们还是能够分清对与错的区别，并且在行为上控制住冲动的想法。

在青春期中期，青少年的主要特点是通过尝试不同的角色和性格并体验由此产生的不同结果，从而发展形成自己独特的身份。此外，在尝试的过程中，他们也极力想弄清楚自己希望别人怎样看待他们。他们的尝试五花八门，比如把自己的头发染成紫色、参加各种体育运动、全身穿黑色衣服或者想方设法将自己与成人文化区分开来，体验到的结果自然各不一样。他们会在这一阶段做许多相当耗费时间和精力的事情，这或许就是人们普遍认为青春期中这段时间最长的原因之一吧！

青春期后期

青春期后期就是你希望它赶快结束的阶段，不过还有几公里的路要走！神经科学证实，大脑从后向前逐渐成熟，从脑干开始，向中间区域移动，最后到达额叶，额叶的一项功能就是负责做出决定。因此，也就是说，一个人要到25岁大脑才能发育完成。我们的文化非常重视青少年的身体发育，却很少关注他们其他方面的发展，比如社交-情感和认知能力的发展。作为一个真正成熟的成年人，需要具备健全的大脑，能够对复杂事物做出分析判断，同时要能与他人建立互惠、健康的关系。青春期后期是准备进入成人世界的最后阶段，青少年会在此期间试图确立自己的职业目标和个人同一性。在心理上，这时他们不太需要同龄人的认可，也不太需要从父母那里获得明确的独立感。

青少年发展与理论

埃里克森的心理社会理论（1968）对发展阶段的归纳至今仍然具有重要意义，并被广泛应用于针对青少年发展的研究。在他所划分的 8 个阶段中，青春期属于第 5 阶段，这一时期青少年的主要任务是确立同一性，但在体验不同角色时他们会产生困惑。他们会在从童年到成年的过程中寻求属于自己的一席之地，并在形成自我意识的同时试着回答"我是谁"这一问题。在这个发展的关键阶段，青少年会尝试不同的角色并期望从中找到适合自己的。当他们能够回答"我是谁"和"我想成为怎样的人"这两个问题后，他们的自我意识就形成了，这也为他们作为年轻人的持续发展的同一性奠定了基础。

对于许多青少年来说，在成为一个独特个体的道路上不会看到任何标识，但一些冲突和变化是普遍存在的，它们只有在经过时才能被发觉。青少年怎样才能认清自己是谁？他们用什么标准来定义自己？谁可以让他们放心地加入自己的成长之路？在同一性形成的整个过程中，青少年需要厘清和应对各种情况和重要的人生大事，比如确定职业、性取向和个人的价值观。这个过程体现了这样一个观点，即青少年的发展是基因组成、个人经历和家庭教育相互作用的结果。这几个方面共同帮助他们理解

并回答了"我是谁"和"我想成为怎样的人"的问题。通过发现自己是什么样的人，他们就更有能力坚持自己的主张，并逐渐进入成人社会。Clark 夫妇（2007）在《断开连接：在我的空间世界里培养青少年》（*Disconnected: Partenting Teens in MySpace World*）一书中，对青春期的发展过程给出了这样的定义：

> 在这个过程中，我们需要从不用考虑我们是谁和我们做什么（童年时代）的世界，走向一个有信心能够在成人社会的多重关系和期望中生存并且不断成长的目的地……青春期的总体任务就是走出童年期，准备步入主流社会，与其他成年人并肩生活。（p.49）

按照这个定义，有多少青少年来访者准备好了抵达"成为"成年人的目的地呢？又有多少青少年来访者具备了处理人际关系和理解人际互动时细微差别的技能，以及进入成人世界后的语言和认知能力呢？事实上，迈上成为独特个体的道路早在步入青春期之前就开始了，甚至可以说在出生前就开始了。在埃里克森划分的第一个心理社会阶段，即出生的第一年，婴儿就面临着信任与不信任这一涉及生存的基本问题。如果婴儿得到及时的反应和有爱心的呵护，他们就会首先对照料者产生信任，进而对所有成人也有了信任感，并认为这个世界是一个好的、可信赖的地方（Main, Kaplan, & Cassidy, 1989）；反之，如果婴儿对这个世界最初的感受是它充满了激烈的冲突，而且他们没有得到需要的照顾，他们就会对照料者产生不信任，最终对所有进入他们生活的成人也都

不会信任（Flaherty & Sadler，2011）。

早期的情感体验主要反映在身体上，我们通过被怀抱和照料的方式来了解这个世界。联结、分离、感觉、需要和它们的满足都是通过身体首先感受到的。儿童早期情感的质量取决于照料者的反应能力：怎样、何时和为什么要把一个婴儿抱起来、放下、紧紧搂在怀里或者推开。不论他们受到好的还是不好的对待，儿童在早期的习得和经历都会成为其日后情感生活、自我认知、对他人看法以及认同感的标准。大量的研究都显示了儿童早期和父母的依恋模式与其后期社交和情绪适应之间的重要联系，包括解决问题、应对方式、身份发展、自我形象以及是否存在抑郁和其他心理问题等（Conners，2011；Kroger，2007；Patel et al.，2007）。

早期依恋和青少年发展之间的这种联系应当让临床工作者充分意识到，在为青少年提供治疗时，了解来访者及其家庭的依恋历史非常有必要，特别是对那些在同一性发展过程中遇到困难的青少年。儿童对世界和"自我"的最初理解源自照料者的行动和反应。临床工作者可以通过调查、观察和了解孩子与父母的二元关系获得对正在成长中的青少年的理解。作为人类，我们渴望与他人建立联结并且拥有一个家"作为大本营"，我们也希望身边能有这样一个人，无论我们有怎样的情绪或恐惧，在他那里都能得到无条件的接纳。依恋理论强调了为婴幼儿建立一个安全基地的必要性，这样他们才可以安全地去探索周围的世界，进而了解自我，构建自我意识和自我同一性。与那些和主要照料者有着不安全依恋关系的人相比，拥有

安全依恋关系的个体的心理更加积极、健康，鲍尔比（Bowlby，1988）对此予以了肯定。这充分表明，安全的依恋有助于健康的同一性发展，并且增强青少年坦然地与照料者分离和具备个性化的能力，可以说，它是同一性形成的里程碑。

青少年游戏治疗

在《青少年游戏治疗》（*Play Therapy with Adolescents*，Gallo-Lopez & Schaefer，2005）一书中，作者探讨了为什么游戏治疗对于许多面临发展问题的青少年是一种可行且有效的治疗方法。他们给出了下面的解释。

- 有趣的互动和环境可以接纳和确认青少年可能经历的退行倾向，并使他们的表现正常化。
- 采用表现和游戏的技能可以让青少年自然地游刃于童年和成人的世界中。
- 游戏治疗时的控制权在青少年手中，也就是说他们可以决定自己参与治疗过程的程度和范围。
- 通过提供富有表现力的、动觉和视觉上有趣的道具或玩具激发青少年的表现需求和欲望，进而展示他们对同一性的探索。
- 游戏治疗的非指导性方式避免了关于治疗时青少年来访者应当曝光什么、可以隐藏什么的争议。
- 轻松、有趣的治疗方式可以化解青少年来访者在袒露自己痛苦的想法和感受时产生

出的恐惧。

- 象征性和表现性游戏与言语对话的结合有助于治愈和解决青少年的发展问题。

大多数青少年来访者是被迫而非自愿来接受治疗的。当他们表现出的行为或令人关切的问题已经严重到影响他们与父母的关系时，他们就会出现在治疗室的门口。虽然对青少年及其父母的二元治疗都很重要，但临床工作者必须先与青少年建立起真诚、信任的关系。这意味着治疗师首先应当是青少年的治疗师。在开始治疗前，向父母了解情况时青少年来访者也应在场。我在最初与父母单独沟通时会告诉他们，我的第一个目标是与他们的孩子建立融洽的关系，而实现这一目标的前提是，青少年感觉他在表达情绪、经历和个人信息时是安全的。关于谈话的保密性尤其重要，一定要向父母和青少年保证："房间里说的话，只留在房间里。"不过，也要让青少年知道，如果他存在伤害自己或他人的危险，或者他已经遭到别人的伤害或威胁，那这样的信息在治疗结束后会被告知他的父母。

如果治疗结束时，父母直接问孩子："你都说了些什么？"那就无法让青少年产生安全感。同样，治疗师与父母的交流是必要的，但当着青少年的面交流会让治疗关系陷入危险中。因此，我通常建议父母在治疗前或后通过电子邮件的方式向我提出他们的问题或关切。每隔6—8次，我会安排一次与父母的治疗或咨询，告知他们有关治疗的最新进展，回答他们的问题，并且倾听他们对治疗过程的看法和感受。让父母更多地参与孩子治疗的另一个方法是给他们布置"作业"，要求他们在孩子接受治疗时完成（参见图30.1和图30.2）。这一做法能够让父母更加投入孩子的治疗过程，获得许多关于治疗的有价值的信息；也能让治疗师更好地了解他们对自己孩子的想法、感觉、担忧和认知。

以下信息将有助于我更好地理解你在青少年时期的希望、需要和担忧，你也可以借此分享一些你在青春期的经历。请完成下列句子。

1. 我在青少年阶段的一个希望是……
2. 我在青少年阶段感到困惑的一件事是……
3. 我在青少年阶段非常喜欢的一件事是……
4. 青少年阶段我在社交生活、交友和社交媒体方面的一个担忧是……
5. 我在青少年阶段非常需要的是……
6. 青春期的时候，我最担忧的是……
7. 青春期的时候，我记得我想成为……
8. 青春期的时候，我生活中最重要的人／人们是……
9. 在整个青春期，我生活中最重要的一个人是……

图30.1　父母或照料者的"希望、需要、担忧"记录表

请完成下列句子。

1. 我与孩子现在的关系会更好一些，如果我青春期的孩子能够……
2. 我知道事情会好起来，如果……能发生。
3. 我与孩子曾有过一段美好的时光，那是……
4. 在抚养孩子的岁月里最令我开心的时光是当他……（可填写某个经历，也可填写孩子的年龄）。
5. 当我们结束治疗后，我确信情况会有所改善，因为……
6. 我将会感觉好一些，如果我青春期的孩子能够……

图 30.2　父母或照料者心目中"更好的时候"记录表

治疗

青少年经常不愿意表达和交流他们的想法和感受，而游戏治疗和表达技能可以将其需要交流的信息反映出来。各种游戏治疗技术还能够借助距离、象征和自我反省的方式对他们的同一性发展起到帮助。不过这里对于刚开始工作的治疗师需要提醒一点，治疗时不要将太多的关注点放在使用的道具和技术上。虽然游戏治疗技术确实可以提供许多信息，对治疗效果也极具价值，但真正的治愈还是要依靠治疗关系。

在现实生活中，青少年会躲到成年人不受欢迎的地方。他们在与其他同龄人的关系中寻求安全（直接地或通过技术的方式），借此逃避青春期面临的强大压力，其中包括成年人对他们的期望所造成的压力。因此，作为治疗师，我们需要在他们世界的门口席地而坐，仔细观察他们，并让他们带领我们进入只有在他们的帮助下我们才能理解的世界。

了解对青少年来说什么是重要的，并努力找到他们的兴趣是建立治疗关系和发现他们正在形成的同一性的关键组成部分。你无须像侦探那么做，而且他们也不喜欢那样的方式，你只要用眼睛观察就可以了！每次治疗时，他们都会在不经意间为我们提供一些线索，从他们的发型到他们穿的匡威运动鞋，它们都能帮助我们与他们建立联系。因为在寻找归属感和同一性的过程中，青少年也渴望特立独行和与众不同，所以他们的个人风格和着装常常被用来作为他们展现"自我"的方式。就像婴儿慢慢适应环境一样，治疗师也需要通过仔细观察青少年来访者身上独具特色的点点滴滴来认识他们。治疗师需要认识到，许多来访者从未被他人如此近距离地"注视"过，特别是被一个成年人。这一经历对他们来说既兴奋又痛苦，因此治疗师要尊重青少年接受它的速度，以及他们在被理解和重视时产生的奇怪感受。

游戏技巧

我的最爱

这是我设计的一个非常简单的结构化游戏，它可以帮助治疗师了解来访者的生活经历、他所关注的以及他对自我和周围世界的看法。

- 游戏时间：评估阶段。
- 参与者：个体来访者与治疗师一起玩，或者在治疗师的带领下，父母与孩子一起玩。
- 所需材料：准备好的清单。
- 目的：
  1. 参与游戏；
  2. 促使青少年和治疗师之间展开适当的交流；
  3. 借助这一有趣的互动机会与来访者建立融洽的关系，并获得有关他的信息；
  4. 通过识别和解释青少年的选择，了解他们的自我意识。

我在介绍这个游戏时是这样说的："我将说两个词，我们每个人都要从中选出一个我们最喜欢或者最认同的词，并且把它大声地说出来。选择没有对错之分，因此，你只要说出第一个出现在你脑海中的词就可以了。在我们都选择完成后，每个人要迅速给出一个选择它的理由——解释时间不能超过 20 秒。我们之间不可以提问，只能听别人说。或许有几组词中没有你喜欢的，但无论如何你还是要选一个，然后在 20 秒时间里解释为什么你不喜欢它。"图 30.3 提供了一个可供参考的单词组合列表。

我经常让父母与孩子在治疗的早期一起玩这个简单的游戏，因为它可以让青少年放松地披露自己的想法和感受，而且这个游戏也不存在错误答案。在父母和青少年以非侵入性方式互动的过程中，治疗师可以了解不少他们的信息。我就是在与许多青少年玩这个游戏时掌握

☐ 蓝 / 黄
☐ 汉堡包 / 热狗
☐ 焰火表演 / 火花
☐ 运动鞋 / 人字拖
☐ 葡萄 / 香蕉
☐ 家庭 / 朋友
☐ 泰勒·斯威夫特 / 贾斯汀·比伯
☐ 打雷 / 闪电
☐ 麦当劳 / 墨西哥玉米卷
☐ 脚趾 / 手指
☐ 徒步走 / 骑自行车
☐ 妈妈 / 爸爸
☐ 滑板 / 滑板车
☐ 水果 / 蔬菜
☐ 排气管 / 发动机
☐ 运动员 / 观众
☐ 姐姐（或妹妹）/ 哥哥（或弟弟）
☐ 推土机 / 自卸卡车
☐ 咖啡 / 能量补充剂
☐ 户外 / 室内
☐ 文字 / 谈话

图 30.3　"我的最爱"单词组合列表

了他们的生活状况、兴趣爱好、过往经历、人际关系、信仰和认知等。

在玩这个游戏的时候，治疗师要对游戏过程做出结构化安排，包括说出单词组合；让青少年及其父母挑选并留出时间做简短的解释；如果父母和孩子中有一方开始对另一方的选择提出争议时，劝导他们遵守游戏规则，确保游戏正常进行。在父母和青少年玩这个游戏的过程中，我们可以观察到一些现象。比如，父母是否会纠正青少年的选择或者认为他们的选择不对（比如，"不对，你从来不去户外！你怎么能选择'户外'呢？"）？是否对于一些单词组合，父母和青少年给出了同样的选择，但对其的解释却不一样？父母接受青少年的选择吗？

青少年接受父母的选择吗？这个游戏还为父母与青少年的相互了解提供了机会，并且可以让他们从中发现彼此之间的共同之处。

令人愉快的老物件

- 游戏时间：评估和结束阶段。
- 所需材料：一个装满"令人愉快的老物件"的盒子（见图30.4），里面装有不超过30个具有广泛代表性的小物品。我一般不使用沙盘游戏中的模型，我更愿意收集一些类似徽章的这种不大于3厘米的小物品。它们可以很容易地放入一个长13厘米、宽10厘米的塑料容器中。
- 目的：
  1. 为青少年提供分享过往经历的机会；
  2. 获取更多有关来访者以前经历的信息以及他们对这些经历的看法；
  3. 为青少年提供叙述的机会，这对他的整合能力和发展是有益的。

这是一个很有趣的评估技巧，需要使用的材料也不多。相较于大量可供选择的模型，它需要的物品为数有限，而且尺寸也很小，这样可以减少青少年在选择时的焦虑。我会先向青少年介绍这个装满"令人愉快的老物件"的小盒子，让他看看里面的各种物品，并从中选出一些能够体现其"迄今为止"生活的东西。青少年可以根据自身的情况不限量地选择，然后将所选物品按顺序排列（见图30.5）。有时候，他们需要把两三个物品聚拢在一起，反映他们生命中的某一段时光，对此无须限制，他们的任何做法都是可接受的。挑选完以后，让他们把选出来的物品再看一遍，然后开始逐一讲述与其有关的经历。这个方法不仅可以让青少年讲述一个个简洁又直观的故事，而且对于他们

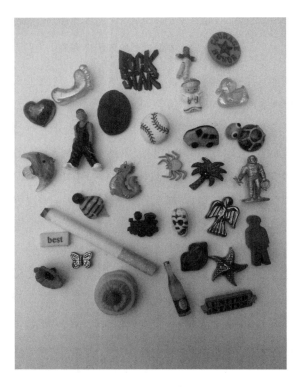

图30.4　装满"令人愉快的老物件"的盒子

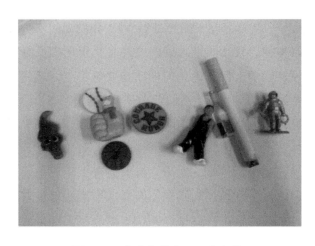

图30.5　青少年从盒子里选出的、并按顺序摆放的物品

识别和整合自己的经历，并且在过往背景下探索同一性都具有促进作用。对那些在生活中经历过创伤事件的青少年来说，这项活动提供了一种安全地表达遭遇的途径，因为他们当下正处在一个安全的环境中，可以平静地回忆自己的感受并且用视觉表现的手法将创伤呈现出来。下面的内容专门针对一些遇到特殊问题的青少年给出了一些调整建议。

基于特殊青少年人群的调整建议

无家可归和寄养青少年。一些无家可归或被寄养的青少年的经历支离破碎，让他们把这样的生活按时间顺序整合起来有一定的难度。如果这样，我会建议他们针对曾生活过的每个家庭或庇护所挑选一个物品，用来体现那段独特的经历和对其产生的影响。

领养。对于被领养并且正在努力适应环境的青少年，可以让他们画两条时间线，一条针对的是领养前的生活（或者他们认为以前的生活是怎样的），另一条则是领养后的生活。如果青少年在被领养时年纪已经够大了，他可能会重点聚焦被领养的经历。如果青少年在婴儿时期就被领养了，那么他们对亲生父母根本没有记忆，并且常常会痛苦地认为自己遭到了抛弃。我在使用这一方法时注意帮助他们探究脑海中对领养的看法，进而真正理解自己被原生家庭放弃和领养的原因，因为多数时候他们对此并不知情。许多青少年会用叙事的技巧来解释他们心中的"为什么"，而这一方法则要求他们将其认为真实的理由通过具体的实物描述出来，这样就容易让治疗师帮助他们识别其可信度。

性虐待。对于遭遇过性虐待的青少年来说，可以以虐待事件作为时间节点，了解他们在虐待发生前的生活经历和感受，以及虐待对他们造成的影响。

在我的从业实践中，使用"令人愉快的老物件"帮助了许多青少年探索并开始理解其生活经历的累积效应，无论是消极的还是积极的。它就像一个引爆点，点燃了他们思考过去或现在痛苦的能力，也让他们看到了未来的希望和可能性。他们所选的物品提供了一个视觉上的时间线，使他们能够无须用太多的语言就表达出了对不同经历的感受和想法。沙盘中的模型也可用于这项活动，不过，我发现更小一点的物品，比如徽章，可以给他们提供一种心理上的安全感。来访者也反映，使用微小的物品"能够使他们的大脑呈现出一幅更小（更易于管理）的画面"。许多青少年还表示，较小的物品有助于他们把事情看得"没有想象中的那么严重或糟糕"。

青少年圆形图

- 游戏时间：治疗过程中。
- 所需材料："令人愉快的老物件"盒子（见图 30.4 和图 30.5）；或者珍妮的个性纽扣（参见图 30.6）。
- 目的：
  1. 为来访者提供工具，便于其探索自己性格中的不同侧面；
  2. 了解来访者如何看待自身和他人的性格和特征；
  3. 确定青少年与他人之间的关系状况；
  4. 了解在来访者生活中社会支持和家庭关系对其产生的影响；
  5. 了解来访者对其自身的看法，以及其对与之有关系的他人的看法。

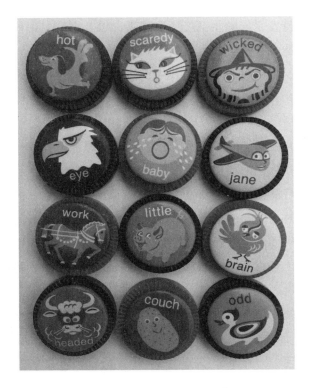

图 30.6　珍妮的个性纽扣 *

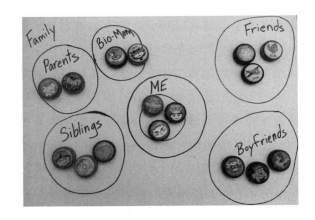

图 30.7　青少年圆形图 **

"这个或那个"这样的可视的标签定义对其自我认知进行解释。我发现，把青少年的关注点从额叶的语言解释转换为具体的视觉表征，可以令其更真实地表达自我。

　　首先，我会向他们简要叙述一个事实，即年幼时他们的生活中只有家庭、学校、日常起居和一两项活动，而现在随着长大，他们的世界在不断发展变化。接下来在一张大纸上，在中间画一个圆圈代表他们自己，然后再在圆圈外的其他位置画数量不等的圆圈来分别代表他们生活中的各个方面，包括关系和活动。大多数青少年会将他们生活的主要内容确定为朋友、男友或女友、体育运动或各类活动、学校和他们家庭（如果是离异家庭、领养家庭或其他类型的过渡家庭，他们可以用单独的圆圈或直接标注出来）。然后青少年或者我对每个圆圈写下标签或命名。接着青少年挑选物品或纽扣来体现每个圆圈中的重要人物，并将其放入那个圆

　　青少年的社交世界随着他们的成长而不断扩大，使他们接触到了许多不同类型的人，也有了不同的社交经历。同时青少年有着各不一样的私人生活，对此即使他们生活中的照料者或其他成人恐怕也知之甚少。青少年圆形图（参见图30.7）是我发明的一种游戏治疗技术，它能够帮助青少年看到他们人际关系、自我标签以及正在形成的同一性中各个方面的具体呈现。虽然青少年认知能力的提升使得他们变得越来越聪慧，但标签的使用会让他们回到早期对自我进行分类的阶段（Oswalt，2013），即用

---

*　图中英文对应的中文：hot——热，scaredy——胆小鬼，wicked——邪恶的，eye——眼睛，baby——宝宝，jane——姑娘，work——工作，little——小，brain——大脑，heded——带领，couch——躺，odd——古怪。——译者注

**　图中英文对应的中文：Family——家庭，Parents——父母，Bio-Mom——生母，Friends——朋友，Siblings——兄弟姐妹，Me——我，Boyfriend——男朋友。——译者注

圈。我会让他们分享一些有关每个圆圈的信息，以及他们所做选择背后的想法或原因。这样做能够唤起他们对一些经历的回忆，也能揭示他们对他人的看法或理解。

治疗师首先应当思考是哪些因素对来访者的选择产生了影响，包括所有外部因素，比如社交媒体、同龄人之间的互动、在团体中的地位以及性格特征等。然后通过与来访者的交流探究其内心世界，包括他为什么给自己贴上某些标签、他对同一性的形成有怎样的认同、反对和渴望。我经常会通过分析哪些特征是由外部因素强加给他们的，哪些特征反映了他们"最本真"的自己，从而弄清哪个身份是"最真实的"，或者说感觉"最接近"本人当下的实际状况。

结论

"有些变化发生在你内心深处。实际上，只有你知道它们。或许事实就该如此"（Blume，1981）。这句话可以说是青少年生活的写照。在生活中，我们的外部经历和情感体验在内部融合，塑造和改变我们将发展为怎样的人，通常我们周围的世界和他人是无法察觉到这一过程的。无论变化细微、重大还是奇特，它都会对我们的成长产生影响，而且这与我们的年龄无关。

我至今仍记得自己整个初中都在读 Judy Blume 的书，深夜关着门，绝对不想让妈妈发现我在看书，然后没完没了地问问题。现在回想起来，他的书，还有其他许多书，在令我胆怯的青少年时代，成为让我感到安全的陪伴。虽然那些书早在我十几岁以前就出版了，但书

中人物反映的痛苦、希望、问题和需要对我来说都很有意义。有些青少年会从他们喜欢的音乐中获得令其信赖的伙伴；有些青少年则在体育运动中找到慰藉；但是，也有一些青少年及其家庭需要寻求额外的支持来帮他们度过青春期。对任何一位与青少年打交道的治疗师来说，首要的任务就是成为陪伴他的"那个人"，得到他的认可，让他感到安全，真诚地接纳他的一切，并且能够欣赏他因尝试而出现的偏差——所有这些都不带任何评判。

习得是从经验中获得的。我们成长为"负责任的成年人"的一个方式就是经历大量的实践，包括经过缺乏责任感、尝新、苛求、困惑、愚蠢、仇恨和沮丧的青少年阶段。这些都是青春期发展过程中要做的"功课"，如果青少年没有把"功课"做好（也就是说，他们把事情全搞砸了），治疗的目的就是帮助他们整合和构建新的体验，并培养他们理解和接纳自我的意识。在青少年发展的征程中，他们自己、父母以及治疗师都应对可能出现的"错误转弯""走向岔路"和"超速罚单"等有所准备。要知道，在任何年龄，人生旅途中的经历都会融入我们同一性的形成中。

下面是"写给成长中青少年的颂歌"的最后一节。

把事情搞砸了——没事！
不要泄气
在一些值得信赖的成年人的帮助下，我会从错误中学习和成长
太酷了……我认为我找到自己了！

第31章

对成人的游戏治疗干预

Diane Frey

在大多数诺贝尔奖获得者、创新企业家、艺术家和演员、适应能力强的儿童、幸福的夫妻和家庭，以及最能适应环境的哺乳动物之间有什么共同点吗？有，他们一生都玩得很尽兴。

——Stuart Brown（2008）

不知道为什么，现在游戏似乎对儿童和成年人都有些过时了。越来越多成年人的时间和精力都被工作所侵占，而且对他们来说，游戏往往与懒惰、无所事事和百无聊赖联系在一起。近年来，儿童的生活也被超额安排，他们从小学阶段开始就要参加各种培训，为上大学做准备，结果游戏被认为可有可无，一些校区甚至取消了体育课和课间休息。但是，正如Elkind（2007）所指出的，"游戏不是奢侈品，在任何年龄段，它都是健康、智力、社交和情绪发展的关键推动力。游戏、爱情和工作在人类的整个生命周期中都发挥着重要作用"（p.4）。从柏拉图到现代哲学家都注意到，游戏时最能显现出人的本性。

有关游戏功能的理论，特别是那些强调游戏对环境和痛苦经历的掌控以及能够产生愉悦效果的理论，应当统一贯穿个体一生的游戏活动，而不是仅限于儿童或特殊类型的成人

（Adatto，1964，p.839）。

Sutton-Smith（1997）认为，"任何综合性的游戏理论都必须认真研究一小一老这两类人群，前者的人生即将开启，后者则快要谢幕了"（p.48）。

游戏和学习之间存在着一种互惠关系。游戏可以促使人的能力呈螺旋式发展，因为学习可以让人掌握更复杂的游戏，游戏又会激发人更深入学习的愿望，如此循环下去，人的能力自然就获得了提升。游戏的这种螺旋发展能力能够帮助儿童在认知、情感和行为方面达到成人的水平。可以说，游戏就是成人生活开启前的学徒实习。此外，一个人在童年时代游戏时学到的东西，对丰富他的文化知识很有帮助。而且，正是通过游戏，个体逐渐适应了社会。那些在童年时很少参与游戏活动的成年人由于没有经过实习期，面对成年生活时就会显得手忙脚乱。他们常常缺乏本可以在游戏时获得的

应对否定、拒绝、合作和竞争的技能，结果就是在融入社会时感到很吃力。

临床应用

大量来自神经生理学、发展和认知心理学、动物游戏行为、进化和分子生物学等领域的研究数据都支持游戏在成人生活中的价值（Brown & Vaughn，2009）。游戏可以使学习效果最大化、促进人际关系、改善健康、提升幸福感、增强好奇心并使人焕发活力。爱因斯坦（1964）认为，"游戏似乎是有效思考必备的元素——在工作中建立逻辑结构和与他人展开人际交往之前"（p.171）。因此，他在开始严肃思考之前，总会先通过游戏尝试一下他的想法。相关文献揭示了游戏能够令人终身受益的一些方面。

- **游戏增进了人与人的联结。**通过游戏个体可以发展同理心、同情心、信任感和亲密关系。
- **游戏能够激发创造力、增强灵活性和提升学习能力。**游戏有助于个体适应和解决问题，并唤醒他们的创造力和好奇心。
- **游戏是孤独、疏离、焦虑和抑郁的解药。**通过游戏可以释放人体内的内啡肽，分散人对痛苦、恐惧以及其他负担的过度关注。
- **游戏能培养人的毅力。**在不断试错并最终掌握一个新游戏的过程中，个体能够亲自体会到锲而不舍的意义。坚持不懈是一个

成熟的成年人必不可少的特质，它与暴力几乎不会并存。

- **游戏能够令人产生愉悦感。**游戏的过程让人感到开心，而且它还能滋养和维护人的爱心。
- **游戏可以改善人际关系。**大家一起游戏时能够带来快乐和活力，因此对促进关系是有益的。游戏还能起到消除仇恨、分歧和伤害的作用。
- **游戏有助于发展和提升人的社交技能。**通过游戏时的互相交流，个体可以学到不少社交技能。
- **游戏让人学会与他人合作。**游戏或许是消除暴力的最好方法。那些拒绝或者从未真正学会游戏的人很可能产生恐惧、愤怒或过度焦虑的倾向。

成人与游戏治疗

总体而言，游戏可以增进成年人的幸福感，而游戏治疗则为成年人的个人成长和康复提供了许多机会（Bludworth，2014；Schaefer，2011）。成人游戏的主题主要围绕着这个年龄段的问题：抑郁、压力、焦虑、失落和老龄化等。培养一种心理历史的人生观是人走向成熟的一个发展任务，在努力完成这一任务的过程中，会出现许多需要引起关注的问题。通过游戏治疗，成人来访者可以增强领悟能力，缓解压力，提升交流技能并获得更多的自我肯定。在对成人采用的游戏治疗模型中包括以下6个步骤（Frey & Carlock，1991）。

- 第 1 步：**介绍**。治疗师向来访者介绍这种治疗方法的基本原理。
- 第 2 步：**参与**。来访者对治疗师的介绍和引导做出回应，如果他觉得治疗过程中所使用的材料具有威胁性，可以拒绝参与。
- 第 3 步：**交流**。来访者分享游戏过程的观察和反应。
- 第 4 步：**处理**。来访者被要求与治疗师讨论在游戏中意识到的模式或动态。
- 第 5 步：**反思**。治疗师要求来访者思考从游戏中推断出的假设或泛论。
- 第 6 步：**应用**。来访者开始意识到游戏治疗中学到的技能与其日常生活的相关性，并尝试将习得应用于实践。

在游戏治疗过程中，游戏治疗的主题以及来访者从中获得的领悟会越来越与其现实生活密切相关。本章后面提供的案例分析详细示范了针对成人采用游戏治疗的过程。

具备一定心理动力和属于某些特殊人群的成年人尤其适合进行游戏治疗。对传统谈话疗法非常排斥的成年人就是一个例子，这样的来访者可能是被法院强制接受治疗或者被他人劝说前来，但他们的内心对此是拒绝的。比如，如果一个成年人不愿意与治疗师交流或者回答问题，就可以提议他画画或者玩棋类游戏。来访者以为游戏不是一种与治疗师配合的方法，但实际上，治疗师能够从游戏过程中获得许多启发。年长的来访者认为传统的治疗方法具有威胁性，但他们可能会接受音乐、绘画或其他游戏治疗方法。大多数在口头表达方面存在障碍的成年人常常会把他们的感受画出来。游戏

治疗对于有发展障碍和被诊断为自闭症的成年患者尤其有效。

否认自身存在问题的成年人也适合做游戏治疗。比如，一个否认自己酗酒的成年人在接受游戏治疗时，比如绘画、沙盘或棋类游戏，通常会披露一些关于酗酒的信息，但如果是传统的谈话疗法，他是肯定不会直接承认的。此外，游戏治疗对于那些情绪受限的成年人也是有益的，因为他们的生活主要聚焦在认知领域，缺乏情感和娱乐。许多成年人在工作中表现不错，但几乎没有机会表现自己的创造能力。对这些来访者而言，工作已经成了他们生活的全部，可是长时间没有游戏的生活会令人感到无聊或压抑。对于这些平时不能发挥创造潜能的来访者，游戏世界为他们提供了一个极好的机会。压力过大和工作过度的成年人可以通过参与游戏治疗来缓解压力，并发展出新的应对技能。

那些不了解困扰自己的问题或者导致障碍的病因的成年人显然无法与游戏治疗师展开很多口头交流。比如，如果一个来访者在一个功能失调、酗酒的家庭中长大，他可能意识不到这样的家庭背景会对其造成影响，但这种潜在的担忧却会在沙盘游戏时呈现出来。

有些来访者虽然能够讨论他们的问题，但在某些情感话题上无法真实地坦诚想法，对于他们，游戏治疗也是个不错的选择。比如，一个羞于提及亲密关系和性话题的成年人会发现通过棋盘游戏讨论它们更容易。总之，当成年人在治疗过程中不能用语言正常表达发生的事情或想法和情感时，游戏治疗都可以发挥作用。即使是那些平常很擅长语言表达的来访者有时

也会卡壳，而导致卡壳的原因在游戏治疗时会显现出来。

最后，还有必须指出的一点是，当治疗师忙于帮助他人时，他们本人也会感觉压力重重，甚至难以承受，这是由于他们忽视了自己也需要游戏的一面。如果游戏治疗师自己都不懂得游戏，怎么能让他的来访者尽情地投入其中呢？因此，游戏治疗师一方面要密切关注来访者在游戏时的一举一动，另一方面也需要即兴地让自己也加入游戏。

成人游戏治疗的禁忌人群和禁忌之处

如果成人认为游戏会让其感到威胁，那游戏治疗对他而言就是不适合的，这类成人通常曾在游戏或亲密关系中受过心理伤害。一些成人可能在童年时期在游戏时遭受引诱，结果感觉自己被骗了。有些来访者遭遇过假借"游戏"之名的乱伦。有些来访者则将游戏作为一种防御工具，借此掩盖其内心的敌意。还有来访者参与游戏是为了回避生气和愤怒的情绪。甚至也有成人来访者企图用游戏勾引治疗师或令其无法正常工作。他们的这些做法都会削弱治疗的进展或者让治疗进行不下去。

一些成年人将游戏作为一种控制和操纵治疗环境和治疗师的方式，导致治疗师无法实现治疗目标。比如，一个成年来访者可能坚持要和治疗师下棋，尽管这一游戏方式早已失去了意义。一些成年人沉迷于游戏，特别是网络游戏，而且根本停不下来，完全忽视了自己的家庭。对于这样的来访者，使用游戏治疗时必须非常小心，因为他们很容易就对某个游戏上瘾。

一些治疗师认为，许多这些类型的来访者能够从游戏治疗中获益，因为它们帮助他们解决了与游戏有关的问题，而且随着游戏治疗的进行，诱惑、防御、操纵、回避和上瘾等现象也会得到改善。但是，更普遍的看法是，对于这些来访者，最好还是先从传统的谈话疗法开始，然后在来访者看上去准备好了的时候再逐步引入游戏治疗。总之，对这些来访者采取游戏治疗时一定要非常谨慎。

游戏治疗师需要密切关注游戏治疗对成年来访者产生的影响。如果不能识别出他们在游戏时的动向或伪装很可能会上他们的当。此外也要留意游戏的内容是治疗师提议的、来访者提议的还是双方共同提议的。游戏治疗师对这些因素的敏感性对于成人接受游戏治疗能否成功极为重要。

游戏治疗可以帮助成年人发展与情感领域的积极联结。经过游戏治疗后，他们对感觉不再惧怕了。而且当他们与情感领域建立起积极联结时，他们的思考和领悟能力也会向纵深发展。借助游戏、想象和艺术作品，这些成年人可以挖掘出自身未曾体验过的爱、温柔和幽默的潜质。

策略与技术

各种各样供成人使用的游戏治疗技术都可在市场上购买到。此外，治疗师或来访者还可以自己设计许多游戏方法。即兴的、富有创造性的干预方式往往更具效果。

　　纸牌游戏是一种非常适合成人的方式。Ungame 纸牌游戏（家庭版；Zakich，1983）可以帮助家庭成员学习如何更有效地沟通。该游戏的设计者在回忆她与自己的家人第一次一起玩这个游戏时坦承，她在那 20 分钟的收获超过了 12 年的经历。纸牌游戏有两副牌，一副的内容比较轻松，另一副则需引起比较深刻的反应。比如纸牌上可以写这样的问题或提示："什么事情可能会激怒你？""你认为家中谁最可爱？"或者，"你可以问任何一个参与者一个问题，或者就你选择的某个话题发表评论。"这个游戏是非竞争性的，它主要鼓励仔细倾听和自我披露对家庭的关切。

　　游戏治疗师可以用空白的扑克牌设计专门针对成年人的游戏内容，或者可以将一副普通的扑克牌用于治疗。非言语的纸牌游戏就是一个例子，它旨在通过聚焦非言语领域达到改善沟通的目的。每张牌的牌面是治疗师选择的一种感觉，比如，A= 爱；K= 快乐；J= 生气。每位参与者拿到 6 张牌，游戏开始后就不能讲话了。参与者决定他打算将哪张牌上的感觉用非言语的方式表演出来，并把这张牌面朝下放在桌上。其他参与者在观看他的表演后猜测那张牌代表什么感觉。如果他们中有人正好也有代表这一感觉的牌，那么他可以将其面朝下放在桌上。如果匹配成功，这两张牌就不再用了。如果匹配不成功，他们各自取回自己的牌。游戏继续在参与者中轮流进行，直到有参与者打完了他手里所有的牌。这位参与者就是获胜者，因为他已经学会了怎样准确地发出和接收非言语信息。

　　玩具也可用于成人游戏治疗，包括：拇指球、填充动物玩具、幸运曲奇以及其他物品。拇指球有不同的大小，上面印着各种不同的感受。治疗师把球抛给来访者，来访者接住球后察看他拇指下面印的感受并把它读出来，它可能是"兴奋""愤怒"或者"难过"。然后来访者需要讲述一个与此感受有关的经历。这个方法能够提升来访者识别和表达感受的能力。

　　有时来访者会抱着填充动物玩具，寻求慰藉和非言语关怀。在游戏治疗时，成年人经常会拿起为儿童准备的玩具并将其用于治疗。一位 66 岁的来访者正因丈夫的离世而悲伤难过，她参加了一个临终关怀小组，在小组治疗时，一位成员给了她一个泰迪熊，希望能带给她一些安慰。这对她帮助很大，因此在接受成人游戏治疗时，她就带来了这只熊。

　　幸运曲奇也可用于成人游戏治疗，不过它们里面的信息应当与成人有关，比如，"无论你认为你行还是不行，你都是对的"，或者"期待蝴蝶而不是踩到毛毛虫"。在阅读了信息并讨论了与来访者的关联性之后，邀请来访者把曲奇吃了。这个方法既可用于个体游戏治疗，也可用于团体游戏治疗。

　　棋类游戏是另一种成人游戏治疗技术，从这一游戏过程中可以了解来访者的许多方面。治疗师能够从中发现来访者如何解决问题、如何对待成功和失败，以及如何应对冲突。一些成年人会在游戏时对游戏规则争论不休；试图控制游戏治疗师；早早就认输；公开或偷偷作弊；以及对输赢非常在意。

　　迷人的夜晚是进行成人游戏治疗时经常使用的一个棋类游戏（Games Partnership，1989）。

这个游戏的目的是增加两个伴侣之间的自我披露和有关性亲密的分享。卡片上写的内容能够引发积极、支持性的叙述，并伴随温柔的抚摸。比如，卡片上可能会写："如果你在一个晚宴上看到你的伴侣，她首先吸引你的是什么？"或者，"在接吻比赛中，你会投入多少感情？现在假设你是一个参赛者，给你的伴侣一个获胜者的吻。"这个游戏有助于伴侣就他们之间的性行为和对亲密关系的渴望进行交流，而这类话题在传统的谈话疗法中往往很难启齿。它还是一个性别中立的游戏，因此对男、女同性恋者也可以使用。

长期护理挑战（Enasco，1994）是一款专为照顾父母或在健康中心工作的成年人设计的棋盘游戏。这个游戏重点聚焦那些帮助患有阿尔茨海默症或其他类型的痴呆症、关节炎、哮喘、慢性疼痛、糖尿病或遭虐待的老人的成年人的心理需要。每个独立的主题都有一组与之相关的卡片，一个通用的游戏板可以让治疗师在个体或团体游戏治疗时插入任何适合来访者的卡片。

自尊宾戈游戏（Frey & Carlock，1991）是一款专门为成年人设计的棋盘游戏，旨在帮助他们获得自尊意识，并让那些高自尊的人充分觉察到自己拥有的这一特质。25 个已知的能够培养高度自尊的技巧被写在宾戈牌上。参与者要想获胜，就必须找出参与这些提高自尊活动的人。这个游戏可以通过很有趣的方式学习怎样提升自尊。

上面提到的几款棋类游戏只是游戏治疗中许多种棋类游戏的代表。象棋和跳棋也可用于成人治疗。其他在治疗时针对成人的棋类游戏主要关注性别偏见、中年危机和沟通技巧等问题。美国退休人员协会（American Association for Retired Persons，AARP；1990）为退休人员开发了一款名为"进退两难（Limbo）"的棋类游戏，旨在帮助他们逐渐适应退休后的生活。

表达性艺术活动也可用于成人游戏治疗。艺术活动可以是结构化的，也可以是非结构化的。在结构严密的方法中，来访者会被要求针对某一事件画一幅画或者对特殊的刺激做出反应。《成人专用防涂色书》（*Anti-Coloring Book for Adults Only*，Striker，1983）是这方面一个很不错的资源，它能够帮助来访者增强洞察力、创造力和想象力。书中每一页都有一个刺激图案，来访者需根据所看到的及其提出的问题做出反应，即将脑海中浮现出的内容画出来。比如，"你觉得你的身份证是什么样子的？""有什么是你想告诉你的配偶，却一直没有勇气当面说的？""当你老了的时候，你记忆中最美好的事情会是什么？""你有什么想告诉心理医生的？"或者，"如果你能回到子宫里待上一段时间，你会带上谁或什么东西？"Striker 写了一系列针对 6 岁以上各个年龄段人群的防涂色的书，都可以购买到。治疗师可以从众多页面中选择适合来访者的部分。

互动游戏也可用于成人游戏治疗。这类游戏经常被用在成人团体游戏治疗前的热身活动中，使用一个橡胶玩具球或者其他类型的球。参与者围坐成一个圆圈，每个人轮流把球扔给另一个人，同时说出自己的名字。一轮之后开始第二轮，这次每个人继续轮流把球扔给另一个人，但要同时说出对方的名字。到第三轮时，每个人在向另一个人扔球时不仅要说出对方的名字，还要告诉他关于自己的一件事。第四轮时每个扔球的人要告诉接球的人自己的一种感受。最后一轮时，每个扔球的人可以向接球的人提一个问题。治疗师要确保每个参与者在每一轮都能得到一次扔球的机会。这是一个让团体成员尽快互相了解的有趣方法。

一款名为"三个改变"的游戏（Frey & Fitzharris，1999b）可以帮助来访者更加了解他人，准确地感知他人，并认识社会支持系统的价值。这个游戏适合成人团体治疗。游戏开始前将所有成员分成两队：A 队和 B 队。两队面对面，分别站成一排，A 队的每个成员都要对应 B 队的一个成员，组成搭档。游戏开始时先给他们一段很短的时间观察自己的搭档。然后A 队成员转过身，背对 B 队；这时 B 队成员在他们外表的 3 个地方做一些改变。接下来，A队、B 队再次面对面，A 队成员开始试着找出B 队成员中他们的搭档的那 3 处变化。这一轮结束后改为 B 队成员转过身，A 队成员开始做3 个改变，然后由 B 队成员找出其搭档身上的3 处变化。这个游戏可以持续做几次，越往后，参与者会感到自己身上可以改变的地方太少了，最终同队成员之间会想出互换物品的方法。游戏结束后治疗师可以借此组织大家讨论社会支持系统的价值。

另一个可用于成人游戏治疗的互动游戏是寻宝游戏。比如，治疗师要求来访者找出 6 种不同的有效管控压力、提升自尊和对付难缠的人的方法。之后来访者可以观察或咨询他人是怎么做的。寻宝的内容可以根据来访者的具体情况设定。

戏剧和指导性意象也可用于成人游戏治疗。

指导性意象是 Dayton（1991）提出的，它让来访者先想象他在生活中已经拥有了自己非常想要的一切，然后将愿望实现后的生活呈现出来。也就是说，来访者先在脑海中完成对其愿望的想象，再将它引入意识层面，予以充分的感知和体验。

玫瑰识别是在成人和儿童的游戏治疗中使用的一种意象方法（Stevens，1991）。在这个意象体验过程中，来访者被引导想象一株玫瑰以及它的类别、生存方式和环境以及感受。接下来，来访者需要把它画出来。最后将玫瑰作为自我过程的隐喻治疗师与来访者展开讨论。

Dayton（1991）使用的是另一种意象方法，名为"关照你的内在小孩"。来访者先被要求将自己想象成一个小孩的样子，然后再想象这个小孩需要成人来访者给予的东西，这些东西是来访者能够提供的。接着来访者站起来，把想象中的小孩放在椅子上，并把小孩要求的东西给他。来访者呵护孩子并且告诉他自己会回来。当来访者准备好后，他会将注意力转向房间并处理自己的体验。这是一个重新养育内在小孩的有效方法。Dayton 说她是从心理剧女主角 Zekra Moreno 那里学到这一技巧的。

角色扮演也可用于成人游戏治疗，它能够帮助成人操练解决问题、预备行为、培养同理心以及重现或重述事件等经历。比如，来访者可以练习怎样用亲社会的方式表达他对姐姐的愤怒，而治疗师可以扮演他的姐姐。来访者也可通过扮演自己生活中一个重要他人来发展共情能力，而治疗师则扮演来访者。成人模拟游戏也可作为角色扮演的一种方式。

在成人和家庭游戏治疗中还可以使用木

偶。在家庭游戏治疗时，每一个家庭成员都要选择一个木偶，共同创作一个表演剧。之后治疗师与家庭成员探讨这个剧的隐喻以及与他们家庭的相关之处。成人也可使用弗洛伊德木偶（Myrstad，1988）来帮助他们表达情感。

沙盘疗法能使成年人有机会用象征性的方式表达难以用语言表达的思想、情感和行为（Garrett，2013）。沙盘游戏向来访者展示了可能影响他们生活的无意识材料。卡尔·荣格回忆说，当他独自一人在瑞士湖边的沙滩上随便玩时，他体验到了宣泄和开发新创意的经历。他说："我的手常常知道怎样解开一个智力无能为力的谜。"（Jung，1981，p.13）后文的例子进一步说明了成人使用沙盘游戏的价值和效果。

Violet Oaklander（1978）认为，"如果你想吸引孩子，最可预料的一个方法就是给他们展示一些魔术"（p.174）。这一方法同样适用于成人来访者。即使最抗拒的来访者通常也会对魔术产生积极反应。因此，治疗师收集一些包含治疗隐喻的魔术是很有必要的。对于那些感觉被生活"卡住"的成年来访者，"喝水"是一个经常被使用的小魔术。这个魔术是这样的：治疗师一只手拿着一杯水，让来访者向下按他的那只胳膊，试图阻止他喝水。治疗师告诉来访者，虽然自己的胳膊被来访者控制着，但他还是能喝到水。然后治疗师将杯子换到另一只手上，把水喝了。接下来治疗师与来访者讨论一个人怎么会觉得被"卡住"，并且认为改变是不可能的。在随后的治疗中，来访者会渐渐意识到，他们其实可以有其他可供选择的道路。

电影疗法也可以用于成人。"电影已经成为我们文化中占主导地位的艺术形式；和其他艺术形式一样，电影反映了我们内心深处的痛苦，以及我们天性中无限的欢乐"（Kristberg，1980，引自 Solomon，1995，p.9）。采用视频游戏治疗时，来访者被安排在两次治疗之间观看一部电影。看完电影，他们开始扮演电影中不同的角色；或者把他们喜欢的场景画出来；或者在沙盘上重现一些影片中的场景；或者用木偶表演其中的一些片段。如果一幅画能代表 1000 个字，那么一部电影就值千言万语。许多人在生活中没有人倾听他们说话，也没有人向他们告知生命的意义。电影疗法的一个特点是，来访者可以随时听到和看到有关生活的信息，而且他们想看多少遍就可以看多少遍。在这方面能够为治疗师提供帮助的两个资源是：《电影处方》（Motion Picture Prescription；Solomon，1995）和《租两部电影，我们在上午谈谈》（Rent Two Films and Let's Talk in the Morning；Hesley & Hensley，2001）。它们会指导治疗师根据来访者的不同情况安排他们看不同的影片，它们还提供了观后怎样跟进的指南。

阅读疗法——在治疗时使用书籍帮助来访者——也是成人游戏治疗中的一个有效方法。治疗师可以向来访者推荐一本自助书或一本书中主人公与其经历相似的书。书的内容可以按照阅读疗法的使用指南进行处理，就像传统疗法那样；但也可以加入社交戏剧、角色扮演、艺术或沙盘等方式。网络上可以找到适合各种心理问题的书籍目录。

有时成年人会在治疗开始前或结束时用开玩笑的口气评论他们看到的儿童来访者使用的材料，比如，他们可能会说，"或许我今天也可以玩橡皮泥"，或者"我也会画画"。这样的说法往往是成年人想进入游戏世界的暗示。注意寻找并抓住这样的机会对治疗师和来访者都是有益的。

临床案例

Glasser（2001）认为，当人们参与游戏并且玩得很开心时，他们其实是在学习，而且这样的学习对成为健全的人并不断成长是必需的。没有游戏，人们就无法真正体验生活。游戏在人生的各个发展阶段都是必要的。Anais Nin（1977）强调了为什么游戏治疗对成人来访者来说是必要且有用的方法，她说："我们的成长不是绝对的，也不是有序的。我们有时只朝一个方向成长，却没有向其他方向发展，很不均衡。也就是说，我们的成长是不完全的，只是相对的。我们可能在某个领域表现得很成熟，但在另一个领域却仍很幼稚。"

游戏治疗非常适合应对人们发展的不同步性，因为传统治疗会以为来访者在认知、情感和行为方面都处于同一水平。而在游戏治疗时，每个来访者发展不均衡的地方都会显现出来。下面的几个案例是由 Glassner 和 Nin 提供的。

案例 1

琼是一位 24 岁的未婚女性，她因严重的抑郁症而接受治疗。她说她每天早上都不得不强迫自己起床去上班。当治疗师询问她对生活各个方面的满意度时，她说她喜欢她的工作，她有朋友、给予她帮助的家庭，还有她喜欢的男朋友。她似乎并没有试图回避或抗拒，因为她

承认她急需帮助。然后，治疗师又询问她的家族是否有抑郁病史，她回答说没有。治疗师还问她有没有内在隐藏的愤怒情绪，她也予以了否认。

面对这种情况，治疗师决定改用游戏治疗的方法，因为琼无法确定自己抑郁的来源。治疗师让她对《防涂色书》（*Anti-Coloring Book*；Striker，1983）中的一页做出回应。这页书的下端提出的要求是，让来访者画出任何他们非常想打电话的人。琼画了 3 个婴儿，她说如果她能和这几个婴儿交流，她宁愿付出一切。在后来的交流中，治疗师得知，一年多前她生了三胞胎。孩子出生大约两个月时，一个婴儿死了；两周后另一个婴儿死了；之后没多久第三个婴儿也死了。在进一步了解情况后治疗师获悉，琼曾一直与一个她深爱的男人约会，并且期望能和他结婚。后来她怀孕了，可是那个男人却从她的生活中消失了。她到处找他，但始终没有找到。她的父母很同情她，表示他们会尽可能帮助她。当得知她怀的是三胞胎时，她的父母建议她搬回家和他们一起住，她同意了。她是当地一家百货公司的平面模特，所以暂时就不能工作了。在短短时间里，她失去了她所爱的男人、自己的生活方式、工作、独立和她的 3 个孩子。

令治疗师感到好奇的是，在与琼讨论抑郁症时，她只字未提这些丧失。对此琼给出的回答是，她和她的父母一致认为，在短时间里克服所有这些丧失的最好办法就是让这一页翻篇，再也不提它们。因此，她拼命压制这些事件，以致在治疗时她都没有想起要述说它们。治疗师终于明白，这显然是造成她抑郁的原因，她

的周年综合征也很明显。

　　琼的案例充分证明了对一些成人采用游戏治疗是非常有效的——那些在心理上没有意识到是什么在困扰他们的来访者。如果来访者不知道自己的问题的根源，那在传统谈话治疗时就很难把它们说出来与治疗师进行讨论。在这个案例中，游戏治疗不仅诊断出了琼的病因，而且帮助她用流畅的语言将她的问题都表达出来了。

　　除了使用《防涂色书》（Striker，1983）诊断出她的病因外，治疗师还让琼参与了悲伤游戏（Kingsley，1996）。这个游戏是为遭遇哀伤的儿童、青少年和家庭设计的。在玩了几次这个游戏后，琼对自己的哀伤有了清醒且深刻的认识。此外，治疗师还对琼采用了社交剧、幻想游戏疗法和音乐疗法。在一次治疗中，当治疗师播放席琳·迪翁（Celine Dion）演唱的《我心相随》（My Heart Will Go On）时，琼画了几个婴儿的模样，象征着她将永远记住他们。由于当时没有给那3个孩子举行真正的葬礼，琼就在沙盘上摆出了埋葬孩子的场景。当治疗结束时，琼对治疗师说，她对游戏治疗对她产生的效果感到惊讶，因为它帮助她发展了处理自己的问题所需的应对技能。

案例 2

　　"如果两个错误相加无法让事情重回正轨，那么两件好事相加会产生什么结果呢？"这是42岁的来访者吉姆在第一次见到治疗师时提出的问题。然后他自己回答说："一架飞机"，他指的是莱特（Wright）兄弟。吉姆住在美国俄亥俄州，因此他非常热衷于俄亥俄州的历史和文化。治疗师很快意识到吉姆是在通过幽默的方式处理压力。吉姆是一位律师，拥有自己的事务所。他认为现在事务所的业务出现了停滞不前的状态，可是他越向手下的人施压，他们和他就越紧张。他的事务所主要负责家庭纠纷，但由于整体经济的衰退，前来咨询业务的客户越来越少。吉姆告诉治疗师，他来治疗的目的就是学会应对压力。虽然他很善于用语言表达自己面临的压力，但谈到更多有关个人问题时，他表现出很大的障碍。

　　由于"感觉被卡住"和"停滞"是来访者提出的主要问题，治疗师决定先从喝水魔术开始，然后引入放松意象，并使用小型的敏感皮肤温度计，检测他在管理压力方面取得的进展（Biodot®，2009）。在治疗期间，吉姆经常一走进房间就对治疗师说，他不要玩沙盘游戏。其实治疗师从未向他建议玩沙盘游戏，尽管这一方法当然是可接受的。可是有一次在讨论他的工作压力时，吉姆突然玩起了沙盘，虽然他嘴上仍坚持说他不打算玩。在与治疗师交谈时，他的手始终放在沙盘上。突然就像刚从沙滩上睡醒一样，他拿起一个乐高积木中的卡车模型。这辆卡车的侧面有铁丝网，但后面没有。他把一个乐高小人模型放在卡车后面，并将他的胳膊塞入铁丝网中。他兴奋地喊道："看这个。这就是我，这就是我现在的处境！"治疗师感到很不解，就让他做出解释。

　　于是吉姆告诉治疗师，他与一位已婚女士有了5年的婚外情。最近他刚把这件事告诉自己的妻子，并提出离婚。他妻子立刻将此事告知了那位女士的丈夫。虽然这给他的生活带来了更大的压力，但还不至于像乐高卡车上的那个人的状况那么令人担心。吉姆进一步告诉治疗师，他妻子认为那位女士与她丈夫有 3 个孩子，但事实上，他们只有两个孩子，另一个两岁的孩子是吉姆的。他不想告诉妻子这个孩子的真正身份。他说，既然每个人都知道了这件事，他就和那个女士搬进一间公寓公开同居了。可是不久他就发现，其实这个女士与他妻子很像。现在他感觉自己又卡在了新的关系中，因为他觉得应当对那个孩子负责。这时，他把那个乐高卡车举在空中说：“看，这就和我一样！这家伙可以下车，但会很痛苦。我也一样，我可以摆脱现在的关系，但那也会很痛苦。”

虽然吉姆在说到工作压力时语言表达完全没有问题，可是对于自己的婚外情和那个孩子一开始他却无法启齿。但是借助沙盘的象征手法，他终于将这一隐私披露了出来，还与治疗师进行了交流。而且在经过深度探索后，他的一些停留在无意识层面的想法也渐渐清晰了。在此之后，治疗师安排吉姆参与寻宝游戏，即向 6 个人询问他们认为在亲密关系中什么是最具价值的。治疗师还对他使用了视觉意象的方法。吉姆被要求分别想象一只雄性和一只雌性动物，然后用它们创作一个故事。当吉姆完成想象后，他向治疗师披露了他想象的内容。意象通常能够反映来访者对亲密关系的期望。吉姆创作的故事与他自己的实际生活大相径庭。

在后来的一次治疗中，治疗师让吉姆阅读一本儿童读物《空罐子》（ The Empty Pot；Demi，1999 ）。虽然这本书是写给儿童的，但它的内容并不是很幼稚。这本书的主题颂扬了真诚，有助于激发吉姆讨论这一话题。

接下来治疗师对吉姆采用了铰链式房子（ Frey & Fitzharris，1999a ）这一游戏治疗方法。治疗师用很厚的纸搭了一所铰链式房子，房子里的一面墙用铰链与其他空间隔开（也可以用马尼拉文件夹替代）。吉姆被要求在房子的前面画一些童年时代令其难忘的东西；在房子里面画一些家中发生的事情；在房子的后面画出家里的“秘密”。这一治疗方法有助于来访者了解其原生家庭对婚姻的期望。吉姆的画呈现出一种比他当下身处的两种关系都平等得多的关系。这些游戏治疗方法帮助他剖析了自己失败的婚姻关系。

虽然吉姆在治疗初期说出了他承受的部分压力，但其潜在的压力却是通过沙盘披露出来的。沙盘诊断出他的问题，其他的游戏则对他的治疗起到了帮助。总之，游戏疗法帮助吉姆跨越了沟通障碍。

在吉姆最后一次接受治疗时，他问治疗师是否知道俄亥俄州会在十月份发新的车牌。该州政府希望能在车牌上刻上“俄亥俄州，超人的出生地”（超人是由克利夫兰两个十几岁的男孩创作的）。但是拥有其专利权的特许经销商不允许这么做，因为他们声称每个人都知道超人诞生在氪星。这不是一个玩笑，但他接着开玩笑说：你知道超人和普通人有什么区别吗？超人敢把内衣穿在裤子外面。这绝对是一句带有深刻含义的玩笑话！后来车牌上用了超人的标志性徽章和那句著名的台词：真理、正义和美国精神。许多来自其他州，特别是加利福尼亚州的人打电话来要求购买这样的车牌。但是，只有俄亥俄州的居民可以购买。

案例 3

85 岁的露易丝在一次聚会上找到了治疗师，说她想预约治疗。她说她没有朋友，因此非常希望学习怎样交到朋友。治疗师以为露易丝是指她以前的朋友都过世了，可她说她这辈子从来没有朋友，而她实在不想"在死去的时候一个朋友也没有"。

露易丝在治疗时表现出，她在心理上完全没有觉察到自己存在社交技能缺陷。她的语言表达也有障碍，因此治疗师无法与她进行深入的沟通。可是露易丝反映了老年人的一个共有认知，即治疗就等于证明自己有问题，并且需要把弱点暴露出来。所以她想回避真正的治疗，只掌握一些交友的技巧就可以了。露易丝是一个退休法官，离过两次婚，还和一个已婚男人有染。第一次治疗时，露易丝看到墙上挂着一幅画，题为《怀疑论者的人生观》（ A Skeptic's Look at Life； Planick， 1978）。这幅画描绘了人生旅途的进程。面带微笑的人们开始攀登一个锯齿形的梯子，可是在攀登过程中他们渐渐变得严肃起来。当他们接近梯子的顶端时，他们的表情充满了惊讶和恐惧。到达顶端后，所有的人都摔了下来，死了。露易丝说这幅画反映了她对人生的感受。这就是在游戏治疗时使用物品的一个好处，讨论这幅画能够让她开始体验自我披露。

为了让她对自我披露感到更放松，治疗师给她推荐了游戏轮流对话（ Moonjar， 2005）。这个游戏是这样进行的：治疗师和来访者轮流从一个类似中餐外卖的包装盒里取出一张写有问题或要求的小纸条，那些问题或要求与游戏幸运曲奇里的信息内容差不多。露易丝拿到的纸条写有："叙述最令你感到满意的一天""许愿和实现梦想有什么区别？"以及"你对强大是怎样定义的？"她的回答都围绕着一个总的主题，那就是希望能与他人积极互动，同时因感到自己生命剩下的时间不多了而很有压力。

露易丝也被要求对《成人专用防涂色书》（ Striker， 1983）中的一页做出回应。她选的那一页的问题是："当你老了，最令你开心的回忆会是什么？"她画了一张自己当法官的画。治疗师还对她采用了视频游戏疗法，让她观看电影《我心不老》（ Young @ Heart, You're Never Too Old to Rock； George， 2008），之后与她一起展开讨论。在玩沙盘时，露易丝呈现了她认为自己生命结束时的样子。治疗师也和露易丝玩了棋类游戏，在游戏过程中，露易丝开始从心理上意识到自己存在的问题，并且可以越来越顺畅地表达她的关切了。考虑到模仿是发展社交技能的最佳方法，治疗师派露易丝去寻宝，即观察至少 6 个她认为具备良好社交技能的人是怎样待人接物的。回到治疗室后，她认真思考了自己记的笔记。她还通过角色扮演的方式重现了一些社交场景。通过采用这些游戏治疗方式，露易丝对自己有了更深刻的认识，沟通能力提高了，压力得到缓解，同时她的自尊意识也在不断增强。治疗结束时，露易丝对她的社交能力充满信心，因为她已经交到几个朋友，她对自己的未来也很乐观。

结论

早在 20 世纪初期，卡尔·荣格就根据自己作为一个成年人在沙滩上嬉戏的体验总结出了游戏治疗的技术，从而使他彻底离开了弗洛伊德的核心圈子。20 世纪 70 年代，Oaklander 写了一篇关于成人游戏治疗的有效性的文章（1978）。由此不难看出，成人游戏治疗的价值已经被关注很长时间了。近年来，Schaefer（2003）、L'Abate（2009） 和 Frey（1993，1994）一直在讨论游戏治疗的意义。所有的结论均显示，游戏治疗是一种有效的治疗方法，可以帮助成年人认识自己、释放压力、管理情绪、提升沟通技能和发展洞察力。它是一种无界限的干预手段，适合所有年龄、种族和性别的人群。针对成人的众多游戏治疗技术已经引起了治疗师的极大兴趣。

萧伯纳（1923）曾经说过："我们不会因为变老而停止游戏，但我们会因为停止游戏而变老。"《纽约时报》（*New York Times*）通讯社在 1992 年发表了一篇题为"婴儿潮一代的玩具反斗城（Toys 'r' must for Boomers）"的报道。根据报道，婴儿潮一代的成年人正在为自己购买越来越多的玩具，以此作为逃避压力和发展有效应对机制的工具。在 2 万名接受采访的成年人中，将近 45% 的人承认他们在过去一年中为自己或其他成人购买过玩具或游戏。也许，从直觉上成年人开始发现游戏在他们生活中的价值。因此，希望更多的游戏治疗师也能愿意对成人来访者使用这一方法。

对于成人游戏治疗的价值，Dennis Marthaler（1991）在下面这段引文中给出了最好的总结：

当孩子出生时，他是有爱心的、可爱的、聪明的、有创造力的、精力充沛的、有力量的、温柔的、善于交际的和合作的。我们永远不会丧失这些品格，因为它们是人类的本性。我们的身体会变老，但我们每个人内在的小孩模式始终不会改变。就像每天晚上星星都会在空中闪烁，即使有时候厚厚的云层可能会将它们遮蔽，我们身体内的星星也一直在闪耀着。（引自 Frey，1991，p.58）

成人游戏治疗的过程可以被看作帮助他们剥开日积月累的乌云，让他们的内在小孩重新焕发活力，这样，成人就能将"他们所有的光芒释放出来"。

第三部分
游戏治疗的研究和实践指南

内 容 概 要

　　这一部分最重要的内容是在第 32 章中 Dee C. Ray 对游戏治疗的研究给予的最新研究报道，其中包括一些以前没有发表的发现。Dee Ray 是北得克萨斯大学游戏治疗领域一位最受尊敬的研究人员。在第 33 章中 John W. Seymour 和 David A. Crenshaw 针对游戏治疗师和游戏治疗师督导提出了一些基本的内部纪律要求。这一章还提供了可用于自己、个体来访者、团体治疗以及同行督导时的唤起性思考练习。文化对于游戏治疗的有效实践极其重要，因此，在第 34 章中，Phyllis Post 和 Kathleen S. Tillman 对此展开了深入探讨。在第 35 章中，Jeffrey S. Ashby 和 Kathleen McKinney Clark 针对游戏治疗实践中涉及的伦理问题进行了特别重要的报告。这本书的结尾（第 36 章）由 Bonnie Badenoch 和 Theresa Kestly 撰写，内容是关于神经科学与游戏治疗的关系，非常精彩，不可错过。作为本书的编辑，我们认为它不仅内容丰富，而且通俗易懂。能够完成这样一本针对游戏治疗领域理论、方法、临床应用、研究和实践指导的权威性指南是一件非常令人兴奋的事情，因此我们由衷地希望读者喜欢它，并且在阅读中获得启发和收获。

第 32 章

游戏治疗研究：实践经验支持

Dee C. Ray

対游戏治疗研究进行回顾和总结是一项艰巨的任务，因为游戏治疗已经使用了相当长的时间，并且应用于许多不同类别的人群。在本章中，我的目的就是对长期以来游戏治疗的研究进行简要回顾，同时重点关注过去 10 年的研究，并为游戏治疗的从业人员总结出研究发现。为了支持对不同背景和不同问题的儿童采用游戏治疗的方法，本章提供了治疗过程中可供考虑的具体细节，并对游戏治疗的结果进行了全面总结。

游戏治疗的研究历史

针对游戏治疗没有得到可靠科学研究支持的批评，研究人员在过去 10 年中对游戏治疗研究进行了认真的回顾、总结和分析，他们的研究范围始于 20 世纪 40 年代这一领域最早的出版物。Bratton 和 Ray（2000）对 1940—2000 年发表的 82 项有关游戏治疗的研究进行了全面的回顾。他们得出的结论是，游戏治疗的研究结果是正面的，并且认为游戏治疗大有前途。Ray、Bratton、Rhine 和 Jones（2001）对 94 项

针对游戏治疗进行的实验研究做了初步的荟萃分析，得出结论："游戏治疗似乎可以在不同的环境中发挥作用，包括不同的模式、年龄和性别、临床和非临床人群以及各种理论学派"（pp.93–94）。

在此基础上，Ray、Bratton、Rhine 和 Jones（2005）将他们最初的发现应用于更严格的设计，即在荟萃分析中加入了从 1942—2000 年发表的 93 项关于游戏治疗的研究报告，结果得出了 0.80 的效应量（effect size，ES）（研究参与者的平均年龄为 7 岁）。研究人员发现，如果儿童的父母参与治疗，效果更加明显。他们分别得出了针对儿童内在问题（ES=0.81）、外显问题（ES=0.79）和内、外混合问题（ES=0.92）的中等到较高的效应量。人本主义游戏治疗（ES=0.92）和非人本主义或行为游戏治疗方法（ES=0.71）都被视为有效的。不过，人本主义游戏治疗的效应量被认为属于较高的；而非人本主义干预的效应量则属于中等的。Bratton 及其同事得出结论，游戏治疗似乎对于不同的情境和不同的问题都是有效的，但是未来针对游戏治疗展开的研究应当遵循严格的设计、分析和报告准则，这样才能令研究被认为是基于证

据的。

LeBlanc 和 Ritchie（2001）针对 42 个游戏治疗对照研究进行了单独的荟萃分析，得出的效应量 ES 是 0.66，也就是说治疗效果属于中等。与 Bratton 及其同事的发现相似，LeBlanc 和 Ritchie 报告称，他们研究的参与者的平均年龄是 7.9 岁，治疗期间若有父母参与，效果更显著。荟萃分析的一致发现表明，对于儿童来说，游戏治疗是一种非常有效的干预措施，特别是与同年龄段其他荟萃分析和调查结果相比（即 10.3 岁，Weisz，Jensen-Doss，& Hawley，2005；10.5 岁，Weisz，Weiss，Han，Granger，& Morton，1995）。Bratton 和 Ray（2000）得出结论，一直以来针对游戏治疗进行的研究均显示，它在自我概念、控制源、行为改变、减少焦虑和恐惧、认知能力和社交技能等方面都能带来积极的结果。

近年来，研究人员对游戏治疗的研究展开了更加严苛的回顾，更进一步证明了它的有效性。Beelmann 和 Schneider（2003）用德语进行了一项针对儿童治疗研究的荟萃分析。在分析了 47 项治疗和对照设计研究后，他们得出的结论是，非指导性游戏治疗对于混合组具有足够的治疗适用性。在回顾针对以儿童为中心的游戏治疗的研究后，Ray（2011）提交了 1940—2010 年进行的 62 项研究的结果，发现研究的严谨性不断得到加强，结果也涉及范围很广的变量，而且以儿童为中心的游戏治疗确实具有积极效果。游戏治疗的历史研究为游戏治疗作为干预方法提供了实践经验的支持。不过，为了筑牢未来游戏治疗的证据基础，研究人员仍被告诫要进一步改进研究设计的实施和发布

（Ray，2006）。

21 世纪以来的研究

鉴于近年来针对游戏治疗的独立研究越来越多，为了便于鉴定 2000 年以来发表的游戏治疗研究，我归纳了下面的考量标准：（1）实施和发布的研究需要提供关于干预的描述性信息；（2）干预措施应当是游戏治疗；（3）游戏治疗干预要以儿童为中心；（4）研究针对的参与者年龄应当在 3—13 岁；（5）研究需要采用量化措施来评估干预效果；（6）研究需要发表在供同行评议的期刊上或书籍中。我曾发现了几项以论文形式发表的研究，但后来由于对其设计质量、干预、分析和结果解释存有疑虑而决定对它们不予考虑。不过，需要引起注意的是，许多关于游戏治疗的研究都是以论文的形式发表的，这一现象与专业出版物的发展不到位有很大关系，也引发了研究人员的关切。

在回顾了数百项具有可能性的研究后，最终 33 项被确定符合标准。在这 33 项研究中，17 项采用了实验设计，2 项采用了准实验设计，3 项采用了实验单案例设计，10 项采用了重复测量单组设计。它们大多数（26 项）的研究对象是以儿童为中心的游戏治疗，其余研究的干预方式包括：非指导性游戏治疗（1 项）、格式塔治疗（1 项）、沙盘游戏疗法（1 项）、认知行为治疗（1 项）、基于活动的治疗（2 项）和未确定方式的治疗（1 项）。与之形成对比的是，Bratton 和 Ray（2000）回顾了 1940—2000 年这 60 年间发表的有关游戏治疗的研究，其中符合

标准的有 82 项。由此不难看出，自 2000 年以来，符合标准的研究数量较前几十年有了大幅度增长。在干预形式方面，7 项研究只采取了团体游戏治疗，21 项只采取了个体游戏治疗，2 项研究比较了团体游戏治疗和个体游戏治疗，还有 3 项研究未明确其形式。表 32.1 对每一项研究做了简要概述。

表 32.1　自 2000 年以来针对游戏治疗进行的研究

研究人员	干预形式 / 治疗次数 / 治疗时长	实验设计	实验参与者	地点 / 国家	发现
Baggerly（2004）	以儿童为中心的团体游戏治疗；9—12 次；20 分钟	重复测量单组设计	生活在无家可归庇护所的儿童；42 人；5—11 岁	无家可归庇护所；美国	结果显示，与抑郁、焦虑相关的自我认知、意义、能力、负面情绪、消极自尊等方面均有显著改善。
Baggerly & Jenkins（2009）	以儿童为中心的个体游戏治疗；11—25 次；45 分钟	重复测量单组设计	无家可归的儿童；36 人；5—12 岁	无家可归儿童上学的学校；美国	从统计上看，儿童在内化控制和自我限制的发展方面取得了明显改善。
Bayat（2008）	非指导性游戏治疗；16 次	重复测量单组设计	行为问题量表中得分高的学龄前儿童	伊朗	结果显示内化问题显著减少。
Blanco & Ray（2011）	以儿童为中心的个体游戏治疗；16 次；30 分钟	实验前后对照组设计	存在学习问题的学生；43 人；一年级	学校；美国	接受以儿童为中心的游戏治疗的学生的学业成绩的综合得分明显高于对照组。
Blanco & Ray，& Holliman（2012）	以儿童为中心的个体游戏治疗；26 次；30 分钟	重复测量单组设计；Blanco & Ray 的后续设计（2011）	学习存在问题的学生；18 人；一年级	学校；美国	从统计上看，在整个研究期间，学生的学业综合成绩有了显著提高。
Bratton et al.，（2013）	以儿童为中心的个体游戏治疗；17—21 次；30 分钟	实验前后对照组设计	有破坏性行为的儿童；54 人；3—4 岁	幼儿园；美国	从统计上看，相较于对照组的儿童，接受以儿童为中心的游戏治疗的儿童的破坏性行为显著减少。
Danger & Landreth（2005）	以儿童为中心的团体游戏治疗；25 次；30 分钟	实验前后对照组设计	符合接受语言治疗的儿童；21 人；4—6 岁	学校；美国	结果显示，接受以儿童为中心的游戏治疗的儿童的接受性语言技能和表达性语言技能均明显高于对照组。

（续表）

研究人员	干预形式／治疗次数／治疗时长	实验设计	实验参与者	地点／国家	发现
Dougherty & Ray（2007）	以儿童为中心的个体游戏治疗；19—23次；40—50分钟	组内档案重复测量设计	因问题行为被转介来接受咨询的儿童；24人；3—8岁	诊所；美国	从统计上看，儿童在亲子关系方面的压力明显降低，并且显示出较强的实际效果。接受干预后的儿童较之前有了很大改变。
Fall，Navelski，& Welch（2002）	以儿童为中心的个体游戏治疗；6次；30分钟	实验前后对照组设计	接受特殊教育的儿童；66人；6—10岁	学校；美国	结果显示，实验组与对照组在自我效能方面没有出现差别。但学校老师的评分显示，相较于对照组，实验组儿童的问题行为和社交冲突均有减少。
Farahzadi，Bahramabadi，& Mohammadifar（2011）	格式塔游戏疗法；10次；90分钟	实验前后对照组设计	12人；四年级	女子学校；伊朗	接受游戏治疗的学生的社交恐惧症诊断症状和严重性因子的得分均有下降。
Flahive & Ray（2007）	团体沙盘疗法；10次；45分钟	实验前后对照组设计	存在行为障碍的儿童；56人；9—12岁	学校；美国	从统计上看，与对照组相比，接受沙盘治疗的儿童经教师评定，在总体、内化和外显行为方面都发生了很大的变化。儿童的父母则认为参与沙盘治疗使孩子的外显行为有了显著改善。
Garofano-Brown（2010）	以儿童为中心的个体游戏治疗；8次；45分钟	单一案例	发展受阻的儿童；3人；3—5岁	诊所；美国	经测量，随着儿童的年龄增长，与发展迟缓有关的问题行为减少了；而与发展相吻合的适当行为增加了。
Garza & Bratton（2005）	以儿童为中心的个体游戏治疗；15次；30分钟	实验前后对照组设计	表现出问题行为的儿童；29人；5—11岁	学校；美国	从统计上看，与对照组相比，接受以儿童为中心的游戏治疗的儿童的外显问题行为显著减少，同时，据儿童父母报告，其内在问题也有一定程度的改善。
Jalali & Molavi（2011）	团体游戏治疗；6次	实验前后对照组设计	存在分离焦虑的儿童；30人	诊所；伊朗	从统计上看，与没有接受治疗的对照组相比，接受团体游戏治疗的儿童的分离焦虑症状明显减轻。

（续表）

研究人员	干预形式 / 治疗次数 / 治疗时长	实验设计	实验参与者	地点 / 国家	发现
Jones & Landreth（2002）	以儿童为中心的个体游戏治疗；12 次；30 分钟	实验前后对照组设计	患有糖尿病的儿童；30 人；7—11 岁	糖尿病夏令营；美国	两个组的焦虑得分均有改善；但从统计上看，相较于对照组，实验组儿童对糖尿病的适应能力明显提高。
Mahmoudi-Gharaei，Bina，Yasami，Emami，& Naderi（2006）	团体认知行为游戏疗法；12 次	重复测量单组设计	遭遇过地震并且失去家人的儿童；15 人；3—6 岁	伊朗	从统计上看，儿童在参与团体游戏治疗后，与创伤相关的症状和问题行为都显著减少。
Muro，Ray，Schottelkorb，Smith，& Blanco（2006）	以儿童为中心的个体游戏治疗；32 次；30 分钟	重复测量单组设计	出现行为和情绪障碍的儿童；23 人；4—11 岁	学校；美国	从统计上看，问题行为的总体情况、老师与儿童的紧张关系以及注意缺陷 / 多动障碍症状都有显著改善。
Naderi，Heidarie，Bouron，& Asgari（2010）	基于活动的游戏治疗；10 次；1 小时	实验前后对照组设计	被诊断为注意缺陷 / 多动障碍和焦虑症的儿童；80 人；8—12 岁	诊所；伊朗	从统计上看，与对照组相比，接受治疗儿童的注意缺陷 / 多动障碍症状和焦虑情绪都有明显缓解；而且接受治疗儿童的社交成熟度也有显著提高。
Packman & Bratton（2003）	以人为本的基于活动的团体治疗；12 次；60 分钟	实验前后对照组设计	存在学习障碍和问题行为的儿童；24 人；四、五年级	为学习障碍儿童开设的学校；美国	与对照组相比，接受治疗儿童的外、内在问题均大幅度下降；其效应量远大于对照组。
Ray（2007）	以儿童为中心的个体游戏治疗；16 次；30 分钟	实验前后对照组设计 1. 只针对以儿童为中心的游戏治疗；2. 以人为本的教师咨询；3. 以儿童为中心的游戏治疗结合以人为本的教师咨询	情绪和行为存在障碍的儿童；93 人；4—11 岁	学校；美国	结果显示，老师与儿童的紧张关系得到显著缓解；3 个治疗组所有参与者应对压力的能力增强，效应量加大。

研究人员	干预形式 / 治疗次数 / 治疗时长	实验设计	实验参与者	地点 / 国家	发现
Ray（2008）	以儿童为中心的个体游戏治疗；1—19 次或更多；40—50 分钟	组内档案重复测量设计	因存在情绪和行为障碍被转介来接受治疗的儿童；202 人；2—13 岁	诊所；美国	从统计上看，接受以儿童为中心的游戏治疗儿童的外显行为问题，内、外在综合问题以及非临床问题都有显著改善。结果还显示，治疗次数越多，治疗效果越明显，特别是在治疗次数达到 11—18 次时，效应量增大。
Ray, Blanco, Sullivan, & Holliman（2009）	以儿童为中心的个体游戏治疗；14 次；30 分钟	准实验前后对照组设计	表现出攻击性行为的儿童；41 人；4—11 岁	学校；美国	根据老师和家长的报告，与对照组相比，接受以儿童为中心的游戏治疗儿童的攻击性行为有中等程度的下降。析因分析显示，从统计上看，接受以儿童为中心的游戏治疗儿童的攻击性行为减少明显，而对照组中儿童的攻击性行为几乎没有变化。
Ray, Henson, Schottelkorb, Brown, & Muro（2008）	以儿童为中心的个体游戏治疗；16 次；30 分钟	实验前后对照组设计 1. 短期（16 次，持续 8 周）2. 长期（16 次，持续 16 周）	情绪和行为存在障碍的儿童；58 人；从学龄前到五年级	学校；美国	结果显示，短期和长期干预组在老师与学生的紧张关系方面均有了显著改善。析因分析显示，从统计上看，短期强化干预对于缓解总体压力和促进师生关系的效果更加明显，效应量更大。
Ray, Schottelkorb, & Tsai（2007）	以儿童为中心的个体游戏治疗；16 次；30 分钟	实验前后对照组设计	有注意缺陷 / 多动障碍症状的儿童；60 人；5—11 岁	学校；美国	从统计结果看，两个组在注意缺陷 / 多动障碍症状、学生特征、焦虑和学习障碍等方面均有改善。但相较于对照组，接受以儿童为中心的游戏治疗的儿童在学生特征、情绪不稳定、焦虑和退缩行为等方面的改善更加明显。

（续表）

研究人员	干预形式 / 治疗次数 / 治疗时长	实验设计	实验参与者	地点 / 国家	发现
Ray，Stulmaker，Lee，& Silverman（2013）	以儿童为中心的个体游戏治疗；12—16 次；30 分钟	实验前后对照组设计	临床诊断出障碍的儿童；37 人；5—8 岁	学校；美国	接受以儿童为中心的游戏治疗的儿童的障碍有所减轻，效应量属于中等水平；而未参与治疗的对照组儿童的障碍依旧，甚至有所加重。
Schottelkorb，Doumas，& Garcia（2012）	以儿童为中心的个体游戏治疗；17 次；30 分钟	实验前后对照组设计 1. 以儿童为中心的游戏治疗；2. 重点关注创伤的认知行为治疗	有创伤症状的难民儿童；26 人；6—13 岁	学校；美国	结果显示，儿童和父母均报告，以儿童为中心的游戏治疗和重点关注创伤的认知行为治疗对于减轻创伤症状都是非常有效的。
Schottelkorb & Ray（2009）	以儿童为中心的个体游戏治疗和以人为本的教师咨询；14—24 次；30 分钟	单一案例	有注意缺陷 / 多动障碍症状的儿童；4 人；5—10 岁	学校；美国	2 名儿童在接受以儿童为中心的游戏治疗后症状明显减少；另外 2 名学生的症状也似乎有所减少，但有待进一步核实。
Schumann（2010）	以儿童为中心的个体游戏治疗；12—15 次；30 分钟	准实验前后对照组设计 1. 以儿童为中心的游戏治疗；2. 循证指导课程	表现出攻击性行为的儿童；37 人；5—12 岁	学校；美国	结果显示，以儿童为中心的游戏治疗和循证指导课程的参与者在攻击性行为和内、外在问题方面都大幅度减少。
Scott，Burlingame，Starling，Porter，& Lilly（2003）	以儿童为中心的个体游戏治疗；7—13 次	重复测量单组设计	可能遭遇性虐待的儿童；26 人；3—9 岁	性虐待诊所；美国	结果显示，在治疗过程中，儿童的能力感增强了。
Shen（2002）	以儿童为中心的团体游戏治疗；10 次；40 分钟	实验前后对照组设计	地震后极易出现功能失调的儿童；30 人；8—12 岁	学校；中国	与对照组相比，接受以儿童为中心的游戏治疗的儿童的焦虑情绪和自杀风险显著下降，治疗效果明显。
Swan & Ray（2014）	以儿童为中心的个体游戏治疗；15 次；30 分钟	单一案例	存在智力障碍的儿童；2 人；6—7 岁	学校；美国	结果显示，在接受以儿童为中心的游戏治疗的干预措施后，儿童的多动症状和易怒行为有所减少。而且两个参与者改善后的行为得到了保持。

（续表）

研究人员	干预形式 / 治疗次数 / 治疗时长	实验设计	实验参与者	地点 / 国家	发现
Tsai & Ray（2011）	以儿童为中心的个体和团体游戏治疗；28 次；40—45 分钟	重复测量单组设计	因情绪和行为出现问题而被转介来接受治疗的儿童；82 人；3—10 岁	学校；美国	结果显示，从统计上看，儿童在接受以儿童为中心的游戏治疗后，外在、内在和整体行为均有了显著改善。而且，治疗前的内、外在问题越严重，从治疗中的获益也越大。此外，治疗结束的时机和家庭关系中需要引起重要关切的变量也会对儿童行为的更多改变产生重大影响。
Tyndall-Lind，Landreth, & Giordano（2001）	以儿童为中心的个体和团体游戏治疗；12 次；45 分钟	实验前后对照组设计 1. 兄弟姐妹共同参与以儿童为中心的游戏治疗；2. 以儿童为中心的个体游戏治疗；3. 无干预对照组	生活在家庭暴力庇护所的儿童；32 人；4—10 岁	家庭暴力庇护所；美国	儿童在参加兄弟姐妹团体游戏治疗后，他们所有的内、外在问题行为都有所减少，同时自尊意识明显提高。而且，兄弟姐妹团体游戏治疗与强化式个体游戏治疗具有同样的效果。

在叙述游戏治疗时，需要限制使用标准，即只考虑在游戏治疗时那些能够起到干预作用的游戏或材料。美国游戏治疗协会（2013）将游戏治疗定义为"系统地使用理论模型来建立人际互动关系的过程。在此过程中训练有素的游戏治疗师利用游戏的治疗能力帮助来访者预防或解决心理社会障碍，帮助其实现成长和发展的最大化。"因为游戏治疗模型通常将"游戏的治疗能力"作为该方法的必要条件，所以在回顾相关研究时，对那些提到了游戏或材料却未能证实其治疗作用的研究没有予以考虑。

令人惊讶的是，在已发表的实验研究报告中，只有一项研究涉及认知行为游戏治疗（Mahmoudi-Gharaei，Bina，Yasami，Emami，

& Naderi，2006）。虽然认知行为治疗在青少年和成人治疗中赢得了很高的声誉，但在儿童中的应用仍存有疑问。Dopheide（2006）得出的结论是，9 岁以下的儿童或许还不具备语言和认知处理能力，因此尚无法从认知行为治疗中获益。不过，Knell（1993）提出了一个认知行为游戏治疗模型，它将游戏与认知行为技术结合在一起，这样就可以符合儿童的发展需要。Knell 和 Dasari（2011）在其发表的文献中引用和讨论了 20 个使用认知行为游戏治疗的案例，但许多案例研究缺乏衡量变化的评估。而且，Knell 和 Dasari 承认，认知行为游戏治疗缺乏随机的临床干预研究。

以儿童为中心的游戏治疗作为得到确认的

干预手段被越来越频繁地使用，这是游戏治疗研究领域的一个标志性发展方向。Bratton 和 Ray（2000）以及 Ray（2006）在回顾以前的研究时发现，非指导性游戏治疗在历史上是通过各种名称被引用的，比如以儿童为中心、非指导性、以来访者为中心、自我指导和以关系为导向等。使用以儿童为中心的游戏治疗这一名称的发展趋势意味着对以人为中心的各种游戏治疗方法的统一。此外，以儿童为中心的游戏治疗手册（Ray，2009，2011）的制定和出版也是对以儿童为中心的游戏治疗研究过程和程序的明确认定。以儿童为中心的游戏治疗研究的兴起也与过去 10 年里对以人为中心的研究的流行相吻合（Elliott，Greenberg，Watson，Timulak，& Friere，2013）。

但相较于其他理论研究，针对游戏治疗干预的研究仍存在着明显的不足。阿德勒学派、格式塔理论、荣格学派和存在主义游戏疗法，分别通过 Kottman（2003）、Oaklander（1998）、Allan（1988）和 Moustakas（1997）的著作得到普及。虽然它们的研究基础很有限，但在有关儿童咨询的文献和实践中绝对占有一席之地。Green（2011）认为，对荣格学派的有限研究或许是由于该方法依赖于投射技术并在治疗时需要做出定性决策。Green 和 Kottman（2011）都指出，治疗方案没有手册化可能影响了对其展开研究（指阿德勒学派和荣格学派）。不过，Kottman 报告说，为了研究的目的，已经制定了阿德勒学派手册；Green 也报告说，他编撰了一本基于荣格学派的手册。这些进展可以激发对游戏治疗方法的更广泛研究。

游戏治疗研究的最大优势在于它在现实生活中的实用性展示。许多有关儿童干预的研究因安排在临床实验室和受控的大学环境中而受到批评，因为这些环境不具备现实世界中临床环境的适用性。在本章提供的 33 项研究中，研究的地点包括无家可归庇护所、家庭暴力庇护所、性虐待中心、糖尿病营和咨询诊所。更值得引起注意的是，其中 22 项研究是在学校进行的，而且它们大多是低收入、高度多样化的学校，这样就可以证明游戏治疗在儿童的自然生存环境中是非常有效的。虽然人们通常很愿意接受以证据为基础、以语言为指导的儿童干预措施，但在现实环境中，它们很难在来访者身上产生强有力的积极结果（Weisz，Ugueto，Cheron，& Herren，2013），而游戏治疗的研究则是建立在标准治疗环境基础上的。

此外，游戏治疗研究的独特之处在于它将来自多元文化背景的儿童都纳入其中。Garza 和 Bratton（2005）专门针对西班牙裔参与者进行了研究，而在其他几项研究中，西班牙裔、非洲裔和欧洲裔美国人的参与比例是基本均衡的。在学校的现实环境中进行的大量研究完全可以反映参与者的多样性。而且研究并不仅限于美国，在美国以外进行的研究也表明，游戏治疗的干预效果在世界各种文化中都是非常显著的。Bayat（2008）、Farahzadi、Bahramabadi 和 Mohammadifar（2011）、伊朗的 Naderi、Heidarie、Bouron 和 Asgari（2010）以及中国的 Shen（2002）均证明了游戏治疗在跨文化中的积极效果。除此以外，一些来自其他国家的研究也得到了认可，但由于它们没有英文版本，因此无法列入这个回顾结果中。

自 2000 年以来，游戏治疗研究中探讨的主题重点强调了当前心理健康领域的整体研究成果。表 32.2 根据呈现的问题或结果对游戏治疗研究进行了分类。这些类别包括：外显的破坏性行为、内在问题、学习和语言、关系、创伤、自我认知和能力、发展和功能障碍。最经常被研究的样本人群包括表现出外在问题行为的儿童，比如攻击性、注意缺陷 / 多动障碍以及破坏性症状。许多儿童身上都会表现出破坏性行为，而且如果不加以干预，随着年龄的增长，这类行为很可能会增加并变得更加严重（Comer，Chow，Chan，Cooper-Vince，& Wilson，2013；Studts & van Zyl，2013）。15 项关于游戏治疗的研究均证实了它对外在问题产生的积极影响，这表明游戏治疗，特别是以儿童为中心的游戏治疗，对于减少外在问题行为是很有效的。

表 32.2　研究类别

呈现问题或结果变量	研究人员
外显的破坏性行为	Bratton et al.（2013）；Fall et al.（2002）；Flahive & Ray（2007）；Garza & Bratton（2005）；Muro et al.（2006）；Naderi et al.（2010）；Packman & Bratton（2003）；Ray（2008）；Ray et al.（2007，2009）；Schottelkorb & Ray（2009）；Schumann（2010）；Swan & Ray（2014）；Tsai & Ray（2011）；Tyndall-Lind et al.（2001）
内在问题	Bayat（2008）；Farahzadi et al.（2011）；Flahive & Ray（2007）；Garza & Bratton（2005）；Jalali & Molavi（2011）；Naderi et al.（2010）；Packman & Bratton（2003）；Ray（2008）；Ray et al.（2007）；Schumann（2010）；Shen（2002）；Tsai & Ray（2011）；Tyndall-Lind et al.（2001）
学习和语言	Blanco & Ray（2011）；Blanco et al.（2012）；Danger & Landreth（2005）；Packman & Bratton（2003）；Swan & Ray（2014）
关系	Dougherty & Ray（2007）；Muro et al.（2006）；Ray（2007，2008）
创伤	Mahmoudi-Gharaei et al.（2006）；Schottelkorb et al.（2012）；Scott et al.（2003）；Shen（2002）；Tyndall-Lind et al.（2001）
自我认知和能力	Baggerly（2004）；Scott et al.（2003）；Tyndall-Lind et al.（2001）
发展	Baggerly & Jenkins（2009）；Dougherty & Ray（2007）；Garofano-Brown（2010）
功能障碍	Ray et al.（2013）

游戏治疗师也对焦虑、情绪障碍和孤僻行为等内在问题进行了大量研究。在 33 项研究中，大多数同时研究了内在和外显问题行为，并且发现这两类行为在接受游戏治疗后均有改善。只有 4 项研究（即 Bayat，2008；Farahzadi et al.，2011；Jalali & Molavi，2011；Shen，2002）只探究了内在问题，它们的报告结果也是积极的。学习和语言结果一直是游戏治疗研究中人们感兴趣的领域。早期的研究更关注参与者的智力变化，但目前的 5 项研究则将重点放在学习成绩和语言发展方面，每项研究得出的都是对游戏治疗充分肯定的结果。

关系是游戏治疗研究中新出现的一个主题，它与儿童治疗有着密切的关系。因为人际关系是儿童成长和发展的基础，所以为其设计的干预措施通常都会关注他们与照料者的关系，比如父母和老师。5 项研究均显示，游戏治疗对参与游戏治疗的儿童改善与其父母和老师的关系很有帮助。

游戏治疗研究的另一个最新进展是关注那些受到创伤、暴力或自然灾害刺激的儿童。5 项研究，每一项都针对一种不同类型的创伤人群，报告儿童在接受游戏治疗后创伤症状减少，同时功能得到改善。

针对自我认知的研究，过去一直是游戏治疗师感兴趣的一个主题，但在过去 10 年对其的重视有所下降，因此只有 3 项研究聚焦了游戏治疗对自我认知或个人能力的影响。研究人员注意到了检测自尊意识的挑战和局限性（Bracken & Lamprecht，2003；Guindon，2002），导致研究在这方面出现了喜忧参半的结果。这可能是近年来游戏治疗研究减少对自我认知关注的原因之一。不过，表中所列的 3 项研究显示，游戏治疗后儿童对自我和能力的看法表现出积极的改变。

研究类别的最后两项是发展和功能障碍，这两个变量可以更全面地反映儿童的状况。两项研究（Baggerly & Jenkins，2009；Garofano-Brown，2010）发现，游戏治疗对与发展有关的观念能够产生正面影响。Dougherty 和 Ray（2007）调查了游戏治疗对不同发展阶段儿童的影响，得出的结论是游戏治疗对年龄较小或较大的儿童都有效果。Ray、Stulmaker、Lee 和 Silverman（2013）注意到，功能障碍与游戏治疗有着密切关系，因为游戏治疗可以广泛地处理儿童的各类功能问题，包括因发展能力

低于其年龄阶段的预期导致日常生活和活动出现困难，比如行为异常或者在社交、情绪、心理和学习上缺乏适应能力（Fabiano & Pelham，2009）。在初步研究中，Ray 及其同事（2013）发现，参与游戏治疗可以使被确诊功能有缺陷的儿童提升功能水平。

父母或照料者参与基于游戏的干预治疗

受篇幅的限制，本章不能对有关父母参与儿童游戏治疗展开的研究进行全面叙述。一些提及的干预措施也只是聚焦了使用游戏治疗技术或儿童游戏来改善亲子关系或解决这方面出现的问题。这里最有必要指出的是，亲子治疗模式是一种教育方法，即由游戏治疗师向父母传授以儿童为中心的游戏治疗的技能，这样他们自己就可以每周与孩子通过游戏进行互动。VanFleet（2011）报告说，亲子治疗是得到最深入研究的一种游戏治疗形式，它被证明的确能够纠正儿童的行为，解决他们表现出的问题，增强父母对孩子的接纳和共情能力，提升父母的育儿技能并减轻压力，也能改善大家对家庭生活的满意度。治疗性游戏是一种结构化的游戏治疗形式，旨在通过协调父母与孩子的关系并对其做出回应来增强他们之间的依恋关系，提升孩子的自尊意识以及对父母的信任感（Munns，2011）。虽然一些研究被引用来支持该治疗方法的使用，但大多数研究没有在同行评审的场所或刊物上公布或发表，影响了对其结果的核准和认可。动态游戏治疗（dynamic play therapy，DPT）是 Harvey（2008）开发的一种家庭游戏干预方法，它的特点是治疗师鼓励儿童及其父母积极参与游戏，借此来解决他们的行为问题并改善家庭关系。针对动态游戏治疗的初步研究显示，接受动态游戏治疗后，儿童的行为有了改善，而这与治疗师和儿童父母间积极的关系有着紧密联系。近年来，研究人员开始关注以父母为焦点的干预措施，比如，亲子互动治疗（parent-child interaction therapy，PCIT）和聚焦创伤的认知行为治疗，并且将它们正式纳入游戏治疗干预的范畴。亲子互动治疗和聚焦创伤的认知行为治疗都被认为是获得了实证支持的干预方法，不过，它们中的游戏部分还有待进一步的研究考证。

在临床实践中运用研究成果

　　干预研究的目的是为实践提供经验支持，从而有助于儿童的成长、功能的改善和问题症状的减少。虽然有的干预措施在学术界颇受好评，但除非从业人员也认可和接纳它们的适用性和有效性，否则它们是不会得到使用的。Rubin 和 Bellamy（2012）指出，基于证据的实践是"一个实践决策的过程，在这个过程中，从业人员需要将可获得的最佳研究证据与他们的实践专业知识以及来访者的特质、价值观、偏好和所处的环境结合在一起考虑"（p.25）。如前所述，本章的目的只是向从事游戏治疗的专业人员提供游戏治疗的历史和当前取得的研究结果，同时提供一些经验信息助力实践。下面的总结或许对从业人员理解和交流游戏治疗

研究有所帮助。

- 从 1940 年开始，游戏治疗研究已经有 70 多年的历史了，这期间出现了 100 多项支持其有效性的研究。每 10 年都会有一些研究发表，其中 2000—2010 年针对游戏治疗的研究的数量最多，这充分说明游戏治疗是当前一个非常重要的干预方法。

- 游戏治疗对于多种问题、多种人群和多种环境都是有效的。游戏治疗师可以参考本章中的表格来找出支持其实践的研究。游戏治疗师还能从研究总结中获益，比如荟萃分析和具体分析，它们为对来访者使用游戏治疗提供了证据基础。

- 游戏治疗的个体和群体模式均显示出类似的积极结果。每项研究会根据来访者的特点和研究的着眼点而选用不同的模式，两种模式同样有效。游戏治疗研究中使用的群体模式通常每组包括 2—3 名儿童。

- 父母参与游戏治疗能够产生更积极的效果。游戏治疗师如果能鼓励儿童的父母加入游戏治疗，就可以期待得到更好的收获。不过，需要指出的是，即使没有父母参与的游戏治疗，同样显示出了很好的结果。

- 即使只经过短暂的几次治疗，游戏治疗就能显示出积极疗效。在从 2000 年开始的研究中，治疗的平均次数是 16 次。在多项研究中，治疗采用了强化的方式，即每周 2 次，每次 30 分钟，8 周甚至更短的时间结束。这种方式被证明效果最明显。大量研究发现，在接受治疗 8—10 次后，来

访者会有显著的变化。这些发现表明，对于儿童呈现出的问题，游戏治疗作为一种短期干预措施是非常具有竞争力的。不过，应当承认的是，如果儿童的问题或身处的环境较复杂，那么长期治疗会带给他更大的帮助。

- 到目前为止，以儿童为中心的游戏治疗是得到研究最多的游戏治疗方法。荟萃分析显示，人本主义的游戏治疗方法显示出很强的效果。所有针对以儿童为中心的游戏治疗的研究都对其给予了充分肯定。虽然心理健康干预主要集中在认知－行为方法上，但这些研究仍强烈支持在对儿童进行治疗时采取以人为中心的模式。

- 虽然许多研究中的从业人员也会在治疗时使用游戏或游戏材料，可是除了以儿童为中心的游戏治疗，其他治疗方法很少将游戏的治疗力量作为其干预的基础，但它是游戏治疗非常明确的先决条件。尽管将游戏治疗与认知－行为或指导性方法恰当地结合起来使用似乎是合乎情理的，但目前支持这一假设的研究还很少。由此看来，这方面还需要进行更多的研究。

- 游戏治疗研究涉及来访者的教育背景、社会经济水平、种族、民族、性别和国籍等多个方面。游戏治疗充分考虑了心理健康实践的多元文化特性，从而提高了其在现实生活中的临床成功率。

- 绝大多数游戏治疗研究都是在现实环境中进行的，比如学校、咨询诊所和社会服务机构。游戏治疗对那些情况复杂的儿童产生的积极影响充分证明其作为日常干预手段的可行性。

- 总结游戏治疗研究时会发现，支持对多重和各种问题或诊断均采用游戏治疗方法的证据得到了正面和负面的评价。这一方面是由于与儿童打交道的复杂性；另一方面则是因为研究人员在现实环境下回顾游戏治疗的过程中期望遇到各种各样的问题，从分离焦虑到破坏性行为，再到亲子关系。对其的正面评价源自一些证据支持游戏治疗在许多不同的关注领域都可以使用并具有效果。可是批评人士却认为，游戏治疗研究试图为太多人做太多的事情了。因此，研究针对的人群及其结果必须具备可复制性，这对于筑牢游戏治疗的循证基础至关重要。复制研究的各个研究团队一定要为针对儿童的特定问题所采用的游戏治疗提供强有力的实证支持。

- 由于游戏治疗研究通常都安排在现实环境中，因此研究人员和从业人员之间的紧密协作对于严谨的、可持续进行的循证研究是非常必要的。研究人员需要从业人员的专业知识来帮助其设计能够满足临床人群需求的研究；与此同时，从业人员也需要研究人员提供足够严谨的设计，这样才能确保游戏治疗干预的可信度。所以，他们之间的合作关系是强化和普及游戏治疗的关键要素。

第 33 章

在游戏治疗和督导中的反思性实践

John W. Seymour
David A. Crenshaw

沉思片刻

请先暂停一会儿手头的事情，考虑一下当你在游戏治疗或临床督导时，你会有哪些思考？好了，现在告诉我，你刚才真的停下来了吗？真的思考了吗？思考的是关于游戏治疗或临床督导的内容吗？你能对想到的每个方面做出反应、产生有意义的联想，并且对联想也有一些想法或感受吗？现在你觉得你在思考的时候是越来越投入还是越来越不投入？你是不是发现你的意识从思考主题转移到了其他内容？下一位来访者？坏了的复印机？周末在家干活导致肌肉酸痛？我是不是老了？下次去哪里度假？我感觉很无聊！今天来的那位可怜的来访者？午餐吃什么？为什么办公室没人接电话？

思考时就会出现这样的现象，你不知道它是怎么发生的。我们每天都生活在外部与内部不断对话的状态中。有时思考令我们感到充实，有时又会让我们分心。作为治疗师，我们可能

可以很快地说，更多时候思考丰富了我们，而且丰富了我们周围的人。作为治疗师，希望我们也能很快承认，我们比我们以为的更容易分散注意力，而且这不仅影响了我们自己，也影响了身边的人。Jeffrey Kottler（2010）在《成为一名治疗师》（*On Being a Therapist*）中分享了一些治疗师工作时走神的内幕，他说来访者在知情后的反应是，有的表示理解，有的则非常愤怒。

反思被许多人视为心理治疗和临床督导时的一个基本要素和无须讨论的既定事实。而且令人感到鼓舞的是，在过去 30 年里，我们对反思在心理治疗和临床督导中的作用有了进一步的理解和积极肯定。本章概述了相关的研究发现，包括解决心理治疗的整合问题、心理治疗的共同因素和治疗机制、治疗关系、人际神经生物学和治疗师发展。本章还提供了反思性游戏治疗师的内部纪律，并对其在游戏治疗和临床督导中的实际应用加以说明。

了解反思性实践

Donald Schon（1983，1987）对正在接受培训的心理治疗师进行了广泛的调查研究，确定了成为治疗师所需的关键技能以及发展这些技能所需的实践。他认为作为一名反思性从业人员应当具备两个特点，即"在工作中思考"和"对工作进行反思"，两者之间是相辅相成的。Schon 将"在工作中思考"定义为一种能够在工作中三思而行和实验的能力，具体包括仔细审视自己的实践、将其与自身的感受联系起来、注意自己所使用的理论以及在应对特殊事件和处理不确定性时的能力。"对工作进行反思"发生在治疗结束后，包括整理记录、听取督导的意见和进行自我反思和自我检查，这一切都是为了确定未来治疗工作中应使用的模式。

在对逐步走向成熟的治疗师进行了大规模研究的基础上，Rønnestad 和 Skovholt（2013）设计了一个持续反思模型，它将 Schon 提出的两个特点融入一个无缝、互动的过程中。Rønnestad 和 Skovholt（2013）认为，治疗师成长的主要催化剂是工作中遇到的困难或具有挑战性的经历。如果他们在工作中没有过这样的体验，就去设法寻找它们。不过，要想让挑战成为成长的动力，治疗师必须不断地反思，同时要具备发挥个人优势的能力和成功应对挑战的耐心。如果某次治疗的效果不理想，治疗师将面临两个选择：或者坚持反思，挖掘自身的潜力，直到效果满意为止，这样自己也得到了成长；或者不进行反思，那么治疗效果会持续不佳，而且自己会感到精疲力竭和江郎才尽。

持续反思能力非常有限的治疗师往往不得不提前结束治疗或者将来访者转介给其他治疗师，无论是精疲力竭还是转介给他人都不利于治疗师的成长，甚至可能会让其放弃这个行业。因此，坚持反思练习对来访者和治疗师的幸福都是不可或缺的。

心理治疗整合和共同要素

游戏治疗的发展与心理治疗研究和实践的历史是密切相关的（Drewes，2011a，2011b；Seymour，2011）。就像在更广泛的心理治疗领域，游戏治疗的许多早期争论都集中在比较一种模式与另一种模式的优势上。随着新的治疗模式大量涌现，人们开始尝试对它们在理论上进行整合，在实践中兼收并蓄。早期的处方式模式逐渐演变成更全面的综合性游戏治疗模式（Drewes，Bratton，& Schaefer，2011），这与心理治疗领域的发展如出一辙（Norcross & Goldfried，2005；Prochaska & Norcross，2014）。

这些整合后的模式体现了对治疗师角色认识的转变，即治疗师不再只是向来访者提供规定模式的治疗，而是与来访者建立关系并以其为中心进行治疗。持续反思无疑是这种可使来访者受益的即兴工作方式的必要条件。

近年来的研究探索了心理治疗（Duncan，Miller，Wampold，& Hubble，2010）和儿童心理治疗（Kazdin，2009；Shirk & Russell，1996）的共同因素，发现了所有治疗模式的共同治疗机制以及它们对治疗结果的影响。在游戏治疗领域，Schaefer（1993）早期的治疗机制研究最近已被更新，并且重新阐述了游戏具有的 20 种治疗能力（Schaefer & Drewes，2014）。在新的形势下，游戏治疗师需要不断进行反思，保持对来访者需求的准确判断和认识，这样才能在发挥游戏的治疗功能时选择适当的治疗机制。

治疗关系、人际神经生物学和游戏

治疗关系几乎是所有传统治疗的核心，无论西方还是东方的心理治疗模式；亦或古代还是当代的民间医学（Frank & Frank，1993）。近年来，Duncan 及其同事（2010）针对共同要素所进行的研究显示，一个强大的治疗联盟和伙伴关系对于增加来访者的参与度和激活资源至关重要，它们在研究中被认为是治疗取得成功的最重要因素。Siegel（2012）认为，所有的治疗模式都应当以经验和关系为基础，并且以通过关系促进身体和大脑的整合为目的。这一整合始于儿童通过游戏互动与其照料者建立依恋关系，然后随着时间的推移，发展为基于游戏的关系技能。

Schore（2012）则指出，心理治疗的工作"不是由治疗师为来访者做了或者说了什么来定义的（聚焦左脑）。相反，关键的机制是怎样做到与来访者同在，特别是在他情绪紧张的时候（聚焦右脑）"（p.44）。人的内在发展反映在儿童通过他们的经验和关系进行的互动中，而这些经验和关系通常可以借助游戏时自然的人际关系得到调节。游戏是人类健康发展最自然的

互动媒介，为生活中人际关系的构建和技能训练提供了基础（Brown，2009；Russ，2004）。游戏作为儿童心理治疗的一个组成部分已经有很长的历史了（Drewes，2006），从儿童发展的角度看，它是建立有效治疗关系的一个明智之选。

治疗师发展与治疗师自我

Rønnestad 和 Skovholt（2013）在对治疗师发展进行了广泛研究后，总结出他们的一些发现。治疗师的专业发展确实是一个终生的历程。无论有多少年的从业经验，具备持续的反思能力对治疗师的自我关怀和帮助来访者获得积极的治疗结果都是极其重要的。职业发展的最佳轨迹应当是将个性化的自我与职业中的自我融洽地整合在一起。最具影响力的学习往往来自经验和人际间的学习（即源自来访者、导师、同事以及自己的生活经历），而不是依靠没有人情味的概念学习。

将治疗师的自我工作与综合心理治疗的学习结合在一起，是治疗师培养持续反思能力的一个重要途径。Beitman 和 Soth（2006）将自我观察的重要性定义为心理治疗过程的一个核心要素，包括对自己内心世界的主动审视、自省能力以及对自身所处的社会和文化环境的清晰认识。督导和培训的工作则需要在心理治疗的各个方面提供和传授自我观察的方法。Aponte（1982，1994；Aponte & Carlsen，2009；Aponte & Kissil，2012）提出的"治疗师个人"（person-of-the therapist，POTT）模

式、Anderson（1997）的"好像在咨询"模式和 Rober（1999，2005a，2005b）的内部对话模式都可以有效地用于自我、个体或团体的临床督导。

反思性游戏治疗师的内部纪律

反思性游戏治疗师在实践时需要遵守内部纪律。这对他们来说是一项艰巨的任务，而且要求他们在繁忙的工作中将其置于优先考虑的位置，因此努力为儿童及其家庭提供高品质治疗的治疗师常常会感到不堪承受。因为除了常规的治疗，他们还需要填写保险单或者向健康维护组织（health maintenance organization，HMO）致电为来访者接受治疗提出申请；给来访者打电话进行跟踪回访和记录治疗进展，大多数时候这些都是费力不讨好的杂事。考虑到从业人员如此繁重的工作，反思性游戏治疗师可能会将必要的内部纪律置之脑后，或者不太当回事，对此是应当予以理解的。然而，必须指出的是，根据我们的判断，这些内部纪律虽然会被忽视，但却是实践中必不可少的。下面列出的内部纪律并不全面，还可以补充，不过，我们实在不想再增加对游戏治疗师的要求了，因此我们就将它们作为反思性游戏治疗师应恪守的基本内部纪律吧。

- 懂得共情
- 全心全意
- 保持敏感
- 为人真诚
- 勇往直前
- 自我关怀

- 态度谦卑
- 悲天悯人

有意思的是，阻碍来访者与治疗师充分交流的因素也同样阻止了治疗师的自我反思过程，而在自我反思时，治疗师需要检查自己是否遵守了内部纪律。在这两个方面，两个最主要的因素都是否认和羞耻。与来访者一样，治疗师通常也会下意识地巧妙回避那些令其不悦的事实，包括工作中的失误和缺陷。让治疗师承认由于自身的局限性导致为问题儿童付出的努力受到严重影响是一件令人深感痛苦的事情。同样，儿童来访者在人际交往遇到困难时也会采用这种逃避现实的做法。游戏治疗师对自己过高的期望往往容易让其产生羞耻感，而羞耻感又会使其选择默不作声或秘而不宣，如同儿童不能分享对他来说过于沉重的秘密一样。一个不再能够全身心投入到这项工作中的游戏治疗师可能不会愿意对自己的主管或同事说出这一事实，因为当初当他刚开始从事这一职业时，他对帮助儿童是充满热情并做出郑重承诺的。与帮助儿童来访者的过程类似，沉默、保密和羞耻削弱了全心全意直面困难和寻找可能的解决方案或改变的机会，而那些机会中蕴藏着扭转对所选职业看法的可能性。

我们想澄清一点，我们没有经验数据支撑我们所选定的这些极其重要的内部纪律，我们也不否认其内容可以进一步修正。因此阅读下面的章节时请牢记这一点。我们所提供的只是几十年来在与儿童及其家庭打交道以及对游戏治疗师进行督导时的一些经验总结。我们非常重视实证研究，它对我们的工作帮助很大。我们也很感谢那些在研究领域工作的游戏治疗师，他们在为我们这一行业提供科学依据方面做出了贡献。我（Crenshaw）从未有过在研究领域工作的荣幸。我只是一名临床工作者，与其他令我非常敬佩并且从他们身上获益匪浅的非学术治疗师一样，我也积累了大量需要在临床实践中通过进一步学习和精进来更好处理的案例。

懂得共情

卡尔·罗杰斯（1957）的研究证实了共情在心理治疗结果中的重要作用。共情是心理治疗的组成部分，涉及游戏治疗中的许多方法。反思性游戏治疗师可能会提出这样的疑问：对儿童来访者而言，共情应当是一个持续、既定的反应，还是应当基于游戏治疗师和儿童来访者的实际情况和受到的正、负面影响而有所不同？儿童的情况和影响包括其家庭环境和其他与治疗有关的背景，比如与学校、社会服务机构、儿童保护中心和法院的合作；治疗费用的支付；来自儿童父母或转介机构的压力等。对于治疗师来说，无论经验多么丰富或者多么训练有素，声称不会因儿童令人心碎的经历而影响自己正常的治疗工作都是危险的；同样值得注意的是，即使最受尊敬的游戏治疗师也难免会由于某个因素而导致共情失败。如果我们将事情简单化，只聚焦游戏治疗师自己生活中的起起落落——有时家中遇到开心的事情；有时家人突然患了重病；有时自己在治疗时取得的成绩得到了同事的称赞；有时自己的工作受到德高望重的前辈的严厉批评——很难想象它们不会对治疗师的共情能力产生正面或负面的影响。重要的是，反思性游戏治疗师的特点是他

们即使面对生活的起伏，也仍愿意反省自己并不断学习（Bager-Charleson，2010）。我们可以将共情延伸到自己身上，但共情这项内部纪律要求我们直接反思自己能力发生的变化。为自己设定只能争取却永远不可能达到的期望是毫无益处的。对于许多源自自我、来访者、家庭和社区方面的其他变量同样有必要进行反思，因为它们都可能影响我们在处理某个案例时的共情能力。

在考虑对共情的纪律要求时，一个有说服力的证明是，我们的共情能力会基于儿童来访者的特点及其呈现的问题而发生变化。比如，一位游戏治疗师很容易对一个遭受性虐待的儿童产生共情，可同样是这位游戏治疗师，却很难对另一个性侵犯过其他儿童的儿童表现出共情，尽管这个儿童自己以前也是性虐待的受害者。如果游戏治疗师能够坦诚地正视这一现象，而不是通过否认它的存在使其变成一个盲点，那么在处理时即使出现这样的差异也不会引起很大问题。可是一旦成为盲点，共情时的不一致并不会消失，它会在意识之外继续发展，甚至可能在为其他有性侵犯经历的儿童进行治疗时也造成非常不利的影响。正确的做法应当是深入反思自己的治疗过程，并与督导和其他同事展开讨论，找出导致出现盲点和差异的潜在感受。共情不一致造成影响的范围和程度及其根源决定了它的探讨方式，可以通过自己接受治疗的方式，也可以向督导咨询或者与可信任的同事沟通。（在遵守任何内部纪律出现问题时都可以采用这几种方法，因此下面就不再重复了。）

全心全意

2009 年春天的一天，我（Crenshaw）和大约 3500 名听众坐在华盛顿特区 Omni Shoreham 酒店的一个巨大的舞厅里，听英籍美国诗人 David Whyte 在心理治疗网络研讨会上发表主旨演讲，我们都听得入迷了。我从未见过一位演讲者能像这位好口才的诗人这样，让听众如此全神贯注。他给我留下深刻印象的一点是，他讲述了在他职业生涯的早期，在一家小型非营利组织工作时曾有过的耗竭经历。当时他非常渴望做非营利组织需要做的那些有价值的工作，结果在这一过程中他失去了自我。他解释说，在非营利组织的世界里，似乎总有一个令人不可抗拒的强烈使命，善良的人们希望竭尽全力去做一切可能的事情，但总是面临着人手、资金和资源不足的状况，最终的结果就是许多人都会感到耗竭。他的话引起了我的共鸣，因为当时我和许多其他听众一样，也已经在非营利组织工作了 38 年。不过，最打动我的是 Whyte 针对耗竭给出的解决方案。他遇到了一位多年的老友，这位朋友不仅值得信赖，而且极具智慧。他告诉 Whyte，耗竭的解药不是休息，而是全心全意地投入。当我们全心全意地工作时，我们是不会筋疲力尽的。

反思性游戏治疗师应当与可信赖的他人——其他治疗师、督导或同事——共同探讨或者咨询自己在什么方面出现了问题，导致在从事帮助儿童及其家人这一很有意义的工作时失去了热情。说到丧失工作激情，一个人并不是因为在非营利组织工作才会"碰壁"。这种情况同样会发生在私人诊所里，因为那里的游戏治疗师为了弥补托管护理公司的补偿比例不断下降，不得不延长工作时间和接待更多的来访者。职业倦怠也可能发生在营利机构、学术部门或政府组织中，在这些地方，派系争斗、政策和规定会扼杀游戏治疗师的创造力，或者会提出令大多数游戏治疗师厌恶的过分要求（比如，委员会分配的工作、耗时的文书工作等）。

自我反思或坦诚分享工作中遇到的困境可能会带来创造性的改变或者新的可能性，从而避免重新择业的必要。在一些情况下，经过自我反省后你会发现，你已经克服了当下的挑战并且获得了新的机遇，同时你变得愿意为了自己的成长而制定计划，主动去面对一些艰巨的工作。与来访者一样，对我们来说，在职业生涯中进入新的领域时一定会困难重重。当然也许改变对你重新获得对工作的热爱是必要的，但在做决定前请务必深思熟虑并与可信任的朋友交流，一定不要草率行事。其实有时候我们对职业的厌倦是我们对生活现状不满的反映，或者是由于丧失引起的哀伤所致。在为来访者治疗的过程中，我们可能强迫自己咬牙继续，却没有选择花点时间内省，而这对自我成长是大有裨益的。

保持敏感

想成为一名"超级治疗师"需要付出高昂的代价。超级治疗师不仅要在过高的自我期望下发挥能力，而且他自我感觉的无懈可击很可能成为与儿童或家庭来访者建立治疗关系的障碍。卡尔·罗杰斯（1980）曾先于我们许多的当代同人（比如，Garry Landreth、J.P.Lilly、Eliana Gil 和 Kenneth Hardy）就开始探索成为治疗师的"存在方式"。"做"——属于年轻的游戏治疗师或者这一领域中早期治疗师的工作——是容易的部分；但"成为"就难多了，而且我们确信，要成为成熟的游戏治疗师是有先决条件的。在我职业生涯的早期，我（Crenshaw）曾全神贯注于学习每一项技术，旨在能在治疗时对可能遇到的每一个问题都知道怎样应对。因此我绝对不想贬低技术的价值，而且我早期所写的书大多聚焦于技术。在一些情况下，知道"该怎么做"可以帮助我们取得好的结果并避开陷阱。

在一个选择性缄默症案例中，我深刻体会到技术的重要价值（Crenshaw，2007）。不过，我认为，学习各种各样技术的主要好处是，它能让我们以为自己知道该怎么做而胸有成竹，这样在治疗过程中与儿童在一起时，就会显得放松和从容，对治疗取得效果是很有帮助的。我们应当让自己变得更加敏感，就像我们期望来接受治疗的儿童那样，不设防，愿意分享他们通常极不愿谈论的感受、想法和经历。如果想充分投入治疗过程并与儿童同在，保持敏感和适时呈现出灵活性是极其重要的。Daniel Stern（2004）创造了"见面的当下时刻"这一术语，专门指治疗师与来访者在一起时，无论对方是儿童还是成人，一定要具备转变的能力，敏感地让自己与其协调一致。

为人真诚

真诚是罗杰斯（1980）在他的研究中发现的能够提升治疗关系效能的 3 个要素之一。Kazdin（2005）查阅了 2000 多项支持治疗关系在心理治疗结果中占据重要地位的研究，他在总结时指出，治疗关系越紧密，治疗的结果也就越好。作为反思性实践的一项内部纪律，真诚不仅需要针对来访者，也要用于自我反思的过程中。自欺欺人的现象不只会出现在来访者身上，在成为一名反思性治疗师的征途中，我（Crenshaw）也时常需要面对它的挑战，下面我举一个例子。

在与一位同事交流后，我决定写下我的价值观、我所秉持的信念、对我来说重要的东西以及我希望怎样度过自己的一生，我认为这对我是有好处的。我当时对自己的这个想法感到很兴奋，因为我觉得这样可以让我专注于工作以及工作以外生活中需要优先考虑的事项。我发誓要把它们简要地写出来，置于我的笔记本电脑的界面上，这样每天早上我都会看到它们并将其铭刻在脑海中。但实际上用这种方法提醒自己只持续了很短一段时间。一天，我发现我写的那些价值观已经不见了。检查以后我才明白，原来如果连续 30 天不点击电脑上的那个图标，它就会自动从界面上删除了。这让我更加深刻地意识到我对自己是多么的不真诚。由此我联想到，如果我对自己都不是真诚的，那么我能肯定我对来访者是真诚的吗？

勇往直前

临床工作需要相当大的勇气。或许我们会以为，只要我们忠于自己的职业，恪守终身学习的承诺，有一天我们一定能完全胜任自己的工作，但其实这只是一种幻想而已。在获得博士后学位并从业 45 年后，当接到危急电话时，我（Crenshaw）依然不知道自己是否能够胜任。与职业生涯的早期相比，我确实对自己的技能更有信心，而且更重要的是，我对与儿童打交道的方法也更有把握了，但是当新的来访者出现在门口时，谁知道等待我的将是怎样的新挑战？无论课本还是辅导材料都不会告诉未来的游戏治疗师怎样让年幼的儿童接受他们的妈妈已经死了这一事实，可是在过去两年里，我却不得不因 4 起悲剧与 9 个学龄前儿童面对这一惨状并帮助他们处理情绪。我在任何实证研究中也未找到可以直接使用的方法，让我能够从容地走进游戏治疗室，镇定地告诉这些儿童他们的妈妈被谋杀了或者因吸毒过量而死。任何一位游戏治疗师在这一领域工作一段时间后，都会遇到处理这类令人心碎的事件的经历。面对这样的情况时，如果没有指导手册可以提供帮助，没有专家可以打电话求助，那我们就不得不将自己作为治疗工具，靠着共情、真诚和巨大的勇气勇往直前。

自我关怀

2008 年，我（Crenshaw）去了纽约市的阿克曼家庭研究所，听我的朋友、也是备受我敬重的同事 Kenneth Hardy 介绍"怎样与低收入家庭共事"。虽然我们以前共同参与过一些写作项目，但各自繁忙的工作日程使我们很少能有机会见面。当我走进阿克曼家庭研究所时，我在楼梯上遇到了他，我们看上去都有些疲倦和心力交瘁。他说："在我们这个行业，遇到压力时第一件要做的事情是自我关怀。"这句话太有智慧了。比如，我注意到，虽然我知道自我关怀极其重要，但我从来没有把自己的身心健康放在第一位。我很惊讶，尽管我多次在受邀做的演讲中将自我关怀列为治疗师的一个主要关注点，可我自己却总是最后才考虑它，有时甚至根本无暇顾及它。自我关怀也曾列入我的价值观信条中，但之后我就把它丢在脑后了。

我之所以认为自我关怀是反思性游戏治疗师需要培养的一种内在纪律，是因为假若没有这样的承诺，它很可能会被彻底忽视或遗忘。大多数游戏治疗师都承认良好的自我关怀具有的价值。因为在治疗过程中最主要的工具是我们自己，所以我们必须重视并照顾好这个工具。如果我能有幸拥有斯特拉季瓦里乌斯小提琴，我一定会每天都仔细地把它擦亮。如果我们没能好好练习自我关怀，我们内在的动力可能要为此负责。反思性实践能够让我们发现那些隐藏的、不易觉察的影响，它们阻碍了我们更好地发挥自身的潜能。我们没有把自我关怀放在首要位置的原因或许是我们对自己和自己的健康不够重视，没有意识到它们对工作的重要性。

已故精神分析学家 Walter Bonime 是一位医学博士，我有幸向他学习了 14 年。他对此给出了一个解释。他认为，在我们这个领域工作的个体都倾向给予和助人，因此总是将自己置于次要位置。结果就出现了把别人的需要放在第一位和自我否定的现象。但时间一长，这种做法是无效的，而且失去自我最终会让我们付出高昂的代价。

态度谦卑

显然，敏感与谦卑有重叠的地方。但是在治疗工作中特别强调谦卑的态度还是很有必要的。我（Crenshaw）发现，当我与儿童的父母见面并倾听他们对孩子的关切时，如果我一开始脑子里就想"这些事我已经听过不下 500 遍了"，那接下来我就会遇到麻烦。谦卑的态度能够让我们在倾听时注意每个儿童和家庭间细微的差别和不同之处。这样的"深度倾听"（Rogers，1980）可以让我们捕捉帮助个体儿童的线索。

在谦卑方面，儿童一次又一次给予我宝贵的经验，他们是我到目前为止最好的老师。没有谦卑的态度，我们就不可能不断学习和成长。Olga Silverstein 是一位备受赞誉的家庭治疗师，我从她身上鲜活地学到了什么是谦卑，令我非常珍视。1987 年，我参加了一个为期两天的"系统艺术家庭治疗"研讨会，Olga 是唯一的演讲人。她在演讲过程中展示出了令人惊叹的临床技能、敏锐的洞察力和对就诊家庭的深度理解。两天的演讲结束时，罗斯福饭店大厅里的听众全体起立，对她非凡的才能鼓掌称赞。接下来发生的事情令我十分难忘，Olga 竟然生气了。她解释说，她的确一直在努力提高自己的技能，也承认自己的语言表达能力相当不错，但她随即直言不讳地告诉大家："我也有多次令我很难过的失败经历。"她诚恳地说，她不想被人崇拜。然后她又加了一句："那有什么用啊？"

这件事对我的职业生涯影响很大，而且我把它分享给了每一位我负责督导的实习医生和员工。在那以前，我一直误以为，如果我读了足够多的这一领域顶级专家所写的书，参加了足够多的有关家庭治疗和游戏治疗的研讨会和演讲，那么我就可以避免失败的经历。Olga 帮助我意识到，我们这个领域几乎不存在那样的美事。我们不得不一次又一次地冒险，而且有时即使我们尽了全力，接受了培训，阅读了大量的专业书籍，完成了研究生学业，并且不断得到督导的指教，仍会出错和失败。在 2009 年 Olga 去世前，我很庆幸自己找到机会亲自告诉她那件事带给我的影响，并且感谢她让我懂得了谦卑作为内部纪律的意义。

悲天悯人

慈悲和共情也有重叠之处。但实际上它们之间是有区别的，因为共情是在特定的治疗过程和关系中对特定的人表达的，而慈悲则属于更常规的内部纪律。"同情疲劳"一词最早是 Charles Figley（1995）在其著作中使用的，用于描述我们熟悉的那种"油箱空了，需要加油"的感觉。治疗师在对有问题或受过创伤的儿童进行游戏治疗时，不仅会令其自己的身体和情绪感到疲劳，而且在某些情况下还有可能引发二次创伤。如果治疗师在工作中能够遵守和践行前面已经叙述过的反思性实践的各项内部纪律，将有助于防止油箱耗尽的局面。自我关怀无疑是这方面最关键的纪律，因为它能让治疗师保持活力，得到休息，并处于健康的状态。此外全心全意的工作态度也非常重要。慈悲的一部分是检查治疗的个案数量，尤其是密切关注在同一时期接待了多少创伤案例。

我（Crenshaw）至今仍清楚地记得多年前的一个周六上午。那天我很早就到了办公室，第一次见一个年轻的来访者。他在开车时出了事故，导致车里他最好的朋友身亡。我记得当时我就想："我可不想再听一个恐怖的故事了。"我觉得我必须做点自我关怀的事情，于是我立即给一位好友、也是我的徒步伙伴打了个电话，约他第二天一起去卡茨基尔山远足。安排好这个计划后，我感觉自己瞬间振作起来了，有能力面对这个年轻人并倾听他讲述他的遭遇了。我还提醒自己短期内不再接与创伤有关的案例了。显然，做一些不让自己的慈悲枯竭的事情是我的责任。我们虽然不能要求来访者照顾我们，但尽管如此，广受赞誉的精神病学家 Robert Coles 曾在一次会议上说："如果你的来访者对你说，'医生，您看上去有点疲劳'，那么你就应该注意关照自己了。"

反思练习的实践与督导

在过去举办的国际游戏治疗年度会议上，我们在"游戏治疗与督导中的反思性实践"演讲后得到的反馈通常是，介绍反思性实践时最受欢迎的部分是体验式练习。因此，这里我们就与读者分享一些这样的练习，供你们在反思和督导时参考。

遇见更年轻的自己

假设你打开候诊室的门，看到一个似曾相识的人，可是你没有马上认出他。但当你走近他时，你几乎大吃一惊：因为那个等着见你的人竟然是年轻时的自己——也就是当你刚跨入这一行业时的模样。你让自己尽可能迅速恢复镇静，并邀请这个年轻人进入你的办公室。当这位来访者，即年轻时的你，落座后，你等着他开口说话。这时年轻时的你对你说："我知道你干这一行已经 _____ 年了，毫无疑问，你从你的经历中获得了相当多的智慧和洞察力。我作为一个刚入行的新手来到这里，希望你能和

我分享一些你现在清楚但起初并不理解的东西。我知道你不可能告诉我一切，但是如果你能和我分享一些从事这一行业最重要的经验和体会，对于我这个即将开始职业生涯的新手来说都是十分宝贵和有价值的。"

如果你正在练习自我反思，你可以把你想对年轻时的你说的话写出来；如果你正在进行个体或团体督导，你也可以把它们口头表达出来。重要的是发现哪种方式对你最有利。在团体或同行督导时，除了你对自我反思进行真诚、坦率的分享外，你还有机会被他人的智慧和洞见所丰富，因此它不失为一个颇具吸引力的选择。当然，团体分享必须建立在互相信任的基础上，这样才能让这种形式的反思练习激发灵感，并发挥最大效果。

价值观声明

我（Crenshaw）在前面分享过我想每天提醒自己记住我的价值观的失败经历。不过，我仍认为这一做法非常有意义，它能帮助我们关注工作和生活中应当优先考虑的事项。因此我还是建议你写下你作为游戏治疗师或者督导的价值观声明，明确对你来说什么是最重要的。你打算怎样进行游戏治疗和督导？你赞成什么？你对工作有怎样的看法？哪些伦理原则是你尤其看重的？写完后，对它们认真思考，看看是否有遗漏的部分。如果你愿意，你可以在个体或团体督导时分享这份"宣言"。如果你是督导，你可以与其他督导分享。在你完成后，再把它们认真地看一遍，你是否会对自己列出或未列的内容感到惊讶？自我关怀是你所重视的内容之一吗？如果将你的各项价值观按优先

顺序排列，它会排在什么位置？如果在团体中分享彼此的价值观时，其他人说了一个对你来说似乎也很重要但你没有列出来的价值观，思考一下你漏掉它的原因。也就是说，它为什么会被你忽视？这个练习对于持续地自我监督和反思有着巨大的潜在帮助。当然，价值观和优先考量可能会随着时间发生变化，因此这项声明也需要时常更新，但在更新前一定要经过认真思考。定期检查自己的价值观声明是一个不错的做法，可以避免不假思索地冲动行事。

海上漂泊

在你为自我反思或督导留出的时间中，花几分钟画一条横渡大海的船。无论你把这艘船置于海上的什么地方，画一条线代表船将航行到远处地平线的轨迹。现在假设在你绘制的轨迹中包括希望、梦想、期望，甚至幻想，它们都是在你刚开启游戏治疗师或督导之旅时心中所怀揣的。然后在画上画一个 X，代表你的船现在所处的位置。看看你漂泊了多远？偏离了航线多远？是什么因素、影响或经历导致你偏离了轨道？或者是什么原因让你幻想破灭、士气低落甚至感到痛苦？管理式医疗、低补偿率、政府监管、文书工作和疲劳常常是造成负面影响的主要原因。这些令人沮丧的影响对大多数经验丰富的从业人员和督导也是司空见惯的。

重要的是，要找出能够帮助你重回正轨或者干脆另辟新航道的策略。思考或者在督导时分享任何能让你再添活力或充满生机的东西。什么能帮助你重获当初对游戏治疗的热爱和激情？是自我关怀吗？是写作或演讲吗？教书吗？改变对自我的期望？调整你的工作安排？

重燃对工作的激情需要仔细寻觅解决之道，确实不是一件容易的事情。认真思考，并在适当的时候与他人交流。

你独具的才能

这项特别的反思性练习受到英国出生的美国诗人 David Whyte（2009）的启发，他曾探讨过我们每个人在与他人交流和治疗时所独具的才能，而且这一才能现在、过去和将来都是别人无法复制的。我们独具的才能不仅是由我们的生理和遗传禀赋所决定的，而且还深受我们的父母、我们身处的大家庭、我们在人生旅途中遇到的社会环境和体验，甚至包括我们一路走来经历的困难和挑战的影响。我们的才能真的是独一无二的，没有任何一个人会做和我们完全一样的事情。这是我们在自我反思或与督导交流时的一个重要焦点。可以采取多种方法进行这个反思练习。其中一个方法就是用 10 分钟一口气写出你自己独具的才能；另一个方法则是试着把它们直接说出来。在工作坊里，我们有时会要求游戏治疗师或督导挑选一个最能体现他们作为治疗师或督导的特殊才能的象征。在你用文字或象征捕捉你独特的才能后，思考一下它是如何在游戏治疗、督导、与同事的讨论以及与儿童来访者的家长交流时发挥作用的，这对你非常有帮助。在此过程中，你还会思考，生活中谁对你的才能的形成和塑造影响最大？在工作坊里，我们有时发现一些同事对才能这个词持怀疑态度，因此让他们认为自己具备一些独特的才能就很困难。无论自我检查还是进行个体、团体或同行间的督导，这都是一个值得引起关注的重要问题。

有魅力的成年人

Robert Brooks（2010）称赞已故心理学家 Julius Segal（1988）提出了"有魅力的成年人"这一概念，指那些各式各样的儿童都能认可并从其身上获得力量的成人（Segal，1988，p.3）。这个反思性练习是我们在工作坊里使用时最能打动大家的一个练习，它可以从不同的角度展开。你可以回想一下童年时代，看看在你成长的岁月里谁是你最认可并给予你力量的人。一旦你确定了那个有魅力的成年人，你会被建议给他写一封信（即使他已不在人世），表达你对他在你的生活中扮演过的角色或产生的影响的感受。重要的是回忆你是否告诉过那个人，他对你意味着什么。如果没有而他还健在，你愿意马上这么做吗？如果你承认这对你很重要，制定一个计划并尽快执行。如果你仍不想这么做，你应当反思你为什么做出这样的选择。同样，如果你决定现在告诉他，你也应当反思自己为什么拖了这么长时间。

这个反思性练习也可以聚焦在你职业生涯中遇到的有魅力的成年人身上。谁对你的职业影响和帮助最大？谁给予了你不同寻常的灵感？他可以是一位优秀的老师，或者出色的督导和同事，你从他那里学到了许多东西。在与督导交流时思考并讨论谁是你认为最好的、对你最有启发的老师也很有意思。深度思考可能会让你想弄明白，那个人身上的哪些地方对你产生了如此深刻的影响。你的选择不仅可以说明他是怎样的人，也可以反衬出你是怎样的人。同样需要思考的还有，你是否与这位你认为有魅力的成年人分享过你对他的感受，以及无论你做过与否，原因何在。

最后，反向思考这个问题也很重要：在你接待的儿童及其家庭来访者和你的同事、学生、督导心目中，无论过去还是现在，你可能是一个有魅力的成年人吗？假如你从你的来访者、学生、被督导的同事那里得到的反馈是你是一个有魅力的成年人，你认为是什么原因使他们觉得你能够为他们的生活提供非常重要的帮助？当然，大多数时候，我们可能不会在职业生涯中听到他人评价我们是有魅力的成年人。

结论

弗洛伊德会在每个工作日结束时用30分钟的时间来回顾他对那天接待的患者做出的情绪反应，并反思其中健康的、不健康的、有用的和对他有启发的地方。当然，弗洛伊德对无意识力量侵入他的工作尤其保持警惕。在《日常生活的精神病理学》（*Psychopathology of Everyday Life*）一书中，弗洛伊德（1914）首先讲述了一个促使他写这本书的故事。有一年冬天一个寒冷、下雪的夜晚，他接到一个患者的电话，对方急切地请求见他。当他赶到办公室时，他试了几次，但始终没能打开办公室的门。突然，他意识到他其实一直在用家里的钥匙开办公室的门——而家才是他当时渴望待着的温暖、舒适的地方。如果你想成为一名反思性游戏治疗从业人员或督导，你必须致力于自我反省，并且愿意遵守本章中提出的内部纪律，即：懂得共情、全心全意、保持敏感、为人真诚、勇往直前、自我关怀、态度谦卑和悲天悯人。

　　反思性实践可以通过多种途径来推进，包括个人督导和团体督导、同事组成互相监督的小组以及个人的自我反思。本章也提供了一些反思练习，它们在美国游戏治疗协会的年度会议上举办的反思实践工作坊中经常被使用并且颇受好评。这些练习形式多样，包括自我练习和个体或团体督导。

第 34 章

游戏治疗中的文化问题

Phyllis Post

Kathleen S. Tillman

主要的问题是，儿童及其家庭往往被期望适应已有的服务，而不是为其提供专属服务。

——Alan Glasper（2010，p.1258）

文化可以用多种方式来定义。不过，大多数对文化或文化群体的定义都包含这样一种认知，即来自同一背景的人拥有"共同的知识结构和体制，供他们在感知、解释、表达和回应周围的社会环境时使用"（Lederach，1995，p.9）。也就是说，群体中的人在思考方式和与他人及周围的世界互动方面有着共同的理解。这些自我识别和与他人互动的方式通常根植于他们的成长环境、他们在生活中从身边重要的成年人那里获得的教育，以及同一文化群体（或者非同一文化群体）中他人对他们的回应。虽然文化的定义相当宽泛，并且包括众多群体，不过，在本章中，我们将重点讨论社会经济状况、种族和民族、移民身份和社区类型（即城市、农村、郊区）对儿童游戏治疗造成的影响。

与文化相关的因素

要成为一名有效的游戏治疗师，我们必须了解每位来访者独特的文化需要并做出相应的回应，同时还要掌握居住在美国的儿童和家庭的人口结构不断发生的变化。通常在对文化进行概念化时，我们谈论的大多是同一文化群体中个体经历的相似性，以及不同文化之间的差异（Greenfield & Suzuki，1998；Kim & Choi，1994；Triandis，1995）。虽然这样的认知在一些临床环境中可能会有帮助，但同样重要的是，与儿童和家庭讨论群体内的差异，特别是他们的个体经历与其所归属的文化在行为标准方面存在的不同（Haidt，Koller，& Dias，1993；Wainryb & Turiel，1995）。对文化敏感的游戏治疗师在最初的评估阶段就会将与文化相关的因素考虑在内，并在治疗过程中不断重新评估这些因素可能对治疗关系、治疗参与度和治疗结果产生的影响。

社会经济状况

来访者的社会经济状况会对其日常功能的发挥、面临的困境、对治疗的顾虑以及临床工作者在游戏治疗时采用的干预方式都会产生影响。Abramsky（2012）在调查报告中指出，在美国，有约 22%，也就是 1600 万的儿童生活在贫困中。美国卫生和公共服务部（U.S. Department of Health and Human Services）最近制定的贫困指导方针将四口之家的收入未达到23550 美元定为贫困水平（Assistant Secretary for Planning and Evaluation，2013）。这与近10 年前的报告一致，即每 4 个有小孩的家庭中，就有一个家庭的年收入低于 25000 美元，也就是说，父母二人都只拿到最低工资，合计年收入仅 21400 美元（Sally，2005）。这些数据意味着游戏治疗师很可能会在工作中遇到生活在贫困中的儿童，因此了解贫困文化对于治疗师帮助这一群体的儿童至关重要。

种族和民族

除了关注来访者的社会经济状况外，儿童的种族和民族身份也会对治疗过程产生影响，因此同样需要引起重视。美国人口普查局（2010）发布的报告称，美国国内人口统计结构正呈现出迅速变化的特点，并且预测多样性还将持续发展。截至 2010 年，44% 的儿童被视为"少数族裔"（U.S. Census Bureau，2010）。预计到 2025 年，这一群体的儿童人数将超过目前多数族裔的儿童人数；到 2050 年，这一比例将增加到 62%。美国人口结构的这一变化肯定会

体现在游戏治疗师服务的来访者人群中，所以游戏治疗师必须在文化上对迅速增长的有色人种儿童的需求做出与之相符合的反应（Chang，Ritter，& Hays，2005；O'Conner，2005；VanderGast，Post，& Kascsak-Miller，2010）。

除了美国人口结构本身的这种变化，根据我们的经验，少数族裔的成员通常都对医疗保健的专业人员极其不信任（U.S. Department of Health and Human Services，2001）。举例来讲，非洲裔美国人有时会觉得为孩子向治疗师寻求帮助说明自己不是称职的父母。他们可能认为在这类个人问题上应当保持隐私，并且相信信仰可以解决他们的问题（Hinds，2005）。为了在游戏治疗中为儿童提供更好的服务，我们需要敏感对待来访者在这些关键问题上持有的各种不同的世界观。

移民身份

在今天的美国，移民儿童对心理健康服务的需求不容忽视。由于 20 世纪 60 年代中期的立法减少了对非欧洲移民的限制，美国的移民趋势发生了显著的变化（Suarez-Orozco & Suarez-Orozco，2001）。其结果就是，与世界上任何一个国家相比，美国吸引了更多的移民，而且这些移民在社会经济状况、种族和民族身份等方面都表现出极大的多样性。在一项针对移民父母在学校遇到的障碍的调查中，Turney 和 Kao（2009）发现，相较于非移民父母，移民父母常常感觉自己在孩子的学校不受欢迎，加上他们的英语水平有限，导致他们无法参加学校组织的活动。这些家庭在学校的经历可能会影响他们对孩子接受治疗的看法。因此游戏

治疗师在为来自不同文化背景的儿童治疗时，一定不要忘记移民身份这个重要方面。有时候，治疗师不仅需要与儿童的父母相互配合，还要与学校的相关人士合作，比如老师和辅导员。此外，治疗过程中在与父母和儿童交流时还应考虑是否需要配备翻译。

社区类型

社区的影响有时会被忽视，但实际上生活在城市、郊区和农村地区的儿童的成长方式存在着极大的不同。Eberhardt 和 Pamuk（2004）在调查报告中指出，相较于郊区，农村和城市地区往往不具备优势。在城市，资源有限的儿童和家庭通常只能获得较少或较低质量的教育、心理和医疗服务。农村地区的儿童一方面可能生活在单一种族、宗教和政治取向的人群中，另一方面他们受教育的机会有限，医疗保健服务很少甚至没有，课外活动也少得可怜。而生活在郊区的儿童通常属于中、上层家庭，社会经济状况优越，可以获得一系列的教育机会，享受各种心理和身体保健资源，并且能够参加许多课外活动。

文化因素之间的相互作用

儿童居住的社区与其社会经济状况之间存在着明显的联系：五分之一的贫困儿童生活在农村地区。农村儿童的贫困率不仅高于城市儿童，而且这一差距在过去 20 年里还在一直加大。这些儿童也更容易受到药物滥用和缺乏医疗保健的损害。这些差别一方面会影响儿童对世界的认知，另一方面也会对家庭成员在对心理治疗的看法、寻求治疗、参与治疗以及治疗结果等方面产生影响。因此游戏治疗师必须关注儿童生活的社区以及他们的社会经济状况，然后在此基础上设计符合其文化背景的治疗方案。

游戏治疗师的身份统计

虽然美国的种族和民族的多样性一直在加大，但美国游戏治疗协会（Ryan，Gomory，&Lacasse，2002）进行的一项调查发现，约 92% 接受调查的游戏治疗师是白人或非西班牙裔；约 90% 是女性。Ceballos、Parikh 和 Post（2012）使用了一个来自美国游戏治疗协会的样本来调查游戏治疗师（共 448 人）的社会公正态度，以及他们在多元文化督导和多元文化教育态度上的关系。受访者的结构与 Ryan 及其同事的调查发现差不多，93% 的受访者是女性，85% 的受访者是白人。显然，这样的比例与来访者的多样性很不相符，作为这一领域的专业人士，我们应当设法增加下一代游戏治疗师的多样性。

关于多元文化的培训，Ritter 和 Chang（2002）在调查时发现，24% 的美国游戏治疗协会成员报告说他们没有接受过多元文化咨询方面的正式培训，而那些接受过正式培训的成员认为他们的培训不够充分。最近，Ceballos 及其同事（2012）发现，专业人士服务的儿童中有 46% 属于少数族裔，可是他们在接受督导时只有 14% 的时间用于与多元文化有关的问题。这一发现表明，在督导时有必要对多样性和多元文化问题给予更多的关注。

针对游戏治疗师的人员结构、他们在多元文化方面接受的培训以及督导时对于文化敏感性的关注所进行的调查和统计显示，游戏治疗师需要在这些方面得到更多的支持，以便他们为来访者提供最佳的服务。此外，值得引起关注的是，大多数游戏治疗师在治疗时依据的是自身的文化体验而不是儿童来访者的文化需求（Gil，2005）。作为一种职业，改变是不可避免的。我们这一领域一方面需要在治疗师的人员结构上尽可能呈现多样性，另一方面要对治疗师围绕着多元文化和多样性提供更多的培训和督导。因为面对儿童来访者的日益多样性，游戏治疗师需要具备相应的文化知识，增强自我意识，并且在治疗时能够采取适当的技能。

游戏治疗中的文化问题

作为与来自不同文化群体的儿童来访者打交道的游戏治疗师，我们不仅有责任设法理解儿童的世界观，还要了解其生活的文化背景。Gil（2005）将跨文化能力分为3个层次。第一个层次是建立对文化问题的敏感度，首先是提高我们对自身价值观的认知和存有偏见的觉察。第二个层次是获得帮助来访者所需的知识和技能，具体的做法包括承认自己的局限性和偏见；在自己的能力范围内实践；以及向其他专业人士咨询。Gil建议我们采取"实践问责制"（p.9），即我们应当与有经验的同事一起工作，并且请他们给出反馈意见来帮助我们改进工作。第三个层次是利用获得的知识和技能来改变我们的行为。

知识

研究显示，与非少数族裔相比，非洲裔美国人、拉丁美洲裔美国人和亚洲裔美国人接受心理治疗的比率较低，而且他们会过早地结束治疗（Chow，Jaffee，& Snowden，2003）。虽然临床工作者无须认为所有少数族裔的父母都有这样的认知，但在为少数族裔儿童治疗时，掌握这一情况并保持敏感还是必要的。对游戏治疗师来说，了解对儿童和家庭构成影响的多重复杂的文化因素是至关重要的。在游戏治疗师不断提升和实践文化能力方面，Hinman（2003）为其提供了很有帮助的指导：（1）增加我们对儿童来访者所受的特定文化影响的了解和认识；（2）充分意识并密切关注文化在儿童发挥功能、对待治疗的态度以及治疗过程中所起的作用；（3）觉察儿童及其家庭可能因种族主义和压制遭受的压力；（4）为满足每个来访者特殊的文化需求，调整治疗方法。除这4点外，游戏治疗师还必须从儿童的角度反复练习；更重要的是，在练习时一定要依照每一种文化对儿童和游戏的认知进行。

自我意识

权力与特权

游戏治疗师应努力加强对自身拥有的权力和特权对与来访者和家庭的关系以及游戏治疗过程产生的影响的意识。其中包括对治疗师角色的内在力量的认识。要想贴近所有的来访者，特别是那些一直以来没有得到周到服务或被边缘化的来访者，游戏治疗师首先必须通过开放地了解来访者本人的文化体验来增加自己的文化知识储备和意识。只有当游戏治疗师对文化对治疗过程（包括治疗关系和治疗方法）的影响充分理解并始终保持敏感时，才能够为儿童来访者和家庭提供最理想的服务。

价值观与个人偏见

作为具有文化能力的游戏治疗师，我们对多样性的重视不仅要体现在评估儿童的文化信仰和体验方面，还要勇于觉察、识别和挑战我们自身所持有的业已定性的各种文化观念，以免在与来访者互动时对其造成伤害。无论我们的先入之见是否与来访者的自我文化认同相符，通过对自我认知的挑战都可以让我们将焦点从自己转向来访者，发展对来访者身处的文化和文化体验的共情理解，因为他们的这些经历会对他们的治疗意愿以及治疗关系和治疗过程产生很大影响。如果我们能够对来访者的文化体验持开放、接纳的态度，那么当我们在努力帮助儿童及其家庭时，我们就可以更契合地将文化元素融入游戏治疗的方法中。因此，我们认为游戏治疗师应当在多元文化方面寻求专业培训和督导，也要不断反思自己的价值观和信念，这样才能在为儿童和家庭治疗时及时敏锐地觉察到自己的文化背景和体验对工作造成的影响。

技能：选择合适的游戏治疗方法

游戏治疗的所有理论方法均以游戏对所有儿童都是普遍的、愉快的和天然的为前提（Landreth，2012）。不过，虽然游戏是他们生活中必不可少的基本部分，但在不同文化和文化内部，人们对游戏的看法是不一致的。因此

对于具备文化能力的游戏治疗师来说，并没有一种通用的方法。儿童及其家庭不同的文化体验决定了他们对游戏治疗的认知、接纳、参与和反应。因此，作为游戏治疗师，首先了解来访者的文化背景至关重要，这样才能掌握他们对治疗的认知和期望以及他们在治疗关系和治疗过程中的预期表现，然后据此设计出治疗时能够给予他们最有效支持的方案。治疗师在设计方案时一定要尊重来访者及其家庭的价值观，并且将重要的文化元素融入最能满足来访者需要的个性化游戏治疗方法中。比如，崇尚集体主义的家庭可能会对让孩子参与个体游戏治疗心存疑虑。这样的家庭或许更愿意以家庭为单位，让所有家庭成员都参与治疗。

以儿童为中心的对文化保持敏感的游戏治疗方法

虽然游戏治疗有许多不同的理论模型，但我们选择了以儿童为中心的游戏治疗方法来讨论下面这个案例。这不仅是因为以儿童为中心的游戏治疗在不同文化群体中已经被证明是有效的（Baggerly & Parker，2005；Post，McAllister，Sheely，Hess，& Flowers，2004），而且人们发现，在治疗来自不同文化背景的来访者时，以人为本的治疗方法是最受欢迎的（Cochran，1996；Garza & Bratton，2005）。基于以人为本的理论架构（Rogers，1951），以儿童为中心的游戏治疗关注的是"与儿童在一起的方式，而不是对儿童做什么或者为儿童做什么"（Landreth & Sweeney，1997，p.17）。儿童

所经历的一切，无论内在的还是外在的；有意识的还是无意识的，都提供了关于他们如何感知生活的信息。因此，以儿童为中心的游戏治疗师会努力通过儿童的眼睛来看待和理解世界，因为他们相信儿童的行为与他们对自己的看法密切相关（Axline，1969）。以儿童为中心的游戏治疗师会出于对文化敏感性的考虑，不对儿童的行为做出判断或评价；相反，他们会在游戏室里营造一个安全、温暖的环境，旨在体现出对儿童的理解和关怀。虽然治疗师"与儿童在一起"的态度极为重要，但以儿童为中心的游戏治疗师也会努力回应儿童的感受，要求儿童在游戏室里对自己的行为负责，同时对他们采用建立自尊的技巧，并对他们设置必要的限制（Landreth，2012）。

以儿童为中心的游戏治疗方法通过让治疗师与儿童构建一种协调一致并有所回应的治疗关系，向儿童展示对其所属文化的尊重并且愿意更多了解的态度。以儿童为中心的游戏治疗的游戏室里的布置应当遵循 O'Connor（2005）的文化包容性建议，即所准备的玩具应当能够满足文化多样性来访者的需求，包括文化中性和文化特色的玩具。游戏室里一定要有能体现不同居住环境的玩具（比如，单亲家庭、联排别墅、公寓）、代表各个种族的洋娃娃以及反映所有宗教和其他文化象征的符号类物品。游戏治疗师这样有意识地为游戏室准备和布置物品，可以让来自不同文化背景的儿童都能很容易地选出属于他们的玩具。

与儿童父母的初次会面和目标设定

以儿童为中心的游戏治疗的第一步是与儿童的父母见面，了解儿童的长处和弱点，并确立治疗目标。有关文献显示，与儿童父母合作能够增加儿童治疗取得成功的可能性（Cates，Paone，Packman，& Margolis，2006；Shaw & Magnuson，2006）。与父母见面的主要目的是为儿童治疗制定具体目标（Cates et al.，2006；McGuire & McGuire，2001）；明确进展的基准；并为后续的交流讨论奠定基础。以儿童为中心的理论致力于帮助儿童变得：（1）更加独立；（2）更能够接纳自己；（3）更善于解决问题；（4）更有能力对自己的行为承担责任（Landreth，2012）。

显然，这里存在一个危险，即设定行为目标后可能会导致以儿童为中心的游戏治疗师在治疗时受到约束而只按某一种方式行事（Landreth & Sweeney，1997）。意识到这种可能性非常重要，临床督导也要对此予以重视。这里我们认为，将更广泛的大目标与涉及具体行为的小目标结合起来考虑是治疗成功的最佳选择。大目标指的是聚焦儿童在游戏室和生活中的整体表现，这有助于使他们在上述 4 个综合方面都发生改变；而小目标针对的是儿童呈现出的或者父母和老师反映的具体问题。同时关注大、小目标能够使游戏治疗时的干预措施更有效果。

在第一次与儿童的父母见面时，游戏治疗师就要与其建立积极的关系，了解家庭的文化背景，并据此制定具体的治疗目标，同时要清晰地告诉他们以儿童为中心的游戏治疗会在实现目标的过程中发挥怎样的作用。每个家庭在寻求帮助、心理健康咨询和游戏治疗时都有自己的期望。为了防止父母在治疗时过早提出结束治疗，游戏治疗师需要事先与父母明确他们能够理解和接纳的治疗目标，并且向他们解释以儿童为中心的游戏治疗的方法将怎样帮助实现这些目标。比如，在一些文化中，儿童对大人的顺从受到高度重视，而在其他文化中却没有这样的要求。如果顺从是对儿童的一个目标，无论在家里还是在学校，以儿童为中心的游戏治疗师就可以告诉父母，这一方法将如何帮助儿童学会对明确规定的限制做出反应，并控制其在游戏室的行为。只要儿童在游戏室做到了，那么他在家里和学校也会有同样的表现。

在治疗过程中，治疗师不仅要关注儿童表现出的与目标有关的行为，也要注意观察儿童的其他重要行为，即使它们不属于最初与父母确定的目标范围。比如，治疗师可能会发现，儿童每次玩玩具前都要请求许可，这可能表明他非常不自信，也不具备独立行动的能力（Landreth，2012）。这些临床观察到的现象应当转化成额外的行为目标。

在治疗过程中评估进展

在治疗过程中，治疗师与儿童的父母定期单独见面是很有帮助的。与父母经常交流有3个目的：（1）保持与父母的牢固关系；（2）共同评估儿童在实现目标方面取得的进步，同时向父母传授一些有关儿童发展和育儿的技巧；（3）为父母提供一些可用于帮助儿童的社区资源。大多数父母都渴望学习新的管教方法，而且他们特别看重设限和提供选择的技能，因为这些技能不仅赋予了他们做父母的权力，也能够让儿童感到安全和得到支持。此外，分享对儿童做出回应和让儿童学会对其行为承担责任的技能也有助于减轻父母的压力，在家中营造一个更和谐的环境，这对整个家庭都能产生积极影响（Landreth & Bratton，2006）。

在与父母见面前，治疗师应当认真查看一下案例笔记，并且想好要一起讨论的内容。虽然出于对儿童以及儿童与治疗师关系的保密，儿童在治疗时的具体行为不可以告诉父母，但游戏治疗师可以与父母回顾既定的目标，然后共同评估儿童取得的进展；治疗师也可以与父母分享游戏时的主题并给他们传授一些有帮助的育儿技巧。与父母见面时分享什么以及如何分享这些信息，需要根据儿童及其家庭的文化背景加以考虑。

结束

为了体现对治疗师和父母关系重要性以及父母在儿童生活中的关键作用的尊重，结束治疗的决定一定要与父母共同做出。而且一旦决定结束治疗，治疗师要与父母一起为此制定一个时间表。清晰明确、可预知的结束过程对那些在生活中遭遇重大变故的儿童来说尤其重要，比如因父母分居或受到创伤而不得不改变生活环境和规律的儿童。也就是说，如同与父母沟通结束治疗非常重要一样，坦诚、直接地告知儿童结束过程同样重要。

临床案例

下面是一个与文化敏感有关的游戏治疗案例，该案例采用了以儿童为中心的游戏治疗方法。案例中的来访者是一名 4 岁的小男孩，在一所城市幼儿园上学。出于保护隐私的考虑，我们称他为科比。在讲述这个案例前，前文已经介绍了与儿童及其父母打交道的一般方法。

背景资料

我（Post）每周在一个幼儿园工作一天，那里有一个设施齐全的游戏室，我在那里为儿童做游戏治疗。那个房间虽小，没有窗户，但里面准备了适合以儿童为中心的游戏治疗所需的玩具和材料。玩具分为3类：代表现实生活的（比如，洋娃娃、动作玩偶、厨房用品、药箱、汽车、卡车、手机、球、化妆服、学校用品、积木）；释放攻击性的（比如，手铐、沙袋、玩具士兵、木偶）；具有创造性的（比如，蜡笔、纸、记号笔、颜料、粉笔、工艺品、沙子、水）。

科比是一个4岁非洲裔美国男孩，在一所城市幼儿园上学。他在18个月大的时候被现在的养父母收养，在此之前他曾在7个寄养家庭中生活过。这对养父母是非洲裔美国人，高中毕业，收入较低，但对他很关心。不过他们对科比的发育和心理经历了解得很少。在科比2岁时，他们又收养了一个新生儿。两个孩子虽然相差2岁，但被收养的时间只隔了6个月。一家人住在二楼有两个卧室的小房间里。三楼有一个阁楼，当他们收养第二个孩子时，这个阁楼被改造成了科比的卧室。自从被收养后，科比偶尔会有睡眠问题或做噩梦。在幼儿园，科比很腼腆，但很聪明，能和同龄人适度互动。但有时他会避开同伴，把手指放在嘴里，只和老师待在一起，表现得很忧虑。

当幼儿园老师告诉大家下一年他们将离开这所幼儿园，进入另一所公立学校的幼儿园时，科比发生了变化。他的父母提出对科比进行治疗，因为他做噩梦的次数和程度都在增加。他开始表现出对失去母亲的恐惧，因此一刻也不愿离开母亲身边。每天晚上他都要求睡在父母的房间，这让他的父母不知所措。他们既重视顺从，也崇尚独立，因此他们先用奖励的方法鼓励他自己睡觉，没有成功后他们就打他，强迫他回到自己的卧室。

在幼儿园，科比的行为也发生了变化。他总是拽着老师，很少与其他小朋友互动。有时候他还哭，说自己肚子疼，闹着要找妈妈。他本来与同龄人的交流就不多，现在变得更沉默寡言了。比如，在操场上，他对和大家一起玩一点儿兴趣也没有，总是和成人站在一块儿。他对课堂上活动内容的改变也很难适应，尤其是在更换老师时。每当他感到不自在时，他就会把手指放进嘴里自我安慰。

与老师沟通和与科比父母首次见面

在见科比的父母前，我先与科比的班主任进行了沟通，并观察了他在教室和操场的表现。他的老师承认自从得知要换幼儿园后，科比的行为发生了很大变化。他现在只愿意和她待在一起，很少与其他小伙伴互动。老师还注意到，在自由活动的时间，科比好像不能决定该做什么。

在为科比治疗前我与他的父母见了面，我们会面的目的有两个：第一，我想与他们建立真诚、尊重和温暖的关系；第二，我想了解他们对科比的关切，以及他们的文化背景和科比的生活经历。然后在此基础上制定切合实际的目标，而且我们要定期评估，确定进展；同时我要让他们相信，以儿童为中心的游戏治疗方法能够对科比有帮助。

我和科比的父母分享了以儿童为中心的游戏治疗的目标以及我会在游戏室里与科比做些什么。具体来说，我告诉他们我不会直接和科比谈论他的问题；相反，我会尽一切努力在游戏室里创造一个安全、温暖的环境，让科比在那里感受到我对他的关心和对他情感世界的理解。我会让科比决定他想在游戏室里做什么。我也告诉他们，如果有必要，我会对他设置限制，不会让他伤害自己和我，也不会允许他损坏游戏室里的物品或者做不合适的事情，比如随便脱衣服。科比的父母对这种非指导性方法的效果表现出一些疑虑，因为他们来找我是期望我能解决科比夜里做噩梦的问题，并且帮助他进步。不过，虽然他们有顾虑，但他们似乎对这一方法也很感兴趣。因为他们承认，他们对科比行为的关注和所采取的措施并没有产生效果，所以应当尝试一下其他方法。

在与科比的老师和父母进行沟通并亲自观察他的行为后，我和他的父母共同制定了游戏治疗的总体目标和具体目标：

总体目标

提升科比在教室和操场自己做决定并对此承担责任的能力。

具体目标

1. 增加科比每周晚上睡觉时不做噩梦的次数（从现在的 1 周 1 次增加到 1 周 4 次）。

2. 增加科比晚上在自己卧室睡觉的次数（从现在的 1 周 1 次增加到 1 周 4 次）。

3. 增加科比在每天离家时不再询问是否会失去妈妈的天数（从现在的 1 周 2 天增加到 1 周 6 天）。

4. 增加科比在幼儿园的课余时间里与同伴玩耍而不是只与老师待在一起的天数（从现在的 1 周 1 天也没有增加到 1 周 4 天）。

5. 增加科比在课堂上能够适应活动变换的次数（从现在的 1 天 1 次增加到 1 天 5 次）。

除了这些确定的目标，科比的父母答应 4 周后再次和我见面，共同讨论科比在家里的状况和在学校的表现。

为了确保这些目标不会干扰我将在游戏室对科比采取的治疗方案，我请求我的督导监督治疗过程，保证在治疗过程中我能够专注于与科比的关系，而不是那些具体的问题和目标。

游戏治疗过程

第 1 次与科比的父母见面

在为科比治疗前，我先约见了他的父母。我们共同讨论了他们对科比的担心和治疗的目标，同时我向他们介绍了以儿童为中心的游戏治疗方法。科比的妈妈给科比读了《关于游戏治疗的第一本童书》（*A Child's First Book about Play Therapy*；Nemiroff & Annunziata，1990），这本书用适合 4 岁儿童的语言描述了游戏治疗是怎么一回事。他们还告诉了他有关我的情况，让他明白我见他的目的是帮助他在家里和学校都能感觉更放松和减少紧张情绪。

第 1 次为科比进行游戏治疗

第 1 次为科比进行治疗的那天早上，他的妈妈和老师都告诉他，我会去接他，带他去我们"特殊的游戏室"。我来到科比的教室，看到他后就走了过去。他当时正站在桌子旁边玩，我蹲下身，和他保持一样高度，对他说："嗨，科比，我叫菲利斯。咱们现在去游戏室玩吧。"科比站在那里，眼睛看着地板，手指放在嘴里，没有动。之后他走向他的老师，站在她旁边，没有说话。老师亲切地鼓励他和我去游戏室，他听话地答应了。在离开教室去往游戏室的路上他一言未发。到游戏室后，我向他介绍说："科比，这是我们的游戏室，你可以用各种你喜欢的方法玩这里的玩具。"然后我就坐在椅子上观察他，有那么几分钟，他站在房间的中央，一动不动，也没有四处张望。我对他的行为做了回应，表达了我对他内心感受的想法（即不确定和犹豫）。他问我玩什么，我让他自己决定。这时他注意到挂在钉板上的化妆服和下面的盒子里的其他衣服和面具。科比从盒子里找出一个骇人的面具，把它扔到钉板上。之后他充满想象力地玩了每一个木偶。他把几乎所有动物家族里的动物都埋在沙子里。在玩的过程中他并没有看我。当游戏结束时，他急切地回到教室。不过他跑到老师那里，告诉老师他在游戏室里做了什么。

第 2 次为科比进行游戏治疗

第 2 次游戏治疗开始时，科比表现得很渴望。我再次用以儿童为中心的方法对待他，让他用自己喜欢的方式玩玩具。我会对他的感受做出一些回应，并鼓励他对在游戏室里做出的决定承担责任。我发现他真的很努力地做他想做的事。很明显，在此之前他就已经想好玩什么了，因为他一走进游戏室，立刻就开始玩他上次玩过的玩具，而且玩法也和上次一样。他先找出那个骇人的面具，把它扔到钉板上。他玩得非常投入，但很小心，玩过的物品他都会仔细地放回原处。在这次治疗过程中，科比自己创造了一个游戏，并且极其努力地完成他设定的目标。他主动和我谈他自己，告诉我他对课堂上的哪些活动感兴趣，哪些不感兴趣，他还和我提到了他弟弟。我们的治疗进行了差不多 45 分钟。当我送他回教室后，他又一次兴奋地与老师分享他在游戏室里所做的一切。

第 3 次为科比进行游戏治疗

科比在第 3 次治疗开始时再次首先将那个骇人的面具扔到钉板上。在前两次治疗时，科比把各种各样的玩具都埋在沙子里，而且他特别注意用沙子把它们彻底覆盖起来。这一次他在开始时也这么玩了一会儿，但很快就停了下来，改玩溜溜球、飞镖枪和划桨球了。在玩每一个玩具时，科比都表现得很认真，看得出来他会从自己的失误中吸取教训，尽管他成功的时候并不多。科比还给他弟弟画了一幅画。至此，科比把面具扔到钉板上的行为模式以及他勤奋、坚持的性格特点都呈现出来了。

第 4 次为科比进行游戏治疗

与前几次一样，他还是首先把骇人的面具扔到钉板上，而且他这么做时什么也没有说。这次在把动物家族的玩具都埋进沙子里后，他开始尝试一些美术和工艺材料。他为他爸爸和自己分别制作了一个冰棒雕像。在整个治疗过程中他都表现得很兴奋，也很自信。我也再次注意到科比的韧性特别强，即使他的努力没有立即产生他希望的结果，他也丝毫没有泄气，仍然动力十足。

第 2 次与科比的父母见面

在给科比进行了 4 次治疗后，我按计划约见了他的父母，旨在互相交流和评估科比在既定目标方面取得的进步。在见面前我重温了我们当初制定的目标，与科比的老师进行了沟通，观察了科比在课堂上和课间休息时的表现，翻阅了我每次治疗后的记录，并且准备好打算与他们分享的话题和内容。科比的老师报告说，科比还是总拽着她，在课堂上自己做决定时也仍很费劲。在看完我的案例记录并思考了在游戏室与科比在一起的经历后，我决定先了解一下科比的父母对游戏治疗这一非指导性治疗方法的接纳程度，然后再与他们分享科比在治疗时表现得越来越适应，他在游戏室里自己做决定的能力有所提高，以及他在做一件事情时的投入和坚持等信息。

科比的妈妈来与我见面。我先简单询问了一下科比在家的情况。当我问到她对使用以儿童为中心的游戏治疗的看法时，她回答说，他们夫妇对此不再有顾虑了，因为科比告诉他们，他在游戏室里玩得很开心，而且他在家里的紧张情绪似乎有所减轻。他妈妈还告诉我，他夜里做噩梦的情况没有明显改善，不过他每周晚上睡在自己卧室的次数增加了，特别是如果他前一天夜里没有做噩梦。她说他们觉得很累，

有时也缺乏耐心。当他们特别严厉地把科比送回自己的床上时，他们其实也很难过。在她和我讲述这些的时候，我对她表示了共情和理解。之后我们核对了我们第 1 次见面时制定的其他目标。我还和她分享了一些对科比设置限制和使用选择给予的策略。根据她的兴趣，我借给她一个光盘《曲奇、选择和孩子》(*Cookies, Choices, and Kids*；Landreth，2008)，它提供了一个具体策略，帮助父母对他们的孩子使用给予选择。录像中有一些颇具挑战性又很有趣的例子，有助于对使用过程的掌握。

第 5—12 次为科比进行游戏治疗

在第 5—12 次治疗过程中，我继续努力为科比提供一个安全、不加评判的环境。而他在每次治疗开始时做的第一件事仍是把骇人的面具扔到钉板上，接下来的游戏模式也与以前差不多，即先把动物家族的动物玩具埋进沙子里，然后把积木也埋进去。有时候他会把它们彻底埋进沙子里，有时候他又让它们露出一部分。有一次他只埋了一个积木，嘴里说着："我埋你是因为你很坏。"科比一直都很愿意来游戏室。治疗进行到第 10 次时，当我去教室接科比或者送他回教室时，教室里的其他小孩走近我，恳求我也带他们去游戏室。科比面带笑容告诉他们，只有他能去。他的快乐是显而易见的，而且他在游戏室玩的时候仍很投入和认真。

第 13 次为科比进行游戏治疗

这次走进游戏室时，科比没有找那个骇人的面具，而是跑去玩动物家族的玩具。这次他玩的其他玩具和以前类似，也和以前一样投入。

第 3 次与科比的父母见面

第 13 次治疗后我安排了与科比妈妈的第 3 次见面。与以往一样，见面之前我做了充分准备。照例我还是先询问了科比这段时间的总体情况，她告诉我，大约两周前，科比突然不再做噩梦了，现在每周大多数晚上他都睡在自己的卧室里。虽然他仍会在家里提到对转到另一所幼儿园的恐惧，但她已经不记得他上一次是什么时候表现出对失去她的担心了。她还分享说，那个关于选择给予的光盘对她帮助很大，让她掌握了一些怎样向科比和他弟弟提供选择的方法。她对非指导性治疗方法带给科比的行为变化感到惊讶和满意。我也告诉她，许多因素会对年幼儿童的变化产生影响，以儿童为中心的游戏治疗方法就是其中之一。我对她愿意反省自己行为的变化表示赞赏，并告诉她我观察到老师对科比的反应方式也发生了变化。我与她分享了我对科比课堂表现的观察，同时告诉她，科比的老师也认为他现在能够放松地与同伴互动，对于课堂活动的转换也能从容应对了，而且在需要自己做决定时也表现得很独立。

看起来游戏治疗的干预目标已经达到了，因此，科比的妈妈和我一致决定，是时候结束对科比的治疗了。我们讨论了清晰明确表达的重要性，尤其是对一个在处理变化和过渡方面有困难的儿童来说。我们决定由我在下一次治疗时告诉科比结束治疗这一信息，之后再和他进行两次治疗帮助他适应。

第 16 次为科比进行游戏治疗

这是科比的最后一次治疗，因此我在治疗一开始就提醒了他。但科比没有理会我的提醒，而是立刻全神贯注地玩起来。他很认真地玩溜溜球和划桨球。他承认它们"很难"，但他在玩的时候竭尽全力，他还对我说他特别喜欢溜溜球。然后他第一次尝试玩层层叠积木。他试着搭建了一座需要大量的积木保持平衡的高塔。可是搭建好后，他却将一个玩具足球扔向它，把它击倒。紧接着他把那些积木都拿到沙盘那里，像以往那样，他把所有的积木都埋进了沙子里。他说："这是一所房子。"在把"房子"彻底埋入沙子后，他说他需要"把里面的人救出来"。于是他又从沙子里"找出"那些积木。他重复了好几次这种玩法。接下来他第一次尝试击打防喷器包，他很用力地击打了约 15 分钟。当治疗要结束时，科比和我离开了游戏室……对于我们关系的结束，他什么也没有说。他跑进教室，立刻开始和桌子旁边的一群小伙伴玩了起来，他的脸上带着微笑。

总结和要点

由于科比早期详情不明的多个寄养家庭的经历，因此他对变化和过渡的恐惧并不意外。对科比采用以儿童为中心的游戏治疗的方法旨在为他提供一个安全、平静和不加评判的关系和环境，这样他可以用自己的方式和节奏来处理对生活中发生的变化感到焦虑的问题。他在第 1 次治疗时对待那个骇人的面具的模式一直持续到第 12 次治疗，而且每次都是治疗一开始的第一件事。虽然我从未与他讨论过这一行为，但它在治疗中的结束与他不再做噩梦是同时发生的。游戏室里行为模式的变化常常与儿童生活中的变化密切相关，这在以儿童为中心的游戏治疗中是司空见惯的。

与文化有关的事项

科比的父母在一开始对非指导性游戏治疗的有效性表现出一定的顾虑。他们原本期望一种更直接的解决问题的方法。不过，他们非常重视我们在第一次见面时共同制定的具体目标。而且他们对这一方法持开放态度，并愿意和我定期见面。一段时间后由于看到科比在家中行为的变化和他对治疗的喜爱，他们对我的工作也越来越认可。

结论

本章首先聚焦社会经济状况、种族和民族、移民身份和社区类型对儿童及其家庭文化体验的影响。接着我们讨论了游戏治疗师了解特定文化、个体在文化体验方面的差异和自我意识、自身的权力和特权以及对不同文化认知的重要性。随后介绍了以儿童为中心的游戏治疗的方法，认为它具有文化敏感性，并且能够对儿童及其家庭的需求做出积极回应。本章最后提供了一个案例，展现了以儿童为中心的游戏治疗对文化的尊重；以儿童为中心的游戏治疗师对家庭的文化理念和价值观的回应以及如何与儿童父母合作，尽最大可能为儿童提供最好的治疗服务。

作为游戏治疗师，了解影响儿童和家庭的众多文化因素至关重要。为了向儿童及其家庭提供具有文化敏感性的回应性治疗，游戏治疗师需要了解其所属文化的独特需求，同时还要与家庭探讨他们的个人经历和需求。对文化敏感的游戏治疗师一定要与儿童的父母合作，努力理解并经常评估文化和与文化相关的问题（比如种族主义、迫害）对儿童正常功能的发挥、家族对治疗的看法以及治疗过程的影响。在探究清楚这些基础性问题后，游戏治疗师就可以采用文化上适当的治疗干预措施或者调整已选的治疗方案，以满足来访者特殊的文化需求。之后在治疗过程中治疗师仍需继续与儿童的父母保持沟通，定期讨论儿童的进展。

在这方面，少数族裔卫生办公室（Office of Minority Health；U.S. Department of Health and Human Services，2011）发布了重要的指导意见——《文化和语言适宜服务的美国国家标准》（National Standards for Culturally and Linguistically Appropriate Services，CLAS）。该标准对于解决卫生保健中的文化差异提供了15 项标准，它们可以帮助政府部门、卫生和人类服务机构以及各学科的教育和培训方案减少接受治疗时和治疗过程中出现的不平等现象，进而改善所有寻求保健服务的儿童和家庭的健康状况。为年幼儿童服务的游戏治疗师必须通过倡导关注未得到应有服务的人群，努力保障所有儿童在心理保健方面享有的社会公正。

第35章

游戏治疗中的伦理问题

Jeffrey S. Ashby
Kathleen McKinney Clark

永远做正确的事。这将使一些人感到高兴，也能使其他人感到惊奇。

——马克·吐温

游戏治疗伦理，与所有助人职业的伦理一样，都建立在促进来访者心理健康这一首要原则的基础上。虽然这看似很简单，但将伦理原则应用于游戏治疗实践中绝非易事，还是会引发不少问题。比如，在游戏治疗实践中，首先需要回答的一个问题是："谁是来访者？"这个问题在其他类型的咨询中恐怕不会出现。但它对游戏治疗师来说却极其重要，因为他们需要据此确定他们最终应该对谁负责。游戏治疗师当然要对儿童来访者负起专业责任，他也需要对儿童来访者的父母或监护人负责吗？还需要对其他机构负责吗？社会呢？学校呢？其他体系呢？回答"谁是来访者"这个问题只是一个例子，借此说明游戏治疗实践中伦理原则应用的特殊性和复杂性。

本章聚焦的是职业伦理在游戏治疗实践中的应用。我们重点探讨游戏治疗实践中涉及的几个主要伦理议题——能力、知情同意、保密和多重关系，以及伦理决策模式。虽然这里的讨论肯定不是详尽无遗的，但它基本能够反映游戏治疗中的几个关键伦理领域。怀揣理想并渴望成功的游戏治疗师一定要精准掌握与自己职业有关的伦理规范要求。此外，我们也试图关注游戏治疗中可能出现的几个棘手问题。在本章的最后，我们会总结伦理决策模式，它们在游戏治疗师面对伦理决策时能够起到指导作用。

游戏治疗作为第二职业

游戏治疗通常被认为游戏治疗师的第二职业或第二个身份。游戏治疗师一般都有一个拥有职业执照或证书的主要职业，他们从事游戏治疗是附加在其下的。游戏治疗师的主要职业包括社会工作者、咨询师、心理学家、婚姻和家庭治疗师或其他心理健康专家。因此，游戏治疗师的首要义务就是接受并遵守他们主要职业的伦理准则。虽然这些职业准则整体上是一致的，但每一种职业可能有其特殊规定或应用范围，而它们与具有游戏治疗师这个二级身份的心理健康专业人员也是密切相关的。遵从众多作者的忠告（比如，Doverspike，1999），我们建议游戏治疗师能够定期用自己主要职业机构制定的伦理规范和实践指南对照检查自己的工作。我们发现许多职业人士已经习惯在更新职业许可证和缴纳专业费用时将伦理规范与自己的工作对照检查一遍——就像每年当你因夏时制调整钟表时，你会同时更换烟雾报警器中的电池。这一定期检查的做法可以帮助游戏治疗师铭记自己主要职业的职业责任和道德使命。

虽然没有专门针对游戏治疗的伦理准则，但美国游戏治疗协会（2009）已经颁布了相关的实践指南。这些指导原则中的一部分与治疗师主要职业中的伦理规范是一致的，或者是向游戏治疗领域的延伸。因此我们把它们推荐给你，可以将其作为你的主要职业伦理规范极佳的补充和参考。

能力：游戏治疗师在伦理方面能够做些什么

朱莉是一名持证心理健康专家和注册游戏治疗师，她已有 12 年在各种临床环境下工作的经验了。最近有一个 9 岁的女孩被转介给她，这个女孩被精神病学家诊断患有强迫症和严重的抑郁症，她的父母正

在为她寻找游戏治疗师。朱莉正好有空缺时间，而且她还是女孩父母期望使用的保险小组的成员。因此，朱莉在得到这个转介信息后，就决定……

朱莉在决定是否接手这个转介的游戏治疗个案时最根本的考量是自身的能力。Fairburn和 Cooper（2011）将能力定义为"治疗师拥有的能够使治疗达到预期效果所需标准的知识和技能"（p.375）。所有心理健康专业的伦理准则都明确规定，治疗师只可以在自己的能力范围内进行实践。比如，美国咨询协会（American Counseling Association，ACA）的伦理准则就要求，"治疗师或咨询师需要接受相关的教育、培训和督导的经历，拥有所在州或国家的专业证书，并且具备适当的职业经验，才能在能力范围内执业"（2005，C.2.a，p.9）。

因此，在决定是否接受这个转介的来访者并对其进行游戏治疗时，朱莉必须在许多可能存在重叠的领域逐一对自己的能力做出评估。这里有一个重要考量，即治疗师的能力在很大程度上是由自我决定和自我监控的。虽然专业证书（比如执照、证书）能够为潜在能力的发挥提供可能性（比如，治疗、评估、咨询、处方权），但仅仅持有证书并不能证明治疗师可以在证书允许的范围内有能力处理所有的问题或接待所有的来访者。对游戏治疗师来说，自我定义其能力范围尤其不容易。

尽管在大多数心理健康专业中并没有对专业能力给出明确的界定标准，不过通常情况下，正规的学业培训、专业培训和接受督导的经历被公认为是证明能力的证据（Pope & Vasquez，

2010）。要清晰地展示自己在某个特殊领域所具备的能力，治疗师既要了解特定的治疗方法、需要接受治疗的人群以及他们呈现出的问题（通过正规的学习和培训）；也要懂得怎样根据来访者的文化背景和年龄制定出具体的治疗方案并解决其存在的问题（通过督导经历）。

朱莉在决定是否接受这位来访者时需要考虑的第一个问题应当是自己是否有能力（即具备适当的培训、经验等）为其提供治疗。游戏治疗师通常都会被培训成多面手，因此他们大多接受过针对青少年和成人进行治疗的学习、培训和督导。虽然学习时获得的多数知识和技能是适用的，但要真正具备为儿童提供治疗的能力还需要经过专业培训（比如，在儿童发展和儿童心理病理学方面）和实践中督导的指教。

在为儿童治疗时可以采取的方法有许多种，考虑到转介个案想要寻找的是一位游戏治疗师，因此朱莉应当问自己的第二个问题是，"我有能力驾驭游戏治疗吗？"游戏治疗被认为是一种"有限领域的干预"（Barber，Sharpless，Klostermann，& McCarthy，2007），所以治疗师必须具备这一特殊领域的专业能力。换句话讲，不是所有能为儿童提供治疗的临床工作者都可以从事游戏治疗。但是，反过来，由于大多数游戏治疗的培训都是针对儿童的，因此大多数能够从事游戏治疗的临床工作者也有能力对儿童采用其他治疗方法（也就是说，不是所有的儿童治疗师都是游戏治疗师，但大多数游戏治疗师都可以是儿童治疗师，尽管他们也会对其他人群采用这一特殊的治疗方法）。

在这个案例中，朱莉是一位注册游戏治疗师（registered play therapist，RPT）。对注册游戏治疗师的要求是"获得许可的心理健康专业人员可以证明和使用他们的专业游戏治疗知识和培训"。不过，美国游戏治疗协会仍谨慎指出，"注册游戏治疗师或注册游戏治疗师督导这样的职称并不能证明、暗示或确认拥有该职称的个体已经具备了与之相匹配的知识和能力，它们只能证实其已经完成了所需的教育和培训。"因此朱莉的注册游戏治疗师证书是其游戏治疗能力的一个书面证据，确认她已经获得了游戏治疗各个方面的正规培训并且经历了有督导在场的游戏治疗实践。游戏治疗方面的培训和体验包括但不限于游戏治疗理论、游戏治疗的技术和方法，以及游戏治疗在特殊环境下或针对特殊人群的应用（Carmichael，2006）。虽然持有注册游戏治疗师证书并不能完全证实其在游戏治疗领域的能力，但它确实可以证明朱莉已经完成了培训和督导指教下的实践，它们是展示能力必不可少的先决条件。

对于这个转介来的小女孩，朱莉还需要考虑另一个更具挑战性的问题："我有能力接待这样一个来自特殊文化背景并且有严重症状的来访者吗？"虽然这个案例并未详细说明朱莉和来访者的文化背景，不过，Sue、Arrendondo 和 McDavis（1992）都注意到，治疗和咨询时跨文化现象是非常普遍的。而且即使游戏治疗师和来访者的文化身份相同（比如，双方都是非洲裔美国人），他们之间仍可能存在文化差异（比如，宗教信仰）。美国社会工作者协会（National Association of Social Workers，NASW）的伦理原则（2008）指出，"社会工作者应当具备了解来访者文化背景的知识基础，并且能够在为来访者提供服务时表现出对其所属文化的敏感性和区别对待不同人群和文化群体的能力"（1.05-B）。在从伦理方面考量这个案例时，朱莉需要自我评估和确定自己有能力为其提供游戏治疗所需的知识、技能和态度（Sue et al.，1992）。

对于是否接手这个个案，朱莉还有一个需要考虑的问题是，她是否有能力在临床上解决来访者已经呈现出的问题和症状。具体来讲，她需要问自己："作为帮助来访者解决问题的主要临床工作者，我是否有足够的培训和督导下的实践经历来为其提供称职的治疗？"对于某些问题或症状，这个问题比较容易回答。比如，在纠正饮食失调（比如神经性厌食症）时，不合理的治疗可能会导致失调持续存在并引发身体出现严重问题，甚至在某些情况下会造成来访者死亡（参见 Arcelus，Mitchell，Wales，& Nielsen，2011）。因此，是否接受过治疗饮食失调方面的专业培训通常被视为治疗师具备能力与否的标准（Thompson-Brenner，Satir，Franko，& Herzog，2012）。但是，对于许多其他问题而言，并没有公认的能力标准。这就需要朱莉自己评估和决定，是否具备足够的培训和经验使其有能力解决来访者出现的问题。

朱莉还需要进一步地自我评估，看看自己的专业培训和实践经历是否能够治疗来访者已经被诊断出的强迫症和抑郁症。她要考虑的具体问题包括：我知道治疗儿童强迫症和抑郁症的临床考虑吗？我有足够的培训和实践经历来同时处理这两种症状吗？儿童的症状有多严重（比如，情绪恶劣、严重抑郁、甚至有强烈的自杀念头）？我受过的培训和实践经历足以应对如此严重的症状吗？游戏治疗是消除这些症状

的合适的干预措施吗？我掌握的游戏治疗理论方法应当怎样用于治疗这些心理障碍？

有关能力的最后一个考量因素是临床督导与咨询的重大区别（Knoff，1988）。合格的游戏治疗师会经常主动咨询其他游戏治疗师，旨在为来访者提供最高水平的服务。但是，这里有一个前提，即称职的游戏治疗师向其他有能力的游戏治疗师进行咨询只是为了更全面地考虑自己做出的选择、验证自己的假设和提出相关问题等。也就是说，游戏治疗师本人完全有能力独立对来访者进行治疗，他之所以向其他治疗师咨询只是为了让自己的工作更精准和专业。而与之形成对比的是，如果游戏治疗师寻求临床督导，则意味着他感觉自己面对的工作已经超出了能力范围。出现这种情况时，游戏治疗师就需要在督导的指导下工作。督导会对接受督导的游戏治疗师的工作给出建议、指教并进行辅导，也要对其进行的游戏治疗负责。如果朱莉认为自己有能力为这个转介来的来访者提供治疗，那她可以定期咨询另一位在类似问题上颇具经验和能力的游戏治疗师。反之，如果她觉得自身能力不足，她就应当向有能力的督导寻求帮助，在游戏治疗师督导的督导下对来访者展开治疗，督导会对来访者的治疗承担责任。

知情同意：来访者需要知道什么

朱莉决定对来访者采取游戏治疗的方法。但在正式治疗开始前，朱莉需要向来访者及其家人告知许多情况。比如，她希

望来访者及其家庭了解游戏治疗的过程以及可能涉及的内容。她想和儿童建立一种安全的治疗关系，她也想让儿童的父母及时知晓儿童取得的进步以及她对儿童的关切。治疗期间她打算在夏天时外出度假一个月。如果来访者没有按约定的时间来接受治疗，她会定期给他们寄账单。她不会与来访者及其家人有任何社交往来。她不会通过社交媒体与来访者及其家人的朋友建立联系。除了简单的关于重新安排治疗时间的电话外，其他的咨询电话是要收费的。在游戏治疗开始前，朱莉应该与来访者和她的家人分享多少这些信息（以及其他信息）？她应当怎样分享它们？什么时候分享比较合适？

知情同意是职业伦理规范中的基石，每一个学科的伦理准则都会对此予以强调。举例来讲，美国心理健康顾问协会（American Mental Health Counselors Association，AMHCA）制定的伦理准则就明确规定："心理健康咨询师有责任用最通俗易懂的方式将其所提供的服务如实告知来访者，以便来访者在挑选咨询师时能够做出明智的选择"（2010，B.2，p.4）。知情同意可以理解为这样一个过程，即游戏治疗师用最简捷的方式向来访者及其家庭提供足够的治疗信息，使他们能够做出最符合其利益的治疗选择（Beahrs & Gutheil，2001）。换句话讲，知情同意的目的就是告知来访者对于治疗过程可以有哪些期望以及其他的治疗选项，这样来访者可以在充分知情的情况下自由地决定是否与该咨询师建立治疗关系。这样做还可以避免来访

者虽然同意接受治疗，却拒绝披露必需和相关的个人信息。

知情同意的3个惯例要素是能力、理解和自愿（Corey，Corey，& Callanan，2011）。能力指的是来访者做出合理决定的能力。就游戏治疗而言，由于来访者通常都是未成年人，不具备自己做决定的能力，因此需要其父母或法定监护人在法律上表示同意。在为离异或未婚父母的孩子治疗前，建议游戏治疗师最好先了解所在地区有关监护权和父母权利的法律。离婚时，通常由父母中的一方掌握孩子的医疗决策权，这意味着治疗师必须征得这位家长的同意。不过也有一些地区允许父母双方都有权决定孩子是否需要接受治疗，而无须考虑监护权。游戏治疗师也可能遇到这种情况，即带孩子来治疗的父母并不知道有关监护的法律细节。对于这些棘手的情形，谨慎的做法是让父母带一份有关监护安排的复印件，以确保治疗得到孩子在法律上的监护方的同意。

虽然未成年儿童不能在法律上决定是否参与游戏治疗，但作为来访者他可以表态是否同意（Welfel，2010）。Welfel（2010）将儿童的同意定义为儿童参与决策过程并表示愿意接受治疗。她很谨慎地指出，儿童的同意是对父母同意的补充。在朱莉决定接手这个转介的游戏治疗个案后，她在开始治疗前需要得到来访者父母或法定监护人的知情同意，还要得到来访者本人的同意。获得儿童的同意有助于筑牢治疗关系并能够让儿童充分参与治疗过程。

知情同意的第二个要素是理解（Corey et al.，2011）。知情同意中的理解指的是来访者已经对治疗获得了足够的信息，同时以他们能够

理解的方式与治疗师进行沟通，并对治疗做出了知情选择。比如，为了给来访者及其家人提供足够的信息，游戏治疗师需要向他们介绍自己的背景和接受过的培训，以及能够胜任的任务（比如，研究生学历、相关的许可证、注册游戏治疗师身份、在解决问题方面所具备的能力和专业知识）。与此同时，游戏治疗师也会告知可能的来访者一些有关事项，包括但不限于其他治疗方案、保密规定、双重关系、费用结构和支付方式。关于理解的一个主要特征需要牢记，即信息必须以来访者能够明白的协议的形式传达给他们。

在知情同意方面，游戏治疗师一定要向潜在来访者及其家庭提供足够的信息，以便他们在对游戏治疗有充分了解后做出明智的选择。为来访者提供的信息不仅要广泛，而且要分门别类地罗列出来。比如，Pope 和 Vasquez（2010）认为，治疗师在评估知情同意的充分性时，一定要确保潜在来访者已经知晓并理解了以下信息：谁将为来访者提供服务，临床工作者的资质以及临床工作者所提供服务的性质、范围和可能产生的后果。此外，潜在来访者还应了解临床工作者提供的服务在多大程度上可以被替换、服务的实际或潜在局限性以及终止服务的方式。最后，充分的知情同意还要让来访者清楚所有的收费政策和程序、错过或取消治疗安排造成的结果、所有与治疗师接触或沟通的规定和手续，以及对保密、特权和隐私的限制和例外。尽管罗列出的这份清单看似已经很全面了，但它还未包括针对正式诊断患有精神病和怎样处理管理式护理的讨论，以及其他许多人认为应当列入在知情同意书中的重要事

项。与大多数伦理情形一样，游戏治疗师需要担负起责任，决定哪些信息是来访者及其家人在同意接受服务前必须知情的。

在知情同意的过程中，一个有益的考虑是将其界定为一个持续的过程，而不是一个一次性事件（Fisher & Oransky，2008）。虽然通常的标准做法是签署一份书面知情同意书，来访者阅读和签字后保存一份复印件以备后期参考，但实际上将知情过程视为持续的也是有好处的（Pope & Vasquez，2010）。

作为一名资深的游戏治疗师，朱莉手头应该有现成的书面材料，上面会对其治疗过程、联系方式、确定预约或取消预约的程序、付费规定、保密条款等给出详细的说明。朱莉还很可能在书面材料中向潜在来访者提供所有信息，以便他们在完全知情的情况下决定是否接受游戏治疗。按照美国心理协会制定的伦理准则，朱莉需要注意，保证自己提供的信息都是"合情合理、通俗易懂的"（2010，3.10，p.6）。不过，即使来访者签署了包含足够信息的文件也不代表他真正理解了全部内容。比如，在寻求服务时，游戏治疗来访者的父母通常都不会处于最佳状态，因为他们很为自己孩子的状况担忧。在这种情况下，他们不太可能完全理解文件中的所有信息和与治疗师首次交流的全部内容。因此，确保父母理解这些信息的最佳方法就是在游戏治疗过程中时常向他们重申一些要点，并使其成为治疗过程的一部分，其中包括父母的持续咨询（Kottman，2011），不过这需要游戏治疗师有意为之，而不要只是被动地等父母询问。

知情同意的第 3 个要素是自愿（Corey et

al.，2010）。自愿指的是来访者在自由的状态下做出同意的决定，而没有受到强迫或欺骗。自愿还意味着做出同意决定的来访者知道自己可以随时撤回该决定。在考虑知情同意时，游戏治疗的自愿原则相对比较简单。但如果游戏治疗是法院委托的，就增加了自愿的复杂性，因为父母可能只是为了回应法院的指令，而非出于自我选择。

另一个令自愿变得复杂的问题是游戏治疗的儿童来访者是否真的自愿同意治疗。如果儿童的父母已经做出了知情同意的决定，那么在要求来访者同意治疗时，强迫的成分就不可避免了。Parekh（2007）就指出，"儿童可以选择同意治疗，但通常无法选择拒绝。"（p.78）。因此，除了父母或监护人的自愿同意外，游戏治疗师还应特别留意，争取征得儿童来访者本人的自愿同意。

保密：如果有一些重要情况我该告诉谁，该什么时候说

朱莉与她的游戏治疗来访者查丽丝建立了良好的关系，查丽丝一直非常愿意参与治疗，在治疗过程中也很投入。查丽丝的父母对治疗很满意，并且认为她的表现不错。可是，最近她的父母却不断向朱莉施压，要求她准确地告诉他们查丽丝跟她说了家里的哪些事情。朱莉试图笼统地告知他们一些来访者在游戏时的主题，并提醒他们，尊重孩子的隐私和保密原则对于治疗过程意义重大。但是，查丽丝的父母仍坚持要求知道细节。

如果不考虑保密性，对游戏治疗伦理的讨论就是不完整的——有关治疗时涉及伦理的基本原则在所有主要的心理健康伦理准则（比如，American Counseling Association，2005；American Psychological Association，2010；National Association of Social Workers，2008）以及游戏治疗实践指南（Association for Play Therapy，2009）中都被确定和讨论过。在心理健康领域，保密性指的是不得披露在临床环境下获得的有关来访者个人信息的规定和原则（Smith-Bell & Winslade，1994）。保密性是心理健康和游戏治疗伦理学的基础，因为它是"治疗关系的标志、治疗成功的必要条件和治疗信任的基石"（Parsi，Winslade，& Coracoran，1995，p.78）。

Parsi 及其同事（1995）认为，治疗中的保密性包括 3 个方面：（1）关于来访者个人的信息；（2）来访者向治疗师披露的信息；（3）治疗师对第三方保密的期望。正如我们前面所讨论的，在游戏治疗时，对成年来访者采用更直接的伦理原则正变得日趋复杂。而对儿童来访者来说，Sweeney（2001）表达得更加直截了当："保密性对儿童就是一项挑战。"（p.67）

对于游戏治疗的儿童来访者，保密性的挑战之一是责任问题。保密责任意味着治疗师对同意治疗的来访者负有责任。正如我们在讨论知情同意时所指出的，在游戏治疗的实践中，保密是有限度的。比如，作为有执照或其他认证的专业人员，游戏治疗师通常有法律义务披露对儿童可能遭受虐待的合理怀疑。此外还有

一些其他保密限制（比如，向保险公司或第三方付款人披露实情）需要遵守，对此治疗师应向来访者做出明确解释和说明，以便来访者对于是否接受治疗和披露个人信息做出知情决定。而令情况变得更加复杂的现象是，在游戏治疗时，同意接受治疗的人并非游戏治疗的实际参与者和个人信息的披露者。

在我们已知的这个案例中，朱莉在接手这个转介的个案后，得到了来访者父母的知情同意和儿童来访者本人的接受，使治疗能够正式开始。在履行知情同意过程中，朱莉告知来访者及其父母，从来访者及其家人处获得的个人信息在一定范围内是保密的（即法律要求或允许的披露除外），并将此写入知情同意书。朱莉还解释说，她在游戏治疗时从儿童来访者那里得到的信息也是保密的（即除非法律允许或要求，否则不得向第三方披露）。最后，朱莉还告诉儿童来访者，她在游戏治疗时披露的个人信息不会披露给家人以外的其他人。这就引发了一个儿童来访者与其父母之间在保密问题上的潜在冲突，即是否儿童来访者在游戏治疗中披露的所有信息都可以提供给父母，因为是他们在法律上做出了同意治疗的决定？

在考虑围绕保密引发的这一冲突以及怎样对待儿童来访者时，Lawrence 和 Robinson-Kurpius（2000）指出，"在保密问题上的根本困境是确定谁是来访者，父母还是孩子？"（p.131）。在多数情形下，法律将父母确定为来访者，治疗师要对他们执行保密责任。既然来访者的父母有权对儿童的治疗做出知情同意的决定，他们当然也有权知道游戏治疗过程中获得的所有信息。虽然这是大多数游戏治疗来访

者普遍接受的状态，但如果治疗师还身兼学校辅导员，那他面对的情况就比较复杂，因为他所在地区的法律可能会保护学生咨询辅导员的隐私。遇到这种情况时，学校辅导员在确定保密范围时必须熟悉当地的法律规定，了解其保密责任针对的对象：孩子还是父母（Mitchell, Disque, & Robertson, 2002）。

虽然法律可能会规定保密只是针对父母一方的，但出于一些其他考量，游戏治疗师也需要注意保护来访者的隐私。这些考量包括：怎样最大限度地确保参与游戏治疗的儿童能够拥有一个安全的治疗环境；在尊重儿童的父母以及他们对儿童的关心和担忧的同时，也要尊重儿童来访者的隐私。Goldberg（1997）建议在第一次治疗时与父母和孩子一起讨论保密问题。游戏治疗师可以在讨论时强调为儿童创造一个安全、信任的治疗氛围的重要性，鼓励父母尊重孩子对保护隐私的需求；同时向父母保证，自己会及时告知他们治疗的进展、关注点以及其他与儿童发展有关的信息。

上述讨论强调了保密与知情同意之间密不可分的联系。在治疗开始时明确保密的责任、界限和例外情况极为重要，此外，治疗师还要告知儿童来访者及其父母什么时候和在怎样的情形下保密原则会被打破，无论是得到来访者的许可（比如，披露给保险公司），还是按照法律规定（比如出于对儿童受虐待的合理怀疑而向相关机构报告）。这样，即使在这两种情况下，知情同意都能让来访者及其家人预料到游戏治疗师对其隐私的保护程度。

多重关系：难道我们不能做朋友吗

朱莉对查丽丝的游戏治疗进展得很顺利。查丽丝的父母在治疗师与他们沟通时也非常配合，并且表示他们对查丽丝的治疗很满意，他们甚至承认朱莉对他们的帮助也很大。在最近一次就游戏治疗的沟通结束时，查丽丝的父母递给治疗师一个书面邀请，邀请她参加查丽丝的生日聚会。他们说会有许多成人和儿童参加聚会，这些人都是查丽丝生活中很重要的人。他们还说，他们对邀请朱莉这件事考虑了很久，他们希望借此让所有人知道，这一年中朱莉对查丽丝来说有多么重要。那么朱莉应该参加这次聚会吗？

虽然朱莉是以查丽丝的游戏治疗师的身份被邀请参加这次聚会的，但参加聚会就会很自然地被认为朱莉已经与来访者建立了另一种关系（一种更私人而非职业的关系）。如果朱莉决定参加，她就可以被定义为与来访者拥有了多重关系。朱莉的主要职业身份（比如，心理学家、咨询师、社会工作者）在这种情况下变得尤为重要，因为不同职业组织的伦理准则在处理多重关系方面存在着一些细微的差异。

美国心理协会的伦理准则中对多重关系的界定是，临床工作者在对来访者保持职业身份的同时，还与来访者或其身边的人拥有其他关系，或者承诺在未来某个时候与其建立另一种关系，多重关系就形成了（American

Psychological Association，2010）。该准则进一步明确，临床工作者"如果能够预料到多重关系会损害心理学家履行其职责的客观性、能力和有效性，或者可能会对与来访者建立的职业关系构成不良影响，则须避免这样的多重关系。无法预期会造成损害或风险的多重关系则不应视为不合乎伦理准则"（3.05，p.6）。同样，美国社会工作者协会的伦理规范也指出，"社会工作者不应与来访者或前来访者保持双重或多重关系，因为在这种关系中，存在利用来访者或对其造成潜在伤害的风险"（1.06c，p.3）。美国婚姻家庭治疗协会（American Association of Marriage and Family Therapy，AAMFT）的伦理规范也对多重关系有所规定："因此，治疗师要尽一切努力避免出现可能会损害职业判断或增加利用风险的情况和与来访者的多重关系。"（2012，1.3，p.2）

Kitchener（1988）在多重关系中发现了3个可能对来访者造成伤害的潜在因素：（1）与每种关系有关的身份之间的不一致期望；（2）与身份相关的责任之间存在分歧；（3）心理健康专业人士拥有的权力和威望可能造成的影响。如果朱莉是一名心理学家、社会工作者或者婚姻和家庭治疗师，她就应当按照 Kitchener 发现的这3个因素来评估自己接受邀请可能会产生的影响，以确定是否存在破坏、利用或伤害的可能性，然后据此决定是否参加这次聚会。

在多重关系方面，美国咨询协会的伦理标准给出了不太一样的规定，按照它的要求，"咨询师应当避免与来访者、前来访者、他们的伴侣或其他家庭成员建立非职业关系，除非这样的互动可能对来访者有利"（2005，A.5.c，p.5）。

该规定还进一步阐明，如果咨询师决定与来访者建立另一种可能对来访者有益的关系，他必须在互动前记录下互动的理由以及这样的关系可能产生的益处和后果。如果朱莉是一名咨询师，那么她在接受邀请时就必须对这些潜在的益处和后果进行评估。如果她确定接受邀请对来访者是有益的，或者潜在的益处远大于潜在的破坏、利用或伤害，她需求在参加活动前写下自己接受邀请的理由以及可能产生的利弊结果。

虽然所有的伦理准则都明确禁止心理健康专业人员在当下或者未来与来访者发展性关系，但对于其他可能的关系或身份并没有清晰的界定。Herlihy 和 Corey（2006）指出，临床工作者与来访者之间可能存在的双重关系或许没有不良影响，或许会造成极其严重的破坏。因此对于多重关系，游戏治疗师在做决定的过程中一定要认真考量它可能对儿童来访者及其父母产生的益处和损害。这里一个最关键的考量因素就是"潜在损害"，因为我们永远不可能充分预料或考虑到与多重身份有关的决定会造成的所有后果。综上所述，经过知情同意这一过程，游戏治疗师可以帮助儿童和家长了解其职业身份以及对这一身份可能存在的限制。

伦理决策：我该如何决定

一般情况下，专业机构发布的伦理规范能够为心理健康服务的工作人员提供明确的指导，但是，它不可能应对所有的伦理问题。因此，临床工作者会经常遇到伦理规范中没有直接涉及的情况。治疗师有时可能会发现伦理标准之间或者它们与法律和机构制定的政策似乎有冲突的地方。近年来，围绕伦理决策模型出现了越来越多的讨论，这些模型通过知情过程为专业人员提供了指导，以便他们能够做出明确和有意识的决定。许多伦理决策模型对决策过程的均衡考量都具有促进作用（比如，Koocher & Keith-Spiegel，2008；Wilcoxon，Remley，& Gladding，2013）。

基于对几种伦理决策模型的分析，Corey 及其同事（2011，pp.21–23）开发了一个针对心理健康临床工作者做出伦理决策的模型，他们的这一模型包括 8 个步骤。

1. 发现问题或困境。
2. 发现可能涉及的潜在问题。
3. 查阅相关的伦理指南。
4. 了解适用的法律和规定。
5. 征求意见。
6. 考虑可能和可行的行动方案。
7. 列举各种行动方案可能产生的后果。
8. 决定什么是最好的行动方案。

这一综合模型与心理健康领域的其他模型基本一致，并且与其他模型一样，建议首先仔细考虑临床工作者主要职业身份的伦理准则（比如，咨询师、心理学家、社会工作者、婚姻和家庭治疗师）。游戏治疗师可以将此模式（或其他常用的伦理决策模式）应用于游戏治疗实践中，并结合美国游戏治疗师协会颁布的实践指南（2009），解决在游戏治疗过程中遇到的具体问题或关切。

虽然像 Corey 及其同事（2011）开发的这一模型可以用于游戏治疗环境中，但许多作家（比如，Jackson，1998；Jackson，Puddy，& Lazicki-Puddy，2001；Sweeney，2001）呼吁专门针对游戏治疗设计一个伦理决策模型。于是 Seymour 和 Rubin（2006）提出了一个适用于各个学科游戏治疗师的伦理决策模型，从而使他们将通用的伦理准则应用到游戏治疗面对的特殊困境中。意识到许多决策模型在设计上是线性的，可是游戏治疗师面临的伦理问题通常并不符合线性模型，他们就设计了一个更具动态驱动力的模型。他们的这一模型，被称为原则、人物、过程模型（Principles，Principals，Process Model，P^3 模型），"将提供游戏治疗的专业学科历史上的伦理规范（原则）与当代所有涉及伦理环境的相关人士（人物）的观点通过对话的方式（过程）结合起来"（p.106）。P^3 模型是以心理治疗（包括游戏治疗）为基础、以治疗关系为根本的概念化总结，但它同时承认在做出伦理决策时社会背景也是一个极其重要的考量因素。两位开发人员在设计该模型时旨在使其能够适用于各种情形及其背景因素，成为一个由因及果的先验原则。

如果采用这个 P^3 模型来处理上述案例中可能出现的伦理困境，那么朱莉首先应当找出并考虑所有相关的伦理准则。包括自主权、不违法、仁慈、忠诚和公正这些历史原则。在以此作为出发点的基础上，朱莉还要考虑她所在领域的伦理规范、所有相关的法律和指导性案例法以及其他有关的指导原则，比如诊所或学校的政策规定。

在仔细考虑与个案情况有关的所有原则后，

接下来朱莉要将目光转向该个案涉及的所有人。她需要考虑的人有：作为治疗师的她、儿童来访者查丽丝、查丽丝的父母以及被 Seymour 和 Rubin（2006）称为附属的声音（比如，家庭其他成员、老师、医生）和社区。在确定人员后，朱莉应当从他们每个人的视角将先前找出的那些伦理准则逐一检查一遍，尽可能将他们直接纳入其中。P^3 模型尤其强调对来访者处境的考虑，因为它深知儿童与游戏治疗师在权力方面的巨大差异。社区的作用也很重要，因为它能帮助朱莉理解文化对治疗关系的影响，并且在她做出伦理决策时占据一定的分量。

在进入 P^3 模型的最后一个环节时，朱莉要开启让原则与人物进行对话的过程。在这一过程中，"治疗师会针对原则与人物展开循环对话，最终达成共识，然后在此基础上做出伦理决策并获得来访者的知情同意"（Seymour & Rubin，2006，p.110）。通过使用这个 P^3 模型，朱莉就能够获得一个合乎伦理的行动方案，它充分考虑了指导其主要心理健康身份的各项历史和现实的伦理准则、个案的特殊背景以及游戏治疗的具体实践。

结论

本章简要概述了与游戏治疗相关的 4 个重要问题：构建能力、知情同意、保密性和评估多重关系。以上的讨论并不全面，也没有将与游戏治疗实践有关的伦理问题都列出来。不过，我们希望通过对这 4 个问题的处理方法的探讨能够起到抛砖引玉的作用，引导和帮助游戏治疗师对未提及的其他相关领域或问题展开同样的思考和讨论。本章还提供了一个通用模型的例子和一个专门用于游戏治疗的伦理决策模型的例子，借此详细介绍了游戏治疗师可以用怎样的方式做出最合理可行的伦理决策。

归根结底，游戏治疗师应当致力于帮助儿童解决问题。因此，游戏治疗师要充分用好游戏这一儿童天然的交流媒介，竭尽全力地促进儿童来访者的健康和提升他们的幸福感。正如Sweeney（2001）所言，以符合伦理的方式进行游戏治疗是游戏治疗实践的自然延伸，并且最终能引导游戏治疗师按照最符合儿童利益的路径采取措施。通过思考本章提出的问题并谨慎使用伦理决策模型，我们希望治疗师能够更加成功地助力实现儿童利益的最大化。

第 36 章

探索每个年龄段治愈性游戏的神经科学机制

Bonnie Badenoch
Theresa Kestly

5 岁的朱丽叶[1]从妈妈裙子后面偷偷窥视我的模样与一周前我与她的父母见面时他们对她的描述完全一样，当时他们就提到他们的女儿极度焦虑。麦金太太担心朱丽叶出了大问题，她感到非常内疚，因为她认为自己正在与癌症进行顽强的较量，这在一定程度上对女儿造成了影响。除了担心女儿外，麦金先生还觉得朱丽叶的焦虑和对妈妈的强烈依赖令他妻子脆弱的身体难以承受，对康复也是一个很大的负担。他们都向我明确表示，他们会尽一切可能帮助朱丽叶改变她的行为。他们已经寻求过多种途径，包括参加育儿班和了解儿童发育的过程，可是始终没有看到起色。爸爸说："好像什么都不管用。我们需要得到一些专业技能，所以我们来找你，因为一位好朋友告诉我们，游戏治疗或许能对我们有帮助。"

当朱丽叶第一次和妈妈来接受游戏治疗时，我们先在咨询室里聊了一小会儿，直到我（Kestly）感觉她可能愿意和我去游戏室了。当我问她想不想去的时候，她瞥了我一眼，但马上就把目光移开了。我们走进游戏室后，我可以看到她的身体有所放松。可是当我对她说：

"这是一个你和我将一起度过一些特殊时光的地方，你觉得这里有什么让你感兴趣的东西吗？"她的身体又变得僵硬了。她看了我一眼，这次比上次停留的时间长了一些。我能感觉到她在我的脸上寻找存在感，好像在说："你会和我待在一起吗？你有没有注意到我很害怕和不开心？"

看到朱丽叶望着我时的表情，加上之前了解到她父母迫切希望她能获得安全感，这样她就可以满怀信心和喜悦地应对周围的世界，我觉察到自己的身体出现了些许紧张。我真的很想帮助他们解决朱丽叶的问题。我做了一个深呼吸，提醒自己，我可以依靠我们开始在关系神经科学领域理解和掌握的一些原则。朱丽叶的**寻找**和**游戏**这两个回路［7 种情绪 – 动机回路中的两种，它们是神经科学家 Jaak Panksepp 发现的（Panksepp & Biven，2012）］已经在她的系统中出现了。如果我能为她提供安全的关照，它们就可以用于治疗目的，而关照是 Panksepp 发现的另一个情感系统，它让我们彼此深入地联结。在朱丽叶的发展阶段，这些皮层下系统会自然交织，因此我相信通过我在我们的游戏关系中给予她的支持，加上她大脑本身对整体性的自然驱动，我能够帮助她表达并进而调节其痛苦的内隐记忆，即因妈妈生病而令其产生的被遗弃感（Siegel，2012）。这些关系支持带来的变化将逐渐帮助其行为发生更持久彻底的改变，而如果只是简单地处理行为则会使那些潜在的内隐记忆在遇到压力时再次浮现。在我有了自己的治疗思路后，我的身体放松了，脸上也出现了笑容。当她再看我时，朱丽叶的身体也和我一样松弛下来了，我们之间有了最初的联结。

为什么要学习神经科学

学习关系神经科学的严谨性与游戏治疗自由自在的快乐之间似乎没有什么关系。可是，如果我们能够开始明白，在游戏过程中，神经递质趋于平衡，大脑腹侧渐渐放松，大脑中心了解到一些关于关系的奇妙知识，自主神经系统很容易找到让我们彼此联结的支路，有关创伤和丧失的记忆会再次浮现并得到修正，我们就会非常肯定地鼓励各年龄段的心理健康工作人员掌握与这些现象相关的科学。培养一种对游戏背后的神经生物学的感知，可以让我们充满信心地与家长和老师讨论游戏治疗的价值，因为它是一种让儿童回归健康发展道路的最佳方法，即使在他们遭遇创伤或者面临其他形式的挑战时也是如此。而且如果我们能在这方面打下扎实的基础，那么在面对不同年龄段的来访者时，我们就有可能发现使用游戏方法的切入点。甚至还有可能，这些关于我们的大脑和

思维方式如何在游戏时的相互联结中不断被改变的发现能够成为坚实的科学基础，并且将游戏这种方式正式纳入我们治疗工作的所有领域。

在这些意图的背景下，我们来了解一些关系神经科学的主要方面，它们能对游戏治疗给出合理的解释。我们先从一些基本原则开始，然后进一步探讨在治愈过程中游戏在不断发育的大脑中所能发挥的重大作用。我们认为如果能增加这些方面的认识，对儿童和成人的游戏治疗会有不小的帮助：（1）大脑作为一个系统，总是朝着更强大的整合方向发展；（2）内隐记忆的本质及其变化；（3）存在本身是其他一切的基础；（4）自主神经系统在安全中的作用；（5）游戏本身的神经回路被深深埋藏在我们的大脑底部。

治愈性游戏的关系基础

让我们先从分析朱丽叶的一些最初动作开始。她先瞥了我一眼，接着马上就将目光移开了，然后又看着我，而且这次目光停留了较长的时间。她可能在寻找什么呢？很可能，她的神经系统正在迅速评估这个地方是否安全。对人类而言，安全的感觉是，当我们与一个人在一起时，对方没有对我们进行评判或者提出期望，他只是接纳我们本来的面目。我们可以在自己身上验证一下，迅速回想一下我们最近几次遇到他人时的情形，特别是我们的身体发生了什么变化。我们可能会注意到，当我们觉得对方有所企图时，我们的身体——或许会从腹部开始——变得紧绷，而且一点儿不敢示弱。

可是当我们感觉对方对我们充满开放的好奇和热情的接纳时，我们浑身就会放松下来，并在受到安全庇护的环境下将自己的软弱呈现出来。由于朱丽叶对我不熟悉，因此让她感受到我对她的友好和热情尤其重要。作为我们灵活性和适应能力的一部分，我们所有人都在不断地寻找我们能够想象得到的最温暖的依恋关系（基于我们以前的经历和我们的基因倾向，我们都愿意安全地接近彼此），所以在某种程度上，朱丽叶的身体系统对于与他人联结是既谨慎又渴望的。这样的联结从我与她同在，并在意识状态下开启对话的那一刻就开始了。

两种心态可以帮助构建这种存在的基础：首先是一种感觉，即无论他们当下的行为如何，由于神经生物组成和获得的帮助，每个人都会尽可能地适应；其次是放弃改变的设想反而会为改变留出空间。即使在那些治疗目标和方案得到一致认同的案例中，情况也是如此。《焦虑儿童的正念认知治疗》（*Mindfulness-Based Cognitive Therapy for Anxious Children*，2011）一书的作者 Semple、Lee、Williams 和 Teasdale 写道："对于一个受过传统训练的治疗师来说，基于正念的儿童认知治疗（Mindfulness-Based Cognitive Therapy for Children，MBCT-C）中最困难的部分可能是放弃对改变的渴望。然而，实际上，放弃对改变的渴望本身会激发出重大的改变"（p.3）。只要给予空间、时间和足够的支持，我们的身体系统知道怎样找到适合自己的应对方法，可是如果身体感觉到他人在要求我们按照某种方法行事，它通常就会变得紧张和僵硬。这也是为什么聚焦于行为改变而非关系的治疗一般需要很长时间才能得到复杂结果

的一个原因。

复杂的系统和限制

对于这两种基本心态，关系神经科学有什么看法呢？它告诉我们，我们的大脑是一个自组织的复杂系统，它总是按照系统内的限制朝着更大的整合和一致性的方向发展（Siegel，2012）。这个整合过程是我们可以信任的。所谓的限制就是我们以前的经历，它们已经被编码在我们的大脑中，引导认知和期望向某个特定的方向发展。如果我们在生活中得到的一直都是安全和温暖，在我们发展的道路上，它们就会引导我们继续寻找类似的关系体验；反之，如果我们早期生活的人际关系中充满了各种痛苦和恐惧，那么这些限制会让我们对当下的经历产生类似的感觉，同时可能会让我们对任何与这些具体记忆接近的事情都变得超级敏感，并且引导我们的行为总是回应这些根深蒂固的模式。因此，如果我们能够获得来访者极大的信任，那么无论他们处在哪个年龄段，他们复杂的大脑都会在安全、接纳的关系的支持下随着限制的改变而重新进行整合，这时我们实施既定的治疗方案就会变得容易，因为他们的身体系统已经智慧地为其留出了空间。

朱丽叶童年生活的显著标志是妈妈一直在生病，这意味着她经常会和妈妈分离，受到许多不同人的看护，虽然这些人都对她很好，但无法满足她对持续、亲近、理解和安慰的合理情感需求。频繁更换照料者还令她对与妈妈分离感到难过和害怕。由于她当下的系统处于这

样的限制中，导致她对失去关系充满警觉，因此她会在家里搂着妈妈不放、哭泣，有时甚至表现出愤怒的情绪。当她望着我的时候，她想要判断我能否接受她目前的状况。如果她在我的脸上看到任何希望她做出改变的迹象，或者认为她有问题的判断，我们之间就会失去培育和滋养联结所需的土壤。相反，如果她能感觉到她现在的样子在我这里是可接受和受欢迎的，她或许就会期望我们之间能建立一种新的关系。考虑到早期经历给她造成的巨大影响，她的系统可能需要一段时间才能开始期望这种新关系是持续、稳定和一致的。不过，只要她在每次治疗时都能得到同样的对待，源自其内隐结构中最核心部分的转变是完全可能的。

除了意识到她的这些限制外，我还能觉察到父母迫切希望朱丽叶能建立安全感，不要总是搂着他们不放。这当然是出于他们对她的爱，可我深知，如果我在游戏治疗时也表现得如此急切，朱丽叶不仅会感觉到，而且马上会下意识地变得紧张，并开始保护自己。因为他人对我们改变的迫切希望等于在告诉我们，我们的某个地方出了问题，这种感觉会激活我们的神经系统。相反，如果我们感觉到他人能够理解我们的系统对适应环境的保护，我们的身体就会在放松的状态下保持开放。与朱丽叶在一起时，我发现她对丧失的焦虑是适度的，因此，我相信她的系统有能力找到自己的应对方法，我没有必要急不可待。随着我们之间的联结不断加深，她的限制开始按照自己的节奏发生变化，她的大脑和身体也找到了趋向更加整合的方式。我非常肯定，在内隐基础改变后，她的行为也会开始变化，与其更大程度的安全

感保持一致。当我们与他人建立了联结并感到安全后，我们对某人强烈的依恋需求就会减弱（Panksepp & Biven，2012）。

内隐记忆与变化的核心过程

从出生到死亡，我们对彼此思想和思维方式的影响一直都是人际神经生物学的重点（interpersonal neurobiology，IPNB；Schore，2012；Siegel，2012），它以科学为基础证明了在安全关系中改变是完全可能的。它重点聚焦人与人在一起时会发生什么，让我们明白同在的力量。而所有年龄段的来访者都会在其天然具备整合能力的大脑的引导下去追逐健康、幸福和构筑新的友好、温馨的关系。在我们与来访者互动时，我们的系统可能会与其产生共鸣，让他们觉得他们对痛苦和恐惧的具体记忆已经进入咨询室，被我们看到和听到了——这是改变之路上必不可少的一步（Schore，2012）。此时，如果我们满足了他们在以前经历中未曾得到满足的需要，那么他们保存旧的内隐记忆的系统就会开始接收新的能量和信息，并进而改变记忆的感觉，虽然在这一阶段外显记忆尚未发生变化（Ecker，Ticic，Hulley，& Neimeyer，2012）。

内隐记忆与行为的关系

现在让我们更全面地探讨变化的核心模式。我们的第一个问题涉及游戏治疗来访者自身需要做出怎样的改变才能开启新的体验和行为模式。行为表现的挣扎（比如在朱丽叶的例子中是过度依赖成人和愤怒）根植于我们在生活中积累的内隐模式。内隐记忆是一种具

体化的记忆，它由我们经历中所有的身体感觉、情感、行为冲动、知觉和感觉碎片编码组成（Badenoch，2011）。当我们的大脑刚刚开始接触这个世界的时候，边缘区和新皮层的神经元在很大程度上是无法区分的，也就是说，它们之间不存在连接。我们最早的关系经历是它们之间建立连接并使之形成模式的基础。我们每个人出生后都会具有自己先天遗传的特质和后天养成的性格，并且带着它们进入关系世界。在生命最初的 12—18 个月里，我们能够留存下的记忆都是内隐的（Siegel，2012），它们停留在边缘区域，接受来自大脑底部和中心以及控制主要情绪的皮层下区域的信息输入（Panksepp & Biven，2012）。这些具体的内隐记忆在被重复足够多次后就变成了我们对生活认知的具体预期（Badenoch，2013）。

就朱丽叶而言，在她出生后的头 3 年里，"妈妈在和妈妈走了"这一模式是她最经常经历的，而且往往伴随着紧急的感觉，因为她妈妈的病比较严重。由于家中的每个人都很正常地陷入了这种紧张的境地，因此朱丽叶的恐惧和伤心难过就没有得到持续的觉察、理解和安慰。创伤并不是源自我们身上发生的事情，而是由于没有人真正与我们同在，帮助我们整合经历（Dobbs，2012）。结果，朱丽叶的这些屡次遭遇丧失的内隐记忆就变成了一种具体的预期，即所有的关系都是有时危险和痛苦、有时美好和温暖，而且这种丧失会在任何时候出人意料地发生。事实上，当我们在感受她的经历时，我们恐怕也会感到焦虑，身体也会处于高度紧张状态。

与外显记忆（即我们回忆和叙述过去发生

的事情）不同，当内隐记忆被唤醒时，它再也不会像过去那样被经历一次；相反，它就好像当下正在发生一样。我们现在就可以检验一下，花点时间回忆一下过去几周里发生的某件愉快的事情。如果我们静观这段记忆，我们可能会注意到，虽然我们知道这件事发生在不久前，可是我们的身体却有着它正在发生的感觉。对朱丽叶来说，任何时候当她想到她妈妈（或者其他人）的离去，都可能激活她的内隐记忆流，让她感觉丧失即将发生。普通的日常活动，比如她妈妈晚上在她上床后离开她的卧室，或者送她到幼儿园后离开，都会唤起她早年生活中积累的内隐记忆中的恐惧和悲伤。哭泣和紧抓着某人不放是我们害怕丧失的自然和正常的反应（Panksepp & Biven，2012）。

我们所有人都在不断地用每一次经历制造新的内隐记忆。与需要有意识进行编码的外显记忆不同，内隐记忆是在没有我们注意到的情况下被神经植入的，这可能意味着只要我们活在环境中，我们拥有的内隐记忆总会多于外显记忆。此外，即使我们的儿童或成年来访者有相对而言安全的早期经历，生活中后来遇到的创伤或其他挑战仍会制造内隐记忆，这些记忆也仍会被日常事件激活或唤醒。

需要改变什么，以及如何改变

考虑到上述现象，似乎人最需要改变的是内隐记忆中具体的主观感觉，因为它是持续进入当下的部分，而且与之相伴的还有认知、感受和行为。但是直到最近，我们才科学地理解了改变是怎样发生的，同时记忆再整合的研究为我们提供了一些线索（参见 Echer 等人在这方面的研究，2012）。当满足这两个条件时，保存内隐记忆的神经网络似乎会对新信息开放：内隐记忆鲜活地存在于身体中；它在现实生活中遇到了与以往不同的体验。也就是说，内隐记忆遇到了一种原始事件发生时所缺失或需要的具体体验。比如，如果我们感到害怕，我们需要安全和保护；如果我们被羞辱，我们渴望接纳；如果我们悲痛欲绝，我们期盼得到安慰。

在专注当下的游戏治疗关系的背景下，这种与以往不同的体验很可能会在围绕着相关的内隐记忆所展开的即时关系互动中出现。即使在刚见到朱丽叶的那一刻，她的眼神就告诉我，她的内隐世界是活跃的，因为我在她的眼中既看到了恐惧，也看到了对安慰的需要。如果我能一直陪伴她，不仅接纳她的恐惧，而且为她提供一个平静、安全、一致的空间，那么她以前缺失的体验就会一次又一次得到满足，直至它们能够形成新的安全模式。她的边缘区和前额叶皮层之间的新神经通道，特别是右脑，将保存这种新的模式。随着我们的联结不断加强，朱丽叶将发展出一些新能力：能够在选择反应时先充分思考一下；更好地调节自己的自主神经系统和情绪；由于她的神经递质 γ - 氨基丁酸的流动不断得到缓解，她的恐惧感会减弱；越来越有能力从他人脸上"读到"令其感到安慰的信息（Siegel，2012）。

或许有人会问，为什么这种现象没有出现在她的家里，因为在朱丽叶 4 岁的时候，她妈妈的病就好了。我曾在为朱丽叶治疗之前和期间与她的父母进行过交流，他们都因朱丽叶幼年时遭遇的痛苦经历而深感内疚和难过。他们现在都急切地希望她能感到安全，尽管他们自

己时常会对妈妈的病是不是会复发有些紧张。因此，可以说，持续的焦虑在家庭中仍然存在，并且影响着每个人，虽然他们尽量不当着朱丽叶的面说出来。事实上，父母与孩子之间有着非常强大的共振系统，父母神经系统中出现的一切孩子也会体验到——而且彼此公开谈论得越少，孩子就越会在无法理解的状态下继承父母的感觉模式。

此外，日常生活决定了朱丽叶常常需要先和妈妈待在一起，然后分开，比如送她去上学和晚上照顾她睡觉，因此激活她内隐记忆的条件每天都存在于现实环境中，而且还是与形成原始记忆的人在一起。由于对内隐记忆缺乏了解，她的父母就会因朱丽叶的紧张而担心，可实际上朱丽叶的紧张是有道理的，因为她真的不知道第二天一早妈妈是不是还在家里。结果，因为他们不能为她提供镇静和持续不断的安慰，她的身体系统就需要在别处需求安全感。

在我与她的父母见面时，我们不仅提到了内隐记忆，还讨论了他们围绕麦金夫人的病情而不断激活朱丽叶的内隐记忆这一事实，这才让他们强烈地意识到这些记忆一直以来带给家中每个人多么大的痛苦。我教给他们一些正念练习，帮助他们学会聚焦当下而不要陷入对未来的恐惧中——我们的大脑倾向于让我们为未来做些准备，可是我们并不知道未来会发生什么，因此杞人忧天只会削弱我们活在当下的能力。我还让他们借助沙盘来表达和释放经过 4 年生死搏斗后，他们体内的潜意识中仍存有的紧张情绪。麦金夫妇在觉察到我们的内隐记忆中有太多的东西无法用语言表达后，就很放松地摆弄起沙子和模型了。当他们把手放进沙

子里时，他们的确感觉到一些焦虑情绪通过这一令人舒缓的介质得到了释放。他们通过共鸣来选择模型，然后有关那些最艰难岁月的主题渐渐呈现出来了，最后我们 3 个人默默地拥抱在一起。在这一过程中，他们有时会用语言讲述一段经历，有时则无声地让情绪自由流淌。随着痛苦的经历变得完整和稳定，他们恢复了平静的能力。很快他们就将彼此的拥抱扩展到他们钟爱的女儿身上，我们之间也渐渐形成了一个支持和帮助朱丽叶的团队。

治愈性游戏是助力改变的最佳方法

如果我们想过上更舒适和更完整的生活，内隐的具体记忆带给我们的主观感觉就需要改变，那么游戏对此能提供怎样的帮助呢？因为这些记忆大多是在没有语言交流的情况下即刻出现的，就如同身体的感觉、情绪、行为和认知一样。在这种情况下，还有什么方法能比让儿童或成人放松地玩沙子、各种模型或玩具更能帮助其恢复活力吗？因为我们的身体系统可以有机会在游戏治疗室里重现曾经令其痛苦和恐惧的经历——那里有安全、接纳的治疗关系，能够给予其必不可少的支持。仅仅看到游戏的资源就能触及我们大脑中的某些部分，主要在右脑，那里承载着我们尚未得到处理的痛苦或恐惧的记忆，即那些我们曾经历过的或大或小的创伤事件，没有人知道它们，也没有人给过我们安慰。

在安全关系的支持下，儿童和成人会运用他们的肢体语言和游戏资源来分享他们那些未曾披露、旁人当然也无从知晓的经历。由于内隐记忆是具体的，而且大多处在无意识的层面，因此只要环境为它们提供了通过象征符号或动作"表达"的方式，那么无须语言，它们也会自然并且清楚地呈现出来。下面我们将视线转向安全对神经系统的必要性，它可以帮助我们理解为什么游戏治疗能促进人的改变。

首要基础：安全

我们在前面已经看到，朱丽叶的第一个需要是弄清楚我能否为她提供安全的陪伴。Stephen Porges（2011）的研究（继承了 Paul MacLean 的相关工作，1990）详细解释了三方自主神经系统（autonomic nervous system，ANS）及其在安全体验中发挥的作用。历史上，自主神经系统被认为由两个分支构成：即作为加速器的交感神经和作为制动器的副交感神经。如果按照这一认知，保持两者的平衡就可以了。可是 Porges 的研究告诉我们，自主神经系统实际上是由三个分支组成的，它们依次排列，这样随着对危险的"神经感觉"的增加，一个分支会让位给另一个分支，目的是确保我们的生存。"神经感觉"这个词是 Stephen Porges（2003）创造的，用于讨论我们的自主神经系统以及一些其他回路是怎样在无意识的状态下检测我们可能遇到的危险并保护我们的安全。在我们真正意识到安全或不安全之前，我们的神经系统已经"接收"到信号并采取了相应的行动。自主神经系统并不是在孤军作战，而是与识别面孔、判断意图、快速评估威胁以及把和情绪相关的信息从身体传递到边缘区域的回路一起工作——简而言之，这些回路负责提醒我们与他人交往和身处的环境的安全程度（Adolphs，2002；Critchley，2005；Morris，Ohman，& Dolan，1999；Winston，Strange，O'Doherty，& Dolan，2002）。

社会参与系统

对人类来说，神经系统寻求和维护安全的首选方法是通过与他人建立联结（Beckes & Coan，2011）。Porges（2011）告诉我们，在自主神经系统中，第一个也是最受欢迎的系统是腹侧迷走神经副交感神经，或称社会参与系统，它允许我们彼此建立关系——这是安全依恋关系和内隐记忆发生改变的核心需要。这个回路可以减缓心跳（迷走神经的制动），减少我们的战斗－逃跑－僵化反应，并且降低应激激素皮质醇（Porges，2011）。总之，它能够阻止交感神经占据掌控位置。有意思的是，这个系统还能减少炎症的发作，使我们处于成长和恢复的状态。

在这种状态下，人们可以展开与他人的互动，即使在处于压力的环境中，这在很大程度上是因为在哺乳动物进化的过程中，腹侧迷走神经与控制面部和头部肌肉的回路结合在一起。这些神经通道能够调节眼睛的注视、声音的韵律、倾听能力和面部表情——即我们建立关系和互相交流时的许多非言语方式（Porges，2011）。平稳的心跳和脸上浮现出的轻松、活泼的表情都标志着我们做好了参与社交的准备。朱丽叶最初看我的脸和眼睛的目的就是为了查明这一新关系是否能提供她所需的安全，进而让她敞开自己的内心世界。她并不会有意识地

这么想，但是如果我们还记得，我们复杂的系统总是在寻求更大的整合，这是神经生物学理解治愈的方式，那么我们就能想象到，她的系统会怎样寻找条件使其早期经历的创伤有可能融入整合的过程中。

危险的神经感觉和交感兴奋

朱丽叶的生活经历使其很难进入安全和与人联结的状态。相反，每当她妈妈或其他人离开她的视线时，她的神经系统很容易就转向一种危险的神经感觉。在这样的时刻，她的身体会跟着做出反应，即心跳加速、交感神经系统被激活，保护身体所需的化学物质会进入她的系统，而哭闹和拽着人不放等行为则是其痛苦和求助的信号（Panksepp & Biven，2012；Porges，2011）。为了生存，她日益增长的恐惧会导致其与父母联结的回路离线，这样她就完全专注于自己感知到的危险上；与此同时，她接收新信息的能力也就大大减弱了。这意味着即使她的父母竭力向她解释她现在是安全的，她也不会听到和接受。由于他们的神经系统也被激活，因此朱丽叶不可能找到一个安全的避难所来恢复腹侧迷走神经状态，进而与父母重新建立能对其起到抚慰作用的联结。

在我与她父母沟通后，他们开始理解她用哭泣来寻求帮助是合理的，并不是非理性恐惧的表现，因为她的内隐记忆被激活了，而且他们能够在她需要时为其提供无声的安慰，并努力与她的系统建立联结。每当她感到害怕时，他们就安慰她。一段时间后，他们发现她变得平静了，也可以很容易地快速与他人建立联结，这说明她的大脑中已经记录下以前未曾经历过

的新体验了。这样朱丽叶就整合了过去的恐惧，让自己能够开始体验现在不同的生活了。

无助和背侧迷走神经坍塌

自主神经系统还有第三分支。在极其糟糕的情况下，我们的神经感觉会从安全或危险转向无助，感觉整个生命都受到威胁。这时交感神经回路会关闭，副交感神经的第二个分支，即背侧迷走神经，会被开启。这一分支会显著降低心率，并关闭其他代谢系统，让人出现佯装死亡的行为——分离和静止是这种坍塌状态的特征（Porges，2011）。朱丽叶的父母告诉我，在极偶尔的情况下，她会从哭泣变成尖叫，然后突然陷入沉默，并且与他们疏远。这样的行为让他们感到不解和害怕，以致他们无法利用自己的腹侧迷走神经帮助她与他们重新建立联结。当我和他们在一起时，我帮助他们认识到，这时朱丽叶进入了背侧迷走神经状态，它是一种保护方式，可以使其回避与妈妈分离时无法忍受的痛苦记忆——这样的记忆很可能在很小的时候就深深地铭刻在她脑海中了。对此有所了解后，他们尽量做到在朱丽叶的痛苦达到坍塌状态前就开始采取干预措施。

通过游戏支持连接：拓宽忍受的窗口

在游戏室里，朱丽叶和我有机会互相调节，而我的腹侧迷走神经则是我们共同体验的支柱。有一个现象可以说明她仍在早年的生活经历中挣扎，即她对强烈情感只保留了一个很窄的忍受窗口（Siegel，2012），也就是说，哪怕一个很小的改变，比如她妈妈转过身背对着她做饭，都可能引起她强烈的身体和情绪反应。我们忍

受窗口的大小反映了我们大脑的边缘区域与前额叶皮层，特别是眶额叶皮层之间的整合程度，我们对潜在恐惧环境的敏感位于前者，而后者能帮助我们消除恐惧。

按照基因设计，大脑的这两部分在人出生后 24 个月左右开始整合；但实际上即使在出生的最初几个月里，这种整合的基础就已经在婴儿与母亲的关系中出现了。如果母亲的大脑整合得很好——这意味着她能够在大部分时间里对自己的孩子做出亲切、合适的反应，并在不可避免出现破裂时及时修复——那么婴儿的前额叶回路可以预先建立连接，这样在他 3 岁时就能获得平稳的整合体验。由于朱丽叶出生后照料她的人很多，而且家中始终处于紧张状态，因此很遗憾她没能拥有这样的经历，这就导致她大脑这两个关键区域之间的连接是脆弱的，一旦当下的现实令她产生丧失或遗弃的回忆，连接马上就断裂了。现在在游戏室里，我们有机会通过一起玩的方式加强这样的连接——通过彼此适应、做出反应和共同协调，可以让她的忍受窗口不断地拓宽。

"只是游戏"与 7 种情绪动机系统

"只是游戏"的益处在于，它为吸收交感神经系统的能量留出了空间，但同时不会离开腹侧迷走神经的安全状态。朱丽叶不再经常陷入恐惧和交感兴奋的状态，不过，她感觉被离弃的经历会在游戏和我们的关系中出现，直至问题得以解决。在我们进行第 3 次治疗时，她的

游戏主题是与离别有关的。泰迪熊妈妈把她的幼崽留在雪地里，或者沙盘架子上所有的猎人模型举起母狮子，然后把它埋进沙子里。我能感觉到她身体里焦虑的涌动，但当我静静地看着她的每一个动作并对她的游戏做出回应后，她的焦虑渐渐得到平复，可以停留在我们共同的忍受窗口内，这样她的隐性经历就在我们的腹侧迷走神经联结中得到了呈现和保留。通过我们的共振回路的影响，朱丽叶可以利用我的自主神经系统让她自己平静下来，并且继续她的治疗游戏。她会时不时抬起头看着我，好像在问我："我们只是在游戏，对吗？"这时她总能够从我的脸上、眼睛里以及声音中得到我的认同——"是的，我们只是在游戏"——这些是我们彼此表达安全的极其重要的非言语方式（Porges，2011；Schore，2012）。

我与朱丽叶一直处于联结状态，游戏的回路也始终在线，成为一种内隐记忆的表达方式，但它与朱丽叶因在现实生活中经历新的恐惧而导致其内隐记忆被触及和唤醒的结果是不一样的。为了探索游戏的神经回路，我们可以向 Jaak Panksepp 的研究工作求助（Panksepp & Biven，2012），它阐明了深藏于中脑进化史中的 7 个主要的情绪 - 动机系统：寻找、关心 / 联结、游戏、性欲（产生于青春期）、愤怒、恐惧和惊慌 / 悲伤 / 分离痛苦。当我们感觉与周围的人失去联结时，我们很可能会感到痛苦，这就产生了过度依赖某人的需要，直到我们感到重新获得了联结——这是聪明的应对策略，可以防止我们需要的人离开我们。我们的寻找系统在发出痛苦的信号后会利用其资源找到一条返回避风港的路。如果我们脸上的悲伤没有引起他人的注意，我们的恐惧就会升级；如果这仍吸引不了我们需要的帮助，那么寻求未果的挫败感就会演变成愤怒。这时如果父母能够将这些信号——哀伤、过度依赖、恐惧和愤怒——看作孩子求助的表达而非不良行为，他们就会立刻接近孩子，并为孩子提供其渴望的未曾得到的重要体验。

许多带孩子来接受游戏治疗的父母每天都会看到孩子发出的这些信号，他们希望其行为能得到改变，以为这样孩子就不会再痛苦了。可是如果我们只是纠正行为而不去解决潜在的对联结的需求，改变只可能是暂时的；当孩子再次感觉到失联的压力时，他的身体系统又会发出同样的求助信号。这一认知应当成为改变家庭生活模式的重要信息。

联结、安全与游戏

在游戏室里，我们立刻就可以使用自己的资源满足一个焦躁不安儿童对联结的需要。一旦我们与儿童建立了关系，儿童的寻找系统就无须将资源用于寻觅安全的庇护所上，而可以开始探索当下对其来说最重要的东西。只要感受到关系的联结，这些孩子（也包括成年人）天生的游戏系统就会启动，帮助他们进行创造性的探索。作为游戏治疗师，如果我们相信大脑总是朝着整合的方向发展，我们就会让自己放松下来，对来访者的游戏体验做出反应，并且确信在得到支持的前提下他知道该怎么做。在与来自不同文化背景的家庭打交道时，我们或许会发现，不同文化的游戏形式和关系模式会有所不同，但游戏和依恋的基础系统在所有人身上都是相似的。在尊重和顺应外部差异的同时，掌控好整体的基本情况，可以令游戏治疗过程和关系都能得到良性发展。

对朱丽叶来说，在安全的状态和游戏中接触并反复经历那些具体的内隐记忆，并且持续得到治疗师的陪伴和回应，帮助她在边缘区和前额叶皮层之间建立了重要的联结，这样的联结能够逐渐拓宽忍受窗口，进而使她的自我调节能力变得越来越强。与此同时，当她感觉被遗弃时我的实际陪伴让她积累了大量以前不曾有过的体验，而这正是她当初经历中缺乏的。由于我们之间已经实现了内化（Badenoch，2011；Iacoboni，2009），因此她也将我视为她始终存在的内在伙伴。当她以前的恐惧出现时，她知道我能够帮助她恢复平静。在家里，当她的内隐记忆浮现出来时，她可以依靠她父母的支持和安慰。随着朱丽叶的内在恐惧渐渐发生变化，她的安全感开始形成，于是她天性中游戏和与人交往的特质也在她生活中最重要的场合显现了，即与家人在一起时。

游戏对每个年龄段的人群都有积极作用

我们中的许多人可能已经发现，证明游戏，特别是由儿童引导的游戏，作为治疗或学习方式所发挥的作用不是一件容易的事情。在一个经常限制或取消课间休息的社会里，很难听到对游戏价值的肯定。虽然已经有证据表明，课间休息可以提升儿童的注意力、认知能力、记忆力和人际关系能力，但担心儿童的学习成绩受到影响，以及一些考试对分数的

硬性规定迫使我们不得不忽视游戏所能产生的益　处（Pellegrini & Bohn，2005；Ramstetter，Murray，& Garner，2010；Ridgway，Northrup，Pellegrini，LaRue，& Hightsoe，2003；Sibley & Etnier，2003）。同样，在治疗师群体中强调使用基于证据的方法和治疗方案会让我们远离神经科学所建议的由儿童引导的游戏方法，即治疗师保持跟随儿童的念头和动作的接纳关系能够为改变其因内在痛苦和恐惧而产生的行为提供捷径（Wipfler，2006）。

如果向儿童"推销"游戏都这么困难，那么让成年人接受游戏的难度就可想而知了。但是，事实上，游戏回路在我们一生中始终都处于极其重要的位置。虽然大多数研究游戏的学者都认同游戏对儿童神经生物的发展是必要的，但 Brown（Brown & Vaughn，2009）从研究和临床观察中得出结论，游戏对成年人的健康同样重要。Theresa Kestly（2014）引用了最新的确证研究：

同样，在哈佛医学院对成人发展进行的一项正式研究中，Vaillant（2002）得出结论，游戏和创造能力是决定退休人员健康和幸福感的重要因素之一。根据哈佛大学的研究，游戏通常与创造力有着重合的地方，因此是否理解参与游戏的重要性对退休人员的晚年生活是悲伤难过、疾病缠身还是快乐幸福、健康美满有很大的影响。

了解了这项研究后，我们或许应该认真考虑将游戏引入对成年来访者的治疗中。

事实上，游戏的回路在我们身上天生就存

在。但这些神经通道需要依靠我们童年的经历形成。如果那时我们没有被鼓励参与游戏，我们可能就会认为游戏不是正经的事情，纯属浪费时间，而且是对成年生活不严肃对待的做法，并以此安慰自己失去童年生活中一个重要方面的遗憾。我们当下身处的社会环境和我们对成功全力以赴的追求也会影响我们对游戏益处的认知。恐怕只有当我们能够认识到游戏是进入内心世界的一种强有力的方式，我们才可能试着体验一下。

为成人游戏准备好空间

我（Badenoch）会为我的成年来访者在架子上备好各类模型、沙盘、丰富的美术用品、一些毛绒动物玩具和一块特别柔软的毯子[2]。它们可以满足右脑借助游戏这一自然媒介用非言语方式进行表达的需要，也可能为其破裂的依恋系统提供舒适的体验。当他们的感官开始与模型、蜡笔和毛绒玩具接触时，我们试着讨论他们是怎样将痛苦和恐惧的经历以内隐记忆的形式储存在体内。这些记忆大多留存在无意识层面，可是它们却左右着他们的生活，特别是他们的人际关系。不同来访者通过游戏披露出的记忆细节的多少可能不尽相同，但无论如何我们都可以探索其触及的神经回路并进行治疗，进而改变其人际关系和行为。我一般不对他们使用"游戏"这个词，而是说与他们一起体验，借此帮助他们消除那些令其烦恼的感觉。这样的说法通常足以让他们开始绘画或在沙盘上构思，接下来就是看看他们会创作什么了。他们所呈现或创作的往往很深刻并且与他们的内隐记忆惊人地一致，因此用这种方式进一步探索

和讨论就变得容易了。

马歇尔

在成人来访者中，有些人可以马上适应游戏环境，有些人则需要花一些时间才能找到适合自己的方式。对他们来说，节奏和耐心是治疗取得成功的关键。马歇尔是一位股票经纪人，当他第一次走进我的办公室时，他在环顾四周后说他觉得自己好像回到了祖母家，因为我的架子上摆满了各种各样的小玩意。这一印象令他有点不悦，特别是在他看到沙发上放着一只黑色的泰迪熊时，他尤其感到惊愕。他在落座时找了一个尽可能离它远点儿的位置。他告诉我他曾有过生活贫困和受虐待的经历，因此他现在不惜一切代价要获得财务安全。迫使他来找我的原因是，每当他不忙的时候，他就觉得空虚无意义，而且这种感觉几乎把他吞噬了，有时甚至让他想到了死亡。他试图通过喝酒来驱除这种感觉，结果发现自己竟然大半夜开着摩托车上路了。有一次他做了一个噩梦，梦到自己酒后驾车撞死了一个孩子，醒来后他意识到他需要寻求帮助了。他来找我是因为他听说我对神经科学非常在行，所以他认为我能为他提供明智的建议。在这种情况下，当他走进他后来称为我的"玩具店"时，他的震惊和不适也就不足为奇了。不过，值得称赞的是，即便如此，他仍留下来与我分享了他的过往经历，并且开始共同探讨怎样减轻他的空虚感。

考虑到他的神情，我知道我不能马上建议他参与游戏活动。相反，我不加评判地认真听他倾诉自己的困惑，为什么他的日子过得很不错，可就是没有成就感。他急切地催促我给他

一些建议，可我问他，如果我不这么做他会怎么样。当他问我不给他建议的理由时，他的大脑启动了思考模式，开始探索有关改变、内隐记忆和不曾有过的经历的神经科学。这样的谈话有助于他的左脑理解我们交流的目的，并让他渐渐平静下来，因为他的思绪开始转向自己早年的生活经历了。

有一次他与我分享了他母亲对他父亲的恐惧，以及他在他们争吵的混乱状态下的孤独感。在叙述的过程中他的手慢慢朝那只黑色的泰迪熊挪去，开始抚摸它柔软的绒毛。我暗自做了一个深呼吸，以掩饰内心的兴奋，因为我认为那是他童年的手在寻求安慰。他在抚摸了熊大约 30 秒后瞥了一眼自己的手，然后迅速挪开，重新放在自己的大腿上，嘴里说道："我这是在干什么啊？"他显然被自己的举动吓到了，而且还有一点儿厌恶。我和他都对他不愿意寻求安慰感到不解，于是我们开始探索他的内隐感受。当时办公室里的气氛促使他将自己的深层需求表达出来，加上我们之间令其感到安全的关系，引起了整合大脑的注意，那个童年时的小男孩就很自然地浮现出来了。

马歇尔开始注意到自己触摸熊或毯子的冲动，在当我们更加有意识地触碰他内在那个完全没有得到过这种安抚的小孩时，他进入了游戏状态。他小时候参与的都是结构性游戏，比如棒球或其他体育运动。他在很小的时候就学会了下象棋，那是因为父亲想和他一起玩，可是他没有太多的机会自由自在地随便玩，或者在没有具体目标的情况下进行创造性探索。现在每当他看到孩子们在他家附近的公园里跑来跑去时，他都非常不舒服。在我从神经科学的角度与他分享了游戏的重要性后，他对自己的那个内在小孩感到悲伤难过。这一释放过程似乎引领他走向了沙盘和模型。在两年的时间里，他一共创作了 38 个沙盘，用无声的语言表达了一系列混乱和恐惧的场景。在此过程中他渐渐从游戏中找到了乐趣。当治疗进入第二年后，我们在一起时的笑声越来越多，我们会讲笑话，两人目光炯炯地对视着展开语言上的较量，这些都是成年人的游戏回路被激活后的特征。在我们的治疗快要结束时，他告诉我，他的转折点出现在他的手伸向那只熊的时候，当时他处于完全无意识和不知情的情况下（噢，对了，他现在直接称那只熊为蒙哥马利大熊）。他还给我讲了一件最令他心痛的事，他的父亲在他上幼儿园后把他的泰迪熊和毯子都拿走了，他说从那天起他的内心就变得残缺了，不过现在我们已经将它修补好了。

游戏会有办法的

马歇尔不愿意参与游戏是对其遭遇过的所有丧失的一种自适应保护，我发现我的大多数成年来访者都是如此。实际上，游戏在生命的每个阶段都应是自然的，只有在人际关系中受到了极大的伤害，才会令这一回路出现阻碍。不过如果我们能营造一个安全和接纳的环境，让来访者感到好奇，并且游戏首先能让我们自己感到愉快惬意，那它一定也会让来访者心动的。相反，如果我们对游戏缺乏兴趣，这种态度很可能与成年来访者的不情愿产生共鸣，结果就很难为其打开通往治愈之路的大门。因此，我们需要先回顾自己的游戏经历，这有助于我们感受童年生活对自己游戏回路形成的影响，同时为来访者打开这些神经通道，激发他们体验和参与的热情。

我们认为，花些时间和精力去充分了解人际神经生物学和游戏科学是非常值得的，这样可以在合适的共情时刻为儿童、青少年、成人、父母、老师以及任何愿意倾听的人提供一点这方面的智慧。我们现在身处的社会已经对自由、人际互动的游戏完全不当回事，因此很有必要呼吁继续倡导这一人类重要的活动形式并为其创造空间。提倡游戏的另一个益处是，它能让我们更紧密地陪伴在所有年龄段来访者的身边，从而在他们呈现出内心世界时更深入地感受和理解他们。虽然神经科学尚处在起步阶段，但是像 Jaak Panksepp 和 Stephen Porges 这样敬业的科学家和像 Daniel Siegel 和 Allan Schore 这样具有开创精神的理论家已经用了几十年的时间来探索安全的游戏通道，并在科学基础上建立了理解系统。他们已经为我们认识为什么游戏可以为改变提供最佳环境打开了窗口。在我们能够清晰地理解和掌握这些治愈的途径后，我们的身体系统在面对来访者时会变得放松、接纳并且充满关爱——这是他们需要的基本关系支持。

凯文

让我们以另一个案例作为本章的结束。斯科特是我们的一位同事，他告诉我们，16 岁的凯文在过去两年中一直纵火，他的妈妈吓坏了，因此想让他接受游戏治疗。她选择了斯科特作为治疗师，因为她听说他以不畏惧叛逆青少年而闻名。凯文对交流他做过的事情或其他事情没什么兴趣，但当斯科特开始分享他对动态的，有时甚至是充满挑战的青少年大脑的发育过程的理解时，他的兴致来了。凯文曾因其明显的、亵渎圣灵的涂鸦作品惹上了麻烦，他在游戏室里拿起一张大纸和几支不同颜色的记号笔，画出了自己大脑的具体成像。非常有意思的是，他大部分的画都与火焰有关——有的在他边缘系统附近，有的从他的手、脚冒出来，有的则在他前面朝一个未知的目标喷射。他几乎没有说话，但在几个小时里他用自己的画作、脸上的表情、身体动作以及与斯科特越来越默契的相处无声地述说着一切，而斯科特一直非常尊重地看着这个年轻人十分投入地画画，观察他的一举一动，并在适当的时候做出一些回应。

凯文偶尔会看看沙盘游戏用的模型，斯科特注意到了，但他没有说话。有一天，凯文对斯科特说："你知道吗，把这些玩具放在这里实在太蠢了。"表达了自己的反对立场后，他站起来，从架子上取下一个浑身着火的小人模型，把它放在沙盘上。足足 5 分钟，他们都没有说话，默默地看着并思忖他的创意。之后凯文拿过来一个灭火器，把它放在那个着火的小人模型旁边。他坐下来，说道："你真蠢，伙计。"从此以后他再没有纵火了。即使面对如此叛逆的来访者，游戏也往往能够找出办法。斯科特与凯文的治疗持续了两年多，他们一起回溯了他的童年经历：一个有暴力倾向、经常虐待他的父亲和一个惧怕却无能为力的母亲。在整个过程中，凯文的语言交流并不多，并且始终保持着嘲讽的腔调和强烈的自我保护意识，但他的身体显现出他已经表达并治愈了自己的痛苦和恐惧。这就是游戏的力量。

注释

1. 朱丽叶是一个虚构的案例，由 Theresa Kestly 经手的几个儿童来访者的经历组成。

2. 在这一节中，Bonnie Badenoch 描述了对成年来访者的治疗，案例中融合了她的几位成年来访者的故事。

参考文献 *

第一部分

Axline, V. (1964). *Dibbs: In search of self*. Boston: Houghton Mifflin.

第 1 章

Axline, V. (1947). *Play therapy*. New York: Ballantine.

Bozarth, J. (1998). *Person-centered therapy: A revolutionary paradigm*. Ross-on-Wye, UK: PCCS Books.

Bozarth, J. (2001). An addendum to beyond reflection: Emergent modes of empathy. In S. Haugh & T. Merry (Eds.), *Empathy: Rogers' therapeutic conditions—evolution, theory and practice* (Vol. 2, pp. 144–154). Ross-on-Wye, UK: PCCS Books.

Bratton, S., Ray, D., Rhine, T., & Jones, L. (2005). The efficacy of play therapy with children: A meta-analytic review of treatment outcome. *Professional Psychology: Research and Practice, 36*(4), 376–390.

Cochran, N., Nordling, W., & Cochran, J. (2010). *Child-centered play therapy: A practical guide to developing therapeutic relationship with children*. Hoboken, NJ: Wiley.

Dulsky, S. (1942). Affect and intellect: An experimental study. *Journal of General Psychology, 27*, 199–220.

Elliott, R., Greenberg, L., Watson, J., Timulak, L., & Friere, E. (2013). Research on humanistic-experiential psychotherapies. In M. Lambert (Ed.), *Bergin and Garfield's handbook of psychotherapy and behavior change* (pp. 495–538). Hoboken, NJ: Wiley.

Ginott, H. (1961). *Group psychotherapy with children*. New York: McGraw-Hill.

Lambert, S., LeBlanc, M., Mullen, J., Ray, D., Baggerly, J., White, J., et al. (2005). Learning more about those who play in session: The national play therapy in counseling practices project. *Journal of Counseling and Development, 85*, 42–46.

Landreth, G. (2012). *Play therapy: The art of the relationship* (3rd ed.). New York: Routledge.

---

* 为了环保，也为了节省您的购书开支，本书参考文献不在此一一列出。如果您需要完整的参考文献，请通过电子邮箱 1012305542@qq.com 联系下载，或者登录 www.wqedu.com 下载。您在下载中遇到问题，可拨打 010-65181109 咨询。

Landreth, G., & Bratton, S. (2006). *Child–parent relationship therapy (CPRT): A 10-session filial therapy model*. New York: Routledge.

Ray, D. (2011). *Advanced play therapy: Essential conditions, knowledge, and skills for child practice*. New York: Routledge.

Ray, D., Sullivan, J., & Carlson, S. (2012). Relational intervention: Child-centered play therapy with children on the autism spectrum. In L. Gallo-Lopez & L. Rubin (Eds.), *Play-based interventions for children and adolescents on the autism spectrum* (pp. 159–175). New York: Routledge.

Rogers, C. (1951). *Client-centered therapy: Its current practice, implications and theory*. Boston: Houghton Mifflin.

Rogers, C. (1957). The necessary and sufficient conditions of therapeutic personality change. *Journal of Consulting Psychology, 21*(2), 95–103.

Sweeney, D., & Landreth, G. (2011). Child- centered play therapy. In C. Schaefer (Ed.), *Foundations of play therapy* (2nd ed., pp. 129–152). Hoboken, NJ: Wiley.

VanFleet, R., Sywulak, A. E., & Sniscak, C. C. (2010). *Child-centered play therapy*. New York: Guilford Press.

West, J. (1996). *Child centred play therapy* (2nd ed.). London: Hodder Arnold.

Wilkins, P. (2010). *Person-centred therapy: 100 key points*. London: Routledge.

Wilson, K., Kendrick, P., & Ryan, V. (1992). *Play therapy: A nondirective approach for children and adolescents*. London: Bailliere Tindall.

第 2 章

Abram, J. (1996). *The language of Winnicott: A dictionary and guide to understanding his work*. Northvale, NJ: Aronson.

Ainsworth, M. D. S. (1963). The development of infant–mother interaction among the Ganda. In B. M. Foss (Ed.), *Determinants of infant behavior* (Vol. 2, pp. 67–112). New York: Wiley.

Ainsworth, M. D. S., Blehar, M. C., Waters, E., & Wall, S. (1978). *Patterns of attachment: A psychological study of the strange situation*. Hillsdale, NJ: Erlbaum.

American Psychiatric Association. (1994). *Diagnostic and statistical manual of mental disorders* (4th ed.). Washington, DC: Author.

Anda, R. F., Felitti, V. J., Bremner, J. D., Walker, J. D., Whitfield, C., Perry, B. D., et al. (2006). The enduring effects of abuse and related adverse experiences in childhood: A convergence of neurobiology and epidemiology. *European Archives of Psychiatry and Clinical Neuro- science, 256*(3), 174–186.

Bateson, M. C. (1971). The interpersonal context of infant vocalization. *Quarterly Progress Report of the Research Laboratory of Electronics, 100*, 170–176.

Benedict, H. E. (1997, September 12). *Thematic play therapy and attachment disorders*. Workshop presented at Southwest Missouri State University, Springfield.